Gestão dos Serviços
LIMPEZA E
DESINFECÇÃO DE SUPERFÍCIES
e PROCESSAMENTO DE ROUPAS
em Serviços de Saúde

Gestão dos Serviços
**LIMPEZA E DESINFECÇÃO DE SUPERFÍCIES
E PROCESSAMENTO DE ROUPAS**
em Serviços de Saúde

Silvana Torres
Teresinha Covas Lisboa

Sarvier, 4ª edição, 2014

Revisão
Maria Ofélia da Costa

Projeto Gráfico
CLR Balieiro Editores

Impressão/acabamento
Brasilform Editora e Indústria Gráfica Ltda.

Direitos Reservados
Nenhuma parte pode ser duplicada ou
reproduzida sem expressa autorização do Editor.

sarvier

Sarvier Editora de Livros Médicos Ltda.
Rua dos Chanés 320 – Indianópolis
04087-031 – São Paulo – Brasil
Telefax (11) 5093-6966
sarvier@sarvier.com.br
www.sarvier.com.br

Dados Internacionais de Catalogação na Publicação (CIP)
(Câmara Brasileira do Livro, SP, Brasil)

Torres, Silvana
 Gestão dos serviços limpeza e desinfecção de
superfícies e processamento de roupas em serviços
de saúde / Silvana Torres, Teresinha Covas Lisboa. –
4. ed. – São Paulo : SARVIER, 2014.

 Bibliografia
 ISBN 978-85-7378-244-8

 1. Desinfecção 2. Hospitais - Sanitização
3. Lavanderia hospitalar 4. Limpeza hospitalar
I. Lisboa, Teresinha Covas. II. Título.

14-07426	CDD-368.11068

Índices para catálogo sistemático:
 1. Higiene hospitalar : Administração :
 Bem-estar social   368.11068
 2. Lavanderia hospitalar : Administração :
 Bem-estar social   368.11068
 3. Limpeza hospitalar : Administração :
 Bem-estar social   368.11068

Gestão dos Serviços LIMPEZA E DESINFECÇÃO DE SUPERFÍCIES e PROCESSAMENTO DE ROUPAS em Serviços de Saúde

Silvana Torres
Teresinha Covas Lisboa

4ª edição

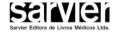
Sarvier Editora de Livros Médicos Ltda.

SILVANA TORRES

Enfermeira graduada pela USP – Universidade de São Paulo. Licenciatura em enfermagem pela USP – Universidade de São Paulo. Pós-graduação pela FEA – Faculdade de Economia e Administração da USP em Enfoque Sistêmico na Administração e Desenvolvimento Organizacional. Especialização em Controle de Infecção – Universidade São Camilo. Especialização em Administração Hospitalar – Universidade São Camilo. Mestranda do Departamento de Medicina da Unifesp – Universidade Federal de São Paulo. Docente do Curso de Pós-graduação em Controle de Infecção Relacionada à Assistência (IRAS) da Unifesp nas modalidades presencial e à distância da Disciplina "Limpeza e Desinfecção de Superfícies em Serviços de Saúde". Docente da Qualipós – Consultoria, Treinamento e Cursos na Área de Saúde. Autora e tutora dos cursos à distância: "Higiene e Limpeza e a NR 32" e "Segurança e Prevenção no uso de Perfurocortantes". Coautora da redação do Manual da Anvisa: "Segurança do Paciente em Serviços de Saúde – Limpeza e Desinfecção de Superfícies", 2012. Fundadora e primeira presidente da Sociedade Brasileira de Hotelaria Hospitalar, Gestão como Presidente: julho de 2001 a julho de 2003. Diretora da ATE – Assessoria e Treinamento em Enfermagem. Consultora em Higiene e Limpeza e Biossegurança em Serviços de Saúde.

Sites: www.enfsilvanatorres.com.br
E-mails: silvanatorres@globo.com
enfsilvanatorres@hotmail.com

TERESINHA COVAS LISBOA

Doutorado em Administração pela Universidade Presbiteriana Mackenzie. Mestrado em Administração Hospitalar, Especialização em Didática do Ensino Superior, Especialização em Administração Hospitalar, Pós-Doc do Programa de Administração pela Florida Christian University. Coordenadora do Grupo de Excelência em Gestão de Instituições de Ensino Superior do CRA/SP e Membro do Grupo de Excelência de Administração em Saúde do CRA/SP, Conselheira e Diretora do CRA/SP. Diretora do SINDAESP – Sindicato das Empresas de Administração do Estado de São Paulo. Diretora da Associação dos Administradores do Estado de São Paulo. Diretora da Federação Brasileira de Administradores Hospitalares. Presidente da FAPESA – Fundo de Apoio à Pesquisa e Extensão Ltda., mantenedora da Faculdade INESP. Coordenadora dos Cursos de Pós-Graduação da Faculdade INESP. Sócia-Diretora da Escola Técnica INESP. Docente de Cursos de Pós-Graduação em Gestão Empresarial, Administração Hospitalar e dos Serviços de Saúde, Hotelaria Hospitalar, Gestão de Pessoas, Liderança (INESP, Uni-Facet, FEHOSP, Faap, Unifieo, Unisa). Membro da Comissão Técnica de elaboração da RDC 06/2-12, que dispõe sobre as Boas Práticas de Funcionamento para as Unidades de Processamento de Roupas dos Serviços de Saúde (Anvisa). Membro da Comissão Técnica de elaboração e revisão do Manual de Processamento de Roupas de Serviços de Saúde: prevenção e controle de riscos (Anvisa). Autora e Coautora de diversas obras nas áreas de Administração Geral, Administração Hospitalar e Recursos Humanos. Consultora na Área do Serviço de Processamento de Roupas dos Serviços de Saúde.

Sites: www.tcl.com.br
www.inesp.edu.br
E-mails: teresinhacovas@uol.com.br
teresinhacovas@inesp.edu.br
teresinhacovas@yahoo.com.br

Colaboradores

Álvaro Ferreira Lisboa Júnior

Advogado. Mestre em Administração Ambiental. Especialista em Administração Ambiental. Consultor na Área Ambiental. Professor de Direito Ambiental.

Daniel A. Gonsales Câmara

Gerente Executivo de Desenvolvimento e Novos Negócios da Pró-Saúde – Associação Beneficente de Assistência Social e Hospitalar. Administrador de Empresas, Graduado pela Universidade Paulista – UNIP/SP. Pós-Graduado em Administração Hospitalar e de Sistemas de Saúde – CEAHS – Faculdade Getúlio Vargas – FGV/SP. MBA em Gestão Financeira Avançada pela Universidade Paulista – UNIP/SP. Mais de 12 anos de experiência nacional e internacional, atuando em empresas de grande porte e expressiva participação nas Áreas de Administração e Consultoria Hospitalar.

Eduardo Martinho

Assessor Técnico da Pró-Saúde – Associação Beneficente de Assistência Social e Hospitalar. Administrador de Empresas pela Universidade São Judas Tadeu. Pós-Graduação em Administração Hospitalar e em Saúde Pública pela UNAERP – Universidade de Ribeirão Preto. MBA em Liderança e Gestão Empresarial e Mestre em Liderança pela UNISA – Universidade de Santo Amaro. Doutorando em Bioética pelo Centro Universitário São Camilo. Professor da UNAERP, São Camilo, Thomas Fhater do Brasil, IBDS, TCL, INES, IPH, Gama Filho, Estácio de Sá, Drumond, FEHOSP, INESP, FBAH, UNICID, IPESP, SOET, UNIUB, Anhanguera, UNI-FACET, FMU, UNISA, Castelo Branco.

Eliane Molina Psaltikidis

Enfermeira Graduada pela Universidade Federal de São Paulo – Unifesp. Mestre em enfermagem pelo Programa de Pós-graduação em Saúde do Adulto da Escola de Enfermagem da Universidade de São Paulo – USP. Assessora da Superintendência do Hospital de Clínicas da Universidade Estadual de Campinas – Unicamp. Docente do curso de especialização em Enfermagem em Centro Cirúrgico do Centro Universitário São Camilo – SP.

Fernanda Cristina Cerri

Pós-Graduada pelo Senac de Águas de São Pedro. Graduada em Administração de Empresas pela Fundação de Ensino Octávio Bastos de São João da Boa Vista. Atuação como docente dos cursos de Hotelaria e Turismo na Faculdade do Interior Paulista de Barra Bonita. Atuação como docente do curso Técnico em Hotelaria Senac de Jaú. Realização de consultorias em dezoito hotéis pelo Senac de Jaú. Assistente de Hotelaria no Hospital Amaral Carvalho de Jaú realizando a implantação de Serviços Hoteleiros. Atuação como docente do curso de Pós-Graduação em Administração Hospitalar pela Fundação Hermínio Ometto em Araras. Gerente de Hotelaria da Irmandade Santa Casa de Misericórdia de Limeira, realizando implantação de serviços e projetos hoteleiros. Atualmente atuando como Gerente de Operações na Indeba Indústria e Comércio Ltda.

Flávio de Castro Bicalho

Arquiteto formado pela Universidade de Brasília-UnB em 1982 e especialista em Saúde coletiva/Vigilância sanitária em serviços de saúde pela Universidade de Brasília-UnB em 2002. Ex-Presidente da Associação Brasileira para Desenvolvimento do Edifício Hospitalar – ABDEH (2008-2011). Professor de vários cursos de especialização em Arquitetura de sistemas de saúde, Vigilância sanitária de serviços de saúde, Controle de infecção hospitalar, UTI, Nefrologia e Administração hospitalar em várias universidades brasileiras. Trabalhou no Ministério da Saúde e na Agência Nacional de Vigilância Sanitária – Anvisa de 1986 a 2007, onde exerceu vários cargos e chefias. Coordenador e redator das atuais normas para projetos de estabelecimentos assistenciais de saúde do Brasil (Resolução Anvisa RDC nº 50/2002). Membro de vários grupos de trabalho responsáveis pela elaboração de inúmeras outras normas (diálise, UTI, nutrição parenteral e enteral, ar condicionado, serviço de processamento de roupas, quimioterapia, radioterapia, hemoterapia, banco de órgãos etc.). Autor e coautor de inúmeros livros e manuais como, por exemplo, o livro A Arquitetura e a Engenharia no Controle de Infecção, 2010. Autor e consultor de vários projetos de hospitais e clínicas privadas no Brasil.

Jailma Bastos de Souza

Bióloga da Divisão de Lavanderia da Indeba Indústria e Comércio Ltda.

Josedira Carvalho do Rego

Graduada em Nutrição pela Universidade Federal de Pernambuco. Mestre em Ciências dos Alimentos e Doutora em Nutrição pela Universidade Federal de Pernambuco. Especializada em Administração Hospitalar pela Universidade Federal de Pernambuco. Docente da Universidade Federal de Pernambuco.

Marcelo de Carvalho Pierri

Engenheiro Químico. Mestre em Engenharia Química. Gerente de Operações da Indeba Indústria e Comércio Ltda.

Maria de Deus dos Reis

Bióloga do Laboratório de Microbiologia da Indeba Indústria e Comércio Ltda.

Maria Ramos Soares

Coordenadora Técnica da Anel – Associação Brasileira das Empresas de Lavanderia. Instrutora Técnica da Escola Senai Francisco Matarazzo.

Mirtes Loeschner Leichsenring

Enfermeira Graduada pela Faculdade Adventista. Especialista em Enfermagem Médico-Cirúrgica pela Universidade Federal do Rio de Janeiro. Enfermeira do Serviço de Controle de Infecção Hospitalar do Hospital de Clínicas da Universidade Estadual de Campinas.

Mônica Costa Ricarte

Enfermeira Graduada pela Pontifícia Universidade Católica de Campinas. Mestre em Enfermagem pela Faculdade de Medicina da Universidade Estadual de Campinas. Docente da Faculdade de Enfermagem da Pontifícia Universidade Católica de Campinas.

Renata Fagnani

Enfermeira Graduada pela Universidade Estadual de Campinas. Mestre em Ciências Básicas pela Faculdade de Medicina da Universidade Estadual de Campinas. Enfermeira do Serviço de Controle de Infecção Hospitalar do Hospital de Clínicas da Universidade Estadual de Campinas.

Rosa Aires Borba Mesiano

Enfermeira. Mestre em Educação e Doutora em Ciências da Saúde pela Universidade de Brasília. Coordenadora de Controle e Monitoramento de Saneantes da Agência Nacional de Vigilância Sanitária – Anvisa.

Agradecimentos

Aos meus queridos pais, Luiza e José, *in memorian*, que, de onde estiverem, de alguma forma continuam iluminando meus caminhos.

Silvana Torres

Aos funcionários do Serviço de Processamento de Roupas que sempre estiveram presentes em meu trabalho.

Aos amigos que sempre me incentivaram e apoiaram na construção do conhecimento.

Teresinha Covas Lisboa

Dedicatória

Aos trabalhadores do Serviço de Limpeza, os quais executam as tarefas mais árduas do dia a dia e nem sempre alcançam o merecido reconhecimento...

À Fernanda Torres, minha querida e amada filha, por seu carinho e estimulante admiração pelo meu trabalho!

Silvana Torres

Ao meu esposo Álvaro, pela parceria e dedicação em todos os momentos...

Ao meu filho Marcelo, pelo constante copanheirismo...

À Orietta, *in memorian*, pelo exemplo de vida.

Teresinha Covas Lisboa

Prefácio

Tive a grata satisfação e honra de ser convidado pela amiga Professora Teresinha para prefaciar a sua mais nova produção em cooperação com a Professora Silvana Torres. E quando soube dos temas a serem tratados, fiquei muito feliz. Trata-se de discutir duas áreas muito pouco abordadas e a meu juízo fundamentais para gerir um hospital moderno.

E por isso me refiro a uma experiência que passei em 1986 em Lima fazendo uma consultoria para a OPAS e um dos consultores que estava para se aposentar e iria viajar de volta para seu país me pediu que eu o substituísse em uma palestra sobre O Hospital do Futuro. Eu, à época muito jovem, disse a ele que não sabia exatamente o que falar e não gostaria de aceitar. Mas ele com sua fleuma argentina (tratava-se do professor Simon Feld, que foi um dos pioneiros a trabalhar com o tema da auditoria médica e da avaliação de serviços de saúde) falou: "niño, no te preocupes, del hospital del futuro, solamente debemos desear que mate menos a las gentes e que sea mas limpio!"

Este livro trata desse assunto – hospitais mais limpos.

De qualquer forma, a gestão de hospitais tem uma diversidade de atividades imensa e nós administradores de serviços de saúde às vezes cremos que é possível passar pela gestão sem se envolver com todas essas áreas. Na verdade, o gestor não precisa ser um especialista nas múltiplas atividades, mas certamente tem que ter um nível de conhecimento que lhe permita dialogar com os especialistas, analisar problemas e discutir alternativas.

Este raro livro trata de duas áreas que são muito representativas do acima descrito – o serviço de processamento de roupas e o serviço de limpeza. Raro porque são muito poucos os títulos que tratam destes assuntos com a profundidade que as autoras utilizam. Assim, aqui o leitor irá encontrar não somente o suficiente para adquirir conhecimentos para dialogar com os especialistas, como também poderá se especializar nestes assuntos.

Outra interessante característica das duas áreas abordadas é que elas, até há bem pouco tempo, eram relegadas a uma condição secundária na operação de serviços de saúde. Seja do ponto de vista técnico, seja econômico ou assistencial. Mas o tempo se encarregou de ir desvelando as duas áreas e demonstrando que são fundamentais do ponto de vista de uma adequada operação. Uma nova visão destas áreas desenvolveu-se rapidamente nos últimos 20 anos e novos conhecimentos de microbiologia, tecidos, sistemas de limpeza etc. foram agregados ao setor saúde com profundas consequências nas áreas de controle de infecção hospitalar, conforto do paciente e economia interna dos hospitais. Os impactos econômicos e assistenciais foram e têm sido muito importantes. E isto foi de tal forma transformador que estas áreas, usualmente localizadas dentro da estrutura administrativa nos serviços gerais, migraram para a área técnica recebendo o comando de profissionais de saúde como enfermeiras, profissionais de gestão e/ou de engenharia.

Outra importante discussão refere-se à terceirização de sua operação ou no caso das roupas da contratação de serviços de terceiros – serviços de processamento de roupas de grande porte. A terceirização de enxovais, enfim temas que são muito contemporâneos.

Todas estas áreas são discutidas pelas autoras em seus respectivos capítulos. Também são discutidos alguns mitos. Sim, mitos, pois como existe muita ignorância nestas áreas elas se transformam em terreno fértil para o desenvolvimento de procedimentos mágicos.

Na área de processamento de roupas são abertos os processos intraunidades e em seguida se passa a discutir a organização do serviço, os procedimentos, a estrutura do serviço e os recursos humanos necessários para desenvolver as atividades.

A responsável pelo tema é a professora Teresinha Covas Lisboa, hoje cursando seu pós-doutorado em Administração pela Florida Christian University. A Teresinha é uma ativa líder na área da educação de gestão nos serviços de saúde, com extenso currículo nesse campo e também grande colaboradora na área pública em relação a estes temas abordados neste livro.

Já a professora Silvana Torres é a responsável pela área de limpeza e desinfecção de ambientes. Mestranda em doenças infecciosas e parasitárias do Departamento de Medicina da Unifesp-EPM, tem também um extenso currículo na sua área de atuação com várias pós-graduações e muitas publicações.

Os envolvimentos de duas profissionais com essas experiências e os temas que são abordados recomendam que este livro faça parte de qualquer biblioteca de gestão de serviços de saúde.

Gonzalo Vecina Neto
Professor Assistente da FSP/USP
Superintendente Corporativo do HSL

Conteúdo

PARTE I

GESTÃO DO SERVIÇO DE LIMPEZA E DESINFECÇÃO DE SUPERFÍCIES AMBIENTAIS EM SERVIÇOS DE SAÚDE 1

Silvana Torres

Introdução 3

Panorama atual do serviço de limpeza profissional no Brasil 3

1. Medidas de Prevenção e Controle para a Redução do Impacto das Superfícies Ambientais nas Infecções relacionadas à Assistência à Saúde 7

Importância das superfícies ambientais na transmissão de infecções 7

    Patógenos com alto potencial de contaminação e transmissão de infecções através de superfícies ambientais 10

    Medidas de prevenção e controle 22

Bundles para o serviço de limpeza e desinfecção de superfícies 26

Limpeza de superfícies próximas ao paciente – uma reflexão sobre tarefas e responsabilidades 32

Precauções 34

    Precauções padrão 35

    Precauções de contato 38

    Precauções para transmissão por gotículas 39

    Precauções para transmissão aérea 39

    Precauções, riscos e medidas preventivas na limpeza e desinfecção de superfícies 40

Tratamento da superfície com presença de matéria orgânica 43

Carpetes e tapetes 45

Mobiliário com revestimento de tecidos 48

Flores e plantas... 50

Brinquedoteca... 51

Cortinas.. 52

Revestimentos 54

Reformas e construções... 56

Classificação das áreas hospitalares 57

2. Serviços Próprios e Terceirizados 59

Fatores de sucesso 59

Contratos.. 68

Escolha da empresa.. 74

Dimensionamento de pessoal 75

3. Treinamento e Desenvolvimento 80

Desafios do líder 80

Treinamento 80

Desenvolvimento pessoal e profissional........................... 83

Avaliações de desempenho 85

Motivação da equipe.. 87

Perfil profissional e comportamental da equipe 95

4. Saneantes 103

Legislações sobre saneantes para limpeza de superfícies...... 103

Desinfecção de superfícies ambientais em serviços de saúde.......... 109

5. Novas Tecnologias 128

Avanços na desinfecção de superfícies ambientais................ 128

Como avaliar as novas tecnologias?..................................... 139

6. Equipamentos e Materiais 142

Equipamentos e materiais para limpeza de superfícies ambientais.... 142

Equipamentos de proteção individual (EPI) e coletiva (EPC)......... 163

7. Boas Práticas 173

Higiene das mãos 173

Estratégias para melhorar a adesão às práticas de higiene das mãos.. 180

Alergia ao látex 188

Boas práticas para limpeza de superfícies 192

Boas práticas de segurança 199

Ginástica laboral 200

Sustentabilidade em serviços de saúde 202

8. Processos de Limpeza 209

Objetivos do serviço de limpeza 209

Conceitos 210

Limpeza e desinfecção concorrente da unidade/zona do paciente .. 212

Limpeza concorrente de piso de quarto/enfermaria utilizando
mop cabeleira 214

Diferenciais da limpeza concorrente com a utilização de
mop plano 217

Limpeza terminal de banheiros 220

Limpeza concorrente de corredores ou áreas livres 223

Limpeza terminal de corredores ou áreas livres 224

Limpeza terminal de quarto ou enfermaria 224

Limpeza no ambiente operatório 228

Recomendações práticas baseadas em evidências 228

Centro cirúrgico 230

Mitos e rituais desnecessários 234

Detalhes que diferenciam seu serviço 237

9. Monitoramento da Qualidade da Limpeza de Superfícies
Ambientais 244

10. Prevenção de Acidentes com Perfurocortantes 253

11. Interfaces do Serviço de Nutrição e Dietética com o Serviço de
Limpeza e Desinfecção de Superfícies 280

PARTE II

GESTÃO DO SERVIÇO DE PROCESSAMENTO DE
ROUPAS DOS SERVIÇOS DE SAÚDE 299

Teresinha Covas Lisboa

12. Gestão dos Serviços de Processamento de Roupas 304

13. Organização do Serviço de Processamento de Roupas 312

Distribuição física 312

Planejamento físico 314

Localização do serviço de processamento de roupas 316

Divisão do serviço 317

Instalações 321

Pisos em serviço de processamento de roupas em serviços
de saúde 323

Manutenção das instalações 334

Acabamento 335

Equipamentos 336

Manutenção de equipamentos 340

14. Processamento da Roupa do Serviço de Saúde 342

Tecidos para uso do serviço de saúde 342

Processamento da roupa 350

Procedimentos com a roupa 352

Evasão da roupa 354

Rouparia 356

Terceirização dos serviços 367

As operações e os produtos de lavagem 369

Controle microbiológico no processo de lavagem de roupas
hospitalares 378

Custos no serviço de processamento de roupas dos serviços
de saúde 382

Apêndice 391

15. Organização Administrativa 397

16. Recursos Humanos no Serviço de Processamento de Roupas 403

Descrição de cargos e funções 405

Recrutamento e seleção 410

Treinamento e desenvolvimento 412

Integração 415

Liderança nos serviços de processamento de roupas 416

Segurança e higiene do trabalho 418

Acidentes do trabalho 421

Fadiga 422

Condições ambientais 423

Infecções hospitalares: aspectos legais 427

Prevenção no serviço de processamento de roupas 428

Avaliação de desempenho 429

Infecções, roupa e cuidados preventivos 430

PARTE III

RESÍDUOS DOS SERVIÇOS DE SAÚDE 433

Álvaro Ferreira Júnior

17. Resíduos dos Serviços de Saúde 435

Bibliografia Complementar 440

ANEXOS 443

PARTE I

Gestão do Serviço de Limpeza e Desinfecção de Superfícies Ambientais em Serviços de Saúde

SILVANA TORRES

Introdução

Panorama Atual do Serviço de Limpeza Profissional no Brasil

Silvana Torres

O setor de Limpeza e Conservação, que movimenta aproximadamente R$32 bilhões por ano, vem sofrendo grandes mudanças nos últimos anos. Gestores tanto de serviços próprios, como de terceirizados, sofrem para entender e adaptar-se ao novo perfil dos trabalhadores e do segmento.

As mudanças são profundas, tendo como base a própria economia brasileira, que, aquecida, melhorou a renda das classes mais baixas (C, D e E), provocando a migração de grande parte dos trabalhadores pertencentes a essas classes para outros serviços.

O mercado brasileiro sentiu nestes últimos anos o que já ocorria há mais de 15 anos neste setor em países desenvolvidos: a escassez ou "apagão" da mão de obra!

PESQUISA

Por meio de pesquisa realizada em 2012 pela Federação Nacional de Empresas de Serviços e Limpeza Ambiental – Febrac, foi possível consolidar informações e dimensionar o grande potencial socioeconômico deste setor, com o propósito de ganhar mais espaço nas discussões públicas e privadas, assim como agregar valor à economia nacional.

Além da tão conhecida escassez da mão de obra, a pesquisa apontou a concentração da mão de obra e de negócios nas Regiões Sul e Sudeste do País. Tais regiões representariam 72% das empresas e trabalhadores do setor (Tabela I-1).

Segundo a pesquisa, o setor de serviços contou com uma expressiva participação, acima de 65%, no produto interno bruto, tendo como destaque o segmento de prestação de serviços de limpeza, conservação e afins, com a geração de 1,6 emprego direto.

Com cerca de 13 mil empresas e faturamento acima de 32 milhões ao ano (2011), o setor de limpeza e conservação carece de incentivos fiscais governamentais e de regras claras para novas empresas entrarem no segmento, como, por exemplo, melhor preparo gerencial empresarial.

Tabela I-1 – Estimativa da distribuição dos trabalhadores por região (Febrac, 2012).

Regiões	Porcentagem sobre o total	Trabalhadores
Centro-Oeste	9	135.000 a 140.000
Nordeste	16	240.000 a 260.000
Norte	3	45.000 a 50.000
Sudeste	58	870.000 a 930.000
Sul	14	210.000 a 220.000

DESAFIOS

Os principais desafios do segmento são:

RETENÇÃO DA MÃO DE OBRA E TREINAMENTO

Engana-se quem pensa que "pagando um pouquinho mais" que a média dos demais serviços de saúde consegue garantir a permanência do colaborador na instituição. A prova disso é que, de acordo com a pesquisa realizada de 2006 a 2011, a massa salarial paga pelo setor cresceu 34,3% acima da inflação do período e mesmo assim o *turnover* (rotatividade) girou em torno dos 40% ao ano. Os trabalhadores pertencentes à antiga classe C querem ganhar mais do que o segmento pode pagar, portanto, resta-lhes apostar em outro tipo de trabalho!

Em consequência, os gestores enfrentam outros problemas: faltam tempo, profissionais, recursos financeiros e motivação para treinar, treinar e treinar incansavelmente!

Outro aspecto interessante da pesquisa é: "...trabalhadores desta nova classe C preferem outro tipo de emprego, nem sempre mais bem remunerado, mas sem o estigma do 'faxineiro'..." Estima-se que, em 2011, 19 milhões de brasileiros saíram das classes D e E e ingressaram na nova classe C!

Segundo pesquisa realizada em 2012 pela Manpower, que entrevistou 40 mil empregadores em 39 países, o índice de empresários brasileiros que não conseguem achar no mercado pessoas adequadas para o trabalho é de 57%, perdendo apenas para Japão e Índia!

ESTABELECIMENTO DE REGRAS PARA O INGRESSO DE NOVAS EMPRESAS NO SEGMENTO

Da mesma forma que encontramos serviços de saúde que em uma licitação visam ao menor preço em detrimento da qualidade, no segmento de limpeza também pode ocorrer o mesmo. Não raro, deparamos-nos com prestadores de serviço trabalhando em péssimas condições: sem capacitação, condições insalubres, uniformes incompletos ou inadequados, equipamentos e materiais obsoletos ou em condições precárias, químicos que não atendem normas, quadro insuficiente de funcionário etc.

Embora tenhamos como respaldo a NR 32, que menciona a responsabilidade solidária entre contratantes e contratados, fazendo com que ambas as partes estejam igualmente comprometidas, sua fiscalização deixa a desejar. Faltam fiscais!

Além disso, o despreparo gerencial empresarial de pequenas empresas dispostas a tudo para fecharem contratos, não raro, encontra pela frente contratantes irresponsáveis que se aproveitam da falta de fiscalização para burlar legislações em troca de contrato "barato" "que não comprometa seu faturamento".

ALTERNATIVAS PARA DRIBLAR OS DESAFIOS

- A contratação de mão de obra proveniente de imigrantes de países vizinhos é uma prática cada vez mais comum. Ou seja, se não temos mão de obra aqui, vamos buscá-la onde existe. Na verdade, essa é uma prática usual em vários países e não só para o serviço Limpeza, como para os outros serviços de saúde também. Basta observar que, nas últimas duas décadas, a mão de obra americana, para a realização da limpeza em serviços de saúde, é basicamente constituída por latinos e não por americanos.
- Contratação de mão de obra feminina para funções anteriormente tidas como tipicamente masculinas, como, por exemplo, para limpeza de vidros, recolhimento de resíduos etc.

- Realização de parcerias com organizações não governamentais de comunidades carentes situadas próximas à instituição – as ONGs podem intermediar o recrutamento estabelecendo parcerias, como, por exemplo, um filho de cada trabalhador recrutado receberá bolsa de estudo para realizar um curso profissionalizante na instituição X.
- Capacitação – embora a NR 32 esteja em vigor desde 2005, é sempre bom lembrar que esta norma prioriza a capacitação contínua! Os treinamentos para a capacitação estão entre os maiores investimentos tanto dos serviços com autogestão, como nos terceirizados, tendo como objetivo, além um serviço com qualidade, a retenção de trabalhadores. Segundo pesquisa da Febrac, o crescimento relacionado a esta prática foi significativo, com investimentos na ordem de 65% em 2011.
- Terceirização parcial dos treinamentos ou contratação de um profissional exclusivo para este fim – está tornando-se cada vez mais comum o gestor, o supervisor ou o líder queixarem-se da falta de disponibilidade para reciclagem, visitas institucionais, congressos, novos projetos, implementação e análise de indicadores etc. A queixa central está relacionada a alta, persistente e crescente demanda para treinamentos. Caso pretenda designar um terceiro para este fim, é importante ressaltar que não é saudável a terceirização integral do treinamento. Devem-se reservar temas que exijam um grau maior de entrosamento com a instituição para que seja feito por um supervisor vinculado à instituição. O treinamento externo também não substitui as dinâmicas entre representantes de diferentes áreas, assim como suas apresentações formais: equipes de trabalho da área em questão, interfaces com o serviço de limpeza etc.
- Análise criteriosa do contrato de terceirização – preferencialmente, não realize essa tarefa sozinho. Divida essa responsabilidade com profissionais que interfaceiam com o serviço de limpeza: administrador, gestor do serviço de limpeza, gestor de hotelaria etc.

> **Lembre-se:** com uma análise criteriosa do contrato você poderá impedir que empresas sem capacidade gerencial assumam o serviço e com isso também poderão evitar o contrato "bem barato" que poderá sair "bem caro" a curto prazo!

BIBLIOGRAFIA

Febrac. A força do setor, 2012.
ManpowerGroup. Pesquisa de expectativa de emprego – Brasil, 2012.

1. Medidas de Prevenção e Controle para a Redução do Impacto das Superfícies Ambientais nas Infecções relacionadas à Assistência à Saúde

Silvana Torres

Importância das Superfícies Ambientais na Transmissão de Infecções

Desde os primórdios da história se associa sujeira com contaminação. Florence Nightingale, enfermeira britânica e uma das precursoras mais influentes da enfermagem, já em 1854, durante a guerra da Crimeia, denunciava a desastrosa estrutura e condições sanitárias dos hospitais para tratar os soldados feridos de guerra.

As preocupações de Florence com o saneamento básico, a limpeza, a organização e o planejamento hospitalar, assim como as práticas e teorias estabelecidas por ela naquela época, foram publicadas em 1860 e nunca foram esquecidas, sendo relembradas e enaltecidas até os dias atuais.

Tanto profissionais de saúde, como pacientes, preocupam-se quando determinado serviço apresenta sinais visíveis de sujidade. A sujeira causa rejeição, repugnância e medo de infecções em ambos. A diferença é que profissionais de saúde "enxergam" algo além das sujidades visíveis, pois têm o conhecimento de patógenos "invisíveis" que podem abrigar-se nas superfícies consideradas sujas e ser transportados para os pacientes, profissionais e outras superfícies.

Embora existam fortes evidências científicas que sustentem o importante papel das superfícies do ambiente para o controle das infecções, é difícil de provar a relação entre hospital sujo e infecção hospitalar por uma série de motivos. Um deles é que em um hospital existem vários riscos que possibilitam a infecção hospitalar, por exemplo: alto consumo de antimicrobianos, leitos de isolamento insuficientes, quebra de barreiras durante o período em que o paciente está com precauções de isolamento, doenças de base que diminuem a imunidade e aumentam o risco de infecção etc.

Além desses fatores, a inspeção visual do ambiente hospitalar não fornece uma avaliação qualitativa ou quantitativa confiável do risco de infecção para os pacientes, visto que nem sempre os microrganismos invisíveis presentes em superfícies estão associados à falta de limpeza.

Na literatura, um artigo aponta que a percepção do indivíduo sobre sujeira pode facilmente ser confundida com desordem, excesso de mobiliários e equipamentos, desorganização do ambiente e dos serviços, além de falta de espaço em quartos ou enfermarias.

Apesar de todos os contrapontos apresentados, é consenso que a limpeza ambiental faça parte de um conjunto de medidas relacionadas ao controle das infecções.

Infecções relacionadas à assistência à saúde (IRAS) continuam sendo uma das principais causas de morbidade e mortalidade dos pacientes. Embora a principal fonte de patógenos hospitalares seja a flora endógena do paciente, cerca de 20 a 40% das IRAS têm sido atribuídas às mãos de profissionais de saúde que se tornaram contaminadas pelo contato direto com o paciente ou indiretamente por tocar em superfícies do ambiente contaminadas.

Evidências demonstram que as superfícies do ambiente desempenham importante papel na transmissão de infecções relacionadas à assistência à saúde, nas quais vários patógenos têm sido relacionados, tais como *Staphylococcus aureus* meticilinorresistente (MRSA), *Enterococcus* resistentes à vancomicina (VRE), *Clostridium difficile*, *Acinetobacter*, norovírus, entre outros.

Microrganismos patogênicos podem sobreviver em superfícies do ambiente por horas, dias ou até mesmo meses, como no caso do *Clostridium*.

A transferência de patógenos de um paciente infectado ou colonizado pode dar-se através das mãos, luvas, ar, água, equipamentos e, através destes, contaminar direta ou indiretamente superfícies em geral, profissionais de saúde, outros pacientes, podendo até causar um surto de infecção.

O Centro de Controle e Prevenção de Doenças dos EUA (CDC) conceitua surto como a ocorrência de dois ou mais casos de infecção relacionados entre si no tempo e/ou espaço. O que mais preocupa é que 40% dos surtos têm solução espontânea e podem passar despercebidos. Quartos de pacientes podem estar sendo contaminados pela utilização inadequada de luvas, por falta de higiene das mãos e também por falta de limpeza e desinfecção adequadas!

Diversos estudos têm demonstrado que menos de 50% das superfícies de um quarto de paciente têm limpeza adequada, mesmo com a utilização de desinfetantes. Além disso, outros estudos concluem que pacientes internados em quartos onde o ocupante anterior foi colonizados ou infectados com um microrganismo patogênico têm maior risco de ser colonizados ou infectados pelo mesmo microrganismo. Isso prova que a contaminação das superfícies persistiu mesmo após uma limpeza terminal, ou seja, a limpeza e a desinfecção não foram adequadas!

É importante ressaltar que semelhantes deficiências na limpeza também foram constatadas em equipamentos utilizados para a assistência à saúde.

Diante dessas constatações, o CDC e outras entidades profissionais americanas reconhecem a necessidade do monitoramento sistemático das práticas de limpeza, seguido de *feedback* imediato, como forma de garantir a adequação das práticas realizadas.

Entre os métodos disponíveis para o monitoramento temos: a inspeção visual através de *checklist*, a contagem do número de colônias de bactérias aeróbias, os marcadores fluorescentes e o ATP, o qual é medido por bioluminescência. Todos esses sistemas serão abordados em capítulos específicos.

Eliminar a tranferência de microrganismos de uma superfície para pacientes, profissionais de saúde e outras superfícies é uma tarefa árdua que exige várias intervenções, sendo que a mais impactante e também a mais óbvia é a melhora da qualidade da limpeza. Em segundo e terceiro lugares temos as novas tecnologias, sendo em segundo o Vapor de Peróxido de Hidrogênio e a Luz Ultravioleta, seguidos das superfícies autodesinfetantes, como, por exemplo, superfícies cobreizadas, que ficam em terceiro lugar, os quais serão tratados em capítulo específico.

BIBLIOGRAFIA

Boyce JM, Havill NL, Dumigan DG, Golebiewski M, Balogun O, Rizvani R. Monitoring the effectiveness of hospital cleaning practices using ATP bioluminescence assay. Infect Control Hosp Epidemiol 2009;30:678-84.

Carling PC, Briggs JL, Perkins J, Highlander D. Improved cleaning of patient rooms using a new targeting method. Clin Infect Dis 2006;42:385-8.

Carling PC, Parry F, von Beheren M. Identifying opportunities to enhance environmental cleaning in 23 acute care hospitals. Infect Control Hosp Epidemiol 2008;29:1-7.

Connecticut Department of Public Health. Public Health Code 19-13-D3. Short-term hospital, general and special. (a) Physical plant (4). 2004.

Datta R, Platt R, Yokoe DS, Huang SS. Environmental cleaning intervention and risk of acquiring multidrug-resistant organisms from prior room occupants. Arch Intern Med 2011;28:491-4.

Department of Health and Human Services, Centers for Medicare and Medicaid Services. Revisions to the hospital interpretive guidelines for infection control, 42 CFR 482.42 2007.

Dumigan DG, Boyce JM, Havill NL, Golebiewski M, Balogun O, Rizvani R. Who is really caring for your environment of care? Developing standardized cleaning procedures and effective monitoring techniques. Am J Infect Control 2010;38:387-92.

Evaluation of hospital room assignment and acquisition of *Clostridium difficile* infection. Infect Control Hosp Epidemiol 2011;32:201-6.

Goodman ER, Platt R, Bass R et al. Impact of environmental cleaning intervention on the presence of methicillin-resistant *Staphylococcus aureus* and vancomycin-resistant enterococci on surfaces in intensive care unit rooms. Infect Control Hosp Epidemiol 2008;29:593-9.

Havill NL. Best practices in disinfection of noncritical surfaces in the health care setting: creating a bundle for success. Am J Infect Control 2013;41(5 Suppl):S26-30.

Huang SS, Datta R, Platt R. Risk of acquiring antibiotic-resistant bacteria from prior room occupants. Arch Intern Med 2006;166:1945-51.

Nseir S, Blazejewski C, Lubret R, Wallet F, Courcol R, Durocher A. Risk of acquiring multidrug-resistant gram-negative bacilli from prior room occupants in the intensive care unit. Clin Microbiol Infect 2011;17:1201-8.

Shaughnessy MK, Micielli RL, DePestel DD, Arndt J, Strachan CL, Welch KB et al. Evaluation on hospital room assignment and acquisition of *Clostridium difficile*. Infect Control Hosp Epidemiol 2011;32:201-6.

Weber DJ, Rutala WA. Self-disinfecting surfaces: review of current methodologies and future prospects. Am J Infect Control 2013;41:S31-5.

Weber DJ, Anderson D, Rutala WA. The role of the surface environment in healthcare-associated infections. Curr Opin Infect Dis 2013;26:338-44.

Weber DJ. Role of hospital surfaces in the transmission of emerging health care-associated pathogens: norovirus, *Clostridium difficile*, and *Acinetobacter* species. Am J Infect Control 2010;38(5 Suppl 1):S25-33.

PATÓGENOS COM ALTO POTENCIAL DE CONTAMINAÇÃO E TRANSMISSÃO DE INFECÇÕES ATRAVÉS DE SUPERFÍCIES AMBIENTAIS

Microrganismos multirresistentes são aqueles resistentes a diferentes classes de antimicrobianos, testados em exames microbiológicos, por meio de técnicas padronizadas. São definidos pela comunidade científica internacional.

São considerados, pela comunidade científica internacional, patógenos multirresistentes causadores de infecções/colonizações relacionadas à assistência à saúde: *Enterococcus* spp. resistentes aos glicopeptídeos, *Staphylococcus* spp. resistentes ou com sensibilidade intermediária à vancomicina, *Pseudomonas aeruginosa*, *Acinetobacter baumannii* e enterobactérias resistentes a carbapenêmicos (ertapenem, meropenem ou imipenem).

Um artigo de revisão (2000 a 2008) identificou a relação entre a ocorrência da contaminação de superfícies do ambiente e a disseminação de bactérias resistentes.

Os estudos encontrados e analisados apontaram evidências dessa relação, encontrando bactérias em monitores, grades de cama, mesas, torneiras, telefones, teclados de computador e outros objetos. Os microrganismos predominantes foram *Staphylococcus aureus* resistentes à meticilina, *Clostridium difficile*, *Acinetobacter baumannii* e *Enterococcus* resistentes à vancomicina, sendo fator preditivo a ocupação prévia por pacientes colonizados por tais microrganismos. Foi constatada a semelhança entre as cepas isoladas de pacientes colonizados e/ou infectados e as cepas do ambiente por tipificação molecular.

As evidências encontradas na literatura reforçam a necessidade de melhor conhecimento e controle de fontes de patógenos no ambiente hospitalar, principalmente em UTI, onde o próprio espaço físico favorece a disseminação de patógenos, além de os pacientes se encontrarem com maior suscetibilidade às infecções.

Além dos patógenos mencionados anteriormente, outros também merecem atenção por seu potencial de contaminação de superfícies e transmissão de doenças. Sem a intenção de esgotar o assunto e tampouco de abordar todos que tenham importância para o controle das infecções, os patógenos com maior impacto no ambiente hospitalar, principalmente pelo grande potencial de resistência, são descritos nos itens a seguir.

BIBLIOGRAFIA

Oliveira AC, Damasceno QS. Superfícies do ambiente hospitalar como possíveis reservatórios de bactérias resistentes: uma revisão. Rev Esc Enferm USP 2010; 44:1118-23.
Pyrek KM. Primer on hospital pathogens: a review of key bugs and the need for environmental hygiene. Infect Control Today, dec 2013.

ACINETOBACTER

Acinetobacter spp. é uma bactéria aeróbia, gram-negativa, frequentemente encontrada na água e no solo, assim como na microbiota da pele, garganta e outras topografias de pessoas saudáveis.

Muitas espécies do *Acinetobacter* spp. podem causar doenças, sendo o *Acinetobacter baumannii* mais relevante, responsável por aproximadamente 80% das infecções hospitalares, com resistência aos antimicrobianos crescente em todo o mundo, resultando em infecções de difícil tratamento.

O *Acinetobacter baumannii* pode colonizar, infectar e ser responsável por surtos de infecções ou colonizações de pacientes. Taxas de 30 a 75% de pneumonias hospitalares causadas por *A. baumannii* têm sido reportadas.

Pacientes infectados por microrganismos multirresistentes representam a menor parte do problema, sendo os casos "identificados" diagnosticados e tratados mais rapidamente. Já os colonizados são portadores assintomáticos, fonte de disseminação e não identificados prontamente. Para controlar a disseminação e a resistência é necessário identificá-los através de culturas de vigilância e implementar as precauções de contato.

A infecção por *Acinetobacter* está associada ao aumento da morbidade e ao prolongamento do tempo de internação hospitalar. Entre outras, as vias mais comuns de transmissão são: transmissão cruzada entre pacientes através das mãos e de superfícies do ambiente. O patógeno pode abrigar-se na pele ou sobreviver em superfícies do ambiente por longos períodos.

Para estas duas situações, sobrevivência do patógeno na pele e nas superfícies do ambiente, medidas simples como higiene das mãos e rigorosa limpeza ambiental podem reduzir o risco de infecções.

As evidências científicas sugerem que o ambiente tem um papel importante para o controle das infecções hospitalares. Wilks et al. relacionaram um surto de infecção por *Acinetobacter* multirresistente com a contaminação de superfícies de cortinas, lâminas de laringoscópio, maçanetas, *mops* e teclados. Além de medidas terapêuticas e higiene das mãos, o surto foi controlado por meio de limpeza e desinfecção de superfícies ambientais e de equipamentos.

Sobrevivência em superfícies do ambiente

Em uma revisão sistemática sobre o tempo de sobrevivência de microrganismos em superfícies inanimadas, Kramer et al. demonstraram que o *Acinetobacter* spp. pode sobreviver de três dias a cinco meses.

Outros estudos apontam que *A. baumannii* pode sobreviver em grades de camas hospitalares até nove dias após a alta do paciente infectado e o *Acinetobacter* spp. por mais de cinco meses em superfícies de materiais hospitalares.

Equipamentos e materiais relacionados a assistência ao doente, colchões, travesseiros, cortinas que separam leitos, cobertores, grades de camas, dispensadores de sabões, maçanetas, telefones e uma grande variedade de superfícies de materiais e objetos presentes no ambiente têm sido apontados como importantes reservatórios e fator de risco para surtos de infecções nosocomiais por *A. baumannii*.

O *Acinetobacter* possui capacidade para adquirir resistência aos antimicrobianos mais rapidamente do que outros gram-negativos, podendo formar biofilmes tanto em superfícies do ambiente, como em equipamentos e materiais relacionados à assistência, ampliando seu potencial para causar surtos.

Formação de biofilmes

Os biofilmes são comunidades de microrganismos com elevado grau de organização, onde as bactérias formam comunidades estruturadas, coordenadas e funcionais. Podem formar-se quando bactérias aderem a superfícies do ambiente ou de materiais e, uma vez aderidas, o biofilme funciona como uma barreira protetora entre as células bacterianas e seu ambiente. O biofilme facilita a sobrevivência dos microrganismos, mesmo em condições adversas, e bactérias em biofilmes são mais resistentes a antibióticos.

O melhor caminho para controlar os biofilmes baseia-se na prevenção de seu desenvolvimento, sendo a estratégia principal a realização de práticas adequadas de higienização e desinfecção de superfícies do ambiente e de materiais ou equipamentos relacionados à assistência.

Tais práticas envolvem não só a técnica de limpeza em si, como também frequência adequada, escolha correta de saneantes e principalmente superfícies lisas e uniformes, sem reentrâncias ou saliências que possam facilitar a limpeza e a remoção dos biofilmes.

> **Lembre-se:** revestimentos de camas, mesas de cabeceira e outros itens com ferrugem, trincas com perda ou sem revestimento dificultam a limpeza e favorecem o aparecimento de biofilmes.

Prevenção da endemicidade e controle de surtos

De acordo com o guia da APIC (*Association for Professionals in Infection Control and Epidemiology*), algumas medidas devem ser adotadas para o gerenciamento da contaminação ambiental com microrganismos multirresistentes.

- Conscientização de todos os profissionais envolvidos direta ou indiretamente com cuidados ao paciente sobre microrganismos multirresistentes e seu papel na contaminação ambiental.
- Elaboração de políticas e protocolos que especifiquem o uso adequado de produtos químicos para limpeza e desinfecção de superfícies do ambiente e de equipamentos com microrganismos multirresistentes: produto, diluição e tempo de contato com a superfície corretos.

Obs.: como medida de proteção e preservação da integridade e funcionalidade dos equipamentos relacionados à assistência à saúde, devem-se obter dos fabricantes as instruções de limpeza e desinfecção.

- Treinamento e supervisão dos envolvidos sobre processos de limpeza de superfícies ambientais e de equipamentos.

- Treinamento sobre medidas de controle e prevenção de infecções.
- Aumento da frequência da limpeza e desinfecção de superfícies em unidade que apresenta altas taxas de infecções.
- Monitoramento da limpeza.

BIBLIOGRAFIA

APIC. Guide to the Elimination of Multidrug-resistant *Acinetobacter baumannii* transmition in Healthcare Settings. 2010.

Houang ETS et al. Epidemiology and infection control implications of *Acinetobacter* spp. J Clin Microbiol 2001;39:228-34.

Kramer A et al. How long do nosocomial pathogens persist on inanimate surfaces? A systematic review. BMC Infect Dis 2006;6:130.

Pyrek KM. Primer on hospital pathogens: a review of key bugs and the need for environmental hygiene. Infect Control Today, dec 2013.

Wilks M, Wilson A, Warwick S et al. Control of an outbreak of multidrug-resistant *Acinetobacter baumannii* calcoaceticus colonization and infection in an intensive care unit (ICU) without closing the ICU or placing patients in isolation. Infect Control Hosp Epidemiol 2006;27:654-8.

CLOSTRIDIUM DIFFICILE

Clostridium difficile (CD) é um bacilo anaeróbio, gram-positivo, com capacidade de formar esporos e produzir toxinas patogênicas A e B. O uso de antimicrobianos é um dos principais fatores de risco para infecção por *Clostridium difficile*, razão pela qual o controle do uso de antimicrobianos deve ser encorajado em hospitais. É a causa mais comum de diarreias associadas aos antimicrobianos, respondendo por 15 a 30% dos casos.

Segundo o CDC, entre 2000 e 2007, 14.000 mortes foram associadas ao CD, com um aumento de 400% do custo anual na saúde, estimado em $1 bilhão nos EUA, sendo que 90% das mortes ocorreram em pessoas com mais de 65 anos de idade.

Transmissão

Vários estudos apontam que o período entre a exposição do paciente ao CD e a ocorrência de infecção por esse patógeno é de aproximadamente três dias.

Evidências sugerem que infecções causadas por CD podem ter início mesmo após a alta do paciente, sendo as mãos de profissionais de saúde contaminadas por esse microrganismo apontadas como principal causa da disseminação do patógeno, assim como o uso inadequado de luvas.

Os esporos do CD são transferidos para o paciente, principalmente pelas mãos de profissionais de saúde que tocaram em superfícies, objetos ou dispositivos contaminados. As luvas também podem transferir o patógeno de uma superfície para a outra e para os pacientes.

Sobrevivência em superfícies do ambiente

A capacidade de formação de esporos permite que o CD permaneça nas superfícies do ambiente por longos períodos, principalmente na presença de matéria orgânica.

Na forma vegetativa, o CD sobrevive por apenas 15 minutos em superfícies secas, embora as células possam permanecer viáveis por até 6 horas em superfícies úmidas. Por outro lado, os esporos bacterianos são altamente resistentes e um estudo relata sua sobrevivência por cinco meses no piso de um hospital.

Superfícies frequentemente tocadas por pacientes e profissionais de saúde têm sido relacionadas com infecção por CD. O grau de contaminação das superfícies do ambiente com CD é proporcional ao número de pacientes colonizados ou infectados por esse patógeno associado à diarreia.

Como o *Clostridium difficile* é relativamente resistente aos desinfetantes de superfícies mais comuns, como, por exemplo, álcool, a recomendação principal para ambientes contaminados por CD é a realização de rigorosa limpeza seguida de desinfecção com germicidas à base de cloro.

BIBLIOGRAFIA

Bartlett JG, Chang TW, Gurwith M, Gorbach SL, Onderdonk AB. Antibiotic-associated pseudo-membranous colitis due to toxin-producing clostridia. N Engl J Med 1978;298:531-4.

Kelly CP, Pothoulakis C, Lamont JT. *Clostridium difficile* colitis. N Engl J Med 1994;330:257-62.

Kim KH, Fekety R, Batts DH et al. Isolation of *Clostridium difficile* from the environment and contacts of patients with antibiotic-associated colitis. J Infect Dis 1981;143:42-50.

Pyrek KM. Primer on hospital pathogens: a review of key bugs and the need for environmental hygiene. Infect Control Today, dec 2013.

Weber DJ. Role of hospital surfaces in the transmission of emerging health care-associated pathogens: norovirus, *Clostridium difficile*, and *Acinetobacter* species. Am J Infect Control 2010;38(5 Suppl 1):S25-33.

STAPHYLOCOCCUS AUREUS RESISTENTES À OXACILINA

Segundo o CDC, *Staphylococcus aureus* resistentes à oxacilina (MRSA) é um tipo de bactéria resistente a vários antimicrobianos.

A maioria das infecções comunitárias causadas por MRSA são as de pele, já, em serviços de saúde, podem causar infecções graves, como infecções na corrente sanguínea, pneumonias e infecções do sítio cirúrgico.

Transmissão

Entre os principais fatores de risco para a aquisição de infecções destacam-se a baixa adesão às precauções padrão por profissionais de saúde, principalmente a baixa aderência à higienização das mãos e do uso adequado de luvas, acarretando a transmissão do patógeno entre pacientes.

MRSA geralmente é transmitido através do contato direto ou indireto com pacientes infectados ou colonizados, sendo o principal veículo as mãos, frequentemente de profissionais de saúde. Além disso, portadores assintomáticos, mesmo não tendo sinais de infecção, podem transmitir as bactérias para outras pessoas, podendo causar infecção.

Sobrevivência em superfícies do ambiente

Segundo APIC (2010), estudos apontam evidências de que MRSA podem sobreviver de 9 a 11 dias em bancadas e cortinas de tecido. Um estudo encontrou fortes evidências de que 26 pacientes de UTI adquiriram MRSA a partir de superfícies do ambiente, concluindo que superfícies inanimadas próximas de pacientes infectados ou colonizados podem tornar-se fonte de transmissão de MRSA.

Não só profissionais de saúde e pacientes, mas também visitantes podem tocar superfícies contaminadas e contaminar a si próprio e também disseminar a contaminação pelo ambiente através do toque.

Estudo realizado em um hospital brasileiro para identificar a prevalência de *Staphylococcus* sp. em profissionais da área de apoio de um serviço de oncologia identificou, através da coleta de amostra de saliva, que 37,7% dos profissionais estavam colonizados por *Staphylococcus* sp., sendo a maioria *Staphylococcus* coagulase-negativa (ECN). Constataram-se elevada prevalência de ECN resistentes à oxacilina e produção de fibrinolisinas e lecitinase pelos *S. aureus*. O estudo ainda destacou como principais fatores de risco para a colonização desses profissionais o desconhecimento da indicação dos equipamentos de proteção individual (EPI), o uso do mesmo uniforme em diferentes instituições de saúde, o hábito de roer unhas e o uso de adornos.

BIBLIOGRAFIA

APIC. Guide to the elimination of methicilin-resistant *Staphylococcus aureus* (MRSA) Transmission in Hospital Settings. 2nd ed. 2010.

Boyce JM. Environmental contamination makes an important contribution to hospital infection. J Hosp Infect 2007;65(Suppl 2):50-4.

Huang SS, Datta R, Platt R. Risk of acquiring antibiotic-resistant bacteria from prior room occupants. Arch Intern Med 2006;166:1945-51.

Vilefort LOR. *Staphylococcus* sp. em profissionais de áreas de apoio de uma instituição oncológica da Região Centro-Oeste, 2011.

PSEUDOMONAS AERUGINOSA

Pseudomonas aeruginosa é uma bactéria gram-negativa extremamente versátil que pode ser encontrada em diversos ambientes, principalmente solo e água, ou ainda associada a plantas e animais. Apresentando facilidade de desenvolvimento de resistência a antibióticos, é comumente encontrada em infecções hospitalares, sendo capaz de se aderir a diversos materiais, contaminando cateteres, ventiladores, próteses e lentes de contato. Por causa da alta resistência a antibióticos e da virulência dessa bactéria, as infecções causadas por *P. aeruginosa* são de difícil controle.

Transmissão

Encontrada largamente no ambiente, *P. aeruginosa* pode ser transmitida por mãos de profissionais de saúde ou por equipamentos contaminados e inadequadamente limpos.

Em dois estudos, tanto pacientes, como água contaminada de torneira foram associados com aquisição de *Pseudomonas*.

Sobrevivência em superfícies do ambiente

Podem sobreviver de 6 horas a 16 meses em superfícies do ambiente, sendo a melhor prática para a prevenção de infecções relacionadas a esse patógeno a higiene das mãos e o uso adequado de luvas.

BIBLIOGRAFIA

Oliveira AC, Damasceno QS. Superfícies do ambiente hospitalar como possíveis reservatórios de bactérias resistentes: uma revisão. Rev Esc Enferm USP 2010; 44:1118-23.

ENTEROCOCCUS RESISTENTES À VANCOMICINA (VRE)

Enterococos são bactérias normalmente presentes no intestino humano. No meio hospitalar, os principais reservatórios são: trato gastrintestinal de pacientes tratados anteriormente com vancomicina ou por outros antimicrobianos por longos períodos; pacientes provenientes de casas de longa permanência (asilos, hospitais de retaguarda etc.), pacientes imunodeprimidos, pessoas colonizadas por VRE, superfícies do ambiente e equipamentos relacionados à assistência à saúde.

Quando ocorre infecção por VRE, o antibiótico de escolha para o tratamento é a vancomicina, entretanto, quando os *Enterococcus* se tornam resistentes a esta droga, são chamados de *Enterococcus* resistentes à vancomicina.

Transmissão

As principais fontes de transmissão são as mãos de profissionais de saúde e superfícies de objetos e do ambiente.

Em um estudo, 46% das culturas obtidas de superfícies ambientais de um quarto de paciente com VRE que tiveram diarreia estavam contaminadas. Os resultados foram comparados com superfícies de quartos de pacientes com VRE, porém, que não estavam com diarreia, e 15% das culturas estavam contaminadas. Ou seja, quando as fezes não estão contidas, a possibilidade de contaminação das superfícies ambientais é maior.

Sobrevivência em superfícies do ambiente

O VRE pode sobreviver de uma semana a dois meses em bancadas, mais de sete dias em tecidos de cadeiras, em tecidos e plásticos de dias a três meses, sendo os locais mais contaminados grades de camas, mesas de cabeceira, aparelhos de pressão e pisos.

As principais medidas de prevenção da disseminação nas superfícies do ambiente são: higiene das mãos, rigorosa limpeza ambiental seguida de desinfecção e equipe multidisciplinar de educação permanente, principalmente em UTI.

BIBLIOGRAFIA

Boyce JM et al. Outbreak of multidrug-resistant *Enterococcus faecium* with transferable vanB class vancomycin ressistance. J Clin Microbiol 1994;32:1148-53.

Boyce JM. Environmental contamination makes in important contribution to hospital infection. J Hosp Infect 2007;65(S2)50-4.

Huang SS, Datta R, Platt R. Risk of acquiring antibiotic-resistant bacteria from prior room occupants. Arch Intern Med 2006;166:1945-51.

Neely AN, Maley MP. Survival of Enterococci and Staphylococci on Hospital Fabrics and Plastic. J Clin Microbiol 2000;38:724-6.

NOROVÍRUS

Pertencem a um grupo de vírus não envelopados que podem causar gastroenterite aguda.

Segundo o CDC, os sintomas de gastroenterite geralmente duram de 24 a 72 horas, podendo os contaminados se recuperarem completamente sem problemas graves a longo prazo. Já para idosos, crianças e pessoas com comprometimento imunológico, o norovírus pode levar a desidratação grave, hospitalização e morte.

Nem todos os expostos ao norovírus serão infectados, mas algumas pessoas podem ter a infecção e ser assintomáticas, neste caso podem portar o vírus em suas fezes.

Como existem vários tipos de norovírus, uma pessoa pode ser infectada várias vezes ao longo da vida.

Transmissão

Os norovírus são altamente contagiosos e a transmissão pode ocorrer por contato próximo à pessoa infectada, assim como por superfícies, objetos e equipamentos que tenham contato com o doente. Outra forma de transmissão é a orofecal, ao consumir alimentos ou água contaminados.

Um estudo de revisão identificou que a contaminação ambiental foi considerada a causa da transmissão do norovírus em 9 dos 11 estudos avaliados, representando 82% dos casos.

Sobrevivência em superfícies do ambiente

Um estudo relatou sobrevivência de 21 a 28 dias em um estado seco e temperatura ambiente. Dois outros estudos relataram sobrevivência do vírus por pelo menos 12 dias.

Medidas preventivas

Durante surtos, recomenda-se rigorosa aderência à higiene das mãos com água e sabão, não só por profissionais de saúde, como também por pacientes, visitantes e acompanhantes. De acordo com o guia de prevenção e controle do norovírus, mais pesquisas são necessárias para avaliar a capacidade virucida do álcool contra esse vírus.

Quatro estudos recomendam limpeza e desinfecção de torneiras, maçanetas, banheiros, brinquedos, tapetes e superfícies contaminadas por matéria orgânica, sendo o banheiro a única área recomendada por mais de um estudo. Vômitos e fezes são os principais reservatórios do norovírus.

De acordo com um estudo analisado no guia de prevenção e controle de surtos por norovírus, a principal lição aprendida durante um surto é que as medidas rigorosas aplicadas durante a primeira semana de uma suspeita podem diminuí-lo e restringi-lo, tais como higiene das mãos, evitar a transferência de pacientes e funcionários para outras áreas e reforçar as rotinas de limpeza e desinfecção de superfícies.

A avaliação da qualidade da limpeza das superfícies do ambiente, materiais e equipamentos, assim como sua frequência são consideradas pontos-chave para o controle da transmissão do norovírus. Superfícies mais tocadas têm prioridade alta e devem ser limpas e desinfetadas três vezes ao dia.

Recomenda-se a troca das cabeleiras dos *mops* sempre que novas soluções forem preparadas ou que tenham tido contato com matéria orgânica.

Deve-se considerar a troca de cortinas privativas de pacientes quando apresentarem matéria orgânica visível ou quando ocorrer alta ou transferência de pacientes. Já utensílios como talheres e pratos podem sofrer o processamento padrão.

BIBLIOGRAFIA

CDC. Guideline for the Prevention and Control of Norovirus Gastroenteritis Outbreaks in Healthcare Settings, 2011.

Pyrek KM. Primer on hospital pathogens: a review of key bugs and the need for environmental hygiene. Infect Control Today, dec 2013.

KLEBSIELLA PNEUMONIAE CARBAPENEMASE (KPC)

Segundo nota técnica da Agência Nacional de Vigilância Sanitária (Anvisa), tem ocorrido um aumento dos casos de enterobactérias resistentes aos carbapenêmicos em vários centros brasileiros. Estas bactérias produzem uma enzima (carbapenemase) que inativa todos os antibióticos betalactâmicos, incluindo os carbapenêmicos (imipenem, meropenem e ertapenem).

A *Klebsiella pneumoniae* carbapenemase (KPC) é uma enzima que foi identificada inicialmente em *Klebsiella pneumoniae* pela primeira vez em 2001, nos Estados Unidos. Essa enzima pode ser produzida por outras enterobactérias, tais como *Klebsiella oxytoca, Enterobacter* spp., *E. coli, Salmonella* spp. e *Serratia* spp.

Dos mecanismos de resistência adquirida aos carbapenêmicos existentes, a KPC carbapenemase é a de maior prevalência.

Conhecida popularmente como "superbactéria", foi identificada depois de ter sofrido uma mutação genética que lhe conferiu resistência a múltiplos antimicrobianos, característica que pode estar relacionada ao uso indiscriminado ou incorreto de antimicrobianos. No Brasil, foi detectada no ambiente hospitalar em 2010, resultando em óbitos e pessoas infectadas em diversos estados.

Essa bactéria pode causar infecção hospitalar que costuma acometer pacientes imunodeprimidos, especialmente aqueles que se encontram nas unidades de terapia intensiva. É importante ressaltar que os pacientes de UTI apresentam várias portas de entrada para infecções, tais como sonda vesical de demora, cateter venoso central, tubo orotraqueal, cânula de traqueostomia, e às vezes feridas de decúbito, que facilitam muito a infecção por bactérias multirresistentes. Pneumonias associadas à ventilação mecânica e infecções do trato urinário estão entre as infecções mais frequentes.

A principal ameaça relacionada à disseminação de enterobactérias produtoras de carbapenemases no ambiente hospitalar é que geralmente há poucas opções terapêuticas para o tratamento, o que pode resultar em alta letalidade.

Transmissão

A transmissão ocorre principalmente pelas mãos de profissionais de saúde, através do contato com secreções ou excreção de pacientes infectados ou colonizados, assim como com superfícies ambientais, objetos e equipamentos contaminados.

Prevenção

- Identificação precoce do paciente com infecção, com monitoramento de culturas de vigilância para a detecção de Enterobacteriacea produtora de carbapenemases, através de coletas de amostras de *swab* retal ou fezes. Se o resultado apontar positividade para Enterobacteriacea resistente a carbapenêmicos, o laboratório deverá notificar o Serviço de Controle de Infecção.
- Uso criterioso de antimicrobianos.
- Precauções padrão para todos os pacientes.
- Precauções de contato para pacientes infectados ou colonizados.
- Higiene das mãos.
- Limpeza rigorosa e desinfecção de superfícies ambientais com alta frequência de toques. Além disso, a frequência da limpeza deverá ser aumentada.

BIBLIOGRAFIA

Anvisa/MS – Nota Técnica nº 1/2010 – Medidas pra identificação, prevenção e controle de infecções relacionadas à assistência à saúde por microrganismos multirresistentes. Brasília, 25/10/2010.

Center for Diseases Control and Prevention. Guidance for Control of Infections with Carbapenem-Resistant or Carbapenemas e-Producing Enterobacteriacea in Acute Care Facilities. MMWR 2009;58:256-60.

MEDIDAS DE PREVENÇÃO E CONTROLE

Após a abordagem sobre as características dos principais patógenos presentes no ambiente hospitalar, podemos concluir que, sem exceção, todos são passíveis de transmissão por meio do contato através das mãos ou luvas de profissionais de saúde. As superfícies do ambiente desempenham um papel fundamental, tanto na disseminação como no controle dos patógenos. Se superfícies com alto grau de contato com as mãos estão rigorosamente limpas e desinfetadas, temos a possibilidade de interrupção da cadeia de disseminação desses microrganismos e diminuição das infecções cruzadas.

É importante ressaltar que, embora a limpeza e desinfecção de superfícies tenham uma parcela importante de contribuição para a prevenção e controle dos microrganismos, essa medida, isoladamente, não conseguirá atingir esse objetivo sem que outras medidas sejam tomadas e se não houver comprometimento multiprofissional.

O gerenciamento da contaminação ambiental com microrganismos multirresistentes deve preceder qualquer intervenção e envolve, além de políticas específicas e protocolos, a conscientização de todos os profissionais envolvidos direta ou indiretamente com cuidados ao paciente sobre microrganismos multirresistentes e seu papel na contaminação ambiental por meio de treinamentos de capacitação permanentes. Ver item *Bundles* para o serviço de limpeza e desinfecção de superfícies.

PRINCIPAIS MEDIDAS PREVENTIVAS PARA A EQUIPE DE LIMPEZA AO REALIZAR LIMPEZA CONCORRENTE OU TERMINAL EM QUARTO DE PACIENTES EM PRECAUÇÕES DE CONTATO

As principais medidas para a prevenção e controle para microrganismos multirresistentes são: precauções padrão e precauções de contato. A seguir, serão abordadas as principais medidas preventivas a serem aderidas pela equipe de limpeza.

Higiene das mãos

A higiene das mãos (HM) deverá ser realizada antes de calçar e após retirar luvas. Preferencialmente, cada carro funcional deverá ter um frasco para facilitar o acesso e incentivar a utilização. Ver mais em tema específico.

Luvas

As luvas utilizadas para limpeza de superfícies frequentemente tocadas por profissionais de saúde e pacientes deverão ser descartáveis, portanto, utilizar luvas de procedimento para esse fim. Considerar superfícies mais tocadas:

- Distantes do paciente – maçanetas das portas do quarto e banheiro, interruptores de luz, revestimentos de válvulas de descargas, corrimãos de apoio para pacientes (em banheiros), poltronas e sofás etc.
- Próximos ao paciente – mesas de refeições, mesas de cabeceira, grades e cabeceira da cama, colchão, suportes de soro, painel de gases, controles diversos etc.

Obs.: na limpeza concorrente, na qual pacientes estão presentes, as superfícies próximas ao paciente devem ser limpas e desinfetadas preferencialmente pelo pessoal da enfermagem.

A técnica de retirada das luvas deverá ser demonstrada durante os treinamentos e observada na prática. Não raro, trabalhadores da limpeza contaminam suas mãos ao retirá-las incorretamente.

O uso inadequado de luvas poderá desencadear a contaminação de múltiplas superfícies. Por exemplo, se o funcionário acabou de realizar qualquer tipo de limpeza em um quarto e abrir a porta com a mão enluvada, levará a contaminação da luva para a maçaneta. Ver mais em tema específico.

Avental

Para a equipe de limpeza, o avental deve ser utilizado sempre que houver possibilidade de contato com superfícies contaminadas.

Existem situações em que a limpeza é realizada em quartos pequenos, com pouco espaço para movimentação entre os leitos e mesmo sendo o piso o alvo da limpeza, a probabilidade de o funcionário encostar seu uniforme em superfícies próximas ao paciente é grande. Para esses casos, o uso do avental é indispensável. A higiene das mãos deverá ser realizada após sua retirada. A técnica de retirada do avental deverá ser demonstrada durante o treinamento prático, de forma que a parte externa, considerada contaminada, não seja tocada pelas mãos de quem retira.

OUTRAS MEDIDAS

Aumento da frequência da limpeza e desinfecção de superfícies que tenham maior contato com as mãos

Quando se trata de quartos com precauções de contato, todas as superfícies com maior possibilidade de contatos deverão ser limpas e desinfetadas com mais frequência, preferencialmente a cada turno.

Situação 1 – limpeza concorrente de quartos com indicação de precauções de contato

	Indicação de precauções de contato			
	Processo	Produto	Frequência	Responsabilidade
Superfície com alta frequência de toques *Próximas ao paciente	Limpeza + Desinfecção	Padronizado pela CCIH Importante: aguardar o tempo de contato do produto com a superfície (recomendado pelo fabricante)	Preferencialmente, 3 vezes ao dia (a cada turno)	Preferencialmente da enfermagem
Superfície com alta frequência de toques **Distante do paciente				SEMPRE equipe de limpeza

* Próximos ao paciente: mesas de refeições, mesas de cabeceira, grades e cabeceira da cama, colchão, suportes de soro, painel de gases, controles diversos etc.

** Distantes do paciente: maçanetas das portas do quarto e banheiro, interruptores de luz, revestimentos de válvulas de descargas, corrimãos de apoio para pacientes em banheiros, poltronas e sofás etc.

Situação 2 – limpeza concorrente de quartos sem indicação de precauções de contato

Quando o quarto não tem indicação de precauções de contato, a única divergência com relação ao quadro anterior é a frequência, a qual pode ser reduzida a uma vez ao dia.

Obs.: nas limpezas terminais a equipe de limpeza será responsável por todo o processo, exceto limpeza e desinfecção de equipamentos relacionados à assistência.

Utilização adequada dos panos de limpezas manuais

Frequentemente, os panos destinados às limpezas manuais transferem microrganismos de uma superfície para outra quando não utilizados de forma correta. Tratando-se de superfícies próximas a pacientes que estejam com precauções de contato, a opção por panos descartáveis pode ser uma boa alternativa, desde que utilizados de forma adequada.

Um exemplo do mau uso do pano descartável (e também do pano reutilizável) ocorre principalmente em enfermarias. Por exemplo, se temos dois pacientes em uma enfermaria e ambos estejam com precauções de contato, não significa que o mesmo pano pode ser utilizado para as duas mesas de cabeceira, pois um paciente pode ter um microrganismo diferente do outro e, mesmo que fosse igual, o pano deveria ser trocado. Infelizmente, nem sempre o funcionário da limpeza tem este conhecimento e acaba usando o mesmo pano e, com isso, transferindo os patógenos de uma superfície para a outra. O correto seria utilizar um pano (ou mais) para cada zona de pacientes (mesa de cabeceira, de refeições, grades da cama, painel de gases, controles etc.). Ao final, o pano (ou os panos) deverá ser substituído (descartado ou enviado para o reprocessamento).

Limpeza rigorosa das superfícies antes da desinfecção

Este é outro ponto frequentemente ignorado em grande parte dos serviços de saúde. Caso não utilize um produto que tenha ambas as propriedades, ou seja, detergente e desinfetante, a limpeza sempre deverá preceder a desinfecção. É frequente a utilização de álcool diretamente nas superfícies sem que ocorra uma limpeza prévia, o que está errado, pois o álcool é um desinfetante e não limpador.

Este detalhe é extremamente importante, visto que muitos desinfetantes não limpam, portanto primeiro limpe e depois desinfete a superfície.

Tempo de contato do desinfetante com a superfície

O tempo de ação do desinfetante é determinado pelo fabricante. Apenas depois do tempo necessário a superfície poderá ser considerada desinfetada e ser liberada.

Limpeza e desinfecção de materiais e equipamentos de limpeza

Deve-se assegurar que após as limpezas, tanto concorrentes, como terminais, todos os materiais e equipamentos sejam limpos e desinfetados antes de uma nova utilização. Não só cabeleiras e fibras de *mops* e panos deverão ser alvos desse processo, mas também carros funcionais, baldes, cabos e manoplas de equipamentos etc.

Educação permanente da equipe de limpeza

Treinamentos teóricos e práticos com ênfase em microrganismos multirresistentes, boas práticas na limpeza e desinfecção de superfícies relacionadas, prevenção de acidentes com perfurocortantes e importância da imunização.

Monitorar a qualidade da limpeza de superfícies

Ver mais em tema específico.

Obs.: em situações de surtos, as culturas de superfícies ambientais envolvidas devem ser consideradas.

Bundles para o Serviço de Limpeza e Desinfecção de Superfícies

Bundles é um termo desenvolvido pelo instituto americano *Institute for Healthcare Improvement* (IHI) para descrever um conjunto de processos necessários para, efetivamente, cuidar de pacientes submetidos a tratamentos especiais com riscos inerentes.

Os *bundles*, traduzidos como pacote ou conjunto de medidas na língua portuguesa, agregam diversos processos fundamentados cientificamente para melhorar os resultados clínicos. Devem ser simples e constituídos, preferencialmente, por um conjunto de poucas medidas para não comprometer sua eficácia durante a implementação.

Existem evidências de que, quando um grupo de intervenções é aplicado em conjunto, resultam em melhores resultados do que quando realizadas individualmente.

Devido ao grande sucesso da aplicação dos *bundles* para a redução de infecções relacionadas à assistência à saúde e comprovada redução de mortalidade, o mesmo conceito tem-se expandido para áreas relacionadas, como, por exemplo, a área de limpeza hospitalar, que já apresenta evidências científicas que sustentam o importante papel das superfícies ambientais na transmissão de infecções relacionadas à assistência à saúde.

> **Lembre-se:** para que os *bundles* ou conjunto de medidas tenham sucesso, devem estar sempre embasados em evidências científicas!

PACOTE DE MEDIDAS PARA O SERVIÇO DE LIMPEZA

DEFINIR POLÍTICAS: INSERIR A LIMPEZA AMBIENTAL EM PROGRAMAS OU PROJETOS ESTRATÉGICOS MULTIDISCIPLINARES COM RELEVÂNCIA INSTITUCIONAL

A criação de políticas institucionais próprias ou o engajamento do serviço em outras políticas é essencial!

Enquanto a limpeza hospitalar for vista como uma atividade de intervenções autônomas e não participar de uma estratégia global da instituição, continuará com suporte gerencial limitado e recursos escassos.

Uma alternativa seria a inclusão da limpeza em programas com planejamento estratégicos já existentes. A crescente importância da limpeza ambiental para o controle das infecções, por si só, poderá garantir essa participação.

Assim como se recomenda um programa de prevenção de acidentes com perfurocortantes, no qual ocorre o comprometimento de todos os profissionais envolvidos direta ou indiretamente, também pode ser criado um programa específico para limpeza ambiental.

Para que esta primeira medida seja cumprida é essencial a criação de um grupo multidisciplinar composto por representantes de diferentes categorias profissionais. Todas as categorias que tiverem algum papel nos processos de limpeza devem ser representadas: lideranças em administração, enfermagem, gerenciamento de risco, serviço de controle de infecção, compras, farmácia, serviço de segurança e medicina do trabalho, tecnologia da informação, gestão ambiental, laboratório, infraestrutura etc.

DEFINIR TAREFAS E RESPONSABILIDADES

O passo seguinte seria a definição das tarefas e responsabilidades por esse grupo.

A criação formal da equipe é necessária para garantir o comprometimento contínuo dos profissionais diante da instituição e o sucesso da adesão às responsabilidades imputadas.

A publicação de Havill, 2013, sugere a seguinte tabela:

Tipo de limpeza	Serviço responsável	Itens a serem limpos	Produtos utilizados (limpeza e/ou desinfecção)	Observação/ comentários

Inicialmente, alguns dos profissionais poderão mostrar-se surpresos e até mesmo incomodados com o convite para integrar uma equipe que discutirá sobre processos e responsabilidades da limpeza hospitalar.

Entretanto, em pouquíssimo tempo perceberão que o convite foi acertado, já que, por se tratar de um assunto estratégico, dependerá de seus posicionamentos.

Não raro, muitas tarefas de limpeza deixam de ser realizadas justamente por falta ou inadequação das definições de responsabilidades.

Esforços diários de gestores do serviço de limpeza para que as tarefas se cumpram geralmente apenas desgastam e não têm continuidade, por não estarem bem definidas.

Vejamos alguns exemplos clássicos de tarefas negligenciadas por falta de definição clara de funções: limpeza de superfícies próximas ao paciente internado; limpeza de luminárias, do ar condicionado, de ralos, de computadores e seus fios etc.

Quando não existem definições de funções, geralmente impera o "achismo", ou seja, nunca se tem certeza de quem executou a tarefa, ou mesmo se a tarefa chegou a ser realizada. Por exemplo, um profissional da enfermagem "acha" que o profissional da limpeza limpou determinada superfície, já o profissional da limpeza, "acha" que a enfermagem limpou. Conclusão: ninguém limpou "achando" que o outro iria limpar!

PADRONIZAÇÃO DOS PROCESSOS DE LIMPEZA

Todos os POPs (procedimentos operacionais padrão) de limpeza deverão estar escritos e disponíveis preferencialmente *on line* para todos os colaboradores institucionais. Esses deverão ser revisados sempre que ocorrer qualquer mudança no processo.

Os POPs detalham o passo a passo de cada procedimento de limpeza, além de conter a relação dos materiais e equipamentos necessários para a operação e atribuir responsabilidades.

PADRONIZAR PRODUTOS QUÍMICOS: TIPO, CONCENTRAÇÃO, TEMPO DE CONTATO, TIPO DE SUPERFÍCIES, MÉTODOS DE UTILIZAÇÃO

Após relacionar todos os produtos químicos padronizados (limpadores, desinfetantes etc.), deve-se definir a concentração de uso de cada um, o tempo de contato que deverão ter com as diferentes superfícies a serem limpas, assim como sua forma de aplicação.

A definição dos tipos de superfícies onde o produto será aplicado é fundamental. Existem incompatibilidades entre superfícies e produtos, como, por exemplo, entre álcool e superfícies de madeira, entre outros. Portanto, deve estar muito claro: onde, quando e qual produto usar.

Quanto menos produtos padronizados, menor a confusão no momento da utilização. Entretanto, sabemos que muitos serviços padronizam mais que um produto para determinadas áreas, por exemplo, um tipo de produto para piso e outro para o mobiliário de um quarto.

Exemplo de tabela para visualização dos produtos e formas de aplicação:

Produtos	Concentração	Tempo de contato	*Superfícies	**Instrumentos para aplicação	EPIs	Observação

* **Exemplos de superfícies:**
Piso (definir tipo); parede (com pintura, azulejada etc.); mobiliário (definir tipo de revestimento); portas (definir tipo de revestimento); equipamentos (definir tipo e revestimento); vidros; superfícies metálicas; acessórios: botões de controles diversos, corrimão, torneiras, descarga, pia, vaso sanitário etc.

** **Exemplos de métodos/instrumentos de aplicação:**
  – Panos de limpeza manual: de microfibra reutilizável ou de algodão reutilizável (determinar a cor) ou descartável etc.
  – *Mop* cabeleira (fios longos): com fios de algodão ou com fios de acrílico (determinar a cor) etc.
  – *Mop* plano: de microfibra ou não microfibra (determinar a cor) etc.

CAPACITAÇÃO CONTÍNUA: PROCESSOS DE LIMPEZA E PREVENÇÃO DE RISCOS OCUPACIONAIS

Antes de capacitar os colaboradores quanto aos processos de limpeza é preciso definir:

Quem irá capacitar

Mais do que conhecedor dos processos de limpeza, o capacitador deverá ter principalmente conhecimentos em prevenção e controle das infecções.

Quais superfícies que devem ser limpas pela equipe de limpeza

Nessa etapa, a definição de funções e responsabilidades já deve ter sido descrita em instrumentos próprios na segunda etapa.

Frequência da limpeza

Em hospitais, a frequência dependerá da área a ser limpa. Entretanto, para a prevenção e controle das infecções, as superfícies de áreas ocupadas por pacientes (quartos, enfermarias, UTIs etc.) são consideradas as principais em termos de treinamento contínuo, supervisão e adesão às recomendações.

Como abordado em outros capítulos, as áreas próximas ao paciente (e outros pontos de maior contato) são suscetíveis a uma alta frequência de toques pelas mãos de profissionais e pacientes, sendo, portanto, mais contaminadas. A interrupção da cadeia de contaminação só ocorrerá com rigorosa limpeza, seguida de desinfecção dessas superfícies, tanto durante a internação, como na limpeza terminal. A frequência também deve ser aumentada, principalmente em situações de isolamento por contato e por microrganismos multirresistentes.

Qual a sequência da limpeza das diferentes superfícies

A sequência deverá ser iniciada pelas superfícies menos contaminadas seguindo para as mais contaminadas. Cada passo deverá estar descrito detalhadamente no POP.

De modo geral, a sequência da limpeza concorrente de um quarto ou enfermaria inicia-se pelas superfícies próximas ao paciente (zona ou unidade do paciente), em seguida demais mobiliários mais distantes e por fim o piso. Ao final, realiza-se a limpeza do banheiro.

Tomemos como exemplo as superfícies próximas ao paciente, as quais são mais vulneráveis à contaminação por mãos ou luvas de profissionais, favorecendo a transferência dos microrganismos de uma superfície para outra.

Exemplo da sequência da limpeza em superfícies próximas ao paciente: 1º mesa de refeições, 2º criado-mudo etc. A sequência se esgotará quando todas as superfícies próximas ao paciente forem contempladas.

Entretanto, quando se trata de enfermaria, não basta obedecer à sequência, pois temos mais que uma zona/unidade de paciente em um mesmo quarto, sendo necessário também definir a quantidade e a forma de utilização dos panos de limpeza manuais nas diferentes zonas.

Caso se opte por panos de limpeza manuais descartáveis, a logística é mais fácil, basta descartar o(s) pano(s) utilizado(s) em cada zona/unidade do paciente após a limpeza.

Se o pano for reutilizável, deverá ser limpo e desinfetado após a limpeza de cada zona/unidade de paciente. Como esse processo dispende muito tempo, a melhor alternativa é armazenar todos os panos utilizados em cada zona, em saco plástico no carro funcional, e ao final de cada plantão encaminhá-los para o reprocessamento.

Um estudo demonstrou que a imersão de panos de limpeza contaminados por 2 minutos em hipoclorito (4.000ppm) resultou na ausência de microrganismos detectáveis.

Portanto, se temos três zonas/unidades de pacientes em uma enfermaria, os panos utilizados em cada zona serão distintos, sendo o objetivo dessa prática o impedimento ou minimização da transferência dos microrganismos entre as superfícies destas três zonas.

A forma de utilização do pano também deverá ser descrita, por exemplo, pano dobrado, utilizando-se todas as faces durante a limpeza.

> **Atenção:** com a desculpa de que a mesa de cabeceira do paciente está com muitos pertences, frequentemente esta superfície deixa de ser limpa durante toda a internação! Não se esqueçam de que, em muitas situações, esta superfície é altamente tocada por pacientes, profissionais e inclusive por acompanhantes!

Scott E, Bloomfield SF. Investigations of the effectiveness of detergent washing, drying and chemical disinfection on contamination of cleaning cloths. J Appl Bacteriol 1990;68:279-83.

Quantidade de panos de limpeza manual que será utilizada: por quarto, por banheiro etc.

Conforme vimos no item anterior, a falta de definição da quantidade de panos de limpeza manual é um alerta que indica a falta de padronização dos processos de limpeza. Nesse caso, além do inevitável desperdício, pode haver comprometimento da técnica e consequente contaminação das superfícies devido ao mau uso desses panos.

Deve ser definida a quantidade, não só por área a ser limpa, mas também para cada item a ser limpo, por exemplo, quando o POP referente a esta limpeza for revisado deverá incluir detalhadamente quantos panos serão utilizados para mobiliários (mesa de refeições, mesa de cabeceira, leito e poltrona do paciente, equipamentos, controles de camas ou TV etc.).

Quais produtos químicos serão utilizados, assim como concentração, tempo de contato, tipo de superfícies, métodos de aplicação

Os produtos químicos utilizados para limpeza e desinfecção de superfícies ambientais já deverá estar descrito em etapa anterior.

O supervisor da limpeza deverá observar se o pano utilizado está realmente umedecido pelo produto! Deve-se assegurar que o pano esteja suficientemente úmido para garantir o tempo de contato correto do desinfetante com a superfície.

EPIs usados durante a utilização de produtos químicos e em presença de demais riscos

Este capítulo não irá abordar temas como processos de limpeza ou prevenção de riscos ocupacionais, portanto, recomendo como leitura complementar os respectivos capítulos relacionados.

MONITORAMENTO E *FEEDBACK* DA QUALIDADE DA LIMPEZA

Ver capítulo correspondente.

BIBLIOGRAFIA

Boyce JM, Havill NL, Lipka A, Havill H, Rizvani R. Variations in hospital daily cleaning practices. Infect Control Hosp Epidemiol 2010;31:99-101.

Davies S. Hospital contract cleaning and infection control. Unissono, Londres; 2005.

Dumigan DG et al. Who is really caring for your environment of care? Developing standardized cleaning procedures and effective monitoring techniques. Am J Infect Control 2010;38:387-92.

Havill NL. Best practices in disinfection of noncritical surfaces in the health care setting: creating a bundle for success. Am J Infect Control 2013;41(5 Suppl):S26-30.

Institute for Healthcare Improvement (IHI): www.ihi.org

National Patient Safety Agency (NPSA). The national specifications for cleanliness in the NHS: a framework for setting and measuring performance outcomes. NPSA, London, april, 2007.

Limpeza de Superfícies Próximas ao Paciente – uma Reflexão sobre Tarefas e Responsabilidades

Quando pensamos em *bundles* (ver capítulo específico) para o serviço de limpeza e desinfecção de superfícies, uma das primeiras medidas é a definição de políticas e definições de tarefas e responsabilidades para o serviço.

Isso ocorre por uma simples questão: se não for definido "quem faz o quê", simplesmente muitas superfícies deixam de ser limpas, principalmente durante a limpeza concorrente!

Não raro, as superfícies mais negligenciadas são justamente as que mais oferecem riscos de contaminação e transferência de microrganismos, como, por exemplo, superfícies com grande número de "toques" pertencentes à zona do paciente, tais como grades de camas, criado-mudo, mesa de refeições, painel de gases, equipamentos etc. Patógenos podem ser transferidos dessas superfícies para outras, para pacientes e profissionais, tendo como principal veículo as mãos e as luvas, possibilitando as infecções cruzadas. A interrupção dessa cadeia de contaminação é possível por meio de limpeza e desinfecção adequadas dessas superfícies, utilização adequada de EPIs e higienização das mãos.

Para definir as atribuições, não basta que apenas um serviço determine as tarefas e responsabilidades, sendo fundamental uma análise real do problema com as equipes implicadas diretamente, como o representante do serviço de controle de infecção, representantes da enfermagem (principalmente da UTI) e gestor do serviço de limpeza.

Alguns questionamentos devem ser analisados por essas equipes antes do acerto das definições:

- Durante a limpeza concorrente as superfícies próximas ao paciente (mais tocadas) estão sendo limpas e desinfetadas com a frequência e qualidade esperadas?

- Caso não, a responsabilidade por essa tarefa já havia sido definida anteriormente? Se sim, por que não está sendo realizada?
- O colaborador da limpeza é capacitado para limpar superfícies muito próximas ao paciente durante sua internação? Obs.: considerar não só a técnica em si, mas também a capacitação quanto aos riscos que podem comprometer a segurança do paciente!

Independente de o serviço de limpeza ser terceirizado ou próprio, nossa realidade é de escassez de mão de obra e de funcionários com o nível cultural muito aquém do que almejamos. A confiança que depositamos aos colaboradores para que realizem as tarefas mais básicas a contento é cada vez menor e, na grande maioria dos casos, o funcionário inicia suas atividades antes do absolutamente necessário treinamento!

Devemos refletir se não nos enquadramos nessa sombria realidade e se podemos ter certeza de que o colaborador que irá limpar as grades dos leitos cheias de linhas venosas, bolsas de drenagem etc., não será aquele recém-admitido que sequer tem noção dos riscos que corre, quanto mais dos prejuízos à segurança do paciente que pode causar.

Por outro lado, temos equipes de enfermagem esgotadas por suas duplas ou triplas jornadas de trabalho, contando com um quadro de funcionários deficitário, tendo que cuidar de pacientes cada vez mais graves e que não querem mais uma atribuição: a de limpar!

A resistência da enfermagem em "limpar", entre outros fatores, deve-se principalmente ao fato de que sua atividade principal é a assistência ao paciente; além disso, devido às condições adversas de trabalho, praticamente não sobra tempo para tarefas de limpeza.

Caso se opte pelo trabalhador de limpeza para realizar a limpeza das superfícies da zona do paciente, outras perguntas deverão ser respondidas:

- Quem irá se responsabilizar por um cateter, equipo ou dreno desconectado ou repuxado? Ou por uma bomba de infusão desligada ou acionada indevidamente, mesmo que de forma acidental durante a limpeza concorrente?
- Poderia a equipe de limpeza ser responsabilizada?

O fato é que a equipe operacional da limpeza não é capacitada para manipular materiais ou equipamentos relacionados à assistência à saúde, portanto não seria prudente limpar superfícies próximas a esses.

Claro que os colaboradores poderiam ser devidamente treinados para realizar a limpeza e desinfecção sem esbarrar, encostar ou manipular qualquer tipo de dispositivo, entretanto, sabemos que na prática, por motivos já expostos, não podemos confiar plenamente que essas recomendações sejam seguidas.

Primeiro, porque raramente contamos com líderes presentes durante a execução de limpezas concorrentes e segundo porque a rotatividade neste segmento é alarmante, e o risco de a limpeza concorrente ser realizada por um colaborador recém-admitido e sem treinamento infelizmente é alto! Portanto, deve-se analisar se vale a pena correr este risco.

Como resolver esse impasse?

A resposta deverá chegar a um denominador comum após a análise da situação institucional pelas partes envolvidas.

Seja qual for a decisão final, a questão da segurança do paciente deverá ser imperativa, pois trata-se de um compromisso global da Organização Mundial da Saúde (OMS): Uma assistência limpa é uma assistência mais segura!

Muitos hospitais já adequaram suas tarefas e responsabilidades para preservar a segurança do paciente. Tratando-se de superfícies muito próximas e que envolvem riscos, os profissionais de enfermagem, sem dúvida, estão mais capacitados para essa função, embora também necessitem de treinamento. Afinal, de nada adianta assumir o compromisso de limpar e desinfetar se utilizam o mesmo pano manual para limpeza de uma mesa de refeição de um paciente com precaução de contato para limpar alguma superfície próxima de outro paciente. Também, tampouco adianta firmar o compromisso se a tarefa não será realizada por motivos diversos.

Independente das definições finais, as tarefas e responsabilidades deverão ser supervisionadas e monitoradas continuamente.

Precauções

O Centro de Controle e Prevenção de Doenças dos EUA (CDC) estabelece dois níveis de precauções para prevenir a transmissão de doenças infecciosas:

Precauções padrão – aplicam-se a todos os pacientes de serviços de saúde, independentemente da suspeita ou confirmação da presença de um agente infeccioso.

Precauções baseadas no modo de transmissão dos agentes infecciosos – aplicam-se aos pacientes confirmados ou suspeitos de estarem infectados ou colonizados por agentes infecciosos.

As precauções baseadas no modo de transmissão são utilizadas quando a via de transmissão não é completamente interrompida usando apenas precauções padrão. Para algumas doenças que têm múltiplas vias de transmissão, mais de uma categoria precauções baseadas em transmissão pode ser utilizada. Quando usadas, quer isoladamente, quer combinadas, são adicionadas às precauções padrão.

Dividem-se em três categorias:

- **Precauções de contato** – *transmissão através do contato*: indicadas para pacientes colonizados ou infectados por agentes transmissíveis pelo contato direto (quando se toca pacientes ou dispositivos) ou indireto (ao tocar objetos ou superfícies que circundam o paciente) e que tenham alta importância epidemiológica, exemplo: agentes multirresistentes, rotavírus etc.
- **Precauções respiratórias com aerossóis** – *transmissão aérea*: indicadas para pacientes com doença cujo agente etiológico se transmite por inalação de partículas que permanecem por muito tempo no ar, exemplo: tuberculose pulmonar, sarampo, varicela, herpes-zóster disseminado etc.
- **Precauções respiratórias com gotículas** – *transmissão através de gotículas*: indicadas para pacientes com doenças transmissíveis por partículas expelidas pela tosse, espirro, ao falar e durante alguns procedimentos de assistência ao paciente, exemplo: infecções meningocócicas, rubéola, caxumba, influenza etc.

É importante ressaltar que algumas doenças requerem mais que uma categoria de isolamento.

Cabe ao enfermeiro a responsabilidade de detectar a necessidade de instituir as precauções durante o contato com pacientes, equipamentos e superfícies ambientais.

Embora todos os colaboradores da equipe de limpeza devam receber previamente treinamentos sobre medidas de precauções e isolamentos, todos os quartos de pacientes com precauções deverão ter identificação das medidas preventivas específicas para o tipo de precaução instituída.

A identificação pode estar na porta do quarto (quando individual) ou no próprio leito (quando enfermarias) e deve ser clara. Desenhos autoexplicativos de EPI que deverão ser utilizados ao entrar servirão de orientação tanto para profissionais de saúde, como para outras equipes e visitantes.

PRECAUÇÕES PADRÃO

A implementação das precauções padrão é a principal estratégia para a prevenção de transmissão de agentes infecciosos entre pacientes e profissionais de saúde relacionados aos cuidados de saúde.

Precauções padrão são barreiras que se aplicam para o atendimento direto ou indireto de todos os pacientes, independente do diagnóstico e de ter ou não infecção, tendo como objetivo a prevenção da transmissão de microrganismos veiculados pelo sangue, fluidos e secreções e excreções corporais, pele não íntegra e mucosas.

Portanto, independente de o paciente estar ou não em isolamento e da categoria de isolamento, caso houver, é necessário que as precauções padrão sejam utilizadas.

As precauções padrão sintetizam as vantagens das antigas precauções universais, tendo várias recomendações, porém iremos nos deter nas principais que se relacionam com a equipe de higiene.

HIGIENE DAS MÃOS

Deve ser realizada:

- Após contato com sangue, líquidos corporais, secreções, excreções e superfícies contaminadas.
- Após a retirada de EPI: luvas, avental etc.
- Após tocar nariz ou boca e manipular secreções.
- Antes e após ir ao banheiro.

HIGIENE RESPIRATÓRIA

Ao tossir ou espirrar:

- Cobrir nariz e boca.
- Usar lenço de papel descartável.
- Higienizar as mãos.

USO ADEQUADO DE LUVAS

A utilização adequada das luvas objetiva tanto a proteção individual do trabalhador como a prevenção de transmissão de doenças. Devem ser utilizadas sempre que houver possibilidade de contato com sangue, fluidos corporais, matéria orgânica etc. Não tocar em superfícies do ambiente com mão enluvada, tais como maçanetas, interruptores, botões de elevadores, canetas etc.

MÁSCARA E ÓCULOS DE PROTEÇÃO

Máscara e óculos oferecem proteção individual de mucosa dos olhos, nariz e boca. Devem ser utilizados sempre que houver risco de respingos de sangue ou outros fluidos corporais na face.

AVENTAL

Embora o trabalhador da limpeza utilize uniforme, esse não oferece proteção completa em atividades que envolvam grandes quantidades de líquidos, como em limpezas terminais, de banheiros etc. Nesse caso, aventais impermeáveis com manga longa irão conferir uma proteção individual da pele contra possíveis microrganismos presentes nas soluções utilizadas para limpeza e também do contato com produtos químicos.

CUIDADOS COM MATERIAIS PERFUROCORTANTES E COM COLETOR PRÓPRIO

- Após o fechamento do coletor realizado por profissional que gerou os resíduos, segurar coletores de materiais perfurocortantes pela alça, nunca os encostando ao corpo, e depositá-los em sacos plásticos próprios.
- Segurar sacos contendo resíduos de serviço de saúde pelas bordas, sem encostá-los ao corpo.
- Fechar o saco contendo coletores de perfurantes e cortantes ou outro tipo de resíduo, sempre que dois terços do saco estiverem preenchidos.
- Informar o pessoal da enfermagem quando houver perfurantes e cortantes descartados em locais impróprios para que providencie a remoção e descarte correto, exemplo: piso, cama de paciente etc.
  Ver mais em tema específico.

TRATAMENTO DE SUPERFÍCIES COM MATÉRIA ORGÂNICA

Ver em tema específico.

LIMPEZA E/OU DESINFECÇÃO ADEQUADA DE EQUIPAMENTOS E MATERIAIS SOB RESPONSABILIDADE DA EQUIPE DE HIGIENE

A identificação do quarto não ocorre para precauções padrão, pois são medidas que devem ser seguidas para todos os pacientes.

PRECAUÇÕES DE CONTATO

As precauções de contato são medidas preventivas indicadas para pacientes infectados ou colonizados (confirmados ou não) por microrganismos epidemiologicamente importantes, incluindo os multirresistentes, que podem ser transmitidos através de contato direto ou indireto com o paciente, equipamentos ou superfícies do ambiente. Exemplo: *Clostridium difficile, Acinetobacter baumannii* etc.

A identificação pode estar na porta do quarto (quando individual) ou no próprio leito (quando enfermarias) e deve ser clara. Desenhos autoexplicativos de EPI que deverão ser utilizados ao entrar servirão de orientação tanto para profissionais de saúde, como para outras equipes e visitantes.

QUARTO IDENTIFICADO COM PRECAUÇÕES DE CONTATO

As principais medidas preventivas para a equipe de limpeza são:

- Precauções padrão.
- Higiene das mãos com gel alcoólico ou lavagem simples das mãos com detergente líquido:
  - após a retirada de EPI (luvas e avental);
  - após o tratamento de superfícies com matéria orgânica ou contato acidental com matéria orgânica.
- Utilizar luvas descartáveis:
  - sempre que tiver possibilidade de contato com superfícies frequentemente tocadas por pacientes e profissionais de saúde;
  - ao limpar e desinfetar superfícies frequentemente tocadas por pacientes e profissionais de saúde. Devem ser retiradas e descartadas logo após o término do procedimento.
- Utilizar avental sempre que houver possibilidade de contato do uniforme com superfícies frequentemente tocadas por pacientes e profissionais de saúde e não reutilizá-lo em outro ambiente.
- Aumentar a frequência da limpeza e desinfecção de superfícies mais frequentemente tocadas por pacientes e profissionais de saúde, preferencialmente uma vez a cada plantão.

Atenção: técnicas de retirada de luvas e aventais deverão ser demonstradas durante os treinamentos, evitando a contaminação das mãos durante o procedimento.

PRECAUÇÕES PARA TRANSMISSÃO POR GOTÍCULAS

As precauções por gotículas são medidas preventivas aplicadas para pacientes infectados ou colonizados (confirmados ou suspeitos) por microrganismos transmissíveis por gotículas através da tosse, espirro, fala ou aspiração.

Precauções por gotícula são indicadas para pacientes com meningite meningocócica, caxumba, rubéola, coqueluche, gripe, pneumonia por micoplasma etc.

QUARTO IDENTIFICADO COM PRECAUÇÕES POR GOTÍCULAS

As principais medidas preventivas para a equipe de limpeza são:

- Precauções padrão.
- Uso de máscara comum ao realizar procedimentos de limpeza próximos ao paciente (até 1 metro), assim é preferível colocá-la antes de entrar no quarto.

A duração deste tipo de precaução é de 24 horas após o início da antibioticoterapia.

PRECAUÇÕES PARA TRANSMISSÃO AÉREA

Aerossóis são partículas com menos de 5 micras de diâmetro capazes de permanecerem suspensas no ar e serem dispersadas a longas distâncias. As principais fontes são secreções nasais e orais de pessoas e pó proveniente de materiais de construção ou correntes de ar contendo microrganismos.

As precauções para aerossóis são medidas preventivas aplicadas para pacientes com infecção (confirmada ou suspeita) por microrganismos transmitidos por aerossóis. São indicadas para pacientes com tuberculose pulmonar e laríngea, sarampo, varicela, herpes-zóster disseminado ou localizado em pacientes imunodeprimidos.

QUARTO IDENTIFICADO COM PRECAUÇÕES POR AEROSSÓIS

As principais medidas preventivas para a equipe de limpeza são:

- Precauções padrão.
- Manter a porta do quarto (com pressão negativa) do paciente fechada.

- Máscara N95 (tipo respirador):
  - colocar antes de entrar no quarto;
  - quando for reutilizável, após o uso guardá-la (desde que esteja íntegra) em saco plástico identificado em local designado, de acordo com o protocolo institucional.

Obs.: o trabalhador da equipe de limpeza deverá receber treinamento prático para a utilização da máscara, reforçando aspectos relacionados à vedação.

BIBLIOGRAFIA

Siegel JD, Rhinehart E, Jackson M, Chiarello L. The Healthcare Infection Control Practices Advisory Committee. Guideline for Isolation Precautions: Preventing Transmission of Infectious Agents in Healthcare Settings. Center for Disease Control and Prevention, 2007.

Siegel JD, Rhinehart E, Jackson M, Chiarello L. The Healthcare Infection Control Practices Advisory Committee. Management of Multidrug-Resistant Organisms In Healthcare Settings. Center for Disease Control and Prevention, 2006.

www.cve.saude.sp.gov.br

PRECAUÇÕES, RISCOS E MEDIDAS PREVENTIVAS NA LIMPEZA E DESINFECÇÃO DE SUPERFÍCIES (Quadro I-1)

De acordo com a NR 32, a capacitação da equipe de higiene é obrigatória e deve ser ministrada por profissionais de saúde familiarizados com os riscos inerentes aos agentes biológicos, e o funcionário só será considerado capacitado quando estiver ciente e devidamente conscientizado sobre as medidas de prevenção de acidentes e doenças ocupacionais relacionadas às suas atividades.

A palavra capacitação logo nos leva a pensar em treinamentos voltados para a execução de processos de limpeza, entretanto, quando falamos em NR 32, temos que direcionar esta capacitação para o aspecto de conscientização dos riscos que profissionais de higiene estão expostos diariamente, assim como as respectivas medidas preventivas.

Para que essa capacitação tenha êxito, é necessário que seja realizada de forma inicial e contínua, por meio de treinamentos teóricos e práticos sempre que necessário. Essa necessidade é crucial principalmente nesse serviço, onde é comum encontrarmos funcionários recém-admitidos completamente despreparados para a função, e nem sempre quem os recruta exige experiência prévia em serviços de saúde.

Medidas de Prevenção e Controle para a Redução do Impacto das
Superfícies Ambientais nas Infecções relacionadas à Assistência à Saúde **41**

Quadro I-1 – Precauções, riscos e medidas preventivas na limpeza e desinfecção de superfícies.

Tipo de precauções	Risco ocupacional da equipe de higiene e risco para outras equipes e pacientes	Medidas de prevenção e controle	Medidas de prevenção e controle relacionadas ao processo de limpeza e/ou desinfecção
Precaução de contato Exemplo: *Enterococcus* resistentes à vancomicina etc.	**• Risco ocupacional da equipe de higiene:** contaminação das mãos através do contato com superfícies ou objetos contaminados **• Risco que a equipe de higiene pode oferecer às demais equipes ou aos pacientes:** disseminação de microrganismos através das mãos e luvas contaminadas	• Precauções padrão + • EPI: luvas descartáveis e avental enquanto a limpeza é realizada próxima a pacientes (utilizar o avental uma única vez)	• Precauções padrão + • Uso de pano de limpeza manual descartável • Aumento da frequência da limpeza e desinfecção em superfícies mais tocadas por PAS e pacientes (3 vezes ao dia) • Após a limpeza, uso de desinfetante (exemplo: álcool a 70%) em superfícies mais tocadas
Precauções respiratórias para aerossóis Exemplo: tuberculose, varicela etc.	**• Risco ocupacional da equipe de higiene:** inalação de partículas suspensas no ar **• Risco que a equipe de higiene pode oferecer às demais equipes ou pacientes:** permitir a veiculação de aerossóis em áreas externas ao quarto, caso não mantenham portas e janelas fechadas nos casos de quartos com ventilação e exaustão controladas (pressão negativa), facilitando a exposição de PAS e pacientes	• Precauções padrão + • Utilização de máscara especial, tipo respirador N95 (individual), enquanto presente no ambiente de isolamento	• Precauções padrão + • Limpeza e desinfecção de superfícies mais tocadas

(Continua)

Quadro I-1 – Precauções, riscos e medidas preventivas na limpeza e desinfecção de superfícies. (*Continuação*).

Tipo de precauções	Risco ocupacional da equipe de higiene e risco para outras equipes e pacientes	Medidas de prevenção e controle	Medidas de prevenção e controle relacionadas ao processo de limpeza e/ou desinfecção
Precauções respiratórias por gotículas Exemplo: meningite bacteriana, rubéola etc.	**• Risco ocupacional da equipe de higiene:** doença respiratória através de gotículas do paciente quando a limpeza é realizada próxima ao doente **• Risco que a equipe de higiene pode proporcionar às demais equipes ou pacientes:** caso ocorra descumprimento à recomendação específica de uso de máscara pelo colaborador de higiene, este não só poderá desenvolver doença respiratória, como também transmiti-la aos demais PAS e pacientes	• Precauções padrão + • Utilização de máscara comum (deve ser desprezada ao sair do quarto)	• Precauções padrão + • Limpeza e desinfecção das superfícies mais tocadas

BIBLIOGRAFIA

Brasil. Ministério do Trabalho. Norma Regulamentadora Nº 32 de 11 de novembro de 2005.

Tratamento da Superfície com Presença de Matéria Orgânica

POR QUE É IMPORTANTE O TRATAMENTO DE SUPERFÍCIES QUE CONTÊM MATÉRIA ORGÂNICA?

A importância está no fato de a matéria orgânica poder conter microrganismos patogênicos que podem ser veiculados e disseminados através das mãos dos profissionais, equipamentos, materiais e também pelo ar quando ressequida.

Quando a matéria orgânica não é removida rápida e adequadamente, e superfícies que a contêm não são tratadas, favorecemos a proliferação de vetores que também podem veiculá-la e disseminá-la, como insetos, roedores etc. A remoção deve ser feita o mais rápido possível, assim que constatada.

Conforme abordado anteriormente, o tratamento de superfícies contendo matéria orgânica faz parte das precauções padrão, onde medidas intervencionistas de limpeza e desinfecção de superfícies do ambiente devem ser aplicadas, para o controle ambiental, prevenindo a transmissão de patógenos veiculados em sangue e outros fluidos corporais.

A técnica de remoção e tratamento dependerá da quantidade e tipo de derramamento ocorrido.

Os derramamentos podem-se apresentar em diferentes formas e também atingir diferentes dimensões de superfícies: líquida, sólida, com poucos ou vários respingos, extensões grandes e pequenas de extravasamento etc. Essas variações dificultam o estabelecimento de uma única técnica, sendo necessário estabelecer um processo para cada situação, entretanto, apesar de diferirem em alguns pontos do processo, todas têm o tratamento da superfície contendo matéria orgânica como ponto em comum.

Caso ocorra extravasamento que envolva grande quantidade de matéria orgânica na forma líquida, deve-se, imediatamente, conter este líquido a fim de que não se espalhe. Pode-se conter o derramamento de líquidos em grande quantidade de diferentes formas:

- Material absorvente colocado sob a matéria orgânica líquida. Existem no mercado absorventes de diferentes tamanhos, com propriedades semelhantes ao utilizado em fraldas descartáveis, com grande capacidade de absorção.
- Desinfetante em pó utilizado diretamente na área com derramamento, o qual formará uma pasta facilitando a remoção.
- Rodo e pá com cabo longo
- *Mops* úmidos.

Após a remoção da matéria orgânica, a superfície onde houve o derramamento deve ser limpa e, por último, desinfetada.

Para superfícies com pequena quantidade de matéria orgânica, os materiais utilizados mudam, podendo ser removidos apenas com papel-toalha.

Independente da quantidade da matéria orgânica, os passos são iguais:

1. Remove.
2. Limpa.
3. Desinfeta.

Exemplo do processo:

Tipo de matéria orgânica: derramamento de grande quantidade de matéria orgânica concentrado em determinada área

Exemplo: sangue, urina, fezes líquidas etc.

Tratamento – limpeza e desinfecção da superfície:

1. Remover a matéria orgânica com material absorvente (descrito em item anterior) e descartar em saco plástico próprio para resíduo infectante. Caso sejam utilizados nesse processo rodo e pá, desprezar o líquido em sanitário próprio para resíduos infectantes e dar descarga.
2. Realizar a limpeza da superfície com solução detergente.
3. Fazer a desinfecção com desinfetante padronizado na instituição e aguardar o tempo de contato recomendado pelo fabricante para a ação do produto antes de liberar a área.

> **Atenção:** preferencialmente, esse processo deverá ser realizado com luvas de procedimento, sendo descartada ao final. Após o descarte das luvas, o trabalhador deverá higienizar as mãos!

Em situações onde a matéria orgânica é sólida e de fácil remoção, como, por exemplo, fezes sólidas, deve-se removê-la imediatamente e proceder à limpeza seguida de desinfecção da superfície.

Exemplo do processo:

Tipo de matéria orgânica: fezes sólidas

1. Remoção imediata:
   a) Remover as fezes com papel-toalha.
   b) Descartar o papel-toalha em saco plástico próprio.
2. Realizar a limpeza da superfície com solução detergente.

3. Fazer a desinfecção com desinfetante padronizado na instituição e aguardar o tempo de contato recomendado pelo fabricante para a ação do produto antes de liberar a área.

Existem casos de derramamento que devem ser analisados individualmente, com avaliação visual da superfície. Na presença de respingos, por exemplo, o processo a ser empregado dependerá da extensão e do volume dos respingos.

Podemos ter um quarto de paciente com respingos de sangue em toda a extensão do piso e outro quarto com poucos respingos, porém muito próximos um do outro, concentrados em uma pequena área, quase formando uma poça. No primeiro caso, deve-se iniciar o processo de tratamento com intervenção em todo o piso do quarto, enquanto no segundo exemplo pode-se tratar apenas a pequena superfície onde os respingos estão concentrados, sem necessidade de tratamento no restante do piso.

Os fatores que influenciam na escolha do procedimento de desinfecção das superfícies do ambiente são:

- Natureza do item a ser desinfetado.
- Número de microrganismos presentes.
- Resistência inata desses microrganismos aos efeitos do germicida.
- Quantidade de matéria orgânica.
- Tipo e concentração do germicida usado.
- Temperatura e duração e do contato com o germicida.
- Especificações e indicações de uso de produtos próprios.

BIBLIOGRAFIA

Anvisa. Segurança do paciente em serviços de saúde: limpeza e desinfecção de superfícies. Brasília, 2012.

CDC – Center for Disease Control and Prevention. Guideline for Environmental Infection Control in Healthcare Facilities, 2003.

Carpetes e Tapetes

Muitas instituições, motivadas pelo espírito de humanização da assistência e aspectos estéticos, introduziram carpetes em suas dependências. Além de favorecer o *marketing* institucional, o intuito é fazer com que o paciente relacione o ambiente hospitalar com o bem-estar e conforto doméstico; essa associação, sob o ponto de vista psicológico, é benéfica. Essa intenção é pertinente, principalmente quando verificamos a franca expansão de serviços de hotelaria, arquitetura e engenharia voltados para o segmento hospitalar.

A especificidade do segmento hospitalar e as características peculiares de sua clientela fazem com que nem sempre os aparatos estéticos sejam transportados para a realidade desse segmento, sendo necessárias adaptações (quando possível) e considerações. Por esse motivo, recomenda-se que as diferentes equipes hospitalares estejam em consonância quando se pretende introduzir novos conceitos e realizar aquisições e reformas que vislumbrem a mudança visual.

Tanto mudanças sensíveis como radicais devem contar com equipes multiprofissionais envolvidas, ou seja, desde uma pequena reforma em unidades de assistência até a aquisição de carpetes para as diferentes áreas, e têm que ser discutidas com os líderes dos serviços afins, sendo a presença do profissional de controle de infecção determinante.

Embora carpetes proporcionem diminuição do ruído, sensação de aconchego, aquecimento de ambientes frios, amortecimento de possíveis quedas de pacientes e são mais baratos se comparados com o piso, dificultam a remoção da sujidade e poeira e inviabilizam o tratamento de possível extravasamento de matéria orgânica.

Em ambientes extra-hospitalares, nenhum desses fatores seria problema, pois seriam utilizados aspiradores de pó que removeriam grande parte da poeira e pequenas partículas, enquanto empresas especializadas em lavagem de carpetes promoveriam sua higienização a níveis observáveis, visto que o derramamento de substâncias corporais seria mínimo.

Já no ambiente hospitalar o que encontramos é exatamente o oposto, onde o padrão aceitável de contaminação de superfícies é uma incógnita, os parâmetros de avaliação não são apenas observáveis e nem sempre precisamos de aquecimento de ambientes, portanto, temos fatores limitantes que devem ser considerados.

FATORES LIMITANTES COM RELAÇÃO AO USO DE CARPETES EM INSTITUIÇÕES DE SAÚDE

DERRAMAMENTO DE SANGUE E FLUIDOS CORPORAIS FREQUENTES

Nenhuma área interna de um hospital está livre de matéria orgânica, tais como sangue, vômitos, excreções etc., porém, em algumas áreas, a ocorrência desses eventos é maior e a necessidade de tratamento desses fluidos extravasados deve ser imediata, a fim de evitar a disseminação de microrganismos. Na presença de carpetes, a superfície tratada fica molhada ou úmida por longo período e, quando associada com poeira, possui a combinação perfeita que favorece o crescimento de microrganismos, principalmente fungos.

Segundo a *Occupation Safety and Health Administration* (OSHA), carpetes contaminados por sangue ou outros fluidos possivelmente infecciosos não podem ser totalmente descontaminados.

NECESSIDADE DE REDUÇÃO DE POEIRA COM FREQUÊNCIA E PADRÃO DE EXIGÊNCIA ELEVADOS

A diversidade de doenças encontradas no ambiente hospitalar, somadas com diferentes níveis de gravidade dos pacientes, impõe, em alguns casos, rotinas e precauções que recomendam a intensificação da limpeza de superfícies, nem sempre aderidas pelas equipes envolvidas, mesmo quando as superfícies são relativamente fáceis de limpar, e imagine se forem substituídas por uma vasta área de carpetes com um quadro funcional nem sempre compatível com sua extensão. Certamente, a dificuldade operacional seria maior, além de requerer maior tempo dos funcionários da limpeza.

UNIDADES DE PACIENTE COM COMPROMETIMENTO IMUNOLÓGICO E COM HISTÓRICO DE PROBLEMAS PULMONARES

Deve-se evitar o uso de carpetes em áreas onde possam ocorrer respingos e onde tenham pacientes com maior risco para infecções por agentes patogênicos transmitidos pelo ar, visto que já foi evidenciado surto de aspergilose em ala de transplantados, atribuído à contaminação do carpete.

A dispersão de aerossóis com o uso de aspiradores de pó também é questionada como fator de risco para pacientes e também para o profissional de área de saúde (PAS) e trabalhadores da limpeza com problemas respiratórios, onde doenças respiratórias podem ser desencadeadas, como a asma.

LAVAGENS E UTILIZAÇÃO DE PRODUTOS QUÍMICOS FREQUENTES PODEM COMPROMETER O VISUAL DO CARPETE

O tratamento da matéria orgânica envolve a utilização de produtos químicos, os quais, muitas vezes, deixam manchas mesmo em pisos frios. Os carpetes são ainda mais vulneráveis a esses tratamentos, além de apresentarem maior resistência no processo de remoção de simples respingos de sangue, o que contribui para a formação de manchas.

ASPIRADORES DE PÓ COMUNS DISPERSAM AEROSSÓIS

Caso o método escolhido para a remoção de poeira seja o aspirador de pó, deve--se dar preferência aos aspiradores com filtros de ar de alta eficiência (HEPA) em unidades com pacientes que apresentam maior risco de infecção, evitando a produção de aerossóis e dispersão dos microrganismos do carpete no ar. Atenção também aos aspiradores que fazem a remoção da poeira com água, pois, por um lado, é benéfico por evitar dispersão de partículas, mas, por outro, pode ser um agente contaminante, caso não seja limpo e seco antes de ser utilizado novamente, visto que podem servir de reservatório para microrganismos transmitidos pela água, como *Pseudomonas aeruginosa,* contaminando o carpete nas próximas limpezas.

Concluindo, devido às especificidades e às limitações do ambiente hospitalar, o uso de tapetes e carpetes só poderá ser considerado em áreas administrativas e externas.

BIBLIOGRAFIA

CDC – Center for Disease Control and Prevention. Guideline for Environmental Infection Control in Healthcare Facilities, 2003.

CDC – Center for Disease Control and Prevention. Guideline for Environmental Infection Control in Health Care Facilities. Atlanta, 2003, 52 (RR-10)U.S. Department of Labor, Occupation Safety and Health Administration. OSHA Standards Interpretation and Compliance Letters; 6/10/94: Decontamination of a push carpet surface after a spill. Available at: www.osha-slc.gov/OshDoc/Interp_data/I19940610.html.

Mobiliário com Revestimento de Tecidos

As superfícies do ambiente desempenham um papel fundamental, tanto na disseminação, como no controle dos microrganismos, principalmente os multirresistentes. A transmissão de patógenos de uma superfície para outra ocorre principalmente pelas mãos ou luvas de profissionais de saúde e o controle dessa transmissão se dá por meio de um conjunto de medidas preventivas, sendo as principais a higiene das mãos entre um procedimento e outro, o uso adequado de luvas e rigorosa limpeza e a desinfecção de superfícies próximas ao paciente, com alto grau de contato com as mãos. Quando o paciente tem indicação de precauções de contato por microrganismos multirresistentes, essa limpeza rigorosa, seguida de desinfecção, deverá ter sua frequência aumentada.

Esta breve introdução já explica a inviabilidade de mobiliários com revestimento em tecidos. Como já foi dito, a prioridade de limpeza e desinfecção é a das superfícies mais tocadas, ou seja, além de camas, mesas de apoio e tudo que fica próximo ao paciente, mas também as mais distantes, como o sofá, por exemplo. Estando com precauções de contato, o paciente pode ficar restrito ao quarto, mas nem sempre fica restrito ao leito, em muitos casos deambula, vai ao banheiro, janela e também senta em sofás. Certamente, o tecido do sofá não resistirá à limpeza e à desinfecção três vezes ao dia! Outro fator limitante aos revestimentos com tecido é o possível derramamento de matéria orgânica, inviabilizando a prática de limpeza e a desinfecção adequadas. Além disso, a monitoração preconizada da limpeza será afetada, principalmente porque a maioria dos métodos existentes não possui equipamentos que avaliem tecidos.

No momento da escolha, devem-se priorizar mobiliários com revestimentos que tenham características próprias para ambiente hospitalar, tais como lisura, ausência de emendas, saliências ou reentrâncias, sem porosidade e, principalmente, que suporte limpeza e desinfecções frequentes.

> NR 32.2.4.13 Os colchões, colchonetes e demais almofadas devem ser revestidos de material lavável e impermeável, permitindo desinfecção e fácil higienização.
> NR 32.2.4.13.1 O revestimento não pode apresentar furos, rasgos, sulcos ou reentrâncias.

BIBLIOGRAFIA

Brasil. Ministério do Trabalho. Norma Regulamentadora Nº 32 de 11 de novembro de 2005.

Flores e Plantas

As flores e as plantas podem trazer benefícios em ambientes hospitalares, principalmente visuais e decorativos, remetendo-nos a boas sensações e lembranças, entretanto, não raramente, vêm acompanhadas de vaso e terra ou vaso e água, onde reside a preocupação.

Os procedimentos relacionados a vasos, plantas e flores envolvem a troca da água de flores frescas, ou manipulação de vasos, para transportá-los de um lado para o outro ou mesmo para descartá-los, e com todas estas oportunidades de manipulação temos a contaminação das mãos de quem realiza essa operação.

A contaminação pode estar tanto na água das flores ou plantas, nos vasos que contêm terra, como nas flores secas e frescas. Diversos estudos avaliaram a diversidade de microrganismos da água de vasos de flores e o maior grupo encontrado era o de bactérias gram-negativas, sendo a *Pseudomonas aeruginosa* o microrganismo mais presente. Já flores frescas e secas e plantas ornamentais podem servir de reservatório para o *Aspergillus* spp. e dispersar seus esporos no ar.

Apesar desse resultado, não houve indícios de que a presença de flores e plantas aumente o risco de infecção em unidades de pacientes imunocompetentes.

Para que flores e plantas não coloquem em risco a saúde e segurança do paciente devido aos possíveis microrganismos presentes:

- Instituir política institucional específica para plantas e flores que incluam: definições de funções, locais onde é permitido ou não, cuidados na manutenção de vasos, flores e plantas. É importante que um membro do serviço de controle de infecção participe da elaboração das medidas.
- Designar trabalhadores que não tenham contato direto com o paciente para os cuidados com vasos e plantas.
- Utilizar luvas ao manipular, em seguida lavagem das mãos.
- Trocar a água dos vasos a cada dois dias em pia do expurgo da unidade não destinada à higiene das mãos.
- Limpar e desinfetar o vaso após o uso.
- Nunca utilizar vasos com plantas em unidades de imunocomprometidos.

BIBLIOGRAFIA

APECIH. Monografia: Higiene, desinfecção ambiental e resíduos sólidos em serviços de saúde, 3ª ed., 2013.

CDC – Center for Disease Control and Prevention. Guideline for Environmental Infection Control in Healthcare Facilities, 2003.

Brinquedoteca

Áreas de lazer e recreação, sala de leituras, *solarium*, sala de TV, brinquedoteca e outras formas de entretenimento estão cada vez mais presentes em serviços de saúde. Os objetos comuns nessas áreas, principalmente quando o público é infantil, geralmente são os brinquedos.

A Lei Federal nº 11.104, de 21 de março de 2005, dispõe sobre a obrigatoriedade de instalação de brinquedotecas nas unidades de saúde que ofereçam atendimento pediátrico em regime de internação. Considera-se brinquedoteca, para os efeitos desta Lei, o espaço provido de brinquedos e jogos educativos, destinados a estimular as crianças e seus acompanhantes a brincar.

Temos aqui um grande avanço e contribuição para a humanização no atendimento do público infantil, visto que brinquedos são imprescindíveis em espaços lúdicos, porém, para serem utilizados, devem estar em bom estado de conservação e limpeza.

Tomando-se como referência a classificação de artigos proposta por Spalding, podemos enquadrar os brinquedos em duas categorias: semicríticos (contato com mucosa íntegra de pacientes) e não críticos (contato com pele íntegra de pacientes), devendo os não críticos ser limpos manualmente com detergente neutro e semicríticos ser primeiramente limpos e em seguida desinfetados.

Para que brinquedos e objetos pessoais não sirvam de abrigo para microrganismos e não contribuam para a disseminação de doenças, alguns cuidados devem ser tomados:

- Atribuir responsabilidades sobre limpeza e desinfecção tanto dos brinquedos como das superfícies do ambiente da brinquedoteca.
- Optar por brinquedos de material lavável, sem emendas, reentrâncias e saliências e que possam ser desinfetados. A recomendação é a mesma para o mobiliário da brinquedoteca.
- Lavar com detergente neutro e desinfetar entre os usos. Fantasias e fantoches deverão ser encaminhados ao serviço de processamento de roupas. Brinquedos de difícil limpeza e conservação, como, por exemplo, ursos de pelúcia deverão ser doados ao paciente e ser de uso exclusivo dele.
- A desinfecção poderá ser feita:
  - com álcool a70% ou
  - com imersão em hipoclorito de sódio 200ppm por 60 minutos, seguido de enxágue em água corrente ou
  - com desinfetantes que dispensem o enxágue.

- Pacientes com precauções de isolamento: contato, contra gotículas ou aerossóis, não devem compartilhar ambientes recreativos e objetos, porém podem brincar nos quartos.
- Todos que compartilham da brinquedoteca devem higienizar as mãos.

BIBLIOGRAFIA

APECIH. Monografia: Higiene, desinfecção ambiental e resíduos sólidos em serviços de saúde, 3ª ed., 2013.

Cortinas

Cortinas em hospitais são utilizadas com diferentes propósitos.

- Em áreas administrativas são utilizadas basicamente para compor a decoração e proteger o mobiliário do sol.
- Em áreas assistenciais para privacidade durante a assistência prestada ao paciente e proteção em situações que, por exemplo, o paciente do leito ou box vizinho se encontre em precauções por gotículas e a cortina divisória funcione como barreira protetora.
- Em banheiros de quartos ou enfermaria que, na ausência de porta no box para banho, utilizam cortinas.

Embora estejam presentes em várias áreas e com finalidades diferentes, todas são passíveis de sujidades e terão que ser limpas, com frequência predeterminada.

Devido à dificuldade de limpeza das cortinas de tecido, muitos serviços de saúde têm optado por janelas com persianas integradas entre vidros, tanto para áreas assistenciais, como administrativas. Este tipo de persiana substitui as tradicionais cortinas de tecido, permite o controle da luminosidade proporcionando conforto técnico e não acumula poeiras ou sujidades, contando com acionamento automatizado opcional. Para as cortinas utilizadas como divisória de leitos, até o momento não existem alternativas significativas que resolvam as dificuldades de sua manutenção. Encontramos cortinas divisórias de tecido ou vinil (PVC), ambas apresentam dificuldades para limpeza.

Para banheiros, uma opção para driblar as dificuldades presentes com cortinas de tecido tem sido a compra de cortinas plásticas descartáveis para box. Neste caso, a cortina seria descartada após a limpeza terminal, ou seja, após a saída do paciente. No entanto, esta prática torna-se dispendiosa quando a instituição possui mais enfermarias do que quartos individuais; além disso, responsáveis pela gestão ambiental podem apontar as limitações com relação ao aumento de resíduos que será gerado.

As cortinas que mais preocupam sob o ponto de vista de controle de infecção são as utilizadas como divisória de leitos, pois se encontram próximas ao paciente, são frequentes alvos de secreções e respingos, são mais tocadas por profissionais de saúde e, portanto, passíveis de contaminação. Se vários estudos demonstraram que as superfícies mais tocadas devem ser limpas e desinfetadas diariamente, por que isso não ocorre com as cortinas? Essas também fazem parte das superfícies próximas ao doente e como tal devem sim estar incluídas na rotina da limpeza concorrente.

A preocupação e a busca de alternativas para cortinas divisórias de tecido ou de vinil justificam-se por vários motivos:

- Contaminação de cortinas por microrganismos patogênicos, incluindo os multirresistentes, foi descrita em vários estudos, principalmente em unidades assistenciais: UTI, emergência etc.
- Dificuldade de limpeza e desinfecção rotineira como é feito com o mobiliário do paciente, pois cortinas divisórias não são superfícies fixas e sim flexíveis.
- Processo de limpeza demorado envolvendo três etapas: retirada da cortina, limpeza e desinfecção e, por fim, recolocação
- A enfermagem frequentemente já realiza a limpeza e desinfecção de equipamentos e superfícies próximas ao paciente diariamente, assim a limpeza concorrente de cortinas seria uma tarefa a mais relacionada à limpeza, além de todas as atividades assistenciais e intercorrências.
- Grande parte dos hospitais não conta com o serviço de processamento de roupas, tendo que encaminhar as cortinas de tecido a terceiros, sendo que para que isso ocorra o número de cortinas teria que aumentar. Caso a cortina seja de vinil, para onde deverá ser encaminhada? Terceiros? E se não aceitarem? Quem limpará? Em qual local?

Um estudo realizado em um hospital universitário da Colômbia avaliou a taxa de contaminação bacteriana de vários itens que estão em frequente contato com pacientes e médicos, sendo cortinas um dos itens. De 32 amostras de cortinas, foram encontrados 59 isolados bacterianos, destes 79,6% foram considerados clinicamente relevantes, com destaque para as bactérias: *S. aureus* resistentes à oxacilina (MRSA), *Moraxella* sp., *Acinetobacter ursingii*, *Pseudomonas oryzihabitans* AMP-C,

Pantoea agglomerans e *Sphingomonas paucimobilis*. O estudo concluiu que os pacientes estão expostos a reservatórios de bactérias adicionais através das mãos contaminadas por médicos, como, por exemplo, cortinas, assim como todos os demais itens avaliados.

Embora cortinas divisórias sejam um potencial reservatório para microrganismos, não têm recebido a devida atenção como estratégia preventiva de infecções. Para que as cortinas façam parte das rotinas institucionais preestabelecidas, devem estar descritas e contemplar definições como:

- Definição de responsabilidades: quem irá limpar na concorrente e terminal, quem irá trocar as cortinas, para onde encaminhar a cortina suja.
- Definição do processo: técnica de limpeza para todos os tipos de cortina, técnica para retirar e encaminhar a cortina suja.
- Definição do produto químico e concentração.
- Definição da frequência da limpeza: frequência da limpeza concorrente e terminal contemplando todas as áreas que tenham cortinas e frequência da troca da cortina.

BIBLIOGRAFIA

APECIH. Monografia: Higiene, desinfecção ambiental e resíduos sólidos em serviços de saúde, 3ª ed., 2013.

Cataño JC, Echeverri LM, Szela C. Bacterial contamination of clothes and environmental items in a third-level Hospital in Colombia. Interdiscip Perspect Infect Disv. 2012.

Revestimentos

PISO

Nem sempre um piso bonito e moderno corresponde às necessidades de um serviço de saúde. Por outro lado, já existem no mercado soluções que combinam beleza, *design* moderno, praticidade, resistência e adequabilidade para esse tipo de serviço.

Para não errar na escolha do revestimento, é necessário que em momentos de reformas ou construções seja contatado um arquiteto com experiência em serviços de saúde, o qual deverá considerar o ambiente, as atividades realizadas no local e as exposições a que o piso estará sujeito. Tais informações deverão ser fornecidas pelos membros de uma comissão de reforma, que contará com representantes da administração, da enfermagem, dos serviços de controle de infecção e das unidades institucionais envolvidas na reforma ou construção; dessa forma, consegue-se minimizar a margem de erro na escolha dos tipos de revestimentos.

A escolha dos materiais de acabamento depende da análise de:

- Flexibilidade para utilização.
- Garantia de reposição.
- Facilidade de higienização.
- Resistência ao uso de desinfetantes.
- Resistência a quedas.
- Tráfego: intensidade, carga e tipo de rodas.

Apesar do baixo impacto das superfícies do ambiente nas infecções hospitalares, é importante lembrar que a perda da integridade do revestimento de um piso, por exemplo, favorece a contaminação ambiental, portanto revestimentos com emendas não são bem-vindos, pois podem descolar e servir de reservatório para microrganismos, já que a limpeza do local é dificultada.

OUTRAS SUPERFÍCIES AMBIENTAIS

Devem-se estender também as preocupações com paredes e revestimentos de bancadas de laboratórios, de preparo de medicações e de preparo de alimentos, lavabos de quartos, de banheiros e cirúrgicos, de mobiliários etc. Por exemplo, um criado-

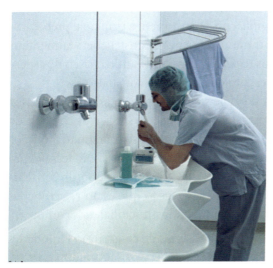

Figura I-1 – Lavabo ergonômico, com revestimento não poroso, resistente a produtos químicos, sem emendas aparentes.

-mudo ou bancada de preparo de medicamentos com revestimento de fórmica comprometido podem funcionar como reservatório de microrganismos e, nesse caso, as mãos ou luvas de quem manipula essas superfícies podem tornar-se agente disseminador da contaminação, se presente.

Características como lisura da superfície, ausência de sulcos ou emendas, ausência de porosidade, resistência às manchas e aos desinfetantes devem ser contempladas na escolha desses revestimentos, pois facilitarão a execução dos processos de limpeza.

Reformas e Construções

A necessidade de os hospitais mais antigos se adaptarem às novas legislações, o dimensionamento feito há décadas e o desgaste natural das edificações levam os hospitais e outros serviços de saúde a contínuas reformas e construções. A contaminação do ar e da água relacionada a essas demandas aumenta os riscos de transmissão de microrganismos e infecções oportunistas, principalmente aos pacientes imunodeprimidos.

Medidas de prevenção e controle para microrganismos transmitidos pela água (exemplo, *Legionella*, *Pseudomonas aeruginosa* etc.) e de transmissão aérea (exemplo, *Mycobacterium tuberculosis*, *Aspergillus* spp.) constituem a principal preocupação do serviço de controle de infecção durante reformas e construções. Aumentam acentuadamente a contagem de esporos *Aspergillus* spp., elevando o risco de aspergilose em pacientes de alto risco na presença de reformas e construções.

A potencial presença de poeira e umidade e sua contribuição às infecções associadas ao tratamento devem ser avaliadas criteriosamente pelo serviço de controle de infecção no início do planejamento de qualquer reforma, construção ou demolição.

Muitas medidas de prevenção e controle relacionadas à limpeza e à desinfecção de superfícies são recomendadas no manual do CDC para o período de construções e reformas, no entanto, serão mencionadas apenas as que estão relacionadas diretamente com as atribuições da equipe de limpeza institucional, tais como:

- Utilizar aspiradores com filtro HEPA entre as áreas de construção e unidades assistenciais.

- Aumento da frequência da limpeza em áreas adjacentes às construções e reformas com água e detergente para contenção da poeira e sujidades. A solução utilizada para limpeza deverá ser trocada frequentemente, a fim de evitar película quando seca, ocasionada pela sobrecarga de pó e sujeira na solução.

Obs.: a limpeza e a desinfecção das superfícies na pós-obra deverão ser realizadas pela equipe envolvida na reforma ou construção.

- Utilizar pano úmido nas áreas de entrada da construção, cobrindo uma área suficiente para permitir que os pés tenham contato com o pano ao passarem pela porta. Esse procedimento auxiliará a manutenção da limpeza em áreas adjacentes e assistenciais.
- Manter portas e janelas fechadas. Assegurar-se de que materiais e equipamentos de limpeza não estejam impedindo o fechamento completo.

Outras medidas podem ser sugeridas pelo serviço de controle de infecção. Cabe à equipe de limpeza a difícil tarefa de manter as áreas próximas à construção ou reforma sempre limpas e livres de poeira, o que pode ser inviável se essas áreas não forem bem vedadas, com recursos que minimizem a passagem da poeira e água.

A definição das responsabilidades é fundamental para a realização dos processos e deve anteceder o início das construções e reformas.

BIBLIOGRAFIA

CDC – Center for Disease Control and Prevention. Guideline for Environmental Infection Control in Healthcare Facilities, 2003.

APECIH. Monografia: Higiene, desinfecção ambiental e resíduos sólidos em serviços de saúde, 3ª ed., 2013.

Classificação das Áreas Hospitalares

De acordo com a RDC 50 do Ministério da Saúde, temos uma classificação de zoneamento das Unidades e Ambientes Funcionais, segundo sua sensibilidade a risco de transmissão de infecção:

> **Áreas críticas** – são os ambientes onde existe risco aumentado de transmissão de infecção, onde se realizam procedimentos de risco, com ou sem pacientes, ou onde se encontram pacientes imunodeprimidos.
>
> **Áreas semicríticas** – são todos os compartimentos ocupados por pacientes com doenças infecciosas de baixa transmissibilidade e doenças não infecciosas.
>
> **Áreas não críticas** – são todos os demais compartimentos dos estabelecimentos assistenciais de saúde não ocupados por pacientes, onde não se realizam procedimentos de risco.

Esta classificação facilita a divisão de tarefas por áreas de acordo com o grau de complexidade, além de nortear o líder no dimensionamento de equipamentos e materiais.

Já o CDC apresenta uma classificação baseada nos riscos de transmissão de doença através das mãos:

- Superfícies ambientais:
  - com maior grau de contato com as mãos: bancadas, maçanetas, interruptores, paredes do banheiro, unidade do paciente etc.;
  - com mínimo contato com as mãos: teto, piso etc.
- Superfícies de equipamentos médicos – máquinas (e alças) de raios X, diálise, carrinhos etc.

Esta classificação define as superfícies com maior ou menor risco de transmissão de doenças, além de preconizar as medidas de controle específicas em cada caso, por exemplo:

- Para superfícies ambientais, onde o contato com as mãos é maior, recomendam-se o aumento da frequência da limpeza e a limpeza seguida de desinfecção.
- Para superfícies ambientais, onde o grau de contato com as mãos é menor, a recomendação é de apenas limpeza com solução detergente.

BIBLIOGRAFIA

ANVISA. Resolução RDC 50 de 21 de fevereiro de 2002. Dispõe sobre o Regulamento Técnico para planejamento, programação, elaboração e avaliação de projetos físicos de estabelecimentos assistenciais de saúde.

CDC – Center for Disease Control and Prevention. Guideline for Environmental Infection Control in Healthcare Facilities, 2003.

2. Serviços Próprios e Terceirizados

Silvana Torres

Fatores de Sucesso

Todo cliente almeja a excelência no atendimento, independente de saber quem irá executar a tarefa, se é o colaborador pertencente ao corpo de funcionários da instituição ou de empresas especializadas em limpeza institucional.

Embora o cliente não se interesse pela empresa de origem do trabalhador que está prestando-lhe um serviço, sua avaliação pode definir se um contrato de trabalho será renovado ou não com uma limpadora, da mesma forma que poderá resultar na demissão de um colaborador do corpo próprio da instituição avaliada.

Enfim, o importante é a excelência dos serviços prestados.

A seguir, alguns fatores determinantes para o alcance do sucesso nos serviços de higiene e limpeza em serviços de saúde.

PADRONIZAÇÃO DE TÉCNICAS

As técnicas utilizadas nos processos de limpeza devem ser discutidas e aprovadas pelo serviço de controle de infecção da instituição antes de serem padronizadas e implementadas pelos funcionários da higiene, quer de serviços próprios quer de terceirizados.

Todos os colaboradores do serviço de higiene devem seguir as mesmas rotinas, a fim de obterem os mesmos resultados; não é admissível que um colaborador trabalhe de forma distinta dos demais, tem que haver uniformização, o padrão de prestação de serviço é indispensável em instituições envolvidas com gestão de qualidade. A falta de padronização nos processos de limpeza pode ser traduzida como falta de treinamento e gerenciamento inadequados.

Os processos devem estar descritos em manuais próprios, por meio de POP (procedimento operacional padrão), com todos os detalhes necessários e disponíveis para consulta, seja na *intranet*, seja em manuais impressos.

INDICADORES DE QUALIDADE NO SERVIÇO

Indicadores são medidas de sucesso das operações realizadas, de como são realizadas e dos resultados obtidos, em determinados serviços. Tais medidas podem ser obtidas por meio de instrumentos de avaliação.

Exemplificando, alguns indicadores de qualidade do Serviço de Higiene e Limpeza Hospitalar:

- Índice de satisfação do cliente e suas principais queixas.
- Índice de reclamação do cliente e sua reincidência.
- Tempo médio de execução de cada processo de limpeza.
- Percepção dos riscos inerentes às atividades desenvolvidas e medidas de biossegurança relacionadas.
- Taxa de absenteísmo.
- Taxa de acidentes de trabalho.
- Procedimentos técnicos descritos e padronizados.
- Qualidade dos equipamentos utilizados.
- Utilização correta dos equipamentos.
- Utilização correta dos equipamentos de proteção individual.
- Índice de capacitação e treinamento.
- Número de limpezas terminais por hora.
- Atendimento de chamadas atendidas e tempo máximo de espera para o atendimento.
- Imagem do serviço diante do cliente interno e externo.
- Conformidade da limpeza. Tal indicador poderá ser construído por meio do monitoramento e validação da limpeza etc.

Preferencialmente, os indicativos de qualidade devem abranger serviços, pessoal e material e ser monitorados continuamente.

Um programa de qualidade tem como objetivo contribuir para a melhoria contínua da qualidade, não só no serviço de higiene, como também nos demais serviços institucionais.

A eficácia de um programa só se dá por meio do empenho e sinergia de grupos multidisciplinares que promovem o aprendizado a partir da análise crítica dos processos e resultados, resultando em mudanças de práticas, atitudes e comportamentos.

Os indicadores são instrumentos utilizados para diagnosticar e avaliar seu sistema de gestão.

> É de fundamental importância que os resultados gerados a partir dos indicadores sejam o ponto de partida para o estabelecimento de melhorias no serviço, por meio de metas a serem cumpridas.

REMUNERAÇÃO

Embora seja sabido que remuneração não é o único fator motivacional, em muitos casos é o fator determinante da rotatividade nos serviços de higiene, onde pequenas diferenças salariais fazem com que o funcionário abandone um serviço e opte por outro.

Esse fator acaba sendo o gerador de frustrações para o líder, que se desmotiva ao ver que todo o trabalho desenvolvido com o funcionário até então será aproveitado em outro local.

A pesquisa salarial regional ou uma luta por elevação do piso da categoria podem modificar este panorama sombrio.

INTERFACES COM O SERVIÇO DE CONTROLE DE INFECÇÃO

O serviço de controle de infecção não deve ser visto como órgão fiscalizador, mas sim como um grande aliado do serviço de higiene.

As avaliações de processos fazem parte da rotina dos profissionais controladores de infecções, não só com relação ao serviço de higiene, mas também com os demais serviços, pois estabelecem interfaces com toda a instituição.

Enquanto a conscientização sobre a importância dessa parceria não ocorrer, ambos os serviços perdem principalmente tempo, tentando resolver os problemas individualmente.

O melhor caminho é somar forças e experiências e de preferência tornarem-se referência em parceria de sucesso institucional.

Exemplos da participação ativa do serviço de controle de infecção no serviço de higiene e limpeza:

- Avaliação de manuais e protocolos.
- Avaliação de produtos e processos de limpeza padronizados.
- Avaliação de treinamentos de capacitação na realização de processos de limpeza.

- Realização de treinamentos de capacitação sobre boas práticas de controle de infecção, riscos e prevenção: vigilância de acidentes, técnicas de utilização de EPI, precauções de isolamento, plano de gerenciamento de resíduos etc.
- Acompanhamento do cumprimento de legislações etc.

O grau de envolvimento do serviço de controle de infecção com o serviço de higiene varia de uma instituição para outra. Por exemplo, se o líder da higiene tem formação técnica que o permita realizar treinamento que envolva riscos ocupacionais inerentes às atividades realizadas pela limpeza, não é necessário o envolvimento direto de um representante do serviço de controle de infecção com o treinamento da equipe, basta avaliar o conteúdo programático e a forma como será repassado aos treinandos. Entretanto, se o líder não tiver essa formação, o serviço de controle de infecção terá uma participação maior, tendo que assumir uma função que não é sua. Nesse caso, é melhor avaliar a possibilidade de contratação de um profissional que gerencie a limpeza institucional com o perfil adequado à função, sem que seja necessário delegar para o serviço de controle de infecção.

PRESENÇA CONTÍNUA DAS LIDERANÇAS DO SERVIÇO

É importante lembrar que a presença do líder ou alguém que o represente durante todos os turnos de trabalho é fundamental para o bom andamento das atividades.

Caso o estabelecimento de saúde tenha turnos da manhã, tarde e noite, não é admissível que o período noturno fique sem liderança, afinal, a instituição também funciona à noite e já em muitos locais com a mesma movimentação dos turnos matutinos e vespertinos.

CONTROLE VACINAL

A NR 32 é clara em responsabilizar tanto a empresa contratante como a contratada no que diz respeito à saúde dos trabalhadores, portanto, independente do vínculo que tenha com a instituição, o funcionário da higiene, seja de serviço próprio, seja terceirizado, tem direitos iguais.

Todos os funcionários devem ser vacinados contra a hepatite B gratuitamente, assim como receber as informações necessárias quanto à importância desta vacina para sua saúde ocupacional. Entretanto, ele pode negar-se a receber a vacina e, nesse caso, a recusa deve ser devidamente documentada, para que a instituição não sofra represálias indevidas posteriormente.

Os comprovantes tanto dos exames médicos obrigatórios, como das vacinações devem estar disponíveis no local de trabalho para uma possível fiscalização ou mesmo para o controle da instituição contratante, quando se tratar de terceirização.

TRECHOS DA NR 32

32.2.4.17 Dispõem sobre as responsabilidades dos Serviços de Saúde na elaboração e implantação do Programa de Vacinação.

32.2.3.1 O PCMSO, além do previsto na NR 07 e observando o disposto no inciso I do item 32.2.2.1, deve contemplar:

... e) o programa de vacinação.

32.2.4.17 Da Vacinação dos Trabalhadores.

32.2.4.17.1 A todo trabalhador dos serviços de saúde deve ser fornecido, gratuitamente, programa de imunização ativa contra tétano, difteria, hepatite B e os estabelecidos no PCMSO.

32.2.4.17.2 Sempre que houver vacinas eficazes contra outros agentes biológicos a que os trabalhadores estão, ou poderão estar, expostos, o empregador deve fornecê-las gratuitamente.

32.2.4.17.3 O empregador deve fazer o controle da eficácia da vacinação sempre que for recomendado pelo Ministério da Saúde e seus órgãos, e providenciar, se necessário, seu reforço.

32.2.4.17.4 A vacinação deve obedecer às recomendações do Ministério da Saúde.

32.2.4.17.5 O empregador deve assegurar que os trabalhadores sejam informados das vantagens e dos efeitos colaterais, assim como dos riscos a que estarão expostos por falta ou recusa de vacinação, devendo, nestes casos, guardar documento comprobatório e mantê-lo disponível à inspeção do trabalho.

32.2.4.17.6 A vacinação deve ser registrada no prontuário clínico individual do trabalhador, previsto na NR 07.

32.2.4.17.7 Deve ser fornecido ao trabalhador comprovante das vacinas recebidas.

Item 32.11 Das disposições finais.

item 32.11.4 A responsabilidade é solidária entre contratantes e contratados quanto ao cumprimento desta NR.

NÚMERO DE COLABORADORES COMPATÍVEL COM A REALIDADE INSTITUCIONAL

Para dimensionar o quadro de pessoal, muitos fatores devem ser levados em conta:

- Tipo de piso e demais revestimentos.
- Número de leitos.
- Tipos e quantidade de equipamentos.

- Tipo de assistência.
- Características físicas dos colaboradores etc.

Quando o estabelecimento não adequa o número de funcionários às reais necessidades do serviço, temos trabalhadores fatigados, exaustos e sem motivação.

Muitas vezes, até encontramos um quadro compatível, mas com equipamentos que não ajudam, exigindo grandes esforços físicos do colaborador. Felizmente a NR 32 contempla este problema e normaliza materiais e utensílios que proporcionem a preservação da integridade física do trabalhador.

Enfim, é fato que não existe padrão de dimensionamento de pessoal, portanto, cada instituição é responsável pela realização do cálculo individualizado para sua realidade. Ver em tema específico.

POLÍTICA DE BENEFÍCIOS

Entre outros fatores motivacionais, os benefícios, juntamente com a remuneração, encabeçam a lista dos preferidos.

É comum encontrarmos funcionários satisfeitos mesmo com faixa salarial abaixo da média de mercado, porém com uma política de benefícios recompensadora.

A criatividade deve ser utilizada no momento da revisão da política, pois nem sempre o benefício vem acompanhado de alto custo, e o reconhecimento em público de um excelente desempenho de um colaborador, muitas vezes, tem efeito motivacional mais duradouro do que um aumento nos rendimentos.

Entretanto, nem sempre a mudança de política de benefícios é fácil e rápida, e é preciso motivar com urgência sua equipe.

Nesse caso, faça uma pesquisa de mercado e também institucional e você poderá se surpreender com pequenos agrados que trariam motivação a sua equipe.

ALIMENTAÇÃO

Funcionário com o estômago vazio não rende e apresenta apatia constante.

Cabe a seguinte reflexão aos gestores: em muitos casos, a única refeição diária do funcionário de higiene é feita no local de trabalho.

Vale a pena investir na alimentação de seus colaboradores, não só pelos benefícios nutricionais, mas também para evitar revoltas, que muitas vezes são ocasionadas pelo simples fato de observarem que, enquanto a alimentação é oferecida para uns, para outros não.

A imparcialidade institucional, em todos os aspectos, é justa e necessária para a manutenção de um clima organizacional saudável.

Consequências do funcionário com alimentação deficiente para o estabelecimento de saúde:

- Rendimento baixo.
- Cansaço frequente.
- Afastamentos para tratamentos médicos.
- Desmaios frequentes.
- Faltas por doenças.
- Desânimo.
- Desmotivação.
- Dificuldade de aprendizado.
- Distúrbios de memória etc.

Obs.: não permitir que restos alimentares de funcionários que têm direito à alimentação vão para os que não têm direito.

VIGILÂNCIA DOS ACIDENTES COM PERFURANTES E CORTANTES

Até então, o trabalhador de higiene se acidentava com perfurantes e cortantes por imprudência de outros profissionais de saúde, entretanto, este panorama tende a mudar com a implementação da NR 32, que transfere a responsabilidade do descarte de perfurantes e cortantes para quem realmente os utiliza, e é conscientizado e preparado tecnicamente para tal procedimento.

Informações e orientações sobre primeiros socorros, notificação, diagnóstico, tratamento e acompanhamento em caso de acidentes devem ser passadas para todos os trabalhadores durante os treinamentos, sejam eles terceirizados ou não.

ANTES DA NR 32

Procedimentos que favoreciam o acidente da equipe de higiene com materiais perfurantes e cortantes:

1. Recolhimento de perfurantes e cortantes do piso ou leito do paciente.
2. Fechamento de coletores de perfurantes e cortantes.
3. Torção do pano de chão.

APÓS PUBLICAÇÃO DA NR 32

Item 32.2.4.14 – os trabalhadores que utilizarem objetos perfurantes e cortantes devem ser os responsáveis pelo seu descarte.

Interpretação: os procedimentos 1 e 2 descritos acima, que antes favoreciam o acidente, passam a não existir, pois perfurantes e cortantes não são utilizados pela equipe de higiene e sim por outras equipes: enfermagem, médica etc., portanto, devem ser recolhidos e descartados por estes profissionais.

Com relação aos panos de chão, cabe às instituições substituí-los por *mops*.

Item 32.11.4 – das disposições finais.

A responsabilidade é solidária entre contratantes e contratados quanto ao cumprimento desta NR.

Interpretação: tanto empresa contratante como contratada têm responsabilidades quanto à saúde ocupacional do trabalhador, portanto, a vigilância dos acidentes deve ser realizada, independente de quem a faça. Nesse caso, é de interesse de contratantes e contratados a fiscalização do cumprimento da legislação, pois, caso contrário, tanto um como outro perdem e ambos podem ser autuados e multados.

QUALIFICAÇÃO PROFISSIONAL DOS COLABORADORES PELA INSTITUIÇÃO

Deve ser estabelecida pelo serviço de saúde a qualificação mínima de seus colaboradores.

É inadmissível um trabalhador do serviço de higiene que não saiba ler e escrever, pois, entre as muitas atividades que desenvolve, é necessária a leitura dos rótulos dos produtos químicos utilizados e, caso isso não ocorra, colocará em risco não só sua saúde, como também dos demais que forem expostos a este risco.

Outro aspecto a ser considerado é a qualificação do gestor do serviço, o qual deve estar preparado e possuir características de liderança pertinentes ao seu cargo.

> Lembre-se que tempo de casa, parentesco, situação financeira difícil e amizade não podem ser considerados critérios para a escolha do líder...

Nos casos de terceirização, é fundamental que a escolaridade mínima desejada pelo contratante esteja descrita no contrato de trabalho, pois, caso contrário, fica mais difícil reclamar depois.

- Em serviços próprios – o perfil do candidato deve ser delineado antes do processo seletivo.
  Vantagens: maior objetividade, menor perda de tempo e margem de erros menor.

- Em serviços terceirizados – antes de selecionar a empresa a ser contratada, o serviço contratante deve traçar previamente um perfil dos futuros trabalhadores do serviço de higiene com quem almeja trabalhar.
  Vantagens: satisfação da contratante e imagem positiva da contratada no mercado de trabalho.

CAPACITAÇÃO CONTÍNUA

A palavra capacitação logo leva a pensar em treinamentos voltados para execução de processos de limpeza, entretanto, a norma regulamentadora 32 direciona essa capacitação para o aspecto de conscientização dos riscos que profissionais de higiene e também de outras categorias estão expostos diariamente, assim como nas devidas medidas preventivas para que eles não ocorram.

Para que esta capacitação tenha êxito, é necessário que muitos treinamentos ocorram, principalmente porque é comum encontrarmos no serviço de higiene funcionários recém-admitidos completamente despreparados para a função, visto que a profissionalização do setor é praticamente inexistente no território nacional e nem sempre quem os recruta exige experiência prévia em serviços de saúde.

Temos com esta norma uma excelente iniciativa de preservação da saúde de todas as categorias de trabalhadores de serviços de saúde, mas também um grande desafio para os gestores.

A capacitação deve ser ministrada por profissionais de saúde familiarizados com os riscos inerentes aos agentes biológicos, como, por exemplo, enfermeiro ou médico do trabalho, enfermeiro ou médico do serviço de controle de infecção etc.

O colaborador é considerado capacitado quando está ciente e devidamente conscientizado sobre medidas de prevenção de acidentes e doenças ocupacionais relacionadas às suas atividades. Em casos de trabalhadores recém-admitidos, a capacitação deve ocorrer antes que iniciem suas atividades profissionais; nos casos em que já as exerçam, devem ser capacitados continuamente.

Os treinamentos devem ser realizados durante a jornada de trabalho, pois sabemos que muitos treinamentos não acontecem porque o colaborador não consegue chegar mais cedo ou sair mais tarde para ser treinado; cabe agora às instituições viabilizá-los, sem que essas situações sirvam como empecilhos.

A comprovação dos treinamentos é obrigatória e seu registro deve estar em documento contendo: data, horário, carga horária, conteúdo ministrado, nome e formação ou capacitação do instrutor e dos trabalhadores envolvidos.

CAPACITAÇÃO E TERCEIRIZAÇÃO

A responsabilidade pela capacitação dos trabalhadores do serviço de higiene é solidária entre as duas empresas, contratante e contratada, portanto ambas têm a mesma responsabilidade e podem ser alvos da fiscalização.

Não raro nos deparamos com serviços de saúde que "lavam as mãos" após terceirizar um serviço, isentando-se completamente de qualquer responsabilidade.

Mesmo que todas as atribuições relativas ao serviço terceirizado estejam descritas em um contrato de trabalho, cabe ao contratante certificar-se de que a capacitação realmente está sendo realizada e de como é realizada; deve, também, colaborar quando necessário nesta capacitação, estabelecendo uma sólida parceria com verdadeira responsabilidade compartilhada.

Entre os temas pertencentes ao conteúdo programático, devem ser contemplados:

- Treinamento sobre mecânica corporal correta, na movimentação de materiais e equipamentos, de forma a preservar a sua saúde e a integridade física.
- Dados disponíveis sobre riscos potenciais para a saúde.
- Medidas de controle que minimizem a exposição aos agentes.
- Normas e procedimentos de higiene.
- Utilização de equipamentos de proteção coletiva, individual e vestimentas de trabalho.
- Medidas para a prevenção de acidentes e incidentes.
- Medidas a serem adotadas pelos trabalhadores no caso de ocorrência de incidentes e acidentes.
- Modo de operação de qualquer equipamento e seus riscos, antes da utilização.

Além desses itens, a capacitação deve oferecer aos trabalhadores de higiene expostos a agentes químicos e radiações ionizantes, e aos que desenvolvem atividades com resíduos, conteúdos programáticos específicos com abordagens de risco e prevenção, contemplados na NR 32.

Contratos

ALGUMAS CONSIDERAÇÕES

Segundo Carr e Nanni, terceirização é a atribuição de serviços básicos ou operações da organização para um provedor que se concentra na área de serviço ou operação.

Os caminhos da terceirização tendem a ser mais ramificados, podendo uma só empresa oferecer vários serviços e atender tanto pacientes, como funcionários e até visitantes. Como exemplo de serviços terceirizados têm-se limpeza, serviço de processamento de roupas, alimentação, manutenção, engenharia, entre outros.

A integração de vários serviços oferecidos por uma mesma empresa já acontece em muitos países da Europa e nos EUA, já no Brasil encontramos iniciativas mais tímidas e incipientes.

O sonho dourado dos gestores do serviço de limpeza é contar com soluções que atendam de imediato suas necessidades. Por exemplo, membros da manutenção que reparem imediatamente após a alta do paciente um vazamento ou entupimento existente no banheiro. Isso contaria para uma avaliação positiva dos pacientes quanto à infraestrutura das instalações, reduziria custos da instituição e ao mesmo tempo evitaria retrabalho da limpeza. Experiências de outros países mostram que isto é possível!

Enquanto isso, em nossa realidade ainda dependemos de serviços de manutenção precários, que mal dão conta das atividades de rotina, da manutenção preventiva, atendendo com quantidade de funcionários insuficientes para a demanda.

> Cabe a reflexão: até quando vamos pedir para o funcionário da limpeza desentupir um ralo?
>
> **Atenção:** isso não faz parte da atribuição do auxiliar de limpeza!

As consequências são variadas, tais como atraso da limpeza terminal, liberação do quarto com falta de manutenção básica, solicitações frequentes de pacientes por manutenção, enfim, tudo que irá refletir negativamente no nível de satisfação dos clientes, principalmente no serviço de limpeza. Sim, pois, com vazamentos e entupimentos, o quarto ou banheiro não se manterão limpos, principalmente com a mão de obra escassa, atendendo no seu limite!

Os contratantes devem estar cientes de que serviços de limpeza, manutenção, engenharia, alimentação, desinsetização etc. podem impactar diretamente o paciente, pois influenciam no seu conforto e bem-estar.

VENCENDO POSSÍVEIS OBSTÁCULOS DIANTE DA TERCEIRIZAÇÃO

Os obstáculos podem ser contornados e até vencidos com uma figura de extrema importância: o gestor de contratos!

Segundo Sullivan, existem riscos significativos quando os contratos estão mal escritos e quando os gestores não sabem realmente o que o contrato inclui.

A ideia de apenas uma das partes ter vantagens no contrato deve ser totalmente abolida, inclusive o ideal seria que ambos, contratante e contratado, dispusessem desse recurso. Assim, as partes envolvidas poderiam juntas buscar o melhor, ou seja, o ganha-ganha, onde ambos se beneficiam.

O êxito da terceirização dependerá da transparência, integridade e confiança entre as partes envolvidas!

O serviço de saúde deverá analisar com cuidado a situação fiscal da terceirizada e contratos longos nem sempre podem ser considerados bom investimento, já que estamos em tempo de grandes mudanças, principalmente na economia e na dificuldade de mão de obra, portanto, traçar metas em longo prazo pode ser perigoso.

A definição prévia de como agir diante de possíveis conflitos internos de colaboradores ante a terceirização e as mudanças de acordos ou prioridades também devem ser consideradas.

É inevitável o clima organizacional de insegurança quando os funcionários ficam cientes de que algum serviço será terceirizado ou a parceria será trocada. O desafio em questão é: como conseguir a colaboração dos trabalhadores e manter seu desempenho durante o período de transição (antes que a terceirizada comece a atuar) se muitos se sentem ameaçados por uma possível demissão?

Nesse caso, é importante a transparência e o auxílio dos profissionais de recursos humanos para contornar o período de crise.

Por fim, as expectativas irreais de contratantes não devem ser incentivadas pela empresa candidata à terceirização. Muito pelo contrário, a transparência deve imperar na negociação para que a frustração e a desconfiança não ameacem a futura parceria.

BIBLIOGRAFIA

Carr LP, Nanni AJ. Delivering results: managing what matters. New York, NY: Springer Science + Business Media, LLC; 2009.

Roberts JG, Henderson FG, Olive LA, Obaka D. A review of outsourcing of services in health care organizations. Journal of Outsourcing & Organizational. Information Management 2013;2013: Article ID 985197.

Otani K, Kurz RS, Harris LE, Byrne FD. Managing primary care using patient satisfaction measures/practitioner application. Journal of Healthcare Management 2005;50:311-25.

Sullivan J. Best Practice in Governing Outsourcing Contracts: Establishing and Managing a Center of Excellence. Houston, TX: Equaterra; 2009.

Sunseri R. Outsourcing on the outs. Hospitals & Health Networks 1999;73:46-2.

ASPECTOS RELEVANTES DO CONTRATO DE TRABALHO QUE DEVEM SER LEMBRADOS AO TERCEIRIZAR O SERVIÇO DE LIMPEZA

JORNADA DE TRABALHO E NÚMERO DE FUNCIONÁRIOS OFERECIDOS PARA O SERVIÇO

A instituição deve assegurar-se de que todos os turnos devem estar supridos de funcionários em número compatível com a demanda de trabalho.

Os funcionários do período noturno não devem apenas cobrir as intercorrências, existem rotinas a serem cumpridas como em qualquer outro turno.

Quanto aos horários relativos à jornada de trabalho da equipe de higiene, preferencialmente, ela deve seguir o mesmo padrão institucional, por exemplo, se o hospital tem regime de trabalho de 12×36, da mesma forma poderia ocorrer com a equipe de higiene.

PRODUTOS QUÍMICOS E UTILIZAÇÃO

Os produtos químicos utilizados pela empresa limpadora devem ser normalizados pelo Serviço de Controle de Infecção Hospitalar (SCIH), assim como, da mesma forma, a utilização desses produtos deve obedecer a protocolos deste serviço.

LIDERANÇA PRESENTE NOS TRÊS TURNOS

Caso não exista um líder para o período noturno, é fundamental que seja designado um encarregado que assuma o comando do serviço neste período.

FORMAÇÃO ACADÊMICA OU NÍVEL DE ESCOLARIDADE DO LÍDER E COLABORADORES DO SERVIÇO

O nível de escolaridade ou formação acadêmica do líder e colaboradores do serviço devem ser discutidos e definidos antes da assinatura do contrato.

PARTICIPAÇÃO DO LÍDER DO SERVIÇO DE HIGIENE NAS REUNIÕES DO SCIH

Quando o assunto em pauta nas reuniões do SCIH for limpeza hospitalar, o líder do serviço deve estar presente. O líder deve estar ciente de novas legislações, conteúdos de eventos pertinentes etc.

QUEIXAS SOBRE TÉCNICAS DE LIMPEZA OU SOBRE FUNCIONÁRIOS DEVEM SER FEITAS APENAS PARA A LIDERANÇA DO SERVIÇO

A padronização de técnicas deve ser respeitada, portanto, não se deve admitir que funcionários de outros serviços se reportem aos colaboradores de higiene para discordar ou discutir as técnicas empregadas.

As discordâncias técnicas ou queixas de funcionários devem ser reportadas diretamente ao líder do serviço.

ÁREA ESPECÍFICA PARA A GUARDA DE MATERIAIS E EQUIPAMENTOS

A empresa contratada deve fornecer todos os materiais e equipamentos necessários para o serviço e providenciar substituição quando necessário.

Ao contratante cabe providenciar um local específico para a guarda e conservação desses equipamentos e materiais.

ÁREA PARA DEPÓSITO DE MATERIAL DE LIMPEZA (DML)

Quantas vezes nos deparamos com instituições que continuamente estão em construção e reformas, mas nunca se lembram de incluir nos projetos depósitos de materiais de limpeza em quantidades compatíveis com as necessidades do serviço de saúde e construídos de acordo com a legislação (RDC 50). A proximidade do DML com as diferentes dependências a serem limpas são fundamentais para garantir a agilidade nos processos de limpeza. Muitas vezes, o trabalho da equipe de limpeza é dificultado e requer mais tempo para sua execução quando a instituição não está em conformidade com a legislação. Esse detalhe importante deve ser observado antes da realização do contrato de trabalho, pois muitas exigências com relação a prazos de execução de tarefas pelos trabalhadores podem ser incompatíveis com as condições estruturais oferecidas pelo contratante.

MANUTENÇÃO DE INSTALAÇÕES

É de responsabilidade do contratante proporcionar a manutenção de instalações, revestimentos etc., sempre que necessário, evitando, assim, o retrabalho da equipe de limpeza.

Por exemplo, ralos e vasos sanitários entupidos geram transtornos aos usuários e perda de tempo para a equipe de limpeza. Os reparos devem ser realizados pela manutenção imediatamente após o conhecimento da ocorrência.

DEFINIÇÃO DE LOCAIS PARA ALIMENTAÇÃO, VESTIÁRIO, SALA ADMINISTRATIVA, REUNIÕES E TREINAMENTO

Todos esses locais deverão ser definidos antes que a empresa terceirizada assuma suas atividades. Vale ressaltar que é de responsabilidade da empresa contratante definir tais locais.

DEFINIÇÃO DO LOCAL DE ATENDIMENTO DOS ACIDENTADOS

É de suma importância que no contrato esteja definido o fluxo do colaborador acidentado, ou seja, após um acidente com perfurante ou cortante, por exemplo, o fluxo deve determinar onde o acidentado será atendido, na própria instituição que trabalha ou se será encaminhado para outro local para notificação e avaliação do acidente.

Deve-se atentar ao fato de que acidente com perfurocortante é considerado emergência médica, portanto, a notificação e os primeiros socorros (quando necessário) deverão ocorrer imediatamente após o acidente.

DEFINIÇÃO CLARA DAS FUNÇÕES

A especificação dos serviços que serão executados pela equipe de higiene deve estar muito clara, para que nenhum serviço deixe de ser realizado devido à má definição das funções.

Uma confusão muito comum é proporcionada pela falta de esclarecimento dos limites da atuação da higiene e da enfermagem, por exemplo, quem irá limpar a unidade do paciente, recolher a comadre esquecida no banheiro ou mesmo arrumar a cama. Tudo deve ser estabelecido previamente em concordância entre ambas as partes.

DATAS DE PAGAMENTO E SALÁRIOS COMPATÍVEIS COM O MERCADO

Quanto menos insatisfações o funcionário da empresa contratada tiver, menor é a probabilidade de os conflitos internos ocorrerem e afetarem a imagem da empresa no hospital.

Escolha da Empresa

Embora existam muitos casos de sucesso na autogestão, sabemos que a decisão de terceirizar é cada vez mais presente nos serviços de limpeza em serviços de saúde, seja total, seja parcial.

Os principais pontos positivos da autogestão estão no pagamento de salários melhores para os trabalhadores e na redução do *turnover*, principalmente se compararmos estes dois aspectos com serviços terceirizados, onde ocorre justamente o oposto: salários mais baixos e *turnover* altíssimo, gerando em torno de 70% (pesquisa Abralimp – Associação Brasileira do Mercado de Limpeza Profissional).

Em contrapartida, estabelecimentos de saúde que possuem autogestão nesse serviço, muitas vezes, distanciam-se de atividades fim como: planejamento, implementação e gerenciamento de indicadores, atualização de gestores, *benchmark* etc., pois se encontram cercados por uma avalanche de admissões, demissões, gerenciamento das faltas, obrigações trabalhistas etc.

Paralelo a tudo isso, as cobranças institucionais, principalmente do setor de qualidade, continuam a todo vapor, pois os processos de certificação da qualidade crescem em todo o território nacional e vieram para ficar.

Nesse emaranhado de tarefas, o gestor, muitas vezes, descobre que não tem estrutura para gerenciar os dois lados da questão e não raro opta pela terceirização, vislumbrando a dedicação integral à atividade fim, delegando a quem possui expertise a competência para outros processos auxiliares.

Quando se decide pela terceirização, os próximos passos são: a escolha da empresa, o contrato e as negociações.

A seguir, uma abordagem sobre os principais pontos que poderão ser úteis nessa escolha.

CONTRATANTE: DEFINIR O QUE QUER

O contratante deve ter muito claro o que espera desse novo serviço. A elaboração de um *checklist* contendo todos os pontos imprescindíveis, dos quais o gestor não gostaria de abrir mão, pode ser um grande aliado durante a leitura das diferentes propostas recebidas. Os itens do *checklist* não contemplados nas propostas deverão ser relacionados para posterior esclarecimento ou até mesmo uma negociação. Por exemplo, caso a instituição receba cinco propostas, o gestor fará cinco *checklist* e cada um contará com os respectivos questionamentos que deverão ser feitos no momento da negociação.

BUSCA DE REFERÊNCIAS DO FUTURO PARCEIRO

As referências técnicas e éticas do futuro parceiro são fundamentais para o sucesso da transação. Visitas inesperadas a clientes atuais e antigos para verificar *in loco* o serviço de limpeza poderão ser determinantes para a formalização ou não de uma parceria.

Outras ações, tais como verificação da situação financeira da empresa, conferindo se o futuro parceiro realmente cumpre com suas obrigações trabalhistas e tributárias, auxiliarão no processo de escolha.

CONTRATO DE TERCEIRIZAÇÃO DO SERVIÇO

Após verificar as informações citadas no tópico anterior, possivelmente algumas propostas já serão eliminadas e sobrarão as fortes candidatas.

Na leitura e interpretação do contrato, é importante o envolvimento de pessoas que contribuem e interferem diretamente na escolha da empresa. Em vez de a decisão ser tomada apenas pelo gestor, muitas instituições já contam com profissionais preparados para isso, esta figura é representada pelo gestor de contratos.

Além de dimensionamento de pessoal por áreas e turnos e valores propostos pela empresa, preferencialmente, no contrato deverá estar claro se as obrigações legais para com os trabalhadores estão contempladas nos valores apresentados.

Por fim, a menção da capacitação e treinamento especializado merece destaque no contrato. Sem sombra de dúvidas, a explicitação da capacitação, citada como um diferencial, chamará a atenção do contratante.

> **Lembre-se:** nem sempre a empresa com melhor *marketing* possui os melhores serviços. A veracidade das promessas do futuro parceiro deverá ser verificada previamente!

Dimensionamento de Pessoal

Tanto hospitais públicos como privados não devem ater-se a padrões preestabelecidos para realizar seu cálculo de pessoal.

Cada caso deve ser analisado individualmente, pois podemos ter $400m^2$ de área fechada com inúmeras variações, por exemplo:

• Área com pouco espaço livre e muitos itens a serem limpos.

• Área com muito espaço livre e poucos itens a serem limpos.

• Áreas com igual espaço livre e números de itens a serem limpos, porém, com graus de sujidades completamente distintos e que, portanto, exijam tempos diferentes de limpeza.

Enfim, as variações são tantas que não nos permite impor como base de cálculo, aleatoriamente, o metro quadrado.

Devem ser considerados no dimensionamento de pessoal:

• *Tipo de piso e revestimentos.*

• *Variações entre áreas livres e fechadas.*
  Por exemplo, áreas de grande complexidade com muitos detalhes nas superfícies horizontais e verticais podem ocasionar maior gasto de tempo, movimento e energia. Áreas extensas aumentam o tempo de deslocamento dos funcionários.

• *Diferenças individuais entre funcionários.*
  Estado nutricional, estatura, obesidade, idade, estado de saúde etc. interferem no desempenho.

• *Tipos de áreas hospitalares.*
  Recepção, UTI, pronto atendimento etc.

• *Quantificação e natureza dos equipamentos.*
  Se os equipamentos não forem dimensionados corretamente e se forem obsoletos, provavelmente o rendimento e a qualidade do serviço deixarão a desejar, além de provocar maior desgaste do funcionário.

• *Área total do hospital e sua localização.*
  Quanto maior a área construída, maior a extensão da superfície a ser limpa e maior o número de funcionários necessários para a limpeza.
  Caso o hospital se localize em área rural, o tempo gasto para a realização da limpeza pode ser maior, devido a diferença de valores, costumes e hábitos dos habitantes locais com relação à limpeza, assim como a possível ausência de asfalto, que pode ser um agente complicador.

• *Tipo de hospital.*
  Dependendo do tipo de assistência oferecido pela instituição, podemos ter um tempo maior dedicado aos processos de limpeza e, portanto, pode requerer um número maior de funcionários, como, por exemplo, hospitais psiquiátricos.

Conclusão – após avaliação destes e de outros fatores que possam causar interferência, como taxas de absenteísmo e férias, rotatividade etc., recomenda-se que cada hospital faça seu próprio padrão de desempenho com base na produtividade média de seus colaboradores em metros quadrados por hora.

A realização de um dimensionamento de pessoal consciente leva em conta os prejuízos institucionais acarretados pela queda do padrão de higienização decorrente de déficits de funcionários.

DIMENSIONAMENTO DE PESSOAL E O CONTRATO

É preciso ter cautela na escolha do modelo de contrato quando o item em questão é o número de colaboradores.

Se o contrato fixa o número de trabalhadores baseado em metro quadrado, corre-se o risco de engessar o quadro e não ter flexibilidade, pois o número fixado pode diferir do que será encontrado no dia a dia. Por exemplo, o contrato pode oferecer 50 funcionários/dia, mas não estar explícito se as faltas estejam contempladas ou não neste número.

Nesse caso, o serviço de saúde poderá ter duas atitudes: uma seria confiar no contratado e acreditar que, independente das faltas e do número fixado, o serviço será feito da mesma forma, e a outra seria cobrar que seja cumprido o contrato e traga mais funcionários para cobrir o déficit ou que as faltas sejam descontadas.

Na verdade, estamos diante de uma situação que deveria ter sido prevista antes da realização do contrato e que, infelizmente, devido ao despreparo de quem o interpreta, passa despercebido.

Admitindo-se a hipótese de que o serviço seja feito e a qualidade preservada, mesmo com número reduzido de pessoal, cabe a seguinte reflexão:

As frequentes sobrecargas de trabalho devido ao absenteísmo não estarão prejudicando a curto ou médio prazo a qualidade do serviço prestado e reduzindo a motivação do colaborador?

Um fato é você trabalhar em dobro por um dia porque seu colega faltou, outro completamente diferente é você saber que a situação se perpetua e você trabalhará por duas pessoas durante um longo tempo!

O Governo do Estado de São Paulo conta com uma ferramenta própria para a gestão de contratos públicos de prestação de serviços terceirizados, cujas diretrizes são pautadas na padronização de especificações técnicas e preços referenciais que devem ser praticados por todas as unidades contratantes do Governo em todo o Estado. Nesse modelo de gestão de contrato foi definido o metro quadrado por mês (m²/mês) como unidade de medida para a contratação dos serviços (CADTERC, 2013).

AFINAL, QUAL O MELHOR MODELO DE CONTRATO?

A resposta sempre será baseada na flexibilidade, onde a tradicional negociação baseada no ganha-ganha prevalece para tomadores de serviço e empresas contratadas. Ou seja, o tomador ganha, podendo mensurar sua produtividade e qualidade, transformando-as em indicadores, e o contratado também ganha, podendo reduzir seu quadro de colaboradores por meio de soluções criativas. Cabe ressaltar que a redução do quadro é, na maioria das vezes, contrária à vontade das empresas, mas sim resultado do fenômeno "apagão da mão de obra", que impacta em especial o setor de serviços.

Para a satisfação de ambos, funcionários por metro quadrado e soluções criativas poderiam fazer parte do mesmo contrato, entendendo como soluções criativas as inovações tecnológicas (comunicação, equipamentos, materiais etc.), processos com logística adequada e **muito** treinamento da equipe operacional.

De acordo com uma cartilha da Anvisa para o auxílio na elaboração do edital de licitação para contratação de empresas prestadoras de serviço de limpeza em serviços de saúde, alguns itens que complementam o funcionamento do serviço deveriam ser recomendados, tais como:

Recomenda-se que o serviço de higiene e limpeza:

a) Possua uma sala de apoio técnico administrativo dentro da área física do hospital.

b) Ajuste o dimensionamento e o funcionamento da equipe de limpeza, visando à menor interferência nas atividades assistenciais.

c) Cumpra todos os critérios definidos pela Comissão de Controle de Infecção nos itens relacionados a limpeza, desinfecção e biossegurança e possua um manual de normas e rotinas técnicas dos procedimentos específicos para cada unidade de saúde.

d) Utilize produtos químicos conforme normas definidas pela Comissão de Controle de Infecção da instituição, destacando-se a obrigatoriedade do emprego de produtos com as características de registro estabelecidas em legislação própria.

e) Mantenha os equipamentos de limpeza em boas condições de funcionamento, com um programa eficiente e eficaz de manutenção preventiva.

f) Participe das reuniões da Comissão de Controle de Infecção por meio de representação do responsável pela limpeza, principalmente quando o assunto em pauta for limpeza hospitalar e de outros serviços de saúde.

g) Apresente o Programa de Controle Médico de Saúde Ocupacional – PCMSO.

h) Apresente o Programa de Prevenção de Riscos Ambientais – PPRA.

i) Apresente o Plano de Gerenciamento de Resíduos de Serviços de Saúde – PGRSS.

BIBLIOGRAFIA

CADTERC – Cadernos Técnicos de Serviços Terceirizados (atualizado em 31 de janeiro de 2013): www.cadterc.sp.gov.br

3. Treinamento e Desenvolvimento

Silvana Torres

Desafios do Líder

TREINAMENTO

Tendência para alguns e já realidade para muitos, o fato é que, tanto nos serviços próprios, como terceirizados, o discurso dos dirigentes da alta gestão é o mesmo: os treinamentos devem estar alinhados não só com os objetivos estratégicos, como também com a rentabilidade da empresa.

Cabe aos gestores estarem capacitados suficientemente para adaptarem-se à linguagem comercial e trabalharem o custo e benefício de tudo que já foi implantado ou quer se implantar. Empresas que não se preocupam com o diferencial competitivo estão fadadas a sucumbir e, para que isso não ocorra, toda liderança deve estar totalmente comprometida com as projeções futuras da empresa onde trabalha.

Podem-se sinalizar positivamente empresas cujos líderes de serviço do serviço de limpeza participam de reuniões estratégicas e opinam; é um sinal de respeito às opiniões de quem dirige um serviço. Aplausos para empresas que não veem um líder como um concorrente interno que pode dar ideias e sugestões tão boas que levem a uma reestruturação da forma de gestão. Os líderes envolvidos nas tomadas de decisão são mais comprometidos e apresentam maior estímulo diante dos desafios, pois querem ter a chance de mostrar que são capazes.

Já foi o tempo em que apenas o recurso humano (RH) era o único responsável por programas de desenvolvimento organizacional, quem está próximo ao funcionário é o que melhor pode contribuir, estando alinhado com as necessidades do cliente, do segmento de mercado, políticas gerenciais e principalmente com dirigentes de treinamento e desenvolvimento.

Capacitar um líder implica investimento, pois um fato é simplesmente promover um excelente auxiliar de limpeza a líder por seu brilhante desempenho e outro é torná-lo à altura dos demais líderes executivos, e se queremos excelência nos treinamentos que o façamos da melhor forma possível.

Caso se queira planejar um treinamento com os olhos voltados para o mundo competitivo, o líder deve conhecer o panorama global do segmento, acompanhar novas tecnologias, tendências, técnicas operacionais facilitadoras que agreguem qualidade e também estar plugado no mundo virtual, enfim, tudo o que puder ser considerado um diferencial.

Embora o treinamento operacional seja de grande e estimado valor, empresas cada vez mais mostram maior empenho na formação de líderes, o que é importante em tempo de mudanças.

Para que o preparo diferencial do líder se torne viável é necessário:

- **Disponibilizar *internet* para:**
  - Acompanhamento das produções científicas atuais que possam contribuir para sua prática e até endossar mudanças técnicas operacionais.
  - Participação de *sites* de discussão relativos ao segmento.
  - Intercambiar com profissionais da área.
  - Participação de reuniões ou intercâmbios *on line*.
  - Participação em cursos à distância.
  - Realização de pesquisas de assuntos, recursos etc.
- **Participar de congressos e cursos tanto técnicos como gerenciais, feiras etc.**
  - O que possibilitará atualização, realização de contatos que proporcionem trocas de experiências e visitas a outras instituições.

TREINAMENTO PARA NÍVEIS OPERACIONAIS

Os líderes contemplados com os recursos citados contam com instrumentos valiosos para aprimorar cada vez mais os treinamentos técnico-operacionais, onde o alto valor agregado será mera consequência.

Uma tendência clara são os treinamentos rápidos, concisos e frequentes, cada vez mais exigidos em decorrência da dinâmica das empresas.

> Nada é tão produtivo como o treinamento prático diário, onde se detectam falhas e as corrigem imediatamente, além de acelerar resultados a baixo custo.

Entretanto, as salas de aulas ainda devem permanecer como cenário de treinamentos, sendo um recurso básico para explanações teóricas e audiovisuais.

PROGRAMAS DE TREINAMENTO

Os treinamentos devem respeitar as diferenças individuais de cada membro da equipe, ou seja, ritmo, biotipo, capacidade de adaptação às mudanças etc.

> Antes do início de um treinamento, assegure-se de que recursos materiais de boa qualidade estarão disponíveis em quantidade suficiente para a prática diária, pois, do contrário, você estará trabalhando em pró à desmotivação da equipe.

Os programas de treinamento devem contemplar:

- Apresentação dos regimentos da instituição e do serviço.
- Apresentação do organograma do serviço, fazendo com que o funcionário se situe diante das lideranças e da equipe de trabalho.
- Abordagens sobre higiene pessoal, aparência, comportamento, postura, atitudes e ética, sempre englobando a política institucional.
- Noções de microbiologia e biossegurança.
- Apresentação das precauções padrão expandidas, assim como sua aplicabilidade para a execução de técnicas pertinentes ao serviço.
- Apresentação dos equipamentos de proteção individual, importância e técnicas de utilização.
- Apresentação dos materiais e equipamentos utilizados no serviço e técnicas de utilização, cuidados, limpeza e locais de armazenamento.
- Explanações teórico-práticas dos diferentes processos de limpeza, acompanhadas das devidas justificativas do emprego de cada técnica. Assegure-se que, ao final, o funcionário esteja plenamente conscientizado de por que a técnica de limpeza em serviços de saúde tem que ser diferente de técnicas domésticas.
- Resíduos de serviços de saúde.
- Apresentação de filmes que tornem o treinamento mais suave e descontraído. Existem vídeos/DVDs que têm a abordagem ideal para treinamentos e promovem maior impacto do que as próprias aulas. Temas diversos podem ser adquiridos ou alugados em lojas especializadas:
  - Valorização pessoal.
  - Autoestima.
  - Aspectos comportamentais: higiene, postura, atitudes.
  - Ética profissional.
  - Meio ambiente e as responsabilidades de cada um.
  - Ergonomia.
  - Trabalho em equipe etc.

> A educação permanente só será motivadora se for direcionada para as reais necessidades de cada um.

DESENVOLVIMENTO PESSOAL E PROFISSIONAL

COMO TRABALHAR O DESENVOLVIMENTO PESSOAL E PROFISSIONAL DA EQUIPE DE HIGIENE E LIMPEZA

Para alguns líderes, não existe nada mais constrangedor do que conviver no dia a dia com funcionários que não escondem sua ânsia por uma promoção e atribuem ao líder a culpa. A pior conduta nesses casos é ignorar o fato ou simplesmente fugir do assunto.

O melhor a fazer é enfrentar a situação e jogar às claras com toda a equipe. Todos devem conhecer os critérios para uma promoção de forma clara, antes que alguém se julgue injustiçado.

O primeiro passo é fazer com que a equipe conheça o que está sendo feito por cada um para seu desenvolvimento pessoal e profissional e entenda que os treinamentos contínuos, por si só, contribuem para isso, seja na empresa atual, seja em uma futura.

As instituições que não investem em desenvolvimento pessoal e profissional do empregado geram inúmeros problemas para o empregado e para a instituição:

- Desnível entre as exigências do cargo e seu ocupante.
- Queda da qualidade das atividades realizadas.
- Baixa da autoestima.
- Insatisfação.
- Alta rotatividade com consequente dificuldade para a realização de treinamentos.
- Imagem negativa da instituição.

Muitas vezes, o próprio líder é o grande obstáculo para o crescimento da equipe e não se dá conta do fato.

Segue abaixo uma série de condutas que contribuem para o progresso de sua equipe e a prepara para novas oportunidades:

- *Atribuir uma tarefa com maior nível de complexidade (para um funcionário ou para toda a equipe) do que as que executa rotineiramente e aguarde o resultado.*
  A oportunidade poderá ser altamente estimulante e o resultado poderá surpreendê-lo.
- *Antes de criticar por uma tarefa malfeita, dar oportunidades para novas tentativas após reciclagem.*
  Deve ser dado um tempo para o aperfeiçoamento das técnicas; a habilidade e a destreza acabam acontecendo naturalmente com a repetição. Elogiar os pontos positivos encontrados durante a execução da tarefa, assim você estará colaborando para a autoconfiança de seu colaborador.

- *Antes de implantar um novo projeto, apresentá-lo aos seus colaboradores e peça sugestões.*
  Com esta conduta a equipe se sentirá mais valorizada e integrante do processo em vez de mero cumpridores de tarefas.
- *Desenvolver habilidades.*
  Nada pior do que se sentir subutilizado. Todos querem "crescer".
- *Arquivar e comparar o resultado das avaliações anteriores.*
  Só assim você terá indicadores de uma evolução ou piora do desempenho geral e estará embasado para uma promoção consciente.

PROMOÇÕES × RECOMPENSAS

Como agir diante de uma situação como esta?

"Funcionário X tem um excelente desempenho e todo o perfil para galgar uma nova posição, porém, não há vagas na instituição para uma promoção há 3 anos. Vejo-o desmotivar-se gradativamente…"

Em um caso como este, não há muitas alternativas: ou perde-se um bom funcionário para outra empresa ou arregaçamos as mangas e lutamos por uma nova posição para o indivíduo. Isto mesmo:

Criar oportunidades para sua equipe dentro da empresa.

Afinal, você é ou não um verdadeiro líder?

"Cabe ao líder conduzir a equipe de talentos rumo à obtenção de objetivos e resultados".

Claro que antes deve-se definir a função na qual o indivíduo deverá atuar e justificar a criação com argumentos plausíveis, sempre considerando a política empresarial.

Quando esta prática é inviável, pode-se pensar em recompensar os destaques talentosos de sua equipe sem que para isto sejam necessárias mudanças estruturais. Às vezes, o reconhecimento do talento em público pode motivar tanto quanto uma promoção. Ver o exemplo:

"Funcionário X vem desenvolvendo um trabalho tão brilhante que a repercussão atingiu a alta cúpula administrativa, a tal ponto que foram feitas especulações a seu respeito. Aproveitando a oportunidade, o líder o recompensa elegendo-o como funcionário destaque do ano e anuncia seus bem-feitos para toda a empresa em um café da manhã comemorativo patrocinado pela diretoria institucional. O resultado foi estupendo, motivou não só o funcionário em questão, como também os demais que querem ser agraciados com esse tipo de recompensa".

O custo do café da manhã é irrisório diante das despesas decorrentes de uma promoção, e o resultado foi tão espetacular para o indivíduo que o mantém motivado.

Temos que pensar em formas alternativas de valorização profissional enquanto o óbvio não é permitido.

AVALIAÇÕES DE DESEMPENHO

Quando avaliador e avaliado têm medo de avaliações, é sinal que algo está errado.

Terror espalhado por toda a equipe e avaliadores preparados para despejar seu rosário de queixas e insatisfações com um misto de sarcasmo e pitadas de vingança sobre os funcionários pertencem a um cenário do passado de algumas instituições. Muito pelo contrário, hoje, as avaliações devem ser vistas e chamadas de *plano de desenvolvimento pessoal*. Dessa forma, o indivíduo não é visto apenas sob o aspecto técnico, mas como pessoa em sua plenitude, com sentimentos e aspirações.

É POSSÍVEL DESENVOLVER-SE SEM *FEEDBACK*?

A resposta é não. Tanto gerentes como colaboradores devem aproveitar o momento do *feedback* para refletirem sobre o quanto sua colaboração contribuiu para o crescimento e cumprimento dos objetivos da empresa.

QUEM DEVE AVALIAR O LÍDER?

Ao contrário do que se pensa, preferencialmente, a avaliação deve ser feita 360 graus, ou seja, todos avaliam todos, esta é a melhor forma de ter o verdadeiro *feedback* de todos que participam direta ou indiretamente das suas atividades. O líder poderá surpreender-se quando souber a imagem que passa para seu grupo e, se for negativa, terá que melhorá-la, em vez de ignorar, pois fará parte do seu projeto de desenvolvimento pessoal.

POR QUE 360 GRAUS?

Ainda existem sistemas de avaliação onde a equipe não avalia ninguém, apenas são avaliados. Esta unilateralidade é extremamente negativa, pois nem sempre o resultado da avaliação reflete a realidade, principalmente quando existe uma perseguição explícita ao funcionário, onde ele não terá oportunidades para se defender, a não ser com o próprio chefe, o que na maioria das vezes não adianta, pois a opinião do líder referente ao colaborador já está formada. Que tal o líder abrir os olhos para saber o que outros colaboradores pensam sobre este colaborador mal avaliado? Talvez se constate um tremendo equívoco.

O mesmo deve ocorrer com os líderes, ou seja, serem avaliados por toda a equipe e também por seu superior imediato.

Essa forma de avaliação auxilia o combate ao temor das avaliações, pois, se alguém resolve avaliar levando em consideração problemas pessoais, existirão outras avaliações imparciais onde prevalecerá a justiça.

As avaliações 360 graus devem ser acompanhadas de metas de desenvolvimento pessoal, desenhadas não só pelo avaliador, como também pelo avaliado, possibilitando que no próximo *feedback* se confronte o que foi projetado com conquistas realizadas.

"CLIMA" DA AVALIAÇÃO

Deve ser o mais amistoso possível. Quando o líder é o avaliador e assume uma postura informal, permite que o avaliado se descontraia e se sinta mais à vontade para falar. Visto que na maioria das vezes não se tem muito tempo para conversar, eis aí uma excelente oportunidade de falar não só do desempenho, mas também de problemas pessoais que podem atrapalhar o desempenho. O ideal é que o avaliador ouça mais do que fale e, para que isso ocorra, é necessário criar um ambiente favorável para que o avaliado se sinta encorajado para isso.

Pode-se aproveitar a oportunidade para uma avaliação conjunta: líder avalia colaborador e vice-versa.

ABORDAGENS DO AVALIADOR

- *Desempenho anterior comparado à avaliação atual.*
  Ressaltar os progressos, pontos positivos, conquista, enfim, tudo que eleve o moral do avaliado.
- *Evitar falar apenas de pontos negativos.*
  Todos têm pontos positivos para serem lembrados.
- *Perguntar sobre o que poderia contribuir para seu desenvolvimento pessoal.*
  Treinamentos, oportunidades, tarefas diferentes das rotineiras etc.

- *Evitar animosidades e confronto, definitivamente esse não é o momento.* Lembrar-se que avaliações devem ser vistas como plano de desenvolvimento pessoal para ambos: avaliador e avaliado. O confronto só servirá para que o avaliado se cale por temer represálias, o que não é bom para ninguém.
- *Manter feedbacks frequentes, evitando surpresa durante as avaliações.*
- *Evitar comparações do sujeito avaliado com outros membros da equipe.* Respeitar o desempenho e as diferenças de cada um!

BIBLIOGRAFIA

Heller R. Motivating people. Londres: Editora Dorling Kindersley; 1998. www. dk.com.

Kuazaqui E, Lisboa TC, Gamboa M. Gestão estratégica para a liderança em empresas de serviços privadas e públicas. São Paulo: Editora Nobel, 2005.

Motivação da Equipe

A DIFÍCIL ARTE DE RETER TALENTOS!

Nos tempos atuais, com tantas ofertas leais e desleais da concorrência, realmente é difícil reter talentos, mas não impossível!

Quadro atual: gestores esgotados de tanto treinar, investir e brigar por melhores condições de trabalho para seus colaboradores. Em seguida, o desânimo toma conta de todo seu ser ao ver esses mesmos colaboradores partindo para iniciar algo melhor, diante de muitos olhos invejosos de quem gostaria de estar no lugar daquele que está saindo...

O gestor que não viu antes este filme, que atire a primeira pedra!

Por outro lado, ficamos boquiabertos diante de instituições que mantêm os salários na média do mercado e mesmo assim conseguem manter seu quadro de funcionários. A primeira pergunta que fazemos é: mas como conseguem segurar estes excelentes funcionários tantos anos, sendo que poderiam estar ganhando muito mais?

Quem nunca se perguntou por que determinada empregada doméstica fica anos em uma casa satisfeita trabalhando por um salário mínimo, enquanto na casa vizinha se paga o dobro e não para ninguém...

Afinal, qual será o segredo?

Na verdade, não existe mistério e na maioria das vezes o que ocorre são intervenções simples, consideradas por vezes até amadoras, que resolvem o problema.

Em vez de imaginar ou tentar estratégias mirabolantes de livros complexos que abordam a alta gestão, por que não perguntar o que os prende naquela determinada instituição.

Sim, precisamos de um diagnóstico organizacional, que poderá revelar muitas surpresas, como, por exemplo, um bom clima organizacional, responsável pela retenção de grande parte de seus talentos.

Embora haja exceções, por trás do *ranking* das 100 melhores empresas está um quesito importantíssimo, que é comum entre as primeiras empresas colocadas, o famoso: clima organizacional.

Descobriu-se o que intuitivamente todos nós já sabíamos: que quanto melhor o clima da empresa/ambiente, mais você reterá seus talentos.

Muitas empresas sabendo disso tentam manipular o clima organizacional. Criando frase de efeito, como: esta empresa é uma família, e daí denomina a família com o sobrenome e pronto! Se esta for uma ação isolada, certamente não funcionará, pois ou você sente um bom clima ou não sente! Ou seja, deve-se conquistar este tão almejado bom clima!

Portanto, o primeiro passo é conhecer e reconhecer o clima de sua empresa.

Após a "descoberta" da importância do clima, várias instituições se apressaram em fazer sua pesquisa e, quando o resultado é bom, divulgam tanto para os clientes internos, como para os externos. Se o resultado for ruim, é chegado o momento de intervir.

Uma empresa especializada deve ser contratada para tal tarefa, até porque, se utilizassem pessoas da própria instituição, vários vieses de pesquisa seriam estabelecidos e os resultados não poderiam ser considerados fidedignos.

O clima organizacional é definido como a soma das percepções dos indivíduos que trabalham em uma organização, sendo que este estado de ânimo coletivo influenciará a conduta dos empregados.

O objetivo da pesquisa de clima é analisar o ambiente de trabalho e as variáveis que o influenciam, positiva ou negativamente.

De acordo com os psicólogos Timothy Butler e James Waldroop, "a melhor forma de manter as estrelas da sua equipe é conhecê-las melhor do que elas mesmas".

O sucesso para uma parceria gestor *vs.* colaborador envolve também várias formas de reconhecimento, como social e material, além de perspectivas de crescimento. A ausência de um dos elementos contribui para a desmotivação.

Para muitos tipos de empresa, como, por exemplo, prestadora de serviços de limpeza profissional, reter talentos é muito mais do que diminuir o estresse da repetição contínua de treinamentos, mas muitas vezes uma estratégia de sobrevivência da empresa.

Investimentos em transparência ou comunicação aberta e qualidade de vida têm sido os itens mais motivadores quando a questão é reter seus talentos.

De acordo com a consultora de RH, Eliane Figueiredo, a comunicação aberta é fundamental e cita o exemplo: "Como você espera que uma pessoa crie vínculos e deseja estar naquela organização se, ao ser chamado pelo chefe para uma conversa, ela não sabe se vai ser promovida ou demitida?"

Com relação a projetos de qualidade de vida, é importante que os direitos e os benefícios se estendam aos familiares, como, por exemplo, palestras multiprofissionais inseridas em programas preventivos de: Diabetes, Câncer de Mama, Doenças Sexualmente Transmissíveis, Câncer de Próstata, Obesidade etc.

Eventos sociais, como confraternizações de fim de ano, realizados fora da empresa, com participação de toda a família, certamente agregarão muito valor à empresa em questão e despertarão a atenção do colaborador e familiares.

BIBLIOGRAFIA

Litwin e Stringer 1968, apud Longo, 2007.
Luz R. Gestão do Clima Organizacional. 2003.
Secretaria do Estado da Saúde de São Paulo. Coordenadoria de Recursos Humanos. Manual de Pesquisa de Clima Organizacional. 2012.

O QUE É MOTIVAR?

Segundo Aurélio, motivar é despertar o interesse por algo. Afinal, quem deve despertar este interesse ou entusiasmo da equipe de limpeza? O gerente? O próprio funcionário, por meio de automotivação? A instituição?

Geralmente, a única certeza que temos é que quando o trabalho é desenvolvido sem motivação todos perdem: a instituição, liderança e todos os membros da equipe, pois basta apenas um integrante desmotivado para comprometer o resultado final, ou seja, todos acabam prejudicados, tanto os motivados, como os desmotivados.

Hoje, já temos as respostas para as questões acima. Sabe-se que todos os membros da equipe, sejam eles líderes ou subordinados, têm participação na arte de motivar. Não devemos atribuir a responsabilidade pela motivação a um único membro, pois ele faz parte de uma equipe e todos têm sua parcela de contribuição.

O diagnóstico individual das principais necessidades de cada membro da equipe auxiliará nas estratégias de intervenção para estimulação, pois se descobrirá o que os motiva.

É necessário nos conscientizarmos que cada indivíduo tem necessidades físicas, psicológicas, sociais, de segurança e realização distintas e que, portanto, nem sempre o que funciona como motivação para um funciona para outro. Em muitos casos, é necessário traçarmos metas para a satisfação de necessidades individuais a partir do diagnóstico, para obtermos a satisfação coletiva e consequentemente melhores desempenhos.

Equipe satisfeita é equipe estimulada.

Não significa que o líder deve estar à disposição de sua equipe para a realização de seus desejos, mas sim exercer sua influência para auxiliá-los a mergulhar no processo de autossatisfação.

COMO RECONHECER O NÍVEL DE SATISFAÇÃO DE SUA EQUIPE?

Resposta: descobrindo as necessidades de cada um.

Todo líder deveria conhecer o nível de satisfação de sua equipe com o trabalho, assim como o que motiva cada um. É fato que muitos que ocupam tal cargo se encontram despreparados para tal responsabilidade e por insegurança, agem como se nada estivesse ocorrendo quando se deparam com uma equipe altamente desmotivada, preferindo ignorar o problema a enfrentá-lo. Tornam-se muitas vezes meros cumpridores de tarefas, cobradores de *checklist*, agendadores, supervisores de treinamentos e geradores de relatórios.

Não raro, líderes com esse perfil mantêm-se distantes de sua equipe e preferem o ostracismo a ouvir críticas e sugestões.

Um verdadeiro líder tem que estar próximo e ser acessível à equipe, conhecer as necessidades individuais de cada um, saber ouvir e principalmente identificar os motivados e desmotivados, assim como os fatores desencadeantes da desmotivação.

Segundo Maslow, somente pessoas que tenham suas necessidades satisfeitas poderiam tornar-se plenamente motivadas.

Na hierarquia de Maslow encontramos cinco tipos de necessidades em ordem crescente:

1. Psicológicas.
2. Segurança.
3. Sociais.
4. Estima.
5. Realização.

Para Maslow, essas necessidades estão em ordem ascendente, sendo que, quando uma é satisfeita, o ser humano tende a galgar imediatamente a posição seguinte e, portanto, não adianta termos saciado apenas uma ou duas das necessidades, pois sobram as demais para serem satisfeitas.

Analisando dessa forma, fica fácil entender porque quando nos deparamos com indivíduos que tiveram aumento de salário ou uma promoção ficam felizes momentaneamente, mas, em seguida, voltam ao estado de desmotivação anterior. Aqui cabe bem a frase: "nem só de pão vive o homem...", ou seja, todos nós precisamos, além de um salário digno e compatível com a função, também de respeito, humanidade, valorização etc.

É frequente a seguinte observação: "fulano nunca está satisfeito com nada…"

Para reflexão:

De que adianta o aumento de salário se não existe segurança na instituição e, a cada mês, vários são demitidos para a redução de custos?

De que adianta a promoção se não sou respeitado na nova função e sofro de assédio moral?

De que adianta a promoção se não me prepararam para o novo cargo?

Fica, portanto, a lição de casa:

> Faça o diagnóstico das necessidades básicas de cada um e verifique onde pode intervir, só assim conseguiremos aos poucos funcionários motivados.

Existem alguns sinais que auxiliam a identificação do funcionário motivado:

- *Expressão de felicidade e bom humor* – são aqueles que contagiam o ambiente com sua alegria onde quer que cheguem e passam a impressão de estarem felizes com o trabalho que executam.
- *Colaboradores* – sempre dispostos a ajudar, fazem críticas construtivas, acompanhadas de sugestões, auxiliam nas implementações com disposição e entusiasmo.
- *Boa apresentação pessoal* – estão sempre penteados, com o uniforme limpo, sem manchas, mantêm postura correta, falam baixo.
- *Ordem no ambiente de trabalho* – mesmo durante a execução de suas rotinas, todo material está organizado; deixa seu plantão sem pendência para o turno seguinte, comunica problemas etc.
- *Otimista* – reage bem às mudanças, sempre vendo o lado positivo. Tira sempre bom proveito das dificuldades, encarando-as como um aprendizado.

Caso você já tenha identificado os motivados e esteja seguro das necessidades de cada um, já tem meio caminho andado para fazer a escolha certa quando as oportunidades de promoções surgirem.

COMO LIDAR COM A DESMOTIVAÇÃO DA EQUIPE

Em primeiro lugar, o líder deve avaliar seu nível de motivação antes de lidar com a desmotivação alheia, pois, caso o líder esteja desmotivado, nenhuma estratégia que venha a ser adotada funcionará.

O primeiro passo é ouvir, ouvir, ouvir e ouvir os desmotivados, ou seja, mais uma vez, o processo inicia-se com o diagnóstico do problema. O líder que não ouve nunca saberá o que realmente ocorre com seus colaboradores.

Após a detecção do problema, pode ser necessária uma intervenção, porém os fatores desencadeantes da desmotivação podem pertencer a várias esferas: política institucional, diferenças culturais, heterogeneidade do grupo etc., e a conduta deverá sempre ser racional, imparcial e o grupo todo deverá se beneficiar, tarefa nem sempre fácil.

Em questões de conflitos entre membros do grupo, por exemplo, é fundamental que ambas as partes sejam ouvidas para que não haja protecionismo e todas as decisões devem ser esclarecidas para toda a equipe, só assim é possível controlar as "fofocas".

O fundamental é que todos os queixosos desmotivados tenham um retorno após o diagnóstico feito pelo líder, pois, caso contrário, o líder cai em descrédito diante da equipe.

Caso a desmotivação seja geral, vale a pena reformular suas estratégias, rever e partir para novos modelos de liderança.

Lembre-se que nem sempre ocorrerão soluções para todos os problemas, portanto nem sempre será possível controlar a desmotivação.

ATITUDES GERENCIAIS QUE ESTIMULAM A MOTIVAÇÃO

- Atenda no que for possível às necessidades da escala de Maslow de sua equipe.
- Exerça sua influência para estimular a automotivação da equipe.
- Ouça antes de intervir.
- Certifique-se de que todas as críticas e queixas feitas por sua equipe tiveram retorno.
- Avalie seu nível de motivação antes de avaliar o de seus colaboradores.
- "Corte as fofocas pela raiz", deixando sempre tudo claro para sua equipe: mudanças e respectivos impactos, dificuldades institucionais, medidas emergenciais, questões salariais etc.

- Promova com critérios claros, e os preteridos devem receber explicações sobre o motivo de não terem sido escolhidos.
- Valorize a motivação quando tiver que optar entre um e outro funcionário em uma promoção.
- Valorize sempre as boas atitudes de seus colaboradores.
- Inove sempre que possível durante os treinamentos, utilizando pessoas e ambientes não rotineiros.
- Nunca fique no "pedestal", seus colaboradores precisam de sua presença contínua. Não deixe que o vejam como inatingível.

> Mostre competência, lealdade, seja autêntico e monitore a motivação do grupo, pois só assim você será respeitado e conseguirá fazer com que os passos anteriores sejam cumpridos.

DINÂMICAS DE GRUPO

Frequentemente existem encontros entre os membros da equipe de limpeza, seja para treinamentos, seja para avaliações, assim como para confraternizações ou simplesmente para algum tipo de comunicação oficial. Não raro, essas reuniões em grupo não são bem recebidas, por serem consideradas enfadonhas, demoradas, soníferas e, muitas vezes, tensas.

O motivo da abordagem do tema dinâmica de grupo dentro do capítulo de motivação não é ao acaso, pois as dinâmicas bem aplicadas geralmente são bem-vindas pelo grupo, por serem estimulantes e altamente motivadoras.

Não tenho a pretensão de abordar técnicas de dinâmicas de grupo, pois para isso existem livros especializados, mas sim de chamar a atenção dos leitores e "motivá-los" para essa prática.

Abordarei sim os tipos de dinâmicas, em que momento possa utilizá-las e quais seus benefícios.

Qualquer tipo de dinâmica rápida e estimulante será bem-vindo pelos participantes.

DINÂMICA DE APRESENTAÇÃO

- Objetivo – tornar menos monótona a apresentação de pessoas em um grupo.
- Quando utilizar – sempre que ocorram pessoas novas em um grupo.

- Benefícios – integração, aproximar o novo integrante ao grupo que irá pertencer, fazer com que o grupo trate o novo integrante pelo nome etc.
- Momento de aplicação – no início da reunião do grupo.

DINÂMICA PARA INTERVALOS

- Objetivos – propiciar aos participantes do grupo um período de relaxamento, despertar ou manter desperto.
- Benefícios – tornar treinamentos ou reuniões longas mais suaves, menos desgastantes, aliviar tensões.
- Momento de aplicação – nos intervalos entre treinamentos ou durante apresentações longas.

DINÂMICA DE AUTOCONHECIMENTO OU CONHECIMENTO MÚTUO

- Objetivo – conhecer melhor os integrantes do grupo, conhecer a imagem que o grupo tem de cada integrante.
- Benefícios – maior integração entre os integrantes do grupo, autoconhecimento, identificar a impressão que cada integrante passa para a equipe, desfazer imagens equivocadas de membros da equipe, facilitar a convivência em grupo.
- Momento de aplicação – tanto no início como final das reuniões em grupo.

Obs.: esta dinâmica só pode ser aplicada quando todos os membros do grupo já se conhecem.

> Eis um convite a sua criatividade... mas não se esqueça de dar uma pitada de humor!
>
> "Pessoas motivadas veem um significado no que fazem e encaram as dificuldades como desafios para seu desenvolvimento".
>
> *Richard Devos*

BIBLIOGRAFIA

Berkenbrock V. Dinâmicas para encontros de grupo. São Paulo: Editora Vozes; 3ª ed., 2004.
Ferreira ABH. Dicionário Aurélio da língua portuguesa. Editora Nova Fronteira.
Heller R. Motivating people. Londres: Editora Dorling Kindersley; 1998. www.dk.com.
Maslow AH. Maslow no gerenciamento. São Paulo: Editora Qualitymark; 2000.

Perfil Profissional e Comportamental da Equipe

Da mesma forma que a postura profissional e comportamental pode definir a contratação de um candidato à vaga no serviço de higiene, também pode definir sua permanência e futuro na instituição.

Muitos se perguntam:

Por que não fui escolhido para a vaga se tenho experiência anterior e outros candidatos não têm?

Por que me demitiram se sou sempre elogiado pelas técnicas que executo?

Por que não me promoveram se tenho mais tempo de casa do que o colaborador escolhido?

Nesses casos, a resposta pode estar na inadequação da postura profissional e comportamental desse colaborador.

Posturas profissionais e comportamentais adequadas são exigidas em instituições que buscam ou desejam manter a certificação, pois servem de indicadores de qualidade para os serviços. Políticas antigas de promoções por tempo de casa, consideração, parentesco etc. não se estabelecem nas modernas organizações que buscam a excelência em qualidade. Da mesma forma, não se pode manter ou promover indivíduos que possuam excelente desempenho técnico, mas suas condutas profissionais e comportamentais são incompatíveis com as novas exigências institucionais.

A postura dos gestores e colaboradores diante dos colegas de trabalho, clientes e problemas do dia a dia define a imagem do hospital refletida na comunidade e, portanto, seu futuro institucional.

Entretanto, muitas vezes, o colaborador tem postura correta diante de fatos, pessoas, conflitos e execução de técnicas, enquanto o gestor do serviço tem atitudes incompatíveis com as exigências feitas ao colaborador, ou seja, "Façam o que eu digo, mas não façam o que eu faço".

Nesse caso, estamos diante de uma situação que favorece o descumprimento de regras organizacionais ligadas à postura, pois, se a própria liderança não dá o exemplo, obviamente o colaborador não se sente obrigado a cumprir.

Vejamos alguns exemplos de situações paradoxais que merecem reflexão:

1. *Cobrança do líder:* "vocês não estão utilizando a técnica adequada..."

   Situação real dos colaboradores: existiram apenas treinamentos teóricos, nunca práticos.

2. *Cobrança do líder:* "não irei admitir que vocês falem mal da instituição onde trabalham".

Situação real dos colaboradores: ouvem diariamente o líder fazendo críticas destrutivas a respeito da instituição para outras lideranças.

3. *Cobrança do líder:* "quero que todos sejam pontuais, assíduos, educados e falem em tom baixo".

Situação real dos colaboradores: deparam-se frequentemente com atrasos e faltas injustificadas do líder, além de presenciarem advertência aos colaboradores em alto e bom tom para que todos escutem.

Estes exemplos ilustram as realidades que muitos colaboradores vivenciam no seu dia a dia, resultando em revolta e ausência de estímulo para o trabalho, pois sua realidade é apenas de receber cobranças, sendo que quem cobra não dá o exemplo.

> Todos necessitam de reciclagem, tanto colaboradores como suas respectivas lideranças.

QUAL O PERFIL ESPERADO DE UM LÍDER DO SERVIÇO?

Líder é o indivíduo capacitado para representar e dirigir um grupo de pessoas ou serviço; é esperado que tenha algumas características gerais, tais como:

- Pensamento estratégico com capacidade de decisão e solução de problemas.
- Equilíbrio emocional.
- Pontualidade e assiduidade.
- Honestidade.
- Imparcialidade.
- Ética.
- Humildade suficiente para admitir suas falhas.
- Criatividade.
- Bom relacionamento com o grupo.
- Capacidade de conduzir o grupo.

Como características diferenciais para o serviço de higiene temos:

- Conhecimento de boas práticas em higiene hospitalar.
- Conhecimento de produtos, materiais e equipamentos pertinentes ao serviço.
- Profissionais* de saúde familiarizados com os riscos ocupacionais inerentes aos agentes biológicos.

---

*Perfil exigido pela Norma Regulamentadora 32 para realizar a capacitação dos trabalhadores de serviços de saúde.

Note que a maioria dos requisitos refere-se ao perfil de gestor de pessoas, independente da área onde atue; já nos três últimos, o perfil técnico é apontado como um diferencial.

Caso o líder escolhido não tenha conhecimento técnico, sua adaptação e período de experiência tornam-se mais longos e difíceis, pois precisará de tempo para aprender e terá que contar com a colaboração e principalmente de disponibilidade de profissionais técnicos, o que não deixa de ser um complicador, pois toda administração quer que os retornos aconteçam o mais rápido possível.

Caso o pretendente do cargo tenha vencido esta etapa, resta saber qual o grau de escolaridade ou formação acadêmica exigidos pela instituição, pois se o candidato atender a todos os requisitos anteriores, mas não tiver o nível compatível à exigência, estará automaticamente desclassificado.

Quanto à formação acadêmica, continuamos com uma grande gama de profissionais atuando na liderança deste serviço, como enfermeiros, profissionais de hotelaria e administradores hospitalares, entre outros.

Quanto aos colaboradores, muitos serviços que anteriormente exigiam como requisito básico para contratação o ensino médio completo, hoje se deparam com a escassez da mão de obra e regredindo em suas escolhas. Ver Panorama atual do serviço de limpeza profissional no Brasil.

PERFIL COMPORTAMENTAL

COMPORTAMENTOS E ATITUDES QUE DEVEM SER ESTIMULADOS

Algumas mudanças de comportamentos e atitudes podem mudar a imagem de um serviço e até de toda a instituição.

- *Evitar diálogos longos e desnecessários com os pacientes.*
  A atitude correta é cumprimentar o paciente, avisá-lo que o local será limpo e, em caso de dúvidas relativas à assistência, orientá-lo para que solicite o pessoal da enfermagem.
- *Usar a discrição em assuntos ligados ao serviço de saúde*
  Evitar comentários do tipo "Doutor fulano é ruim e doutor ciclano é bom", "o hospital tal é melhor que esse", "vamos entrar em greve amanhã", "o que ganho aqui não dá prá nada", "o seu diagnóstico é tal", "aqui morre muita gente" etc.
- *Demonstrar orgulho pela instituição.*
  A imagem da instituição depende de quem nela trabalha; se os próprios colaboradores criticarem destrutivamente, estarão dando abertura para outros

criticarem. Deve-se lembrar que uma crítica repercute muito mais do que um elogio.

• *Demonstrar interesse e vontade de aprender.*

Quem não tem interesse e capacidade não se estabelece! Em um processo de recrutamento interno visando a uma promoção, os desinteressados e os que reclamam de tudo são os primeiros a ser preteridos, já os mais lembrados são os que têm capacidade e interesse pelo que faz.

• *Colaborar com os colegas de trabalho.*

Ao término de suas atividades, o colaborador deve verificar se tem alguém sobrecarregado, precisando de sua ajuda e colaborar com o que for necessário.

• *Evitar envolvimento com "fofocas".*

As "fofocas" só servem para gerar inimizades e tornar o ambiente de trabalho desagradável; quem fala "pelas costas" de um colega não é digno da confiança de quem está ouvindo.

• *Evitar ruídos desnecessários:*
  – Não bater portas.
  – Não arrastar materiais e equipamentos: utilizar carrinhos próprios.
  – Evitar conversa em corredores, quarto e enfermarias.
  – Lubrificar conexões de portas com rangidos.
  – Utilizar equipamentos que causem muito ruído apenas em horário apropriado.
  – Notificar vazamentos.

• *Atitudes de cortesia e educação:*
  – Bater na porta de quartos e enfermarias antes de entrar.
  – Não entrar em quarto ou enfermarias durante visita profissional.
  – Cumprimentar pacientes e colegas com um sorriso.
  – Durante o período de execução da limpeza do quarto não utilizar o banheiro do paciente, mesmo que ele esteja ausente naquele momento.
  – Não utilizar equipamentos pertencentes ao quarto ou enfermarias: TV, geladeira, telefone etc.

• *Manter postura adequada:*
  – Evitar comer/mascar durante a execução das tarefas e principalmente na presença de pacientes ou acompanhantes.
  – Nunca manifestar interesse por recompensas em troca de um bom atendimento.
  – Restringir-se aos assuntos de sua esfera profissional, nunca iniciar ou posicionar-se em assuntos polêmicos: religião, política etc.

HIGIENE E APARÊNCIA PESSOAL

Os cuidados básicos de higiene, tão óbvios para muitos, podem não ser tão óbvios para outros.

Não é incomum percorrermos organizações de saúde e depararmos com funcionários despenteados, com unhas compridas e esmaltadas, trajando uniformes sujos e manchados.

Algumas regras básicas podem ser os parâmetros a serem seguidos para uma boa aparência e higiene adequada.

BANHO DIÁRIO

Não esquecer que alguns funcionários não possuem local para banho em suas residências, dependendo sempre de favores e disponibilidade de vizinhos e amigos ou de horários para uso de banheiro coletivo. Cabe à chefia detectar o problema e abrir uma exceção para que o funcionário tome banho na instituição.

UNHAS CURTAS, LIMPAS E SEM ESMALTE

O esmalte mascara a sujidade e quando incolor descascam, deixando um "degrau" entre a unha e o esmalte que dificulta a remoção da sujidade. As unhas compridas ou artificiais servem de abrigo para microrganismos.

As cutículas não devem ser removidas, pois podem deixar lesões, mesmo que não vista a olho nu, que funcionam como porta de entrada para o microrganismo.

CABELOS CURTOS OU PRESOS

Os cabelos refletem a importância que o funcionário dá para sua aparência e higiene pessoal. Cabe à chefia de limpeza supervisionar se os cabelos dos funcionários estão limpos, penteados e presos.

Cabelos longos e soltos podem desprender-se e ser encontrados em locais inadequados como pratos de pacientes, roupas de cama, piso etc.

UNIFORMES

Os uniformes devem ser limpos, sem manchas e confortáveis. O crachá é obrigatório para a identificação de todos os funcionários da instituição.

É importante que o funcionário tenha no mínimo três mudas de roupas.

É obrigação do hospital fornecer uniforme ao funcionário; quando isso não ocorre, convive-se com improvisações inadequadas que acarretam prejuízo à instituição e ao funcionário.

- *Cor* – deve ser preferencialmente clara, para que apareçam as sujidades.
- *Calças compridas e jalecos* – devem ser folgados, permitindo, assim, movimentos amplos; de preferência, as calças devem ter elástico na cintura, e o jaleco, manga curta, bolsos e estar no comprimento dos quadris. O tecido deve ser apropriado à temperatura de cada região.
- *Calçados* – devem ser do tipo profissional, totalmente fechados, sem cadarços, impermeáveis e com sola antiderrapante, para evitar quedas e acidente com eletricidade. Não deve ser permitido o uso de chinelos, sandálias, tênis de pano ou lona, enfim, nada que possibilite respingamentos, umidade e contatos diretos da pele com substâncias que possam contaminar. Os calçados devem ser utilizados com meias, preferencialmente de algodão.

ADORNOS

O uso de acessórios como anéis, pulseiras e brincos não são recomendados para o funcionário de limpeza, pois possibilita a contaminação.

Os adornos podem tornar-se um abrigo para microrganismos patogênicos, reduzindo a eficácia da lavagem das mãos em 30% quando presentes. Os fômites podem contribuir para a proliferação de cepas, principalmente quando a higiene das mãos não é realizada.

Em determinadas técnicas, como lavagem de mãos, os anéis e as pulseiras são totalmente contraindicados, pois impedem a remoção completa dos microrganismos das áreas em que se encontram, sem contar com o constante acúmulo de sujidades abaixo deles.

Não são incomuns alergias provocadas por brincos. Nesses casos, é frequente o funcionário apresentar prurido e levar as mãos não lavadas ao local lesionado, propiciando a contaminação.

A NR 32 contraindica os adornos para todos os profissionais de serviços de saúde.

ODORES CORPORAIS

O suor excessivo que aparece durante a execução das atividades, com frequência, exala odores desagradáveis e nem sempre estamos preparados para orientar o funcionário de como evitá-lo.

Uma das formas de abordagem é o treinamento, ou reciclagem, no qual o tema pode ser abordado para todos, em vez de nos dirigirmos a uma pessoa em particular.

Nem sempre o problema se resume à falta de banho, pode tratar-se de distúrbio hormonal ou até mesmo da simples falta de um desodorante, o que pode ser resolvido com a colocação de um à disposição de quem necessitar.

O importante é enfrentar o problema e não fazer de conta que ele não existe. Caso isso não seja feito, corre-se o risco do desagregamento de um funcionário com os demais por discriminação.

Muitas vezes o funcionário utiliza perfumes ou desodorantes para amenizar odores indesejáveis, porém, na maioria das vezes, acaba piorando a situação, pois a combinação do odor desagradável de suor combinado com perfume pode ser catastrófica. Uma alternativa, nesse caso, seria lavar as axilas e desodorizar o local em seguida.

COMO LIDAR COM O TABAGISMO

O uso de cigarros dentro das dependências hospitalares é proibido.

Muitos hospitais no mundo inteiro já aderiram às campanhas de desestimulação ao tabagismo com palestras, vídeos, depoimentos etc.

ARGUMENTOS CONTRA A UTILIZAÇÃO DE CIGARROS DENTRO DOS HOSPITAIS

- Incêndio que pode ser provocado por cigarros em lixeiras, pisos, contato com gases medicinais etc.
- Deformação do piso, principalmente paviflex, quando os cigarros são jogados ou apagados no chão.
- Irritação das vias aéreas superiores dos pacientes, funcionários e visitantes, devido à fumaça.
- Fumantes passivos.
- Poluição ambiental.
- Menor produtividade do funcionário, devido às interrupções para fumar.

MEDIDAS QUE VISAM À DESESTIMULAÇÃO DO TABAGISMO DENTRO DOS HOSPITAIS

- Retirar as bandejas dos cinzeiros, forrando-os em seguida com sacos plásticos, transformando-os em lixeiras.

- Retirar todos os cinzeiros de mesa, inclusive de recepções.
- Colocar avisos de proibido fumar em todas as unidades, alertando sobre as áreas onde é permitido fumar.
- Designar áreas externas para fumantes com ventilação natural, providas de cinzeiros e extintores de incêndio. Desenvolver programas preventivos contra o fumo.
- Proibir o uso de cigarros durante o horário de trabalho e em áreas internas.
- Colocar cinzeiros (do lado externo) nas portas de acesso ao hospital.

4. Saneantes

Legislações sobre Saneantes para Limpeza de Superfícies

Rosa Aires Borba Mesiano

Historicamente, a utilização de saneantes remonta ao ano 2800 a.C., com referência acerca de material parecido com sabão que foi encontrado em cilindros de argila em uma escavação na Babilônia, evidenciando o conhecimento do processo de fabricação de sabões. Séculos mais tarde, apareceram os primeiros detergentes, que foram desenvolvidos na Alemanha em 1916 durante a Primeira Guerra Mundial (Costa, 1999)[13].

O primeiro desinfetante de que se tem notícia foi citado por Homero em "A Odisseia", com o uso do enxofre, na forma de dióxido de enxofre (aproximadamente 800 a.C.), substância ainda hoje usada como desinfetante de frutas secas, sucos de frutas e vinho (Block, 2001)[1]. Posteriormente, surgiram os inseticidas, devido à necessidade de controle dos animais sinantrópicos e posteriormente os raticidas devido ao surgimento da peste negra, na Europa, por volta de 1347.

No Brasil, a primeira referência sobre os produtos saneantes data de 1967, com a publicação do Decreto-Lei nº 212 de 27 de fevereiro[2], e posteriormente o Decreto 67.112 de 26 de agosto de 1970[3], com a exigência de registro dos produtos pelo órgão federal de saúde competente.

Produto saneante é definido como substância ou preparação destinada à aplicação em objetos, tecidos, superfícies inanimadas e ambientes, com a finalidade de limpeza e afins, desinfecção, desinfestação, sanitização, desodorização e odorização, além de desinfecção de água para consumo humano, hortifrutícolas e piscinas. Facilita a limpeza e a conservação de ambientes (casas, escritórios, lojas, serviços de saúde, escolas) e é amplamente utilizado pela população.

A Anvisa, por meio da Gerência Geral de Saneantes (GGSAN), atua no registro e notificação desses produtos, antes de sua comercialização, observando critérios de qualidade para garantir sua eficácia e segurança. A Agência também elabora normas e padrões, apoia a organização de informações sobre a ocorrência de problemas de saúde causados por esse tipo de produto, atua no controle e avaliação de riscos, acompanha o desenvolvimento técnico-científico de substâncias e, quando necessário, adota medidas corretivas para eliminar, evitar ou minimizar os perigos relacionados aos saneantes.

A utilização correta de detergentes, desinfetantes e outros produtos saneantes é uma arma poderosa no combate à infecção relacionada à assistência, também conhecida como infecção hospitalar.

A Resolução da Diretoria Colegiada – RDC 59 de 17 de dezembro de 2010[10] – que dispõe sobre os procedimentos e requisitos técnicos para a notificação e o registro de produtos saneantes, classifica-os quanto a risco, finalidade, venda e emprego.

Quanto ao risco, os produtos saneantes recebem duas classificações:

Risco 1 – produtos submetidos apenas à notificação como sabões, detergentes, odorizantes de ambiente, limpa-vidros, produtos de limpeza e afins.

Risco 2 – incluem produtos com ação antimicrobiana (desinfetantes e esterilizantes), desinfestantes, produtos biológicos, citando os principais, e que são submetidos a registro.

Quanto à finalidade, os saneantes podem ser classificados como de:
- Limpeza e afins.
- Esterilização, desinfecção, incluindo a desinfecção de água para consumo humano, hortifrutícola/piscinas.
- Desinfestação.

E quanto à venda e emprego, podem ser:
- Produtos de venda livre.
- Produtos de uso profissional ou de venda restrita a empresa especializada.

Os produtos notificados de Risco 1 apresentam no rótulo apenas a expressão "PRODUTO SANEANTE NOTIFICADO NA ANVISA" seguido do número do processo que originou a notificação.

Já os produtos registrados de Risco 2 apresentam no rótulo um número que sempre começará com o algarismo 3, devendo ser composto de 13 dígitos. É obrigatório que conste no rótulo do produto no mínimo os 9 primeiros dígitos.

Já percebemos que temos uma regulação que abrange tanto os produtos notificados como os registrados e que, de acordo com a indicação de uso do produto, existe uma RDC a ser seguida. Se tivermos um produto com duas indicações de uso (exemplo, um desinfetante de alto nível que também tem indicação como desinfetante para superfícies fixas e artigos não críticos), ele deverá seguir as legislações específicas para cada indicação.

Os produtos de limpeza e afins, como detergentes (exceto detergentes enzimáticos), os limpa-vidros, ceras, sabões, lava-louças, aromatizantes, limpadores, entre outros, são normatizados por meio da RDC 40 de 5 de junho de 2008[7], harmonizada no âmbito do Mercosul.

Já os detergentes enzimáticos, que têm indicação de uso exclusiva para materiais e artigos médicos hospitalares, são regulados por meio da RDC 55 de 14 de novembro de 2012[11]. Esses produtos, anteriormente notificados, passaram a ser registrados e seu uso é restrito aos estabelecimentos de saúde com aplicação/manipulação profissional.

> **Importante:** a classificação de produtos de uso domiciliar, institucional, industrial e assistência à saúde foi abolida com a publicação da RDC 59/10[10].

Os produtos esterilizantes, desinfetantes de alto nível, de nível intermediário, para superfícies fixas e artigos não críticos, desinfetantes/sanitizantes para roupas hospitalares e detergentes enzimáticos continuam apresentando, no rótulo, a expressão "Assistência à Saúde" e devem ser de uso profissional. Portanto, esses produtos não podem ser vendidos diretamente ao público e devem ser aplicados ou manipulados exclusivamente por profissional devidamente treinado ou por empresa especializada. Outros produtos, de venda livre, utilizados nos serviços de saúde são comercializados diretamente ao público. Mas, atenção, antes de adquirir um produto de venda livre, é importante verificar a existência de resoluções da Vigilância Sanitária do estado ou município, onde está localizado o estabelecimento de assistência à saúde, quanto à restrição ou não do uso.

Conforme entendimento da Câmara Técnica de Saneantes, em 2005[14], disponibilizado no *site* da Anvisa, não deve ser permitida a presença de essência (perfume) na formulação dos desinfetantes e esterilizantes de uso hospitalar. Já com relação aos corantes, será permitida a presença na formulação, desde que comprovada laboratorialmente a inocuidade para pele e mucosa.

O rótulo do produto é um grande aliado do profissional de saúde. Nele, você encontra informações referentes a: número de registro, informação que o produto é notificado, indicação/restrições de uso, validade do produto, informações sobre a empresa, modo de usar, composição, informações toxicológicas, entre outras.

Por mais de 15 anos a portaria 15 de 23 de agosto de 1988[4] regularizou os produtos saneantes com ação antimicrobiana, tendo sido revogada, em parte, com a publicação da RDC 14 em 28 de fevereiro de 2007[8] e, totalmente, com a publicação da RDC 35 em 16 de agosto de 2010[9].

A RDC 35/10[9], harmonizada no âmbito do Mercosul, trata do regulamento de produtos saneantes com ação antimicrobiana de uso exclusivo na assistência à saúde como os esterilizantes (liberado apenas para uso em equipamentos como autoclaves e em hemodiálise), os desinfetantes de alto nível e os de nível intermediário.

Já a RDC 14/07[8], também harmonizada no âmbito do Mercosul, trata da regulamentação de outros produtos saneantes com ação antimicrobiana, como os desinfetantes para superfícies fixas e artigos não críticos, os desinfetantes de uso geral, entre outros. É importante salientar que os de superfícies fixas devem ser utilizados, quando indicados, em todas as áreas nos serviços de saúde, independente se a área é crítica, semicrítica ou não crítica. Portanto, não estão indicados, para uso em serviços de saúde, os desinfetantes de uso geral.

O álcool na forma líquida, em concentração superior a 68% p/p, deve ser registrado como desinfetante para superfícies fixas e artigos não críticos, estando liberado para uso exclusivo nos estabelecimentos de assistência à saúde humana ou animal, por meio da RDC 219 de 02 de agosto de 2002[5].

Já o álcool etílico com graduações acima de 54°GL (cinquenta e quatro graus Gay Lussac) à temperatura de 20°C (vinte graus Celsius), de venda livre, deverá ser comercializado unicamente em solução coloidal na forma de gel desnaturado e no volume máximo de 500g (quinhentos gramas) em embalagens resistentes ao impacto, como determina a RDC 46 de 20 de fevereiro de 2002[6].

Atenção para o uso de produtos corrosivos à pele ou que possam causar lesão ocular como alguns produtos à base de quaternário de amônia, de ácido peracético e outros, que estão regulamentados por meio da RDC 32 de 27 de junho de 2013[12]. Esses produtos apresentam no rótulo o pictograma de corrosivo com frases de advertência como "perigo", acrescida de "provoca queimadura severa à pele e dano aos olhos" ou "provoca lesões oculares", onde couber.

Vale ressaltar a importância do uso de equipamento de proteção individual na manipulação dos produtos saneantes.

Mas, atenção, se você deparar com algum problema com os produtos saneantes, seja queixa técnica, seja efeito adverso, informe imediatamente à Anvisa por meio do Notivisa – Sistema Nacional de Notificações para a Vigilância Sanitária.

O Notivisa é o sistema de informação que visa fortalecer a vigilância do produto após o uso ou após a comercialização, conhecida como VIGIPÓS. É realizado o monitoramento de eventos adversos e de queixas técnicas associados a todos os produtos que são sujeitos à vigilância sanitária, como saneantes, cosméticos, produtos para a saúde, medicamentos, alimentos, sangue, vacinas, agrotóxicos etc. Para o VIGIPÓS, evento adverso é aquele que causou dano à saúde. Se, até o momento da notificação, o problema observado no produto ainda não tiver causado nenhum dano à saúde, este deverá ser notificado como queixa técnica.

Antes de adquirir qualquer produto sujeito à Vigilância Sanitária, certifique-se de que ele está devidamente regulamentado na Anvisa. Na dúvida, consulte o *site* http://portal.anvisa.gov.br.

REFERÊNCIAS BIBLIOGRÁFICAS

1. Block SS. Disinfection, sterilization and preservation. 5ª ed. Philadelphia: Lippincott Williams & Wilkins; 2001.
2. Brasil. Decreto-Lei nº 212, de 27 de fevereiro de 1967. Dispõe sobre medidas de segurança sanitária do País. Diário Oficial [da] República Federativa do Brasil, Brasília, DF, 27 fev. 1967. Seção 1. p. 2355.
3. Brasil. Decreto nº 67.112, de 26 de agosto de 1970. Aprova normas técnicas especiais para controle da fabricação e venda de produtos saneantes e congêneres. Diário Oficial [da] República Federativa do Brasil, Brasília, DF, 27 ago. 1970. Seção 1. p. 7554.
4. Brasil. Ministério da Saúde. Portaria nº 15, de 23 de agosto de 1988. Determina que o registro de produtos saneantes domissanitários com finalidade antimicrobiana seja procedido de acordo com as normas regulamentares anexas à presente (revogada pelas RDC 14/08 e 35/10). Diário Oficial [da] República Federativa do Brasil, Brasília, DF, 5 set. 1988. Seção 1, p. 17041.
5. Brasil. Ministério da Saúde. Agência Nacional de Vigilância Sanitária. Resolução da Diretoria Colegiada – RDC 219 de 2 de agosto de 2002. Altera a Resolução da Diretoria Colegiada – RDC 46, de 20 de fevereiro de 2002, que dispõe sobre o Regulamento Técnico para álcool etílico hidratado, em todas as graduações, e álcool etílico anidro comercializados por atacadistas e varejistas, fevereiro de 2002. Diário Oficial [da] República Federativa do Brasil, Brasília, DF, 6 ago. 2002. Seção 1, p. 557.
6. Brasil. Ministério da Saúde. Agência Nacional de Vigilância Sanitária. Resolução da Diretoria Colegiada – RDC 46 de 20 de fevereiro de 2002. Aprova o Regulamento Técnico para o álcool etílico hidratado em todas as graduações e álcool etílico anidro comercializados por atacadistas e varejistas. Diário Oficial [da] República Federativa do Brasil, Brasília, DF, 21 fev. 2002 Seção 1, p. 107.
7. Brasil. Ministério da Saúde. Agência Nacional de Vigilância Sanitária. Resolução da Diretoria Colegiada – RDC 40 de 5 de junho de 2008. Que dispõe sobre os produtos de limpeza e afins harmonizado no âmbito do Mercosul através da Resolução GMC nº 47/07. Diário Oficial [da] República Federativa do Brasil, Brasília, DF, 6 jun. 2008. Seção 1, p. 57.
8. Brasil. Ministério da Saúde. Agência Nacional de Vigilância Sanitária. Resolução da Diretoria Colegiada – RDC 14 de 28 de fevereiro de 2007 que dispõe sobre os produtos saneantes com ação antimicrobiana harmonizados no âmbito do Mercosul por meio da Resolução GMC nº 50/06. Diário Oficial [da] República Federativa do Brasil, Brasília, DF, 5 mar. 2007. Seção 1, p. 29.

9. Brasil. Ministério da Saúde. Agência Nacional de Vigilância Sanitária. Resolução da Diretoria Colegiada – RDC 35 de 16 de agosto de 2010 que dispõe sobre os produtos saneantes com ação antimicrobiana utilizados em artigos críticos e semicríticos, harmonizados no âmbito do Mercosul. Anvisa, 2010. Diário Oficial [da] República Federativa do Brasil, Brasília, DF, 18 ago. 2010. Seção 1, p. 44.
10. Brasil. Ministério da Saúde. Agência Nacional de Vigilância Sanitária. Resolução da Diretoria Colegiada – RDC 59 de 17 de dezembro de 2010. Que dispõe sobre os procedimentos e requisitos técnicos para a notificação e o registro de produtos saneantes. Diário Oficial [da] República Federativa do Brasil, Brasília, DF, 22 nov. 2010. Seção 1, p. 80. Retificada no Diário Oficial [da] República Federativa do Brasil, Brasília, DF, 6 jan. 2011. Seção 1, p. 42.
11. Brasil. Ministério da Saúde. Agência Nacional de Vigilância Sanitária. Resolução da Diretoria Colegiada – RDC 55 de 14 de novembro de 2012. Dispõe sobre os detergentes enzimáticos de uso restrito em estabelecimento de assistência à saúde com indicação para limpeza de dispositivos médicos e dá outras providências, 2012. Diário Oficial [da] República Federativa do Brasil, Brasília, DF, 21 nov. 2012. Seção 1, p. 64.
12. Brasil. Ministério da Saúde. Agência Nacional de Vigilância Sanitária. Resolução da Diretoria Colegiada – RDC 32 de 27 de junho de 2013. Dispõe sobre os procedimentos e requisitos técnicos para o registro de produtos saneantes corrosivos à pele ou que causem lesão ocular grave e dá outras providências. Diário Oficial [da] República Federativa do Brasil, Brasília, DF, 28 jun. 2013. Seção 1, p. 63.
13. Costa A. Vigilância sanitária – proteção e defesa da saúde. São Paulo: Editora Hucitec; 1999.
14. Parecer da Câmara Técnica de Saneantes sobre presença de essência e corantes em produtos hospitalares, datado de 18 de março de 2005, disponível no *site* da Anvisa http://portal. anvisa.gov.br/wps/content/Anvisa+Portal/Anvisa/Inicio/Saneantes/Assunto+de+Interesse/ Camara+Tecnica/Pareceres/Essencias+e+corantes+em+produtos+hospitalares, consultado em 14.01.2014

Desinfecção de Superfícies Ambientais em Serviços de Saúde

Eliane Molina Psaltikidis
Mônica Costa Ricarte
Renata Fagnani
Mirtes Loeschner Leichsenring

INTRODUÇÃO

A garantia de um ambiente assistencial limpo e agradável é fundamental para a segurança, o bem-estar e o conforto dos pacientes, familiares e profissionais. O ambiente limpo corrobora para o controle de infecções relacionadas à assistência à saúde (IRAS), pois esse pode servir como reservatório para uma variedade de microrganismos, inclusive cepas multirresistentes, apesar de raramente ser comprovado diretamente à transmissão de infecções por esta via (Brasil. Agência Nacional de Vigilância Sanitária, 2010; United States of America. Centers for Disease Control and Prevention (CDC). Healthcare Infection Control Practices Advisory Committee, 2003).

Vários patógenos como o *Staphylococcus aureus* resistente à meticilina (MRSA, *methicillin-resistant Staphylococcus aureus*), *Clostridium difficile*, *Acinetobacter* sp., *Enterococcus* resistente à vancomicina (VRE, *vancomycin-resistant enterococci*), *Aspergillus* sp. e diversos vírus (norovírus, rotavírus, vírus sincicial respiratório) são capazes de sobreviver dias ou até semanas nas superfícies de ambientes de serviços de saúde (Boyce, 2010; Dancer, 2009; Felix et al., 2013; Weber et al., 2010).

Alguns fatores podem favorecer a contaminação do ambiente dos serviços de saúde, em especial as próprias mãos dos profissionais de saúde em contato com as superfícies, além de falhas em técnicas básicas na assistência, superfícies mantidas úmidas e sujas ou condições precárias na manutenção dos revestimentos. A presença de matéria orgânica nas superfícies é o principal substrato para a proliferação de microrganismos, as quais devem ser rapidamente limpas e desinfetadas, independentemente da área do hospital (Brasil. Agência Nacional de Vigilância Sanitária, 2010; Felix, 2013; Rutala e Weber, 2008).

CLASSIFICAÇÃO DOS AMBIENTES E CONTROVÉRSIAS

Em 1968, Earle H. Spaulding publicou uma proposta de classificação de artigos, atualmente denominados materiais ou produtos para saúde, categorizando-os em críticos, semicríticos e não críticos, de acordo com o risco de infecção envolvido no seu uso. Esta classificação mostrou-se racional e muito útil na determinação do processamento a ser realizado em cada material e tem sido adotada até os dias atuais (Rutala, 2008).

A partir da classificação de Spauding, algumas literaturas propuseram a mesma lógica para áreas dos serviços de saúde categorizado-as em críticas, semicríticas e não críticas, com base no risco potencial para a transmissão de infecções a partir do ambiente, tanto a pacientes quanto a profissionais. Essa classificação ainda pode ser útil para nortear contratação de serviços ou dimensionamento de equipamentos, pessoal e produtos de limpeza, mas não deve mais ser referência para indicação do uso de desinfetantes (Brasil. Agência Nacional de Vigilância Sanitária, 2010; Silva e Abreu, 2013).

O questionamento que se faz à classificação de áreas é que o risco de infecção está relacionado aos procedimentos efetuados no paciente, independentemente da área onde ele se encontra. Outro argumento é que o principal fator de risco para a contaminação ambiental decorre da presença de matéria orgânica sobre as superfícies, que podem ocorrer em qualquer ambiente assistencial (Brasil. Agência Nacional de Vigilância Sanitária, 2010; Silva e Abreu, 2013).

Uma nova classificação propõe dividir os ambientes dos serviços de saúde em áreas assistenciais e não assistenciais. Por sua vez, as áreas assistenciais são estratificadas por superfícies que podem ser:

a) Superfícies fixas – conceituadas com as superfícies de grande extensão, tais como pisos, parede, teto, janelas, divisórias.

b) Superfícies de toque frequente – locais das unidades assistenciais frequentemente tocados pelos profissionais e pacientes, tais como maçanetas, interruptores, grade de cama, painel de cabeceira, campainha para chamar o profissional de enfermagem, bancadas, instalações sanitárias, aparelho telefônico, computadores, entre outros.

c) Equipamentos médicos – dispositivos e aparelhos utilizados diretamente na assistência ao paciente, como estetoscópios, monitores, ventiladores mecânicos, bombas de infusão, máquinas de hemodiálise, aparelhos de raios X, entre outros (Brasil. Agência Nacional de Vigilância Sanitária, 2010; Felix et al., 2013; Felix, 2013; Rutala e Weber, 2008; Silveira, 2013; United States of America. Centers for Disease Control and Prevention (CDC). Healthcare Infection Control Practices Advisory Committee, 2003).

Todas as superfícies dos serviços de saúde devem ser limpas assim que contaminadas e regularmente, visando proporcionar um ambiente seguro e esteticamente agradável. A limpeza tem como objetivo remover os resíduos (orgânicos e inorgânicos) da superfície e, consequentemente, o substrato para microrganismos. A necessidade de aplicação de produto germicida para a desinfecção está restrita a algumas superfícies e condições das áreas assistenciais, o que deve ser avaliado mediante o risco de contaminação e potencial para a transmissão de patógenos (Rutala e Weber, 2008; United States of America. Centers for Disease Control and Prevention (CDC). Healthcare Infection Control Practices Advisory Committee, 2003).

TRANSMISSÃO DE INFECÇÃO RELACIONADA AO AMBIENTE

As superfícies frequentemente tocadas e manuseadas por profissionais e pacientes podem alojar microrganismos epidemiologicamente relevantes ao serviço de saúde e contribuir para a transmissão cruzada entre pacientes (Dancer, 2009; Felix et al., 2013; Ferreira et al., 2011; Rutala e Weber, 2008; Weber et al., 2010). Para que a transmissão ocorra, alguns fatores são necessários:

- Contaminação do ambiente pelos patógenos.
- Os microrganismos terem capacidade de sobreviver no ambiente.
- Mecanismo de transmissão direta ou indireta a paciente suscetível (Boyce, 2010; Felix, 2013).

A transmissão direta se dá pelo contato do paciente com dispositivos ou superfícies contaminadas; a transmissão indireta tem como principal mecanismo as mãos dos profissionais. Esse evento adverso pode ser prevenido pela adoção das precauções padrão, visto que suas recomendações englobam higiene das mãos, etiqueta respiratória, manuseio adequado de roupa e de resíduos, além da limpeza e/ou desinfecção de artigos, equipamentos e superfícies hospitalares (Felix et al., 2013; Siegel et al., 2007).

Um estudo clássico sobre o tema analisou a eficácia da limpeza e da desinfecção na eliminação de *S. aureus* e *P. aeruginosa* em piso de unidade de internação (Ayliffe et al., 1966). Verificou redução da carga microbiana da superfície com o processo de limpeza em 80% e com o processo de desinfecção (com diferentes produtos) de 93 a 99%. Entretanto, em poucas horas a carga microbiana retornou aos valores pré--tratamento. A rápida recontaminação da superfície e a toxicidade potencial dos desinfetantes têm sido argumentos contrários ao uso indiscriminado dessas soluções.

Dettenkofer et al. realizaram uma revisão sistemática sobre o impacto do uso de desinfetante para limpeza rotineira de áreas assistenciais diante da ocorrência de IRAS. Após extensa busca, encontraram apenas quatro estudos de bom nível de evidência, sendo que em três não houve diferença significativa nos indicadores de infecção hospitalar entre as duas estratégias. Uma observação sobre esses estudos é que foram publicados entre 1980 e 1999, analisando a utilização de desinfetantes em desuso. O quarto estudo comparou o uso de dois desinfetantes para superfícies (quaternário de amônia *versus* hipoclorito de sódio) quanto a casos de transmissão de *Clostridium difficile* e evidenciou diferença estatisticamente significativa em relação ao hipoclorito de sódio somente na unidade de internação de pacientes submetidos a transplante de medula óssea (Dettenkofer et al., 2004).

Em contrapartida, diversos estudos destacam a participação do ambiente em surtos de infecção relacionada à assistência à saúde quando medidas de maior rigor na limpeza e desinfecção das superfícies, entre outras condutas de controle, auxiliaram na redução dos casos (Menezes et al., 2010). Outros estudos também demonstraram que falhas na limpeza e desinfecção das superfícies do quarto ou leito após a alta de paciente colonizado por microrganismos multirresistentes contribuíram para a transmissão desses patógenos a outros pacientes. Esse evento já foi descrito para vários patógenos, tais como *S. aureus* resistente à meticilina (MRSA), *Enterococcus* resistente à vancomicina (VRE), *Acinetobacter baumannii*, *Pseudomonas aeruginosa*, *Clostridium difficile*, entre outros. Os estudos demonstraram também que medidas de limpeza e desinfecção sistemática desses ambientes são efetivas para controlar este risco (Boyce, 2010; Dancer, 2009; Exner, 2007; Felix, 2013; Weber e Rutala, 2013).

Diante desses estudos, o posicionamento radical de abolir a desinfecção em ambiente foi substituído pela indicação criteriosa do uso de desinfetante para superfícies efetivamente de risco na transmissão de patógenos (Exner, 2007; Rutala e Weber, 2004, 2008; Silveira, 2013).

Um microrganismo que merece destaque é o *Clostridium difficile*, por ser, frequentemente, encontrado no ambiente de pacientes com quadro clínico de infecção e também de portadores assintomáticos. Sua capacidade de esporulação dificulta o processo de desinfecção. A literatura recomenda, para sua inativação, o uso de soluções cloradas, em concentrações que variam de 1.000 a 5.000ppm. Diversas publicações relatam a importância desse patógeno na ocorrência de transmissão cruzada relacionada ao ambiente, inclusive com surtos (Dancer, 2009; Ireland. Health Protection Surveillance Centre – HPSC, 2013; Rutala et al., 2012; Rutala e Weber, 2008; Weber et al., 2013; Weber et al., 2010).

DESINFECÇÃO – CONCEITO E CLASSIFICAÇÃO

Desinfecção conceitua-se pela destruição de agentes microbianos, na forma vegetativa, de uma superfície inerte, mediante a aplicação de agentes químicos ou físicos. No caso de superfícies, o método químico é o mais adotado, por meio de desinfetantes, os quais são divididos conforme seu nível de atividade em: baixo nível, nível intermediário e alto nível (Brasil. Agência Nacional de Vigilância Sanitária, 2010; Rutala e Weber, 2008; United States of America. Centers for Disease Control and Prevention (CDC). Healthcare Infection Control Practices Advisory Committee, 2003).

Os desinfetantes de baixo nível podem inativar a maioria das bactérias vegetativas, alguns fungos e vírus, em curto tempo de exposição (em geral, menos de 10 minutos). Os desinfetantes de nível intermediário eliminam todas as bactérias vegetativas, a maioria de fungos e vírus e têm ação micobactericida. Apenas os produtos com níveis de desinfecção intermediário e baixo são indicados para superfícies; os desinfetantes de alto nível destinam-se ao uso em produtos para a saúde (Rutala e Weber, 2008; United States of America. Centers for Disease Control and Prevention (CDC) . Healthcare Infection Control Practices Advisory Committee, 2003).

Os desinfetantes podem ter composição simples (exemplo, hipoclorito) ou ser compostos (exemplo, biguanida + quaternário de amônia). Para superfícies de serviços de saúde, não são permitidas formulações à base de formaldeído, paraformaldeído, glutaraldeído e glioxal (Brasil. Agência Nacional de Vigilância Sanitária, 2007; Rutala e Weber, 2008).

Para fins de registro pela Agência Nacional de Vigilância Sanitária (Anvisa), os germicidas para uso em ambiente de serviços de saúde são categorizados como "desinfetante hospitalar para superfícies fixas e artigos não críticos" e devem ser testados, obrigatoriamente, ante *Staphylococcus aureus*, *Salmonella choleraesuis* e *Pseudomonas aeruginosa*, dentro do tempo de contato para o uso proposto, tendo essa informação claramente descrita no rótulo (Brasil. Agência Nacional de Vigilância Sanitária, 2007). Espera-se de um desinfetante de superfície que atinja ação ótima em poucos minutos, visando à praticidade na dinâmica de trabalho para sua aplicação nos serviços de saúde (Rutala e Weber, 2008).

DESINFECÇÃO DE SUPERFÍCIES – INDICAÇÕES E BOAS PRÁTICAS

O uso de desinfetantes para superfícies, conforme abordado anteriormente, é uma parte da estratégia para reduzir a transmissão de patógenos na assistência prestada, portanto sua utilização rotineira, de forma indiscriminada e generalizada, é contraindicada.

A higienização de uma superfície consiste, obrigatoriamente, no processo de limpeza (remoção de sujidade visível orgânica ou inorgânica), podendo ou não ser acrescida do processo de desinfecção (ação microbicida). Esses processos podem ser efetuados de forma:

- Separada – limpeza seguida de desinfecção. Exemplo: limpeza com água e detergente, enxágue, secagem e posterior desinfecção com álcool ou hipoclorito.
- Simultânea – quando o produto desinfetante utilizado tem ação limpadora, sendo a higienização das superfícies feita em um único passo. Exemplo: produtos à base de cloro orgânico, quaternário de amônia, glucoprotamina, biguanidas e monopersulfato de potássio.

Já a indicação do processo de desinfecção de uma superfície baseia-se em:

- Probabilidade de contato com as mãos dos profissionais de saúde – superfícies de toque frequente e equipamentos assistenciais.
- Probabilidade de contato direto com o paciente.
- Presença de sangue ou fluidos corporais.
- Vulnerabilidade do paciente assistido no ambiente, especialmente os imunossuprimidos (Rutala e Weber, 2008; Silveira, 2013; United States of America. Centers for Disease Control and Prevention (CDC). Healthcare Infection Control Practices Advisory Committee, 2003).

Nesses casos, a desinfecção deve ser efetuada, visando reduzir a carga microbiana das superfícies, e precedida ou concomitante com o processo de limpeza. Devem ser definidos qual o melhor desinfetante para cada superfície, a frequência da aplicação e os profissionais responsáveis por sua execução.

Portanto, indica-se desinfecção para as superfícies de toque frequente e equipamentos médicos que podem ser contaminados no momento do uso e contribuir, dessa forma, para a disseminação de agentes patogênicos dentro dos serviços de saúde. Da mesma forma, as superfícies com derramamento de material orgânico podem atuar como reservatórios microbianos. Além dessas, também se indica desinfecção de superfícies em quartos de pacientes colonizados ou infectados por microrganismos multirresistentes ou em situação de surtos (Brasil. Agência Nacional de Vigilância Sanitária, 2010; Ricarte e Fagnani, 2008; Rutala e Weber, 2008; United States of America. Centers for Disease Control and Prevention (CDC). Healthcare Infection Control Practices Advisory Committee, 2003).

Na prática diária, a aplicação desses princípios pode gerar dúvidas no momento de decidir sobre utilizar ou não desinfetante em determinada superfície. Verificando esta realidade, a Comissão de Higiene Hospitalar e Prevenção de Infecção do Instituto Robert Kock (Alemanha) desenvolveu um protocolo com quadro que sumariza as indicações de limpeza e desinfecção ambientais (Quadro I-2) (Exner, 2007).

Quadro I-2 – Risco de infecção em áreas e superfícies para especificação das medidas de limpeza e desinfecção (Exner, 2007).

Áreas sem risco de infecção (com base no risco geral da população)	Áreas com possível risco de infecção	Áreas com risco especial de infecção	Áreas com pacientes colonizados por microrganismos com risco de transmissão (indicação de precauções especiais)	Áreas com risco de infecção para os profissionais
Escadas, corredores, áreas administrativas, refeitório, salas de aula, salas da engenharia	Área de internação geral e de obstetrícia, de atendimento ambulatorial, diálise, radiologia, fisioterapia, sanitários	Salas cirúrgicas e de procedimentos invasivos, área de internação de pacientes em cuidados intensivos, grandes queimados, onco-hematológicos, transplante de células--tronco hematopoiéticas, pacientes submetidos à quimioterapia agressiva e recém-nascidos pré-termo	Áreas de internação e de atendimento onde esses pacientes são assistidos	Laboratório de microbiologia, área de guarda de resíduos, serviço de processamento de roupas, centro de materiais
Todas as superfícies: limpeza	Superfícies de toque frequente: limpeza e desinfecção Pisos: limpeza Outras superfícies: somente limpeza	Superfícies de toque frequente: limpeza e desinfecção Pisos: limpeza e desinfecção Outras superfícies: somente limpeza	Superfícies de toque frequente: limpeza e desinfecção Pisos: limpeza e desinfecção Outras superfícies: somente limpeza	Consultar normas específicas, de acordo com o setor e recomendações para segurança ocupacional

Diversos serviços de saúde delegam à equipe de enfermagem a limpeza e a desinfecção de mobiliário e equipamentos utilizados pelo paciente ou na sua assistência e, à equipe de higiene especializada, a limpeza de superfícies fixas. Esta prática pode ser reanalisada, pois demanda tempo da equipe de enfermagem que tem, como principal foco, as atividades assistenciais, podendo gerar descaso com as rotinas relacionadas ao ambiente, especialmente em situações de sobrecarga de trabalho. Além disso, caso não haja divisão muito clara das tarefas da equipe de higiene hospitalar e de enfemagem, com supervisão sistemática, algumas superfícies poderão ser esquecidas no processo de limpeza e desinfecção (Dancer, 2009; Destra e Felix, 2013; Ferreira et al., 2011).

A instituição deve estabelecer estratégia sistemática de supervisão e conferência dos processos de limpeza e desinfecção ambiental, pois é sabido serem frequentes as não conformidades (Destra e Felix, 2013; Ferreira et al., 2011; Rutala e Weber, 2004; Santos et al., 2013; Weber e Rutala, 2013).

Um aspecto que se destaca para reflexão refere-se à contaminação de superfícies de toque frequente, especialmente aquelas contaminadas com microrganismos multirresistentes ou outros epidemiologicamente expressivos decorrentes da assistência e que exigem ações imediatas de descontaminação. A descontaminação, pelo próprio profissional que ocasionou a contaminação ambiental, pode ser estimulada pela mudança de cultura organizacional e pela disponibilização de métodos práticos e germicidas de passo único. Delegar exclusivamente ao serviço de higiene a descontaminação pontual de superfícies pode retardar a higienização e não garante segurança ambiental contra contaminação cruzada por meio do ambiente.

Em relação à padronização de desinfetantes para superfícies de serviços de saúde, alguns aspectos devem ser contemplados:

- Ter respaldo da Comissão de Controle de Infecção Hospitalar do serviço de saúde.
- Ter registro pela Agência Nacional de Vigilância Sanitária para uso em superfícies de serviços de saúde, conforme legislação brasileira vigente.
- Ter orientações de uso do fabricante que sejam operacionalmente exequíveis na dinâmica de trabalho do serviço de saúde, proporcionando praticidade e melhor adesão dos profissionais para seu uso correto. Os produtos concentrados devem ser comercializados, preferencialmente, com sistema fechado de diluição automática.
- Ser compatível com as diferentes superfícies e equipamentos do serviço de saúde. Muitas vezes, mais de um produto pode ser selecionado no mesmo serviço para atender às diferentes necessidades.
- Ter baixo risco ocupacional no processo de diluição e aplicação.

- Ser minimamente afetado por fatores ambientais e presença de matéria orgânica.
- Ser inodoro ou odor agradável de baixa intensidade.
- Não ser poluente ambiental.
- Ter relação custo-benefício favorável, considerando o preço do desinfetante, insumos e recursos para aplicação, tempo dos profissionais e risco de danos às superfícies.
- No caso de unidades assistenciais com pacientes colonizados ou infectados por *Clostridium difficile* ou norovírus, garantir que o desinfetante seja efetivo na inativação destes patógenos (Brasil. Agência Nacional de Vigilância Sanitária, 2007, 2010; Ricarte e Fagnani, 2008; Rutala e Weber, 2008; Spadão e Oshiro, 2013; United States of America. Centers for Disease Control and Prevention (CDC). Healthcare Infection Control Practices Advisory Committee, 2003).

RECOMENDAÇÕES IMPORTANTES NA UTILIZAÇÃO DE DESINFETANTES

- Não negligenciar a etapa de limpeza com a remoção mecânica adequada de sujidade e matéria orgânica, em função do uso de desinfetantes, especialmente daqueles que não permitem processo em passo único.
- Garantir que a equipe executora tenha materiais, treinamento e tempo para a realização adequada do processo.
- Respeitar rigorosamente as orientações do fabricante para uso de equipamentos de proteção individual (EPI), forma de diluição e de aplicação.
- Manter a embalagem do desinfetante em uso bem fechada e identificada. Caso o produto não seja utilizado até o fim, não misturar a sobra com outro produto, nem adicioná-la a produtos recém-abertos.
- Ter manual técnico descritivo detalhado do processo de trabalho de desinfecção, para cada tipo de área e superfície do serviço de saúde, em meio eletrônico ou em papel, de fácil acesso aos profissionais executores. Definir claramente a periodicidade e o profissional responsável pela execução, para cada superfície e equipamento. Realizar capacitação periódica sobre o tema.
- Rotular todos os frascos de desinfetante com identificação, lote, data, validade e outras informações pertinentes.
- Não efetuar mistura de produtos, a menos que seja expressamente recomendado pelo fabricante ou pelo responsável técnico e com medidas de segurança pertinentes. Exemplos de mistura proibida: produtos ácidos com produtos básicos e produtos à base de cloro com produtos à base de amônia.

- Evitar o descarte de desinfetantes concentrados, em grande volume, diretamente na rede pública de esgotos. Avaliar com o fornecedor e consultar a legislação vigente, antes do descarte, sobre a necessidade de tratamento prévio.
- Não reutilizar embalagens vazias. Devem ser separadas de acordo com a matéria-prima e, se não houver restrições, destiná-las como resíduo para processo industrial de reciclagem.
- Não utilizar embalagens vazias de outros produtos para diluir ou dispensar os desinfetantes pelo risco de reação cruzada com resíduos químicos.
- Nunca utilizar embalagens vazias de bebida ou de alimento (garrafas PET, garrafas de vidro, galões plásticos, latas de alimentos) para acondicionar produtos saneantes devido ao risco de ingestão acidental.
- Registrar não conformidades e eventos adversos relacionados aos desinfetantes, notificando-os aos setores responsáveis (Serviço de Compras, Rede Sentinela, Segurança do Trabalho, órgão de vigilância sanitária local). Caso a razão do fato seja relacionada com o uso inadequado do produto, tomar as medidas corretivas e capacitação da equipe (Brasil. Agência Nacional de Vigilância Sanitária, 2007, 2010; Destra e Felix, 2013; Ricarte e Fagnani, 2008; Rutala e Weber, 2008; Silveira, 2013; United States of America. Centers for Disease Control and Prevention (CDC). Healthcare Infection Control Practices Advisory Committee, 2003).

DESINFETANTES INDICADOS PARA SUPERFÍCIES

Segundo uma pesquisa realizada em hospitais brasileiros, os produtos mais comumente utilizados para a desinfecção de superfícies são o álcool e os compostos clorados (Torres, 2013a, 2013b). Embora largamente utilizados, seu uso frequente pode causar danos em superfícies, equipamentos e mobiliário, diminuindo a vida útil e afetando sua aparência. No caso do cloro, o odor e o potencial de toxicidade ocupacional são também desvantagens. Essas restrições levam à busca de outros produtos como alternativa para desinfecção das áreas assistenciais; estes, por sua vez, com indicações, vantagens e desvantagens que devem ser bem conhecidas e ponderadas para melhor opção ao serviço de saúde (Rutala e Weber, 2013).

Neste capítulo serão abordados, além do álcool e das soluções cloradas, os quaternários de amônia, as biguanidas, o monopersulfato de potássio, a glucoprotamina, o ácido peracético e os fenóis sintéticos. As tecnologias emergentes para desinfecção de superfícies por vapor de peróxido de hidrogênio, água ácida eletrolítica e irradiação ultravioleta serão tema de outro capítulo.

ÁLCOOL

As formulações alcoólicas mais conhecidas são à base de álcool etílico ou isopropílico. No Brasil, utiliza-se principalmente o álcool etílico derivado da cana-de-açúcar, que o torna um produto de baixo custo, de fácil obtenção e que apresenta baixa toxicidade em contato com a pele. Devido a essas características, somadas à praticidade e bom espectro de ação, tem sido amplamente utilizado e recomendado para desinfecção de superfícies, em especial mobiliário e equipamentos (Brasil. Agência Nacional de Vigilância Sanitária, 2010).

O álcool desnatura as proteínas que compõem a parede celular dos microrganismos e a forma recomendada de uso é por fricção pelo tempo de 30 segundos (Ali et al., 2001; Rutala e Weber, 2008).

Tem ainda excelente ação bactericida contra formas vegetativas de bactérias gram-positivas e gram-negativas, boa atividade contra o bacilo da tuberculose e atua contra muitos fungos e vírus, incluindo o vírus sincicial respiratório, vírus da hepatite B e o HIV. Por não possuir ação esporicida, não age sobre o *Clostridium difficile* na forma esporulada (Ali et al., 2001; Brasil. Agência Nacional de Vigilância Sanitária, 2010).

A efetividade do álcool está diretamente relacionada com sua concentração. O percentual de água na fórmula reduz a tensão superficial da célula microbiana, favorecendo a penetração do álcool. O álcool etílico pode ser encontrado em concentrações que variam de 60 a 90% em água (volume/volume), sendo que a concentração ótima é a de 70% p/v, pois, quando em baixas concentrações, tem escassa penetração no protoplasma microbiano e em concentrações elevadas pode desidratar o microrganismo sem destruí-lo ou evaporar antes de apresentar o efeito desejado (Ali et al., 2001; Brasil. Agência Nacional de Vigilância Sanitária, 2010; Rutala e Weber, 2008).

Por ser volátil, o álcool tem sua ação instantânea e sem efeito residual. É inflamável e não deve ser utilizado em superfícies aquecidas, de grande extensão ou com risco de liberar faíscas; manter sempre em local fresco e bem ventilado. Requer uso de luvas na aplicação, pois resseca a pele (Brasil. Agência Nacional de Vigilância Sanitária, 2010; Rutala e Weber, 2008). O uso prolongado e repetido do álcool em superfícies e equipamentos contendo borracha e polímeros (plásticos) pode causar danos, levando a ondulação, enrijecimento e descoloramento. Também pode danificar acrílicos causando aspecto opaco e craquelado (Brasil. Agência Nacional de Vigilância Sanitária, 2010; McDonnell, 2007).

Classicamente, afirma-se que o álcool fixa matéria orgânica e, portanto, necessita de limpeza da superfície antes da sua aplicação (McDonnell, 2007). Isso, na prática assistencial, muitas vezes não é realizado; é frequente observar a aplicação do álcool em superfícies sem limpeza prévia. Essa realidade tem levado pesquisadores a investigarem a ação do álcool na presença de matéria orgânica. Um estudo experimental que merece destaque demonstrou que não houve diferenças na eficácia desinfetante do álcool a 70% (p/v) sob fricção, quando aplicado com e sem limpeza prévia nas superfícies contaminadas com um desafio (suspensão de 10^6UFC de *Serratia marcescens* ATCC 14756, acrescido de 10% de saliva humana) (Graziano et al., 2013). Outra pesquisa (Kawagoe et al., 2011) demonstrou que o álcool não é inativado quando em contato com sangue, embora não haja indicação de "limpar" com álcool uma superfície suja de sangue. Essas evidências levam a refletir sobre a recomendação de limpeza da superfície obrigatoriamente antes da aplicação do álcool.

COMPOSTOS CLORADOS

Os compostos clorados dividem-se em inorgânicos e orgânicos, ambos liberadores de cloro ativo. Quando entram em contato com a água, liberam o ânion hipoclorito, que é o responsável pelas propriedades oxidantes e antimicrobianas. Sua concentração é usualmente expressa em % ou ppm (partes por milhão) de cloro ativo. Os compostos clorados podem estar disponíveis na forma líquida ou sólida e não são afetados pela dureza da água (Brasil. Agência Nacional de Vigilância Sanitária, 2010).

Agem por meio de diversos mecanismos: oxidação de enzimas e aminoácidos, inibição de síntese proteica e de reações enzimáticas e inativação do ácido nucleico. Os compostos clorados são bactericidas, fungicidas, tuberculicidas, virucidas e têm ação sobre esporos, sendo que o espectro varia de acordo com a concentração e o tempo de exposição (Brasil. Agência Nacional de Vigilância Sanitária, 2010; Rutala e Weber, 2008). Têm ação sobre bactérias vegetativas, mesmo em concentrações baixas (25ppm; 0,0025%). A concentração de uso para superfícies é variável, conforme a formulação, sendo, em geral, para os compostos inorgânicos de 0,02 a 1%, e para os orgânicos, de 1,9 a 6,0% (Brasil. Agência Nacional de Vigilância Sanitária, 2010).

As soluções cloradas são indicadas para superfícies não metálicas, pois causam corrosão. Devido a sua ação sobre esporos, são utilizadas frequentemente em superfícies potencialmente contaminadas com *Clostridium difficile,* tais como banheiros de áreas assistenciais e quartos de paciente com infecção por este patógeno. Também é o desinfetante mais efetivo para a eliminação do norovírus, em concentrações a partir de 1.000ppm (Rutala et al., 2012; Rutala e Weber, 2008; Silveira, 2013; Weber et al., 2010).

Os compostos clorados orgânicos apresentam algumas vantagens sobre os compostos clorados inorgânicos, pois:

- São compatíveis com tensoativos (detergentes), permitindo limpeza e desinfecção simultânea. Na utilização de soluções de cloro inorgânico, é necessária a limpeza prévia da superfície com água e sabão.
- Nas soluções à base de cloro orgânico, somente uma parte do cloro disponível se encontra livre, enquanto o restante se encontra combinado. O cloro combinado é liberado à medida que o cloro livre é consumido. Este mecanismo serve para aumentar a capacidade microbicida das soluções orgânicas e, provavelmente, torna-as menos corrosivas, menos tóxicas e menos propensas à inativação por matéria orgânica.
- Na forma de pó, mostram-se mais estáveis, não precisando ser armazenados em frascos escuros.
- O pH do cloro orgânico é mais estável, favorecendo a liberação gradativa do íon hipoclorito (Brasil. Agência Nacional de Vigilância Sanitária, 2010; Ricarte e Fagnani, 2008; Rutala e Weber, 2008; Spadão e Oshiro, 2013).

As características físico-químicas das soluções cloradas e os cuidados a serem adotados estão resumidos no quadro I-3.

Quadro I-3 – Propriedades físico-químicas dos compostos clorados.

Presença de luz	A luz ultravioleta degrada o cloro. Deve ser armazenado em recipiente escuro e tampado
Temperatura > 40°C	Acelera a decomposição. Manter os frascos em local fresco e arejado
Matéria orgânica	A ação germicida pode ser afetada pela presença de material orgânico por dois mecanismos: reação química inativando o princípio ativo e por redução de contato do desinfetante com o microrganismo
Detergentes	Os detergentes são incompatíveis com o cloro inorgânico e inativam sua ação germicida
Compatibilidade com matéria-prima	Podem ser utilizados em plásticos, vidros, acrílicos e borrachas. Não utilizar em metal pelo poder de corrosão. Acima de 200ppm podem danificar têxteis
Toxicidade	O odor desagradável e a inalação prolongada de soluções concentradas irritam os olhos, brônquios e causam edema de laringe. O contato prolongado com a pele causa irritação e queimaduras, portanto, é recomendado o uso de máscara e luvas de borracha na manipulação desses produtos

McDonnell, 2007; Ricarte e Fagnani, 2008; Rutala e Weber, 2008.

O reuso da solução diluída de hipoclorito, sem a possibilidade de avaliação da concentração da solução com uma fita indicadora de leitura imediata, fez com que fosse disponibilizado no mercado apresentação de hipoclorito em pastilha efervescente para o preparo da solução a 1%, *in loco*, no momento da sua utilização.

QUATERNÁRIOS DE AMÔNIO

Os compostos de quaternários de amônio são utilizados para diversos fins; alguns apresentam propriedades germicidas e são empregados como desinfetantes em produtos associados a detergentes catiônicos. São ótimos agentes limpadores e cada composto tem características antimicrobianas próprias, com maior ou menor atividade germicida (Rutala e Weber, 2008)

Atuam na membrana citoplasmática, inativando as enzimas produtoras de energia, alterando a permeabilidade e destruindo a parede celular (McDonnell, 2007; Rutala e Weber, 2008).

O espectro de ação varia de acordo com a concentração, a fórmula do composto, o tempo de exposição, o pH e a geração do composto. Têm ação contra bactérias, fungos e vírus lipofílicos. A ação contra bactérias gram-negativas não fermentadoras e outros grupos microbianos pode variar de acordo com a geração dos quaternários de amônia (Brasil. Agência Nacional de Vigilância Sanitária, 2010; McDonnell, 2007; Rutala e Weber, 2008).

Recomenda-se efetuar uma aplicação do produto para remover a sujidade e repeti-la para obter a desinfecção. Atentar para as orientações do fabricante quanto à forma de diluição e ao prazo de validade do produto diluído. Os materiais porosos e tecidos utilizados na aplicação podem absorver os ingredientes ativos das fórmulas, sendo necessário verificar com o fabricante as orientações específicas para uso (Rutala e Weber, 2008).

Esses compostos possuem baixo nível de odor, não são corrosivos e sua atividade é pouco afetada pela presença de matéria orgânica. Altamente compatíveis com diversas superfícies, equipamentos e mobiliário, inclusive podem ser utilizados em pisos com tratamento de impermeabilização. Devido a sua baixa toxicidade, podem ser utilizados na limpeza e desinfecção de superfícies em berçários e cozinhas. Podem ser usados também em equipamentos e utensílios que entram em contato com alimentos, porém requerem o enxágue para a retirada completa do produto, devido ao risco de efeito cumulativo do produto pela ingestão de alimentos contendo resíduos de quaternário (Brasil. Agência Nacional de Vigilância Sanitária, 2010).

BIGUANIDAS

As biguanidas têm diversos usos na indústria química e farmacêutica. As mais utilizadas na área da saúde são a clorexidina (biguanida monomérica) e o cloridrato de poli-hexametileno biguanida – PHMB (biguanida polimérica) (McDonnell, 2007; Romanowski et al., 2013). Apesar de haver vasta literatura internacional sobre o uso das biguanidas para antissepsia, poucas publicações são encontradas sobre a eficiência e práticas da utilização desse princípio ativo como desinfetante de superfícies.

Agem pela alteração da permeabilidade da membrana plasmática, levando a danos citoplasmáticos e precipitação de proteínas e ácido nucleico. Possuem atividade sobre bactérias gram-positivas e gram-negativas e vírus (Arch Chemical, 2008). Têm menor eficácia perante fungos, vírus e algumas espécies de *Pseudomonas* spp., porém isso pode ser contornado pela adição de componentes sinérgicos à fórmula (McDonnell, 2007).

São compatíveis com detergentes, permitindo limpeza e desinfecção simultânea. Podem compor desinfetantes com associação de quaternários de amônia. Apresentam baixa corrosividade e baixa toxicidade humana e ambiental (McDonnell, 2007).

MONOPERSULFATO DE POTÁSSIO

Tem ação bactericida, viruscida (lipofílicos e não lipofílicos) e fungicida pela oxidação dos componentes físicos e químicos dos microrganismos. Mantém atividade mesmo na presença de matéria orgânica. Disponível na apresentação em pó, necessitando de diluição para obter concentração de uso a 1%. Na fórmula, possui surfactante, o que permite limpeza e desinfecção em passo único. Requer enxágue posterior para a remoção de resíduos esbranquiçados. Não é corrosivo. Desinfetante ainda pouco utilizado pelos serviços de saúde brasileiros (Brasil. Agência Nacional de Vigilância Sanitária, 2010; Laboratóriois B. Braun S.A., 2010; Torres, 2013a, 2013b). A literatura internacional é escassa sobre a eficiência e práticas da utilização desse desinfetante.

GLUCOPROTAMINA

A glucoprotamina foi descoberta em 1990 e consiste em substância complexa, livre de aldeídos e utilizada como componente ativo de alguns desinfetantes de baixo nível para superfícies e materiais. Pouco utilizada em nosso meio, mas há 15 anos no mercado europeu (Meinke etal., 2012). Apesar disso, a literatura internacional é escassa sobre a eficiência e práticas de utilização desse desinfetante. Um estudo realizado na Polônia demonstrou que a glucoprotamina apresentou rápida ação bactericida e fungicida em cepas isoladas de amostras clínicas (Tyski et al., 2009). O produto aprovado no Brasil para superfícies deve ser diluído a 0,5%.

ÁCIDO PERACÉTICO

Age por desnaturação das proteínas, alterando a permeabilidade da parede celular e levando à oxidação de proteínas e enzimas. Tem ação rápida sobre os microrganismos, inclusive com ação esporicida. É efetivo mesmo na presença de matéria orgânica. Apresenta baixa toxicidade, mas solução concentrada pode causar irritação aos olhos e trato respiratório. Para superfícies, a concentração usual é de 0,5% e pode compor formulações com peróxido de hidrogênio (Brasil. Agência Nacional de Vigilância Sanitária, 2010; Rutala e Weber, 2008).

FENÓIS SINTÉTICOS

Apresenta ações bactericida, fungicida, virucida e tuberculicida. Apesar de os desinfetantes à base de fenóis sintéticos terem sido largamente utilizados no passado, na atualidade têm sido gradualmente substituídos devido à sua toxicidade aos profissionais de saúde (toxicidade ocular, dérmica e oral), ao paciente (histórico de causar hiperbilirrubinemia em recém-nascidos e impregnação em superfícies porosas) e ao meio ambiente (efeito acumulativo e de difícil biodegradação). Este princípio ativo é atualmente incluído em pequenas concentrações nas formulações de desinfetantes que associam vários princípios ativos para torná-los mais efetivos e com baixa toxicidade (Brasil. Agência Nacional de Vigilância Sanitária, 2010; Ricarte e Fagnani, 2008; Rutala e Weber, 2008; United States of America. Centers for Disease Control and Prevention (CDC). Healthcare Infection Control Practices Advisory Committee, 2003).

CONCLUSÃO

Os cuidados com o ambiente dos serviços de saúde visam à segurança e ao bem-estar aos usuários e profissionais, por meio de processos efetivos e sistemáticos de limpeza/desinfecção e manutenção das superfícies. O uso criterioso de desinfetantes pode contribuir na prevenção da disseminação de microrganismos de relevância epidemiológica em superfícies e equipamentos, reduzindo seu reservatório no ambiente para que, junto com a prática da higienização das mãos, a possibilidade de transmissão cruzada a pacientes suscetíveis seja controlada. A desinfecção de superfícies deve ser estabelecida dentro de parâmetros de avaliação de risco, considerando as indicações e as restrições dos germicidas como um dos elementos da estratégia global de prevenção de infecções relacionadas à assistência à saúde.

Agradecimento especial à Profa. Dra. Kazuko Uchikawa Graziano, da Escola de Enfermagem da Universidade de São Paulo, pela revisão técnica final do capítulo que muito acrescentou à qualidade do conteúdo.

BIBLIOGRAFIA

Ali Y, Dolan M, Fendler E, Larson E. Alcohols. In Block S (ed). Disinfection, sterilization, and preservation. 5th ed. Philadelphia (EUA): Lippincott Williams & Wilkins; 2001. p. 229-53.

Arch Chemical. Polyhexamethylene biguanide (PHMB). 2008. Retrieved from http://www.arch-chemicals.com/Fed/Corporate/Docs/ACC/ARCH_CHEMICALS-PHMB.pdf

Ayliffe GAJ, Collins BJ, Lowbury EJL. Cleaning and disinfection of hospital floors. Br Med J 1966;2:442-5. Retrieved from http://www.ncbi.nlm.nih.gov/pmc/articles/PMC1943400/pdf/brmedj02355-0034.pdf

Boyce J. When the patient is discharged: terminal disinfection of hospital rooms. Medscape 2010.Retrieved January 17, 2014, from http://www.medscape.com/viewarticle/723217

Brasil. Agência Nacional de Vigilância Sanitária. Resolução da Diretoria Colegiada – RDC 14, de 28 de fevereiro de 2007. Aprova o regulamento técnico para produtos saneantes com ação antimicrobiana harmonizado no âmbito do Mercosul através da Resolução GMC nº 50/06. 2007. Retrieved January 17, 2014, from http://portal.anvisa.gov.br/wps/wcm/connect/a450e9004ba03d47b973bbaf8fded4db/RDC+14_2007.pdf?MOD=AJPERES

Brasil. Agência Nacional de Vigilância Sanitária. Limpeza e desinfecção de superfícies. Brasília; 2010.

Dancer SJ.The role of environmental cleaning in the control of hospital-acquired infection. J Hosp Infect 2009;73:378-85.

Destra AS, Felix AMDS. Ambientes de micro-organismos epidemiologicamente importantes – precauções especiais e surtos. In Felix AMDS, Silva AMC (eds). Higiene, desinfecção ambiental e resíduos sólidos em serviços de saúde. 3ª ed. São Paulo: APECIH – Associação Paulista de Estudos e Controle de Infecção Hospitalar; 2013. p. 107-26.

Dettenkofer M, Wenzler S, Amthor S et al. Does disinfection of environmental surfaces influence nosocomial infection rates? A systematic review. Am J Infect Control 2004;32:84-9.

Exner M. Divergent opinions on surface disinfection: myths or prevention? A review of the literature. GMS Krankenhhyg Interdiszip 2007. Retrieved January 14, 2014, from http://www.ncbi.nlm.nih.gov/pubmed/20200680

Felix AMDS. O ambiente e a aquisição de infecção. In Felix AMDS, Silva AMC (eds). Higiene, desinfecção ambiental e resíduos sólidos em serviços de saúde. 3ª ed. São Paulo: APECIH – Associação Paulista de Estudos e Controle de Infecção Hospitalar; 2013. p. 31-7.

Felix AMDS, Andrade A, Regolin P. Princípios de controle de infecção para a limpeza e desinfecção das superfícies ambientais em serviços de saúde. In Felix AMDS, Silva AMC (eds). Higiene, desinfecção ambiental e resíduos sólidos em serviços de saúde. 3ª ed. rev. São Paulo: APECIH – Associação Paulista de Estudos e Controle de Infecção Hospitalar; 2013. p. 17-30.

Ferreira AM, Andrade D de, Rigotti MA, Ferreira MVF. Condições de limpeza de superfícies próximas ao paciente, em uma unidade de terapia intensiva. Rev Latino-Am Enfermagem (internet). 2011. Retrieved January 17, 2014, from http://www.scielo.br/scielo.php?pid=S0104-11692011000300015&script=sci_arttext&tlng=pt

Graziano MU, Graziano KU, Pinto FMG et al. Eficácia da desinfecção com álcool a 70% (p/v) de superfícies contaminadas sem limpeza prévia. Rev Latino-Am Enfermagem (internet). 2013. Retrieved January 17, 2014, from http://www.scielo.br/scielo.php?pid=S0104-11692013000200618&script=sci_arttext&tlng=pt

Ireland. Health Protection Surveillance Centre (HPSC). Surveillance, diagnosis and management of *Clostridium difficile* – associated disease in Ireland – Update of 2008 Guidance. 2013. Retrieved January 17, 2014, from http://www.hpsc.ie/hpsc/A-Z/Gastroenteric/Clostridiumdifficile/Publications/File,13950,en.pdf

Kawagoe JY, Graziano KU, Valle Martino MD et al. Bacterial reduction of alcohol-based liquid and gel products on hands soiled with blood. Am J Infect Control 2011;39:785-7.

Laboratórioeis B. Braun S.A. Catálogo do desinfetante Virkon. 2010.

McDonnell GE. Chemical disinfection. In G. E. McDonnell GE (ed). Antisepsis, disinfection, and sterilization: types, action, and resistance. Washington, DC: ASM Press; 2007. p.79-148.

Meinke R, Meyer B, Frei R, Passweg J, Widmer AF. Equal efficacy of glucoprotamin and an aldehyde product for environmental disinfection in a hematologic transplant unit: a prospective crossover trial. Infect Control Hosp Epidemiol 2012;*33*:1077-80.

Menezes FG de, Correa VMS de P, Franco FG de M. Surto de infecção por norovírus em instituição de longa permanência no Brasil. Einstein 2010;8:410-3.

Ricarte M, Fagnani R. Desinfetantes hospitalares. In Torres S, Lisboa TC (eds). Gestão dos serviços de limpeza, higiene e lavanderia em estabelecimentos de saúde. 3ª ed. São Paulo: Sarvier; 2008. p. 52-69.

Romanowski EG, Yates KA, Connor KEO et al.The evaluation of polyhexamethylene biguanide (PHMB) as a disinfectant for adenovirus. JAMA Ophthalmol 2013;131:495-8.

Rutala WA, Gergen M, Weber DJ. Efficacy of different cleaning and disinfection methods against *Clostridium difficile* spores: importance of physical removal versus sporicidal inativation. Infect Control Hosp Epidemiol 2012;*33*:1255-8.

Rutala WA, Weber DJ. The benefits of surface disinfection. Am J Infect Control 2004;32:226-31. Retrieved from http://download.journals.elsevierhealth.com/pdfs/journals/0196-6553/PIIS0196655304003384.pdf

Rutala WA, Weber DJ. Guideline for Disinfection and Sterilization in Healthcare Facilities. 2008. Retrieved January 17, 2014, from http://www.cdc.gov/hicpac/Disinfection_Sterilization/toc.html

Rutala WA, Weber DJ. Disinfectants used for environmental disinfection and new room decontamination technology. Am J Infect Control 2013;41:S36-41.

Santos NDV dos, Rotta ET, Silva CF et al. Avaliação da limpeza terminal em uma unidade para pacientes portadores de microrganismos multirresistentes. Rev HCPA 2013. Retrieved January 17, 2014, from http://seer.ufrgs.br/hcpa/article/view/37024

Siegel JD, Rhinehart E, Cic RNMPH et al. 2007 Guideline for Isolation Precautions: Preventing Transmission of Infectious Agents in Healthcare Settings. 2007. Retrieved February 06, 2014, from http://www.cdc.gov/hicpac/pdf/isolation/isolation2007.pdf

Silva AMDC, Abreu ES de. Classificação das áreas e tipos de limpeza nos serviços de saúde. In Felix AMDS, Silva AMC (eds). Higiene, desinfecção ambiental e resíduos sólidos em serviços de saúde. 3ª ed. São Paulo: APECIH – Associação Paulista de Estudos e Controle de Infecção Hospitalar; 2013. p. 37-45.

Silveira IR. Materiais, utensílios e produtos utilizados pelo serviço de higiene: o racional teórico. Controvérsias e a prática. In Felix AMDS, Silva AMC (eds). Higiene, desinfecção ambiental e resíduos sólidos em serviços de saúde. 3ª ed. São Paulo: APECIH – Associação Paulista de Estudos e Controle de Infecção Hospitalar; 2013. p. 47-71.

Spadão F de S, Oshiro ICVS. Produtos utilizados na limpeza e desinfecção do ambiente (detergentes e germicidas): indicações, critérios de uso, meio ambiente, vantagens e desvantagens e novas tecnologias. In Felix AMDS, Silva AMC (eds). Higiene, desinfecção ambiental e resíduos sólidos em serviços de saúde. 3ª ed. São Paulo: APECIH – Associação Paulista de Estudos e Controle de Infecção Hospitalar; 2013. p. 83-92.

Torres S. Produtos químicos para desinfecção ambiental. Entrevista Silvana Torres. 2013a. Retrieved January 17, 2014, from http://www.nascecme.com.br/

Torres S. Produtos químicos para desinfecção ambiental – resultados. 2013b. Retrieved January 17, 2014, from http://www.nascecme.com.br/

Tyki S, Grzybowska W, Grzeszczuk S et al. Antimicrobial activity of glucoprotamin-containing disinfectants. Polish J Microbiol 2009;58:347-53.

United States of America. Centers for Disease Control and Prevention (CDC). Healthcare Infection Control Practices Advisory Committee. 2003. Guidelines for Environmental Infection Control in Healthcare Facilities. Retrieved January 14, 2014, from http://www.cdc.gov/hicpac/pubs.html

Weber DJ, Anderson DJ, Sexton DJ, Rutala WA. Role of the environment in the transmission of *Clostridium difficile* in health care facilities. Am J Infect Control 2013;41:S105-10.

Weber DJ, Rutala WA. Understanding and preventing transmission of healthcare-associated pathogens due to the contaminated hospital environment. Infect Control Hosp Epidemiol 2013;34:449-52.

Weber DJ, Rutala WA, Miller MB et al. Role of hospital surfaces in the transmission of emerging health care-associated pathogens: norovirus, *Clostridium difficile*, and *Acinetobacter* species. Am J Infect Control 2010;38:S25-33.

5. Novas Tecnologias

Silvana Torres

Avanços na Desinfecção de Superfícies Ambientais

Muitos estudos têm sido realizados para avaliar os métodos mais eficazes para a redução da transmissão de patógenos relacionados à assistência à saúde, provenientes de superfícies ambientais contaminadas. Evidências sustentam a importância das superfícies do ambiente na transmissão de microrganismos para pacientes e profissionais de saúde e vice-versa, assim como a eliminação desses agentes patogênicos como fator decisivo para a interrupção da cadeia de contaminação.

Evidências de que as limpezas terminais estão sendo frequentemente malfeitas, somadas ao fato de as instituições contarem com um número cada vez mais reduzido de trabalhadores para as atividades operacionais, impulsionam o desenvolvimento de novas tecnologias que possam preencher esta lacuna.

Abordaremos a seguir as tecnologias que vêm sendo mais exploradas em estudos na busca de mais evidências científicas que possam embasar os protocolos da limpeza institucional.

O desenvolvimento de novos métodos de desinfecção de superfícies visa principalmente minimizar o impacto da frequente ausência ou deficiência da desinfecção de superfícies em serviços de saúde.

Embora existam outros métodos com experiências em andamento, vamos nos ater aos que apresentam, até então, o maior número de publicações na literatura.

MÉTODOS *NO-TOUCH*: LUZ ULTRAVIOLETA (UV) E VAPOR DE PERÓXIDO DE HIDROGÊNIO (VPH)

Tanto a luz ultravioleta, como o vapor de peróxido de hidrogênio são métodos que não substituem a limpeza das superfícies, mas sim complementam essa prática.

Ou seja, as superfícies devem ser limpas previamente antes que os métodos *no-touch* sejam utilizados.

Tais métodos foram desenvolvidos para melhorar a qualidade da limpeza terminal, contribuindo para a redução das infecções relacionadas à assistência à saúde.

Até o momento não existem tecnologias *no-touch* que possam ser utilizadas na presença do paciente, portanto, tanto a UV como o VPH só podem ser aplicados após a limpeza terminal de um determinado ambiente. O fato se deve ao potencial risco para a saúde de pacientes e funcionários.

Novas pesquisas estão sendo conduzidas com VPH com doses mais baixas do que as utilizadas atualmente, assim como com UV com menor espectro para minimizar o risco ocupacional.

RADIAÇÕES ULTRAVIOLETA

O controle de microrganismos patogênicos por meio da desinfecção do ar, de objetos e de superfícies ambientais são algumas das aplicações da UV, onde a quebra de ligações moleculares do DNA é a principal causa da morte dos microrganismos.

A eficácia da radiação UV dependerá de alguns fatores, tais como tipo e quantidade de matéria orgânica existente nas superfícies, comprimento de onda da luz UV, tempo de exposição, local de colocação da lâmpada, velocidade do ar no ambiente, temperatura e umidade do ar, distância da luz até a superfície a ser desinfetada etc.

Estudos demonstraram a redução do *Clostridium difficile* em mais de 1,7 a 4 $\log^{10}$ entre 35 e 100 minutos.

Estes mesmos estudos resultaram em eficácia reduzida quando as superfícies não estavam na linha direta da radiação e mesmo nestas condições houve redução de 2 $\log^{10}$.

Outros estudos mostram reduções significativas de bactérias vegetativas como *Staphylococcus aureus* resistente à meticilina (MRSA), *Enterococcus* resistente à vancomicina (VRE), *Acinetobacter baumannii* e esporos do *Clostridium difficile*, sendo que, neste último, foi necessário um tempo de exposição maior para sua eliminação.

Vantagens da UV

- Auxilia na redução da contaminação ambiental após a limpeza terminal das superfícies do ambiente.
- Dispensa mão de obra humana durante a realização do processo.

- Garante que todas as superfícies sejam desinfetadas mesmo na ausência do trabalhador do serviço de limpeza.
- Não deixa resíduos nas superfícies após desinfecção.
- Alto custo inicial (para aquisição do equipamento).

Limitações da UV

- Baixo efeito penetrante. A desinfecção não ocorre em superfícies que a radiação não incida diretamente. Exemplo: zona sombreada, dentro de gavetas, atrás de móveis etc.
- Tempo de exposição: varia de 15-50 minutos.
- Pode destruir plásticos ou vinil e causar desbotamento de tintas e tecidos a longo prazo.
- Menor eficácia na presença de matéria orgânica.
- Só poderá ser utilizada em quartos vagos, sem a presença de pacientes. A entrada do *staff* deve ser evitada durante o processo.

VAPOR DE PERÓXIDO DE HIDROGÊNIO

O sistema consiste na distribuição uniforme do vapor pelo ambiente a ser desinfetado e ao final do processo a aeração do ambiente converte todo o peróxido de hidrogênio em água e oxigênio, tornando, assim, o ambiente novamente seguro. O monitoramento da descarga do VPH e da fase de aeração é computadorizado.

Com as mesmas propostas de desinfecção de superfícies ambientais, vários estudos demonstram a capacidade do VPH em eliminar MRSA, VRE, *Mycobacterium tuberculosis*, esporos, vírus e bacilos gram-negativos multirresistentes de superfícies do ambiente. Também tem sido utilizado com sucesso na eliminação de *Serratia marcescens* de UTI neonatais.

Em um estudo comparativo entre os sistemas VPH e a luz ultravioleta, o VPH demonstrou ser o método significativamente mais eficaz, tanto na redução da contaminação bacteriana, como dos esporos de superfícies de quartos de pacientes.

Outro estudo demonstrou que a utilização do VPH reduziu a contaminação ambiental e o risco de os pacientes internados adquirirem microrganismos multirresistentes de quartos anteriormente ocupados por pacientes colonizados.

Vantagem do VPH

- Auxilia na redução da contaminação ambiental após a limpeza terminal das superfícies do ambiente.

- Eficaz contra esporos do *Clostridium difficile*.
- Promove descontaminação de equipamentos complexos de difícil limpeza.
- Distribui-se uniformemente no ambiente através de um sistema automatizado de dispersão.

Limitações do VPH

- Alto custo para aquisição do equipamento.
- Aumento do tempo para desinfecção das superfícies quando comparado ao da limpeza e desinfecção convencional.
- Processo demorado (média de 3-5 horas).
- Todos os pacientes e funcionários devem sair do local antes do início da desinfecção.
- Eficácia reduzida na presença de matéria orgânica.
- Necessidade do fechamento de dutos de ar, janelas, portas e frestas da porta antes do início do processo.
- Necessidade de limpeza prévia das superfícies do ambiente antes da desinfecção com VPH.

BIBLIOGRAFIA

Bates CJ, Pearse R. Use of hydrogen peroxide vapour for environmental control during a *Serratia* outbreak in a neonatal intensive care unit. J Hosp Infect 2005; 61:364-6.

Havill NL, Moore BA, Boyce JM. Comparison of the microbiological efficacy of hydrogen peroxide vapor and ultraviolet light processes for room decontamination. Infect Control Hosp Epidemiol 2012;33:507-12.

Havill NL. Best practices in disinfection of noncritical surfaces in the health care setting: creating a bundle for success. Am J Infect Control 2013;41(5 Suppl):S26-30.

Nerandzic MM, Cadnum JL, Pultz MJ, Donskey CJ. Evaluation of an automated ultraviolet radiation device for decontamination of *Clostridium difficile* and other healthcare-associated pathogens in hospital rooms. BMC Infect Dis 2010;10:197.

Passaretti PL et al. An evaluation of environmental decontamination with hydrogen peroxide vapor for reducing the risk of patient acquisition of multidrug-resistant organisms. Clin Infect Dis 2013;56:27-5.

Rutala WA, Weber DJ. Disinfectants used for environmental disinfection and new room decontamination technology. Am J Infect Control 2013;41(5 Suppl):S36-41.

Rutala WA, Gergen MF, Weber DJ. Room decontamination with UV radiation. Infect Control Hosp Epidemiol 2010;31:1025-9.

Weber DJ, Anderson D, Rutala WA. The role of the surface environment in healthcare-associated infections. Curr Opin Infect Dis 2013;26:338-44.

Weber DJ, Rutala WA. Self-disinfecting surfaces: review of current methodologies and future prospects. Am J Infect Control 2013;41:S31-5.

SUPERFÍCIES "AUTODESINFETANTES" – REVESTIMENTOS COM LIGAS DE COBRE

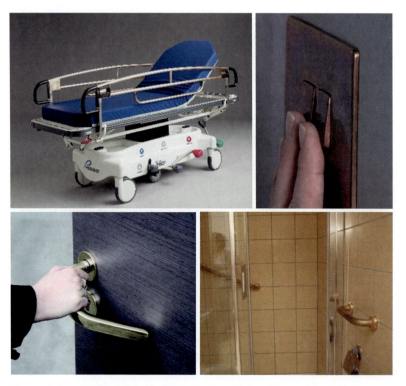

Figura I-2 – Grades laterais de cama hospitalar, interruptor, maçaneta e acessórios de banheiro em liga de cobre.

Na tentativa de reduzir a frequência da limpeza e o nível de contaminação das superfícies do ambiente em serviços de saúde, novos métodos têm sido testados e descritos na literatura. Sendo alvo de diversos estudos nos últimos anos, as denominadas "superfícies autodesinfetantes" reduzem a contaminação microbiana de superfícies ambientais.

O método consiste em impregnar ou revestir superfícies com cobre, um metal pesado, capaz de causar a morte microbiana quando em contato direto com a superfície "cobreizada".

Não se sabe ao certo qual o mecanismo pelo qual o cobre mata bactérias, apenas teorias que têm sido estudadas, tais como desequilíbrio osmótico; extravasamento de potássio ou glutamato da camada externa da bactéria causados pelo cobre ou estresse oxidativo causado pela geração de peróxido de hidrogênio.

Pesquisas laboratoriais que comprovam a eficácia antimicrobiana do cobre em superfícies têm sido realizadas em muitos países, entre estes: Reino Unido, EUA, Chile, África do Sul, Alemanha e Japão.

A atividade antimicrobiana das ligas de cobre foi reconhecida pela Agência de Proteção Ambiental Americana (EPA), que em 2008 concedeu o registro para cinco ligas de cobre inicialmente, reconhecendo-o como primeiro material com atividade antimicrobiana contínua. A comprovação da eficácia antimicrobiana das ligas de cobre foi atestada por meio de um dos protocolos de testes utilizados pela EPA, que conferiu a morte de 99,9% das bactérias em superfícies cobreizadas em 2 horas.

Diversos estudos clínicos avaliaram a atividade do cobre em superfícies com grande número de toques, tais como maçanetas, grades de camas hospitalares, interruptores de luz, chamadas de enfermagem etc.

De acordo com resultados de estudos *in vitro*, uma grande diversidade de patógenos relacionados à assistência à saúde pode ser morta em minutos ou horas quando em contato com superfícies cobreizadas, tais como *Sthapylococcus aureus*, MRSA, espécies de *Enterococcus*, *Escherichia coli*, *Acinetobacter baumannii*, *Pseudomonas aeruginosa*, *Mycobacterium tuberculosis*, *Klebsiella pneumoniae* etc.

Vários estudos comparativos entre superfícies com e sem revestimento com cobre têm sido realizados em serviços de saúde e, em geral, têm demonstrado que superfícies revestidas ou impregnadas por cobre apresentam redução modesta das bactérias vegetativas em cerca de 1-2 $\log^{10}$ unidades formadoras de colônia (UFC).

Em 2008, um estudo para avaliar a atividade do cobre e ligas de cobre contra esporos e células vegetativas do *Clostridium difficile* demonstrou a morte superior a 6 $\log^{10}$ de células vegetativas, mas não mostrou a redução de esporos em 3 horas. Entretanto, no mesmo ano, outros autores demonstraram em outro estudo a redução de mais de 3 $\log^{10}$ de esporos do *Clostridium difficille* em superfícies de cobre em 24 a 48 horas.

Em 2013, um importante estudo randomizado foi conduzido em unidade de terapia intensiva para avaliar as taxas de infecções relacionadas à assistência à saúde após o revestimento das superfícies dessa unidade com cobre. Tal estudo resultou em redução de mais de 50% da taxa de infecções, entretanto, vale ressaltar que houve duas importantes limitações neste estudo: ausência de avaliação da frequência da higiene das mãos e da eficácia da limpeza terminal durante o período do estudo.

A inclusão de tais avaliações é essencial em futuros estudos, já que temos evidências de que o aumento da adesão à higiene das mãos, educação continuada das equipes de limpeza e enfermagem com relação às superfícies mais tocadas e monitoramento da limpeza com *feedback* imediato favoreçam a diminuição das taxas de infecções relacionadas à assistência à saúde.

Nas últimas décadas, o uso disseminado, mau uso e abuso de antimicrobianos têm acelerado o desenvolvimento de resistência aos antibióticos. Segundo pesquisadores de três países europeus, além de antibióticos, os metais biocidas também podem contribuir para o desenvolvimento e manutenção da resistência bacteriana. Tais resultados foram obtidos a partir de uma extensa base de dados (BacMet) e profunda revisão da literatura científica.

Um comitê formado por membros da comunidade europeia também avaliou essa resistência e concluiu que a exposição das bactérias aos metais biocidas pode aumentar a propagação da resistência aos antibióticos. O comitê, *Scientific Committee on Emerging and Newly Identified Health Risks* (SCENIHR), avalia riscos sanitários e ambientais de diferentes áreas, entre elas, novas tecnologias, como a nanotecnologia.

Entretanto, os pesquisadores que criaram o BacMet ressaltam que ainda existe uma lacuna substancial de conhecimento e dificuldade de acesso à base de dados organizados referentes à resistência do metal aos biocidas, que possibilitem estudar a origem do desenvolvimento da resistência a antibióticos e compreender os mecanismos de resistência cruzada entre antibióticos, biocidas e metais.

Atualmente, os bancos de dados de genes de resistência a antibióticos existem, mas, no entanto, não há bases de dados especializadas disponíveis para os genes de resistência bacteriana aos biocidas ou metais.

O BacMet não só irá permitir que microbiologistas e toxicologistas entendam o desenvolvimento de resistência a antibióticos de forma mais abrangente no futuro, mas também constituir um importante recurso para os fabricantes de superfícies e revestimentos de metal, empresas de fabricação de biocidas e produtores de conservantes de alimentos para compreender o desenvolvimento de mecanismos de tolerância para os produtos e, possivelmente, controlar o uso de metais biocidas de forma mais sustentável.

Segundo um reconhecido manual de limpeza ambiental canadense, a utilização de materiais que contêm cobre para superfícies em ambiente hospitalar pode ser um complemento para as medidas de prevenção de infecções hospitalares, mas requer mais avaliação. Ressalta também que o cobre não substitui a necessidade de limpeza e desinfecção rotineira nos serviços de saúde.

De acordo com uma recente revisão publicada, superfícies que apresentam autodesinfecção apresentam as seguintes vantagens e limitações:

VANTAGENS

- Superfícies com cobre não se desgastam, fornecendo contínua desinfecção nas superfícies do ambiente que o contém.
- Minimiza o impacto da falta de limpeza ou da prática inadequada de limpeza e desinfecção das superfícies do ambiente.

- Apresenta atividade antimicrobiana de largo espectro.
- Toxicidade muito baixa ou ausente para humanos.

LIMITAÇÕES

- Ausência de estudos que avaliem o custo de aquisição, instalação e manutenção de superfícies com cobre.
- Necessidade de novos estudos que avaliem comparativamente os benefícios e as limitações.
- Necessidade de mais estudos que:
  - Avaliem os microrganismos mais resistentes, como, por exemplo, *Clostridium* e norovírus.
  - Investiguem de forma sistemática se os seguintes parâmetros podem afetar a atividade antimicrobiana do cobre para que estudos já realizados possam ser comparados: técnica de inoculação, temperatura de incubação, umidade, teor de cobre na liga, frequência da limpeza e presença de matéria orgânica nas superfícies.

OUTRAS APLICAÇÕES DO REVESTIMENTO DE SUPERFÍCIES COM COBRE

Embora a abordagem deste tema tenha como foco principal os serviços de saúde, é importante ressaltar que existem outras aplicações para o cobre que podem beneficiar a população geral, como em superfícies muito tocadas de locais públicos: por exemplo, descargas e torneiras de banheiros, corrimãos, puxadores, bancadas, mesas, maçanetas etc.

Superfícies com grande número de toques pela população encontram-se frequentemente contaminadas. Dessa forma, o cobre pode contribuir para a minimização da contaminação das mãos através dessas superfícies, reduzindo assim o risco de propagação de doenças infecciosas, interrompendo a cadeia contaminante. Podemos encontrar um exemplo desta aplicação no estacionamento do aeroporto de Congonhas em São Paulo, onde as superfícies de corrimãos de entrada e guichês de cobrança se encontram cobreizadas!

IMPACTO FINANCEIRO

O impacto financeiro dependerá muito do tipo de equipamento e/ou material onde será aplicado o revestimento com cobre. É necessário o estudo caso a caso.

Conforme abordado anteriormente, são necessárias realizações que contemplem o custo-benefício da tecnologia em questão, sendo desejável, preferencialmente, estudos comparativos.

CONCLUSÃO

De acordo com uma recente revisão sobre novas tecnologias, as superfícies autodesinfetantes apresentam potencial de desenvolvimento com enormes possibilidades. Como mais importante, ressalta a importância destas superfícies para minimizar o impacto da falta ou inadequação das práticas de limpeza e desinfecção, tanto diárias como terminais.

BIBLIOGRAFIA

Casey AL, Adams D, Karpanen TJ et al. Role of copper in reducing hospital environment contamination. J Hosp Infect 2010;74:72-7.

Grass G, Rensing C, Solioz M. Metallic copper as an antimicrobial surface. Appl Environ Microbiol 2011;77:1541-7.

Karpanen TJ, Casey AL, Lambert PA et al. The antimicrobial efficacy of copper alloy furnishing in the clinical environment: a crossover study. Infect Control Hosp Epidemiol 2012;33:3-9.

Marais F, Mehtar S, Chalkley L. Antimicrobial efficacy of copper touch surfaces in reducing environmental bioburden in a South African community healthcare facility. J Hosp Infect 2010;74:80-1.

Mikolay A, Huggett S, Tikana L et al. Survival of bacteria on metallic copper surfaces in a hospital trial. Appl Microbiol Biotechnol 2010;87:1875-9.

Pal C, Bengtsson-Palme J, Rensing C et al. BacMet: antibacterial biocide and metal resistance genes database. Nucleic Acids Research, 2014, Vol. 42, Database issue D737-D743.

PIDAC – Provincial Infectious Diseases Advisory Committee. Best practices for environmental cleaning for prevention and control of infections. In All Health Care Settings. 2nd ed. 2012.

Rai S, Hirsch BE, Attaway HH et al. Evolution of the antimicrobial properties of copper surfaces in an outpatient infectious disease practice. Infect Control Hosp Epidemiol 2012;33:200-1.

Salgado CD, Sepkowitz KA, John JF et al. Copper surfaces reduced the rate of healthcare-acquired infections in the intensive care unit. Infect Control Hosp Epidemiol 2013;34:479-86.

SCENIHR (Scientific Committee on Emerging and Newly Identified Health Risks). Research Strategy to Address the Knowledge Gaps on the Antimicrobial Resistance Effects of Biocides. Brussels, Belgium: European Commission; 2010. p. 1-34.

Weber DJ, Rutala WA. Self-disinfecting surfaces: review of current methodologies and future prospects. Am J Infect Control 2013;41:S31-5.

Weber DJ, Anderson D, Rutala WA. The role of the surface environment in healthcare-associated infections. Curr Opin Infect Dis 2013;26:338-44.

DESINFECÇÃO A VAPOR SOB PRESSÃO

A utilização generalizada de produtos químicos em hospitais tornou-se praticamente regra, principalmente porque existem evidências de que em determinadas situações os desinfetantes fazem parte de um conjunto de medidas para o controle das infecções cruzadas. Temos como exemplo as superfícies mais tocadas por pacientes e profissionais de saúde, superfícies que contenham matéria orgânica, superfícies de locais onde haja suspeita ou confirmação de precauções por contato etc.

É importante que todos os usuários de produtos químicos tenham consciência de que existem limites e efeitos indesejáveis quando protocolam sua utilização, tais como:

- A eficácia dos químicos depende de tempos de contato com superfícies relativamente longos (5-10 minutos, dependendo do produto).
- Vapores, nem sempre vistos a olho nu, podem ser tóxicos, causando problemas de pele, irritação dos olhos ou vias respiratórias ao trabalhador (exemplo, asma).
- Podem ser inativados na presença de matéria orgânica.

O grande diferencial do sistema de desinfecção a vapor seco saturado sob pressão é a ausência de produtos químicos durante o processo. O superaquecimento garante a eliminação de grande parte dos microrganismos sem deixar resíduos de produtos, já que só é utilizada água no processo.

As altas temperaturas garantem o vapor seco, o que possibilita sua utilização mesmo em áreas ocupadas por pacientes e também em equipamentos elétricos e eletrônicos, desde que desligados.

Outro diferencial é alcançar superfícies de difícil acesso com o auxílio de acessórios do equipamento.

Um estudo avaliou superfícies com grande número de toques de quartos de pacientes antes e após a utilização de máquina a vapor. Após o tratamento das superfícies com vapor, houve redução de mais de 90% das bactérias, sendo que na maioria das superfícies o nível de patógenos encontrados ficou abaixo do limite de detecção.

Outro estudo italiano também investigou a tecnologia a vapor em superfícies hospitalares, comparando amostras coletadas das superfícies selecionadas antes e após o tratamento com vapor. Os resultados demonstraram redução de 88,41% de unidades formadoras de colônias nas superfícies submetidas ao vapor, tendo o estudo significância estatística com $p < 0,001$.

Vários estudos demonstraram que o tratamento de superfícies com vapor é um método eficaz na descontaminação de superfícies, tanto para as contaminadas intencionalmente, com elevadas concentrações de microrganismos patogênicos para fins do experimento, como em superfícies de áreas ocupadas por pacientes. Mais estudos em serviços de saúde podem contribuir para maior embasamento nesse segmento.

VANTAGENS

- Aplicação rápida (5-10 segundos de exposição).
- Baixo custo.
- Limpa, desinfeta e pode eliminar graxa, óleo e manchas de superfícies.
- Não deixa resíduos após desinfecção.
- Pode ser aplicado na presença de pacientes, embora o ruído de alguns equipamentos possa ser um empecilho.
- Pode ser utilizado em equipamentos eletrônicos e na maioria dos tecidos.
- É eficaz na presença de biofilmes encontrados em superfícies contaminadas, eliminando os microrganismos presentes.
- Demonstra eficácia contra bactérias, vírus, fungos e esporos.

LIMITAÇÕES

- Tamanho e mobilidade do equipamento em pequenos espaços: geralmente grandes.
  Obs.: deve-se dar preferência aos portáteis.
- Necessidade de acessórios para maior abrangência da desinfecção, fator de aumento de custos.
- Pode danificar revestimentos de plásticos ou vinil.
- Necessidade de tomadas e voltagem compatíveis ao padrão nacional, visto que muitos equipamentos são importados.

BIBLIOGRAFIA

Lorenzi S, Salvatorelli G, Finzi G, Cugini P. Use of a steam generator for disinfection of hospital ward room surfaces. Br Microbiol Res J 2012;2:228-32.

PIDAC – Provincial Infectious Diseases Advisory Committee. Best practices for environmental cleaning for prevention and control of infections. All Health Care Settings. 2nd ed. 2012.

Sexton J, Tanner BD, Maxwell SL, Gerba CP. Reduction in microbial load on high-touch surfaces in hospital rooms by treatment with a portable saturated steam vapor disinfection system. Am J Infect Control 2011;39:655-62.

Tanner BD. Reducing the risk of infection by treating samples contaminated surfaces with a novel, portable system, saturated steam vapor disinfection. Am J Infect Control 2009;37:20-7.

Como Avaliar as Novas Tecnologias?

Uma avalanche de dúvidas nos invade diariamente quando recebemos a visita de um representante comercial ou consultor técnico para apresentar uma nova tecnologia: *Será que devo confiar no que o representante diz? Quanto custa? Devo padronizar? Eu deveria dividir esta avaliação com os membros de outra categoria profissional? E se a nova tecnologia for padronizada e nenhuma das promessas feitas for cumprida? Terei tempo para a realização do teste e da análise? A nova tecnologia irá contribuir para melhores práticas em limpeza e desinfecção de superfícies? Contribuirá para o controle das infecções?*

A boa notícia é que é saudável ter estas dúvidas, ou seja, que bom poder contar com o benefício da dúvida, muito pior seria se não as tivéssemos.

As dúvidas aguçam nossa curiosidade e nos levam à busca de respostas que podem estar em resultados já obtidos em outros serviços com a tecnologia apresentada ou na literatura.

Não raro, mesmo após ter percorrido todos estes caminhos, nada é encontrado. E daí, o que faremos? Uma das respostas poderia ser: por que não posso ser o protagonista desta referência que tanto busco? Por que não testar a nova tecnologia com metodologia científica e publicar para que futuros pesquisadores encontrem uma resposta e repitam a experiência nas condições da instituição elegida?

Para orientar os caminhos para escolhas mais adequadas, serão listadas as principais preocupações que devemos ter ao nos deparar com novas tecnologias e optar por adquiri-las ou não.

CONSTRUINDO UM MODELO DE AVALIAÇÃO DE NOVAS TECNOLOGIAS

DEFINIR QUEM FARÁ A AVALIAÇÃO

O primeiro passo é definir quem fará esta avaliação. Como se trata de nova tecnologia para o serviço de limpeza, certamente um representante deste serviço deverá participar, porém, se a tecnologia promete de alguma forma prevenir ou controlar infecções, também é certo de que deverá ter um representante do serviço de controle de infecções participando da avaliação. Por exemplo, caso a tecnologia a ser testada seja uma máquina de lavar piso que promete aumentar a produtividade, não existe razão para alguém que trabalhe com controle de infecção participe do processo. Nesse caso, os representantes dos serviços de limpeza e de gestão ambiental (quando houver) poderão avaliar. Entretanto, quando o foco da avaliação for um novo pano de limpeza manual, um *mop* ou, por exemplo, um instrumento que monitore a qualidade da limpeza, o serviço de controle de infecção deverá participar do processo de avaliação e escolha. O porquê disso é o fato de que todos esses produtos citados podem influenciar positiva ou negativamente na prevenção e controle das infecções.

AVALIAR O IMPACTO DA NOVA TECNOLOGIA

Neste momento, é importante fazer uma revisão de literatura sobre a nova tecnologia e confrontar o que foi encontrado com o que é prometido pela empresa. Caso nada seja encontrado, deve-se analisar a possibilidade de realizar os primeiros testes com o novo produto ou não. Caso os testes sejam feitos, cabe decidir se os resultados serão ou não publicados.

Vale ressaltar que nem sempre os resultados encontrados na literatura refletem exatamente o que ocorreria em sua instituição. Um novo produto pode impactar positivamente em uma instituição e negativamente em outra, pois testes apresentam uma série de variáveis. Por exemplo, uma instituição pode oferecer toda infraestrutura para a realização de testes em condições ideais: número de funcionários adequados, envolvimento e apoio do gestor etc. Já, em outra, nada disso pode estar adequado, comprometendo o resultado final.

Outro impacto a ser avaliado é com relação aos processos. Nessa fase, várias perguntas deverão ser respondidas:

A tecnologia é prática ou será um complicador para o serviço? Diminuirá ou aumentará o tempo de realização dos processos de limpeza? Requer um treinamento simples ou complexo? Requer acessórios extras? Pode ser utilizada em toda instituição ou apresenta restrições? Existe local adequado para guarda da tecnologia na instituição? Existe facilidade de transporte de um local para outro com apenas um operador?

AVALIAR O CUSTO-BENEFÍCIO DA TECNOLOGIA

Para essa avaliação a pergunta pertinente é:

Existem estudos prévios de custo-benefício do produto?

Exemplos: *existe economia de tempo para a realização de determinado processo com a nova tecnologia? A nova tecnologia contribui para a redução das taxas de IRAS (infecções relacionadas à assistência à saúde) em determinado setor?*

Obs.: para avaliar o impacto da nova tecnologia nas taxas de IRAS, deverá ser feito um estudo comparativo entre as taxas dos períodos pré e pós-implementação da tecnologia.

Caso não exista estudo de custo-benefício é desejável que seja feito.

AVALIAR A ASSISTÊNCIA PÓS-VENDA

Alguns questionamentos devem nortear esta avaliação, tais como:

Existe disponibilidade da empresa para treinamento em todos os turnos? Peças de reposição encontram-se disponíveis para compra imediata? Se sim, em quanto tempo a empresa garante a reposição? A garantia tem cobertura por quanto tempo?

BIBLIOGRAFIA

Stibich M. Guidelines for Evaluating New Technologies for Infection Control. ISSA website, 2011.

6. Equipamentos e Materiais

Silvana Torres

Equipamentos e Materiais para Limpeza de Superfícies Ambientais

Quando existe uma verba destinada à compra de equipamentos e materiais, é frequente o desejo de adquirir equipamentos modernos da mais alta tecnologia. Nesse caso, não se deve obedecer apenas ao impulso, mas analisar alguns aspectos:

- Custo-benefício.
- Cálculo do número de equipamentos por áreas.
- *Benchmarking* com instituições que já utilizam o equipamento, a fim de obter informações sobre qualidade, desempenho, ruídos, disponibilidade no mercado para reposição de peças e manutenção etc.
- Análise do tamanho, tipo e adequação do equipamento às áreas e às atividades que será destinado.
- Verificação, principalmente no caso de importados, se existe facilidade para a reposição de peças.
- Período de garantia.
- Flexibilidade para a utilização em diferentes áreas da instituição.
- Flexibilidade para a realização de teste com o equipamento durante certo período antes de adquiri-lo.
- Possibilidade de treinamento realizado pela empresa nos diversos turnos de trabalho.

> **Atenção!**
> Os equipamentos devem ser industriais, nunca domésticos!

CUIDADOS NECESSÁRIOS PARA A PRESERVAÇÃO E CONTROLE DOS EQUIPAMENTOS

- Cronograma de manutenção preventiva.
- Manutenção corretiva.
- Controle do processo – utilização, limpeza do equipamento e local de armazenamento.
- Treinamento teórico e prático para a utilização do equipamento, com ênfase nos seguintes pontos:
  - técnica de utilização;
  - local de utilização;
  - técnica de limpeza;
  - local de guarda deve estar protegido de sol, chuva etc.

Atenção

- Quando o equipamento possuir fio, não enrolá-lo ao redor do equipamento enquanto estiver em funcionamento.
- Verificar a compatibilidade da corrente elétrica com a voltagem da máquina.
- Nunca desconectar o *plug* da tomada à distância.
- Verificar cumprimento da data da manutenção preventiva.

Notificar

- Qualquer alteração que fuja aos padrões normais de seu funcionamento, como, por exemplo, ruídos novos ou em excesso.
- Tomadas, *plugs* ou fios danificados.
- Superaquecimento do equipamento.

A manutenção preventiva evita gastos e perda de tempo decorrentes do afastamento do equipamento por ocasião do conserto. Muitas vezes, a ausência de manutenção periódica acarreta a perda total do equipamento, que nem sempre pode ser reposto imediatamente, gerando transtorno no serviço e queda da qualidade do serviço prestado.

MÁQUINAS

A sustentabilidade está diretamente associada aos processos de limpeza, visto que utilizamos recursos naturais para atingir a meta de limpar. A limpeza sustentável só será alcançada com investimentos cada vez maiores em novas tecnologias para execução e manutenção da limpeza. Clientes potenciais podem impulsionar o mercado de máquinas e acessórios, que consequentemente irá estimular a industrialização e maiores investimentos em máquinas inteligentes que executem mais, gastando menos recursos em menor tempo. É importante que os investimentos em mão de obra, capacitação e tecnologias caminhem juntos!

MÁQUINAS DE LIMPEZA E DESINFECÇÃO A VAPOR E TEMPERATURA

Em um estudo realizado por Sexton, a máquina a vapor foi utilizada na limpeza de seis superfícies de oito quartos ocupados por paciente de longa permanência. Os resultados demonstraram que a carga microbiana das superfícies submetidas ao tratamento foi reduzida e concluíram que o sistema fornece um meio de redução dos microrganismos das superfícies do ambiente sem os inconvenientes associados aos produtos químicos e que pode reduzir a contaminação cruzada. Com redução acima de 90% dos níveis bacterianos, a presença de coliformes fecais nas superfícies foi reduzida de 83% para 13%.

De acordo com o estudo, o sistema também foi eficaz contra o *Clostridium difficile*, o qual foi isolado antes da aplicação do vapor, porém não detectado, após o processo.

As máquinas a vapor e temperatura podem ser consideradas uma das novas tecnologias para limpeza e desinfecção, podendo ser utilizadas com ou sem desinfetante, sendo a possibilidade de utilização sem desinfetante um diferencial. As temperaturas do jato podem variar de 90 a 150 graus, dependendo do fabricante.

Os equipamentos que permitem a aplicação do jato com aspiração simultânea facilitam a secagem da superfície, garantindo, assim, economia do tempo.

Embora neste estudo o equipamento tenha sido utilizado em superfícies com alta frequência de toques, nos hospitais brasileiros, a utilização das máquinas a vapor tem como sua maior indicação as limpezas terminais, processo no qual todas as superfícies do ambiente devem ser limpas.

Com ampla indicação de uso, as máquinas podem ser utilizadas em superfícies de pisos, paredes, azulejos, vidros, esquadrias, leitos hospitalares, cadeiras de rodas, macas etc. Benefícios adicionais na remoção de gomas de mascar e outras substâncias que aderem ao piso e mobiliários têm sido relatados.

Os tamanhos variam de acordo com o fabricante, podendo ser encontrados no mercado os de pequeno, médio e grande porte, dependendo da capacidade desejada.

Os acessórios dependerão do tipo de superfície a ser limpa, podendo ter uma ponta ou base mais ou menos abrasiva, maior ou menor.

Lembre que: se você não utilizar acessório ou utilizá-lo com a finalidade incorreta, prejudicará o processo.

O apelo sustentável está entre os principais benefícios do equipamento, visto que, quando utilizado sem desinfetantes, garante uma economia considerável, além da preservação ambiental. A economia de água e de detergente nos processos está entre as promessas positivas desta nova tecnologia.

Embora o *benchmarking* entre instituições seja importante, não deverá ser decisivo para a aquisição desta tecnologia. É importante que ouça críticas positivas ou negativas de usuários, entretanto, isso não dispensa a avaliação institucional própria, pois podemos ter surpresas. Um fato é adquirir um equipamento baseado em opiniões de quem já o possui, outro é ter a sua própria, baseada em sua realidade. Quando você conduz o teste e encontra resultados reais para sua estrutura, terá mais segurança ao adquirir ou reprovar um produto, afinal, um equipamento pode ser excelente para uma determinada estrutura de recursos humanos, materiais, engajamento das diferentes interfaces e *feedback* imediato por parte dos fornecedores, mas ruim para sua realidade e vive-versa. Supondo que sua instituição pretenda testar esse equipamento, mas não sabe ao certo o que avaliar, listo algumas sugestões para que conduza o teste em sua instituição sem que haja prejuízo no processo da limpeza e em sua avaliação:

- Procurar saber qual a temperatura final de saída do jato direto para a superfície
  Nem sempre a temperatura final do jato emitido é igual à temperatura prometida.
- Monitorar as superfícies que serão limpas e desinfetadas antes e após o processo
  Ver capítulo 9: Monitoramento da qualidade da limpeza de superfícies ambientais.
- Monitorar o tempo gasto para o processo "completo" da limpeza
  Atenção: o tempo deverá começar a ser contado assim que se inicie a montagem/adequação do equipamento no ambiente a ser limpo e o término da contagem somente após a finalização do processo completo da limpeza e não quando a máquina for desligada!
- Monitorar o gasto de água e detergente
  Comparar o consumo de água e detergente com o método convencional utilizado anteriormente com o atual.
- Realizar um levantamento de todos os acessórios necessários para as superfícies da instituição que serão limpas
  Só assim você terá o custo real do equipamento.

É desejável que mais estudos referentes a esta nova tecnologia sejam realizados.

BIBLIOGRAFIA

Sexton JD, Tanner BD, Maxwell SI, Gerba CP. Reduction in the microbial load on high-touch surfaces in hospital rooms by treatment with a portable saturated steam vapor system. Am J Infect Control 2011;39:655-62.

LAVADORAS AUTOMÁTICAS

As máquinas lavadoras automáticas economizam tempo, movimento e energia, beneficiando, assim, o funcionário e a instituição.

São várias as vantagens dessas máquinas, pois injetam a solução no piso, esfregam e secam utilizando um único equipamento.

Algumas máquinas permitem a lavagem tanto de pequenas quanto de grandes áreas, pela simples substituição de escovas de diferentes tamanhos, dependendo da extensão da área a ser lavada.

A remoção de sujidades impregnadas no piso é feita com o uso de disco próprio.

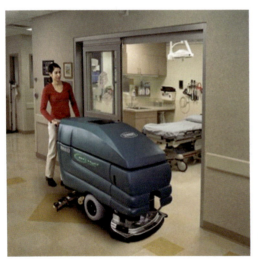

Figura I-3 – Lavadora automática de piso – médio porte.

ENCERADEIRAS E POLIDORAS

São equipamentos utilizados para conservação, podendo realizar tanto a lavagem de pisos frios, como o polimento de ceras. As enceradeiras podem ser utilizadas com escovas de lavagem ou discos de polimento. As escovas têm a função de remover a sujidade, já os discos possuem várias aplicações, dependendo do tipo, como, por exemplo, remoção de sujidades, remoção de acabamentos, polimento etc.

Basicamente, existem três tipos de enceradeiras: Low Speed ou baixa rotação, High Speed ou alta rotação e Ultra High Speed, sendo a diferença básica entre elas o número de rotações por minuto. Seu tamanho deverá ser compatível com a área a ser limpa.

Apenas as enceradeiras de baixa rotação podem ser usadas em pisos molhados.

LAVADORA DE ALTA PRESSÃO

As lavadoras de alta pressão são ideais para grandes áreas externas e, quando comparadas às mangueiras, possuem uma vazão de água por hora inferior, com a vantagem de contar com uma pressão praticamente inexistente na mangueira. Tais vantagens aumentam a produtividade do trabalhador e geram economia de água.

Podem ser encontradas lavadoras de alta pressão que utilizem água quente ou fria.

ASPIRADORES DE PÓ E LÍQUIDOS

Existem disponíveis no mercado aspiradores de pó e aspiradores tanto de pó como de líquidos. A necessidade do serviço é que irá determinar os tipos que deverão ser adquiridos, assim como suas capacidades.

É importante lembrar que quem utiliza o aspirador de pó e líquidos para as duas funções deve sempre trocar o filtro com o pó que foi aspirado antes de utilizá-lo como aspirador de líquidos, assim como deve ser devidamente seco após aspirar líquidos, antes de utilizá-lo como aspirador de pó.

O ideal é que o serviço tenha os dois tipos de aspiradores, evitando o uso incorreto.

Caso seja necessário o uso de aspirador de pó em áreas de imunodeprimidos, recomenda-se a utilização de aspiradores com filtros HEPA.

MOPS

Existem vários tipos de *mops* no mercado, entretanto, dividem-se basicamente em duas categorias: *mop* cabeleira e *mop* plano.

Mop cabeleira	*Mop* plano
É um equipamento constituído de cabeleira adaptada a uma armação articulada, presa a um cabo, que permite a realização de manobras de limpeza com agilidade e facilidade A cabeleira é constituída de fios longos, retorcidos ou não, que podem ser de microfibra de algodão, material sintético ou misto As pontas podem ser dobradas ou cortadas As características dos fios das cabeleiras definem sua qualidade e durabilidade	É um equipamento composto por cabo e suporte plano que serve como base de adaptação para fibras. Existem vários tipos de fibras no mercado, com características diversas: • com fios curtos nas extremidades – de microfibra, algodão, material sintético ou misto • sem fios nas extremidades • reprocessáveis • descartáveis • com adesivos • sem adesivos

A escolha do *mop* certo para um determinado serviço de saúde é uma tarefa que requer análise detalhada das diferenças, vantagens, limitações e aplicabilidade de cada tipo de *mop*; só assim será possível avaliar qual tipo atenderá melhor a nossa necessidade.

O custo-benefício deve ser analisado criteriosamente e, para isso, é recomendável que se façam testes com diferentes marcas, ouça diferentes fabricantes e solicite pareceres de diferentes clientes. Apenas o teste comparativo entre as diferentes tecnologias disponíveis pode trazer a segurança necessária de que está adquirindo o equipamento certo para o lugar certo.

Nem sempre o que é bom para um serviço é necessariamente bom para o outro, sendo o inverso também verdadeiro; entretanto, os parâmetros de comparação podem fazer a diferença no momento da escolha.

Vejamos as diferenças fundamentais entre os principais tipos de *mops*:

MOP PÓ (OU SECO) COM FIOS CURTOS

- Indicações – remoção de sujidades, detritos e pó que não estejam aderidos ao piso, substituindo a varredura úmida com panos de chão ou vassouras. Exemplo: partículas de pó, migalhas, cabelo.
- Vantagens:
  - Remove o pó sem levantar ou dispersar a poeira.
  - Dispensa o contato manual com a fibra durante o processo de remoção do pó do piso (contato existente quando o processo é feito com pano de chão), evitando acidentes com perfurocortantes.

- Limitações:
  - Tempo e custo do reprocessamento da fibra.
  - Alguns *mops* ainda necessitam de contato manual com a fibra no momento da troca.
  - A sujidade mais pesada aderida à fibra deve ser retirada antes que a fibra seja lavada; qualquer manobra para a remoção da sujidade deve ser feita dentro de um saco plástico, evitando a dispersão da poeira.
  - Alguns *mops* desbotam e reduzem drasticamente a qualidade de suas fibras, diminuindo sua vida útil, quando expostos à temperatura durante o processo de lavagem.
- Manutenção – para que se evite acidentes e se garanta a padronização do processo, recomenda-se que a fibra seja lavada em serviço de processamento de roupas próprio ou terceirizado, podendo ser lavada em máquinas de lavar a quente ou a frio.

MOP PÓ (OU SECO) COM FIBRA DESCARTÁVEL

- Tipos de fibras – as fibras são descartáveis, podendo ou não conter adesivo.
- Indicações – as mesmas do *mop* pó reprocessável.
- Vantagens:
  - Equipamento mais leve quando comparado com *mop* com fibras reprocessáveis.
  - Fibras descartáveis, portanto, não requer reprocessamento em serviço de processamento de roupas, basta descartar.
  - Aumento da produtividade quando a fibra contém adesivo, pois não é necessário voltar com a fibra em locais onde já foi passada anteriormente, já que as partículas ficam retidas no adesivo da fibra.

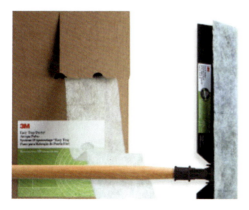

Figura I-4 – *Mop* pó com fibra descartável adesiva.

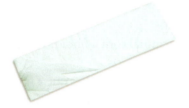
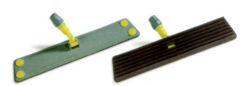

Figura I-5 – Fibra descartável.   **Figura I-6** – Suporte para fibra descartável.

- Dispensa contato manual com a fibra durante o processo de remoção do pó, evitando acidentes com perfurocortantes.
- Limitações – requer contato manual com a fibra no momento da troca; aumento do volume de resíduos.
- Durabilidade da fibra descartável – a fibra descartável deve ser desprezada quando estiver saturada; a fibra que contém adesivo perde o poder de aderir à sujeira quando saturada.

> **Custos: fibras reprocessáveis *vs.* fibras descartáveis**
> Os custos decorrentes tanto do reprocessamento das fibras, como da compra de fibras descartáveis, devem ser comparados e avaliados, levando-se em conta:
> - Custo-benefício.
> - Produtividade.
> - Custo unitário do reprocessamento da fibra – gasto com mão de obra de quem reprocessa, energia elétrica, água, produtos químicos, embalagem final, tempo de reprocessamento e distribuição etc.
> - Vida útil do *mop* pó – unidade de cabeleira *vs.* unidade da fibra descartável.
> - Custo unitário – fibra reprocessável *vs.* fibra descartável.
> - Aumento do volume de resíduos.

MOP ÁGUA (OU ÚMIDO) COM CABELEIRA REPROCESSÁVEL

O equipamento é constituído por conjunto duplo balde-espremedor e *mop* água com cabeleira.

- O carrinho com rodízios giratórios contém:
  - Dois baldes de cores diferentes: um com solução e outro com água para enxágue.

- Espremedor: prensa acoplada ao carrinho utilizada para torcer o *mop* sem contato manual.
- Indicações – limpeza concorrente de pisos com solução detergente, desinfetante ou detergente-desinfetante.
- Processo de limpeza – molha o *mop* no recipiente com solução, torce o *mop* com a prensa, passa o *mop* com técnica adequada no piso, enxágua o *mop* em recipiente contendo água limpa e passa no piso com técnica adequada (ver Capítulo 8).
- Vantagens:
  - Substitui panos de chão.
  - Elimina o contato manual do funcionário com produtos químicos.
  - Evita acidentes com os perfurocortantes, pois o *mop* não é torcido manualmente.
  - O funcionário não necessita realizar movimentos repetitivos e perigosos de abaixar-levantar (pois a maioria não utiliza técnica correta), necessários quando se utilizam panos de chão.
  - Aumento da produtividade quando o uso do sistema é comparado ao uso de pano e rodo.
- Manutenção – deve ser reprocessado em serviço de processamento de roupas próprio ou terceirizado.
- Cuidados na manutenção da cabeleira:
  - Lavar sempre que possível em máquina (com capacidade máxima, evitando atrito e desgaste entre as fibras), em água morna. Certificar-se com o fabricante antes da compra se o tipo de *mop* que quer comprar pode ser alvejado.
  - Lavar com produtos neutros.
  - Não utilizar amaciantes.
- Durabilidade – o tempo de vida útil da cabeleira depende:
- Do tipo de fibra utilizada na confecção.
- Do tipo de piso onde é utilizada.
- Da forma de utilização.
- De sua manutenção.
- Limitações:
  - Necessidade de movimentos repetitivos com a prensa, podendo ocasionar doença ocupacional no operador: LER – lesões por esforços repetitivos.
  - Tempo e custo do reprocessamento da cabeleira.
  - Alguns requerem contato manual com a cabeleira no momento da troca.
  - Desperdício de produtos químicos, já que nem toda a solução é utilizada.
  - Descarte das sobras de produtos químicos da solução utilizada diretamente no esgoto.

– Alteração da concentração de produtos químicos da solução após o primeiro enxágue do *mop*.
– Água do enxágue não é mais considerada limpa após o primeiro enxágue do *mop*.
– Necessidade de troca da água do recipiente do enxágue, de um ambiente para outro e sempre que se tornar visivelmente suja.
– Mais pesado se comparado com *mop* água com fibra, principalmente quando molhado.

MOP PLANO COM FIBRA OU MICROFIBRA REPROCESSÁVEL

Equipamento composto por cabo e base para adaptação de fibra ou microfibra, dotado de dispositivo que, quando acionado, injeta a solução diretamente no piso.

- Armazenamento de soluções para limpeza e/ou desinfecção – o armazenamento das soluções é feito por meio de reservatório adaptável externamente ao equipamento.
  Nos modelos disponíveis no mercado nacional, os reservatórios fazem parte do equipamento, não necessitando de acessórios como baldes, por exemplo. O enxágue também se torna desnecessário, desde que sejam utilizados produtos que dispensem essa operação.
- Indicações – limpeza concorrente de pisos com solução detergente, desinfetante ou detergente-desinfetante.
- Processo de limpeza:
  O *mop* plano úmido elimina etapas do processo de limpeza – o enxágue e a manipulação de baldes. A solução contida no reservatório é injetada diretamente no piso na quantidade desejada, com a diluição correta. A limpeza realizada com *mop* plano evita a contaminação da solução que ocorreria caso o processo envolvesse dois baldes.
  Cabe às instituições realizarem estudos de custo-benefício para validarem o processo desta nova tecnologia, levando em conta a economia de água e de produtos químicos, além de exigir menor esforço do trabalhador da limpeza.
- Manutenção – as fibras ou microfibras devem ser reprocessadas em serviço de processamento de roupas.
- Durabilidade – a durabilidade depende da qualidade da fibra ou microfibra, no entanto, a microfibra, geralmente, tem maior durabilidade e apresenta qualidade superior.
- Vantagens:
  – Não necessita de baldes.

Equipamentos e Materiais **153**

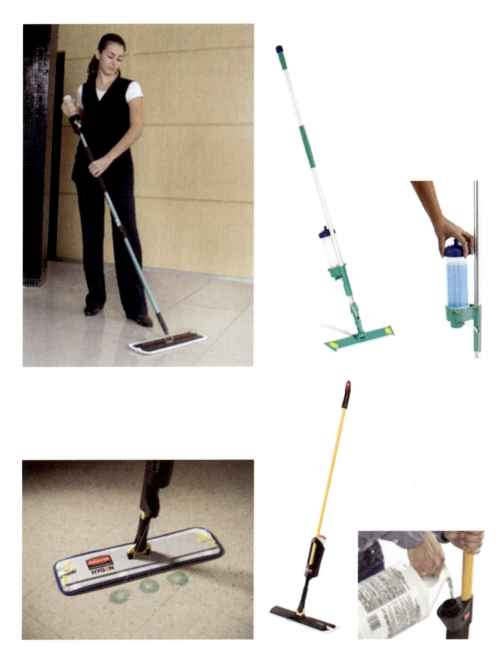

Figura 1-7 – Tipos de *mops* planos – substituem baldes, prensas e rodos.

- A concentração de produtos químicos inicial permanece inalterada em todo o processo de limpeza.
- Maior produtividade, pois a limpeza torna-se mais rápida, visto que as etapas do processo que envolve baldes e enxágue são puladas.
- Redução do uso de produtos químicos, já que não existem sobras, só se utiliza o que for necessário.
- Não requer descarte de produtos químicos na rede de esgoto, utiliza-se somente o necessário.
- Custo menor de reprocessamento no serviço de processamento de roupas, visto que a fibra molhada pesa menos do que uma cabeleira molhada.
- Elimina o enxágue e a ação de prensar a fibra, evitando problemas ergonômicos.
- Limitações:
  - Alguns tipos de *mop* requerem contato manual com a fibra no momento da troca.
  - Requer utilização de produtos químicos que dispensem o enxágue.

MOP ACABAMENTO

Para o processo de acabamento de pisos, podem ser utilizados tanto o *mop* com cabeleira como o *mop* plano com microfibras.

O *mop* com cabeleira requer o balde com espremedor ou o carro aplicador de ceras para áreas menores; nesse caso, o ideal é que o material da cabeleira seja sintético, *rayon*, pois solta o líquido rapidamente, ao contrário do algodão, que pode retê-lo, dificultando o processo de aplicação de cera.

O *mop* acabamento plano tem-se mostrado superior com relação à cabeleira, já que obtém maior uniformidade no piso, além de não deixar marcas da cabeleira. Existem equipamentos que dispensam o uso de balde, possuindo dispensador que libera a cera quando acionado.

MOP PAREDE

O *mop* mais adequado para limpeza de paredes é o *mop* plano úmido, que, em alguns casos, acompanha o *kit* de limpeza de paredes.

Pode-se também utilizar o suporte LT (limpa tudo) acompanhado de fibra branca, que apresenta menor agressão à pintura da parede, por ser menos abrasiva, quando comparada à fibra verde.

SUPORTES FLEXÍVEIS

Suportes flexíveis podem ser utilizados para limpeza úmida e para remoção do pó. Próprios para superfícies de pisos e equipamentos que tenham curvaturas e que exijam maior flexibilidade da fibra e respectivo suporte no ato de limpar, como, por exemplo, tomógrafos, parte superior de uma porta etc.

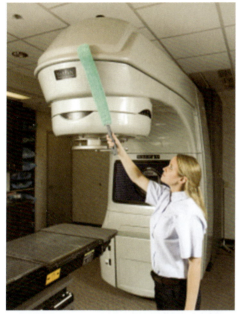

Figura I-8 – Suporte flexível para luva de microfibra.

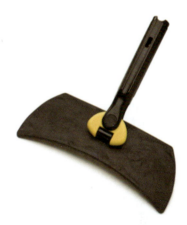

Figura I-9 – Suporte flexível para microfibra.

RODOS

Os rodos devem ser do tipo profissional, leves, com cabos articuláveis que permitam acessar locais difíceis, possibilitando um trabalho ergonômico, fabricados com material não poroso, que resista à corrosão e à oxidação e de fácil higienização.

As lâminas de borracha de tamanhos variados para diferentes espaços permitem maior ou menor abrangência da área a ser limpa, possibilitando maior produtividade com menor tempo e desgaste físico diminuído. As lâminas que permitam substituição são preferíveis. Cabos de madeira não são recomendados, por serem porosos e dificultarem a higienização.

KITS PARA LIMPEZA DE VIDROS

Os *kits* são compostos por: cabos metálicos reguláveis para a altura pretendida, com lâminas de borracha substituíveis e cabos para lavagem com luva, também substituíveis.

PANOS PARA LIMPEZAS MANUAIS

Os panos para limpezas manuais podem ser descartáveis ou reutilizáveis.

Quando reutilizáveis:

- Devem ter algum tipo de identificação ou cor para que sejam utilizados apenas nas áreas designadas.
- Devem ser reprocessados no serviço de processamento de roupas.
- Não devem soltar fiapos.
- Sempre utilizá-los úmidos, para evitar dispersão de partículas.

Obs.: os panos de limpezas manuais utilizados para limpeza e desinfecção de superfícies próximas ao paciente com precações de contato ou que contenham matéria orgânica não devem ser reutilizados em outras superfícies.

> **Atenção!**
> Compressas cirúrgicas não devem ser reaproveitadas como panos para limpeza de superfícies.
> Brasil. Anvisa. Resolução - RE Nº 2.605, 11 de agosto de 2006.

MICROFIBRAS

Em um estudo, Rutala et al. compararam *mops* de microfibra com os de algodão, ambos utilizados com solução detergente, e demonstraram que a remoção microbiana utilizando *mops* de microfibra foi de 95%, *versus* 68% dos *mops* de algodão, concluindo, portanto, que quando utilizado detergente a microfibra se mostrou mais eficaz do que o algodão. Com a utilização de desinfetante, não houve redução microbiana demonstrada com a microfibra, entretanto, melhorou significativamente a redução microbiana no *mop* de algodão (95% com detergente *versus* 68% com desinfetante).

Em outro estudo comparativo, Diab-Elschahawi et al. demonstraram que, embora panos de microfibra tenham se mostrado mais eficazes para a descontamina-

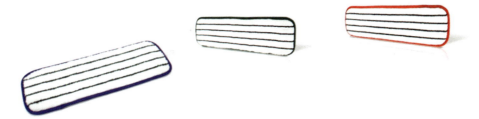

Figura I-10 – Microfibras para *mops* planos.

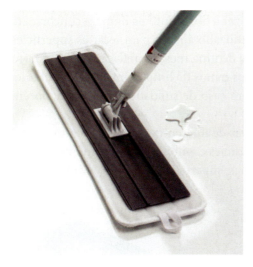

Figura I-11 – *Mop* úmido com microfibra.

ção, os de algodão mostraram-se mais eficazes após múltiplas lavagens. No entanto, o método utilizado para reprocessar os panos de microfibra neste estudo utilizou temperatura mais elevada do que a recomendada pelo CDC, o qual pode ter alterado a sua eficácia.

Segundo AORN, pesquisas adicionais são necessárias para determinar o material mais eficaz para a limpeza e desinfecção de superfícies em ambiente operatório.

BIBLIOGRAFIA

AORN. Recommended Practices for Environmental Cleaning. Perioperative Standards and Recommended Practices, 2014.

Diab-Elschahawi M, Assadian O, Blacky A et al. Evaluation of the decontamination efficacy of new and reprocessed microfiber cleaning cloth compared with other commonly used cleaning cloths in the hospital. Am J Infect Control 2010;38:289-92.

Rutala WA et al. Microbiologic evaluation of microfiber mops for surface disinfection. Am J Infect Control 2007;35:569-73.

FIBRAS PARA LIMPEZA

As fibras podem ser utilizadas tanto para limpezas manuais como de tetos, paredes e pisos. Para limpezas manuais, as fibras podem ser utilizadas tanto na limpeza concorrente como na terminal, dependendo da situação. Em uma limpeza de pia de banheiro, por exemplo, costuma-se utilizar a fibra tanto na limpeza concorrente como na terminal. Nesse caso, o pano é utilizado apenas para secar as superfícies após o enxágue. Já na limpeza concorrente de uma mesa de refeição de um quarto de paciente, rotineiramente serão utilizados panos de limpeza manual, entretanto, pode ser necessária a utilização da fibra em caso de sujidade impregnada, porém não é a regra, e sim exceção.

É recomendável a padronização de fibras de diferentes cores e de acordo com a abrasividade para diferentes tipos de superfícies e ambientes, tais como mobiliário do quarto de pacientes, superfícies delicadas, superfícies sanitárias, vidros etc.

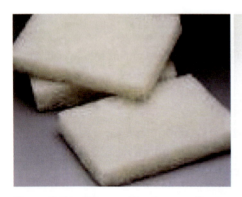 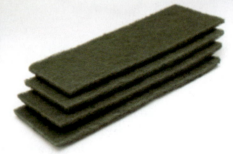

Figura I-12 – Fibras utilizadas para limpeza.

CARROS PARA TRANSPORTE DE RESÍDUOS

Existem carros confeccionados em diferentes tipos de materiais, tais como aço inoxidável, plástico, com tecnologia de moldagem etc.

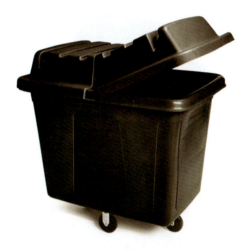

Figura I-13 – Carro para transporte de resíduos ergonômico com plataforma móvel que eleva o conteúdo.

Os carros devem ter as seguintes características:

- Impermeáveis.
- Dreno para escoamento de líquidos após a lavagem.
- Totalmente lisos, sem reentrâncias e saliências que dificultem a limpeza.
- Cantos arredondados.
- Identificados com o símbolo de substância infectante.
- Puxadores.
- Rodas giratórias estanques que facilitem as manobras.
- Confeccionados com materiais que não sofram corrosão decorrente da frequente exposição a produtos químicos utilizados para desinfecção.
- Tamanho compatível com o volume de resíduos e esforço ergométrico.

Obs.: o tamanho do carro irá depender do volume gerado de lixo.

CARRO FUNCIONAL

FINALIDADE

A principal finalidade dos carros funcionais é reunir, transportar e ter disponível todos os materiais e equipamentos necessários para limpeza, higiene e conservação de um determinado espaço.

O carro funcional funciona como uma verdadeira estação de trabalho e geralmente é abastecido com:

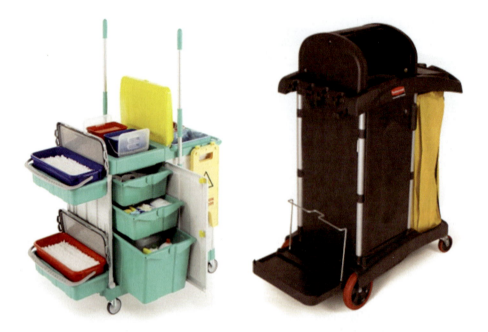

Figura I-14 – Carros funcionais.

- Álcool gel para higiene das mãos.
- Recipientes com soluções detergente e/ou desinfetante.
- Fibras e panos diferenciados para limpeza e secagem manual de quarto/enfermarias e banheiro – móveis, paredes, pias etc.
- Recipientes manuais para soluções multiuso.
- Saco *hamper* para resíduos de vinil ou outro tipo de revestimento que permita sua higienização – deve ser forrado com saco plástico próprio para resíduos.
- Materiais de reposição – sacos para resíduos, *kits* para quartos e banheiros, papel higiênico, papel-toalha etc.
- EPIs e EPCs etc.

VANTAGENS

- Aumenta a produtividade, pois têm-se sempre à mão os materiais e equipamentos necessários para a realização dos procedimentos de limpeza.
- Poupa energia e movimento do funcionário, evitando deslocamentos desnecessários.
- Evita interrupção da atividade realizada para ir em busca do material esquecido.

- Antecipação do término do procedimento de limpeza.
- Facilita o trabalho do auxiliar de higiene, tornando a atividade mais suave, com menor desgaste físico e prevenindo problemas posturais.
- Contribui para a hotelaria hospitalar, transmitindo a imagem de organização e estética, profissionalismo e qualidade do serviço diante do cliente.

CARACTERÍSTICAS

Considerando que no mercado existem carros que se adequam mais à dinâmica e exigências hospitalares, antes de decidir sobre o modelo que será comprado devem-se considerar os seguintes pontos:

- Área física em que o carro será utilizado *versus* tamanho e área total do carro funcional – deve-se avaliar a compatibilidade.
- Tipo de rodas *versus* tipo de piso – preferir as mais silenciosas e que façam a menor pressão possível no piso; suas condições de funcionamento devem ser avaliadas diariamente.
- Tipo de atividade que será realizada *versus* número de divisórias do carro e respectivos espaços – os compartimentos do carro funcional devem adequar-se à quantidade e ao tamanho dos materiais e equipamentos que serão utilizados.
- Tipo de material do carro *versus* necessidade de limpeza diária – o carro funcional deve ser limpo diariamente e, dependendo do protocolo da instituição, desinfetado ao término das atividades diárias, portanto, o material deverá ser resistente a lavagem, enxágue e corrosão.
- Facilidade de deslocamento – deve ser leve, de fácil deslocamento, evitando a aplicação de força excessiva pelo funcionário. É também importante avaliar as condições e tipo físico do funcionário que irá conduzir o carro funcional completamente abastecido, visto que tal operação poderá requerer esforço físico que nem sempre todos os colaboradores estarão aptos para realizá-lo.
- Puxadores – devem ser dotados de puxadores.

INSPEÇÃO DIÁRIA

Uma breve inspeção diária dos carros funcionais poderá lhe proporcionar um destes dois efeitos imediatos:

- Decepção pela total inadequação do carro às boas práticas e oportunidade para melhorias
  ou
- Total conformidade e sensação de dever cumprido.

Em qual destas situações você se enquadra?

Na primeira situação, apesar da decepção por ter realizado um bom treinamento e mesmo assim as não conformidades "gritam", você constatou e terá a oportunidade de reciclar seus colaboradores e corrigir em tempo. Pior seria se o mau uso do carro e seus itens fossem evidenciados e apontados por outros profissionais ou por auditoria externa.

Na segunda situação, tudo está em conformidade com o que foi ensinado, mas não é por isso que devemos nos despreocupar, pois amanhã tudo pode ser diferente. Portanto, nada de acomodações, a inspeção deve ser contínua.

Mas o que deve ser observado nos carros?

Você pode providenciar um *checklist* adequado à sua realidade institucional para auxiliá-lo, mas descrevo abaixo as não conformidades mais comuns:

- Produtos químicos destampados, sem identificação ou com identificação borrada e ilegível, com validade vencida e, o pior, produtos não padronizados para limpeza de superfícies de serviços de saúde.
- Carros funcionais não utilizados ou subutilizados, por exemplo, funcionários carregando manualmente materiais e equipamentos de limpeza para o local a ser limpo, enquanto o carro fica estacionado no depósito de material de limpeza (DML) ou em outro local distante.
- Carros funcionais estacionados no meio de corredores, dentro de quartos de pacientes ou obstruindo passagens.
- Presença de materiais ou equipamentos impróprios ou improvisados, como, por exemplo, vassouras.
- Refis de *mops* pingando no piso.
- Cruzamento de materiais, como, por exemplo, fibras ou panos de limpezas manuais de banheiro depositados em um mesmo recipiente das fibras e panos utilizados em quartos de pacientes.
- Ausência de materiais e equipamentos de limpeza que constem na lista feita previamente para o carro (nesse caso, consultar a lista dos itens pertinentes ao carro funcional da instituição).
- Materiais e equipamentos quebrados.
- Carro visivelmente sujo e desorganizado.

Entretanto, a observação diária dos carros funcionais não servirá apenas para este fim. No momento em que o carro está sendo verificado, você terá a excelente oportunidade de observar *in loco* as práticas realizadas pelos colaboradores, tais como técnica de utilização de luvas e outros EPIs, utilização de EPCs, higienização das mãos entre um procedimento e outro, execução das técnicas de limpeza etc.

ESCADAS

Devem possuir plataforma de apoio e trava de segurança para mais segurança do usuário, além de dispositivos laterais para encaixe de materiais.

Equipamentos de Proteção Individual (EPI) e Coletiva (EPC)

EQUIPAMENTOS DE PROTEÇÃO INDIVIDUAL

Segundo a Norma Regulamentadora – NR 6, considera-se equipamento de proteção individual (EPI) todo dispositivo ou produto, de uso individual, utilizado pelo trabalhador, destinado à proteção de riscos suscetíveis de ameaçar a segurança e a saúde no trabalho.

É importante ressaltar que a proteção ao trabalhador não é proporcionada apenas pelo EPI, mas sim por sua utilização adequada e pelo emprego de técnicas corretas durante a realização dos processos de limpeza. Outro ponto a ser ressaltado é a característica individual dos EPIs, que, por segurança e higiene, não podem ter seu uso coletivo.

Os EPIs não devem gerar um falso senso de segurança ao trabalhador, pois não foram desenvolvidos para abolir os demais cuidados diante dos diferentes riscos, mas sim de complementá-los, evitando sua exposição.

OBRIGAÇÕES DO EMPREGADOR

- Adquirir e fornecer gratuitamente o EPI – aprovado pelo Ministério do Trabalho e Emprego, adequado ao risco, e em perfeito estado de conservação e uso.
- Recomendar, orientar e treinar o trabalhador sobre o uso adequado, guarda e conservação.
- Substituir imediatamente quando extraviado ou danificado.
- Responsabilizar-se pela higienização periódica.
- Comunicar ao Ministério do Trabalho e Emprego qualquer irregularidade observada.

OBRIGAÇÕES DO EMPREGADO QUANTO AO EPI

- Utilizar adequadamente, somente para a finalidade a que se destina, responsabilizando-se pela guarda e conservação.
- Comunicar ao empregador qualquer alteração que o torne impróprio para o uso.

Embora exista muita resistência para o uso de EPI, deve-se conscientizar o funcionário de que eles serão utilizados para garantir sua própria saúde e segurança, apesar de nem sempre apresentarem o conforto esperado.

Cada vez que o funcionário receber um EPI, deve assinar o termo que comprova seu recebimento; cabe lembrar que a utilização dos EPIs é obrigatória.

É de competência do SESMT ou CIPA indicar o EPI adequado ao risco existente nas diferentes atividades.

Os EPIs indicados para a equipe de higiene e limpeza são:

CALÇADOS

Os calçados devem oferecer proteção aos pés contra respingos e extravasamentos de material biológico ou produtos químicos e impacto de materiais perfurocortantes, ou seja, devem ser adequados ao risco. Para tal proteção devem obedecer às seguintes características: serem fechados, sem cadarços, impermeáveis, resistentes, terem solado antiderrapante e evitarem transpiração excessiva.

BOTAS

As botas, além de oferecer proteção aos pés contra respingos e derramamento de material biológico ou produtos químicos e impacto de materiais perfurocortantes, devem também proteger as pernas, principalmente em processos de limpeza que envolvam grandes quantidades de água e produtos químicos com possível contato com as calças do uniforme e consequentemente da pele.

Devem ser impermeáveis, resistentes, ter cano alto e solado antiderrapante.

> Recomenda-se antes da compra de calçados e botas que eles sejam testados por alguns funcionários, durante a realização de suas atividades, principalmente quanto à resistência e ao conforto.

Tanto os calçados como as botas devem ser utilizados com meias, preferencialmente de algodão, para proteção da pele dos pés e melhor absorção da transpiração.

PROPÉS

Os propés já foram abolidos em muitos serviços de saúde, entretanto, ainda são utilizados. Para que os propés ofereçam proteção ao funcionário contra exposição a produtos químicos, sangue e fluidos corporais, seria necessário que fossem impermeáveis e que cobrissem todo o calçado, o que não acontece. Caso o intuito da utilização seja de não levar contaminação da sola dos sapatos para o piso de áreas de maior risco, como centro cirúrgico etc., também não justificaria seu uso, visto que, quando molhados, os propés espalham sujidades e microrganismos provenientes da sola dos sapatos por onde pisam. Além disso, profissionais de saúde e de limpeza podem contaminar suas mãos ao retirar os propés e esquecerem de higienizar suas mãos, o que não é raro. Outro ponto a ser considerado é a falsa sensação de segurança do funcionário, que faz com que até deixe de usar os sapatos para ficar somente de propé e, nesse caso, a exposição é ainda maior.

Concluindo, propés funcionam apenas como sinalização de barreira entre áreas restritas e não restritas, proteção do piso contra riscos e silêncio.

AVENTAL

O avental é um equipamento de proteção individual que promove uma barreira de proteção para roupa e pele contra exposições ocupacionais. Deve ser longo e ter mangas compridas.

Avental impermeável e aventais de tecido ou não tecido

Devem ser utilizados sempre que houver risco de exposição ocupacional com sangue, fluidos corporais, respingamentos de material biológico ou produtos químicos.

Indicações de uso de avental impermeável pelo funcionário da limpeza

- Contenção e tratamento de superfícies de áreas extensas com extravasamento de matéria orgânica.
- Diluição de produtos químicos.
- Limpezas terminais e outras que envolvam grandes quantidades de água e produtos que possam molhar ou respingar o uniforme.

Quando a compra de aventais descartáveis é inviável economicamente, alguns serviços acabam improvisando aventais impermeáveis por meio de recortes e costura de plásticos resistentes.

Indicações de uso de aventais de tecido ou não tecido pelo funcionário da limpeza

- Limpeza em áreas que exijam este tipo de paramento: centro cirúrgico, centro obstétrico etc.
- Limpeza em quartos ou enfermarias de isolamentos com precauções que recomendem sua utilização.

Obs.: existem aventais de não tecido impermeáveis, vale a pena realizar o teste.

Recomendações para utilização de aventais

- Manter o avental fechado e com as mangas abaixadas, protegendo o braço e o antebraço.
- A substituição deve ser feita sempre que estiver contaminado ou visivelmente sujo. Quando utilizado para limpeza em quarto com precauções de contato, deve ser descartado ou encaminhado para o serviço de processamento de roupas após sua utilização.
- O funcionário não deve circular com o avental em áreas que não seja necessário esse tipo de proteção, portanto, deve ser retirado assim que sair de locais e situações que o recomendem.
- Os aventais devem ser retirados após o uso, com técnica correta, sem que a parte externa seja tocada, e enviados ao serviço de processamento de roupas ou descartados se forem de uso único.

Avental e outras proteções plúmbicas

O avental plúmbico, assim como protetores de tireoide etc., deve ser utilizado em áreas especiais onde exista o risco de radiações ionizantes.

LUVAS

As luvas devem ser utilizadas em todas as atividades onde houver possibilidade de exposição das mãos do funcionário da higiene a sangue, fluidos corporais e produtos químicos.

A recomendação para o uso de luvas nestas circunstâncias tem como principal objetivo a proteção das mãos desse trabalhador, entretanto, ele deve ser alertado para a falsa sensação de "proteção total", pois as luvas podem apresentar rasgos ou microfuros, expondo o funcionário à contaminação das mãos ou contato direto com produtos químicos.

Outra situação que favorece a exposição do funcionário é o momento da remoção das luvas, onde o lado contaminado pode entrar em contato com a pele e favorecer a contaminação.

As luvas utilizadas pelo pessoal da higiene devem ser de material resistente e possuir cano alto para proteção parcial do antebraço. A não utilização de luvas nas situações recomendadas acima expõe o funcionário a micoses, dermatites, despigmentação da pele, queimadura e outros problemas preveníveis por meio da conscientização e orientação.

Alguns fatores que podem afetar a manutenção da integridade das luvas são:

- Força utilizada para removê-las.
- Contato com produtos químicos, fluidos corporais e medicamentos.
- Qualidade do material de confecção das luvas.
- Período de utilização.
- Utilização de cremes nas mãos.

Portanto, devem-se considerar e avaliar todos esses fatores antes de adquirir a luva, realizando testes e avaliando resistência, aceitação, proteção e qualidade.

A alternativa para indivíduos alérgicos ao látex é a utilização de luvas sintéticas, em que o principal alérgeno não está presente, porém devem-se considerar estudos comparativos entre luvas de látex e luvas de vinil (sem látex), em que, embora as luvas de vinil tivessem o mesmo nível de proteção que a de látex antes de sua utilização, após o uso apresentou maior frequência de defeitos.

Luvas de procedimento

As luvas de procedimentos devem ser utilizadas em situações de precauções de contato, quando a limpeza deve ser intensificada nas proximidades do leito de portadores de microrganismos multirresistentes.

Durante as precauções de contato, as dificuldades operacionais relacionadas ao pano de limpeza manual e às luvas utilizadas para as superfícies próximas ao paciente justificam o descarte de ambos, tornando o procedimento prático, ágil e com menor risco de disseminação de patógenos.

> Luvas de procedimento são descartáveis, portanto não devem ser lavadas e reaproveitadas.

Da mesma forma que a utilização das luvas pode contribuir para a minimização dos riscos à saúde do funcionário de higiene, também pode funcionar como disseminador de microrganismos se a utilização não for correta. Os treinamentos devem também contemplar a utilização correta de luvas:

- Desprezar imediatamente luvas com sinais de perda de integridade.

- Nunca tocar maçanetas, telefones, botões de elevador, bancadas etc. antes de retirar as luvas.
- Nunca se alimentar ou tocar o corpo enquanto estiver com luvas.
- Higienizar as mãos sempre que retirá-las.
- Calçar e remover luvas com técnica adequada:
  1. Segurá-la pelo lado interno.
  2. Calçar uma luva sem tocar a face externa.
  3. Calçar a outra luva segurando pela face externa.
  4. Retirá-las segurando pela face externa sem tocar a pele.

MÁSCARA

As máscaras devem ser utilizadas sempre que houver possibilidade de exposição ocupacional ou respingos em mucosas do nariz e boca com material biológico ou produtos químicos.

Tanto máscaras de tecido como descartáveis protegem por tempo limitado, sendo as de tecido menos eficientes, por se tornarem úmidas durante a utilização, portanto, protegem por menor tempo. Recomenda-se, nesse caso, seguir o protocolo da instituição para a frequência de troca de cada tipo de máscara.

Protetores faciais conferem proteção simultânea da face e olhos contra lesões causadas por respingo de material infectante ou substâncias químicas, através de um visor de acrílico transparente, entretanto, não dispensam o uso de máscara, quando recomendada.

Situações em que a máscara é recomendada:
- Possibilidade de inalação de gases tóxicos resultantes dos vapores produzidos por produtos químicos.
- Isolamento que exija esse tipo de precaução.
- Áreas onde a utilização seja recomendada pelo serviço de controle de infecção.
- Tratamento de superfícies com odor fétido, por exemplo, contendo matéria orgânica.
- Limpeza em áreas de construções e reformas, evitando inalação do pó.

Respiradores do tipo N95 devem ser utilizados pelos funcionários da higiene em quartos ou enfermarias com precauções respiratórias com aerossóis. Nesse caso, recomendam-se seguir as orientações do serviço de controle de infecção quanto à frequência da troca do respirador, considerando os riscos relacionados ao manuseio e ao armazenamento após sua utilização, já que, após o uso, o respirador é considerado contaminado.

ÓCULOS PROTETORES

São utilizados para a proteção dos olhos e laterais, contra exposições e respingamentos de material biológico, produtos químicos, poeira etc.

Devem ser confortáveis, leves, resistentes e possuir proteção lateral. Existem vários tipos de óculos protetores, portanto, antes de fazer a escolha, deve-se saber qual tipo mais se adequa ao risco que o trabalhador de higiene estará exposto:

- Óculos de proteção contra produtos químicos.
- Óculos de proteção contra gases e vapores.
- Óculos de proteção contra aerodispersoides etc.

Como cada um tem uma característica, deve-se consultar o fabricante e expor as necessidades específicas para o serviço em questão.

Os óculos de proteção devem ser exclusivos do serviço de higiene e todos os funcionários devem saber onde encontrá-lo, não necessitando de recorrer à enfermagem no momento da utilização.

Quando as lentes não são antiembaçamento, a principal limitação para seu uso é o embaçamento que pode ocorrer durante sua utilização, principalmente se o funcionário está com máscara.

Cuidados com óculos que ajudam a prolongar sua vida útil:

- Colocar e remover os óculos pelas hastes utilizando ambas as mãos.
- Guardá-los em local seguro com as lentes voltadas para cima a fim de protegê--los contra riscos e quebras.
- Lavá-los com água fria e detergente neutro.

Situações nas quais a utilização de óculos é recomendada:

- Preparo de diluição de produtos.
- Limpeza de áreas que estejam localizadas acima do nível da cabeça, em que se corra o risco de respingamento, poeira ou impacto de partículas (teto, parede, janelas etc.)etc.

Caso o tipo de atividade a ser executada exija também proteção da face, pode-se optar pela viseira facial, que proporciona proteção tanto dos olhos como da face.

GORRO OU TOUCA

Devem ser utilizados sempre que houver necessidade de proteção do couro cabeludo em locais ou atividades que contenham poeira em suspensão ou outro tipo de sujidade que possa atingi-lo. Também podem ser utilizados com a finalidade de evitar que cabelos caiam nas superfícies do ambiente.

Situações nas quais o uso de gorros ou touca é recomendado:

- Limpeza de áreas que estejam localizadas acima do nível da cabeça, em que se corra o risco de respingamento, poeira ou impacto de partículas (teto, parede, janelas etc.).
- Limpeza de locais de reformas ou construções, que frequentemente se encontram empoeirados.
- Em áreas especiais que exijam este tipo de proteção. Por exemplo: bloco operatório etc.
- Áreas de alimentação.

EQUIPAMENTOS DE PROTEÇÃO COLETIVA (EPC)

Os equipamentos de proteção coletiva têm como objetivo a prevenção de acidentes de todas as pessoas que transitam nas dependências hospitalares.

PLACAS DE SINALIZAÇÃO

As placas apresentam desenhos e/ou inscrições que permitem aos transeuntes identificar a situação da área delimitada. Por exemplo: piso escorregadio, área interditada para reparos ou reformas etc.

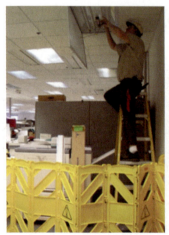
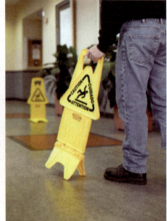
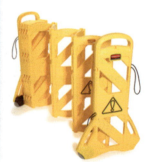

Figura I-15 – Placas de sinalização.

CONES DE SINALIZAÇÃO E FITA DEMARCATÓRIA

São recursos utilizados para sinalização e delimitação da área a ser limpa. Por exemplo: cones colocados no início e no fim da área onde está sendo realizado algum procedimento de limpeza; fitas delimitando a metade do corredor que será limpa.

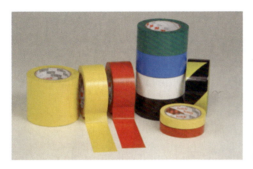

Figura I-16 – Fitas dermacatórias.

FITAS ANTIDERRAPANTES

São utilizadas em pisos para evitar quedas e escorregamentos, principalmente em rampas e escadas.

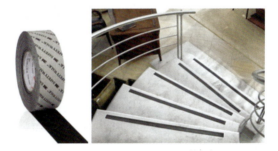

Figura I-17 – Fita antiderrapante.

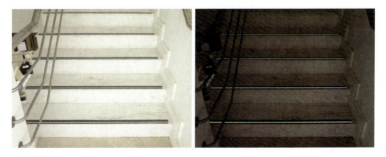

Figura I-18 – Fita antiderrapante fosforescente para sinalização visual em ambientes com pouca luminosidade.

OUTROS SINALIZADORES UTILIZADOS NA PREVENÇÃO DE ACIDENTES

- Sinais de perigo.
- Sinalização com instruções de segurança.
- Sinais que indicam direção: saídas de emergência, escadas etc.

> Nada é tão produtivo como o treinamento prático diário, onde se detectam falhas e as corrigem imediatamente, além de acelerar resultados a baixo custo.

A sinalização deve ser padronizada, visível e de fácil interpretação.

BARREIRA PLÚMBICA

Tem como objetivo impedir o contato dos funcionários com fontes e materiais radiativos; deve ser colocada ao redor do leito do paciente submetido a tratamento específico.

COLETORES DE MATERIAIS PERFURANTES E CORTANTES

Os coletores são destinados ao descarte de materiais perfurocortantes e devem obedecer à norma da ABNT – NBR 13853/1997.

BIBLIOGRAFIA

Brasil. Ministério do Trabalho e do Emprego. Norma Regulamentadora Nº 6.

Boyce JM, Pittet D. Guideline for hand hygiene in health-care settings: Recommendations of the Healthcare Infection Control Practices Advisory Committee and HICPAC/SHEA/APIC/IDSA Hand Hygiene Task Force. MMWR 2002;51:1-45.

Kotilainen HR, Brinker JP, Alvaro JL, Gnatz NM. Latex and vinyl examination gloves: quality control procedures and implications for health care workers. Arch Intern Med 1989;149:2749-53.

7. Boas Práticas

Silvana Torres

Higiene das Mãos

Segundo estimativa do CDC, cerca de 2 milhões de pacientes adquirem infecções hospitalares a cada ano e cerca de 100 mil morrem, sendo grande parte das infecções evitáveis. A higiene das mãos (HM) é uma das maneiras mais importantes de prevenir e controlar a transmissão de infecções relacionadas à assistência à saúde (IRAS).

Apesar da reconhecida importância, a adesão a essa medida pelos profissionais da saúde ainda é baixa, tornando o aumento da adesão a essa prática um grande desafio para as instituições de saúde.

Segundo a Anvisa, a HM não é restrita a hospitais, devendo ser aplicada a todos os serviços de saúde, públicos ou privados, que prestam cuidados à saúde, independente do nível de complexidade, no ponto de assistência. Entende-se como ponto de assistência o local onde três elementos estejam presentes: o paciente, o profissional de saúde e a assistência ou tratamento envolvendo o contato com o paciente ou suas imediações (ambiente do paciente). Para que a HM seja viabilizada nos pontos de assistência, a infraestrutura e o produto necessário deverão ser disponibilizados nesses pontos, sem que os profissionais tenham que deslocar do ambiente para higienizar as mãos.

CONCEITOS

Higiene das mãos é um termo geral que se refere a qualquer ação de higienizar as mãos para prevenir a transmissão de microrganismos e consequentemente evitar que pacientes e profissionais de saúde adquiram IRAS. O termo engloba a higiene simples, a higiene antisséptica, a fricção antisséptica com preparação alcoólica e a antissepsia cirúrgica das mãos.

Abordaremos a seguir apenas os tipos de HM que se aplicam às necessidades da equipe de limpeza, portanto, nos restringiremos à higiene simples e à fricção antisséptica das mãos com preparação alcoólica.

- **Higiene simples das mãos** – ato de higienizar as mãos com água e sabonete comum, sob a forma líquida.
- **Fricção antisséptica das mãos com preparação alcoólica** – aplicação de preparação alcoólica nas mãos para reduzir a carga de microrganismos sem a necessidade de enxágue em água ou secagem com papel-toalha ou outros equipamentos.
  - *Preparação alcoólica para higiene das mãos sob a forma líquida:* preparação contendo álcool, na concentração final entre 60 e 80%, destinada à aplicação nas mãos para reduzir o número de microrganismos. Recomenda-se que contenha emolientes em sua formulação para evitar o ressecamento da pele.
  - *Preparação alcoólica para higiene das mãos sob as formas gel, espuma e outras:* preparações contendo álcool, na concentração final mínima de 70% com atividade antibacteriana comprovada por testes de laboratório *in vitro* (teste de suspensão) ou *in vivo*, destinadas a reduzir o número de microrganismos. Recomenda-se que contenha emolientes em sua formulação para evitar o ressecamento.

POR QUE HIGIENIZAR AS MÃOS?

As mãos abrigam dois tipos de microbiota bacteriana: transitória e residente.

Quando higienizamos as mãos, eliminamos as bactérias da microbiota transitória (camada mais superficial da pele) e parte da residente (camada mais profunda da pele), removendo microrganismos, células descamativas, sujidades aparentes e oleosidade da pele.

Os **microrganismos podem ser transferidos de uma superfície para outra, através do contato das mãos ou luvas com objetos e superfícies contaminados.** Ao higienizar as mãos **com água e sabão ou através de fricção com solução alcoólica,** interrompe-se a transmissão de infecções veiculadas pelo contato com superfícies, além de prevenir e reduzir as transmissões cruzadas.

As más práticas adotadas por trabalhadores da limpeza podem contribuir para a contaminação das superfícies através de mãos ou luvas não higienizadas.

Exemplos:

- Abrir ou fechar a porta do quarto ou banheiro do paciente com luvas ou com mãos não higienizadas.
- Apertar botões de elevadores, campainhas ou atender a telefones com luvas ou com mãos não higienizadas.

> Assim como as mãos de funcionários podem estar contaminadas, caso não tenham sido higienizadas, as luvas também são fontes de contaminação!

INDICAÇÕES DE HIGIENE DAS MÃOS PARA A EQUIPE DE LIMPEZA

- Indicações da higiene simples das mãos (com água e sabão)
  - Quando estiverem visivelmente sujas ou com matéria orgânica (sangue ou fluidos corporais).
  - Após remoção, limpeza e desinfecção de superfícies contendo matéria orgânica.
  - Após assoar o nariz.
  - Antes e após o uso do banheiro.
  - Após retirar as luvas.
  - Ao iniciar o turno de trabalho.
  - Quando a preparação alcoólica não for disponibilizada.
- Indicações da higiene das mãos com preparação alcoólica
  - Quando as mãos não estiverem visivelmente sujas ou com matéria orgânica.
  - Após contato com objetos e superfícies com alta frequência de toques.
  - Entre um procedimento e outro, quando não houver indicação de higiene das mãos com água e sabão.

Obs.: após repetidas aplicações de gel alcoólico, pode-se ter a sensação de acúmulo de emolientes e sentir que as mãos estão "pegajosas"; geralmente isso ocorre após 3 a 5 aplicações de gel alcoólico, o que poderá variar de acordo com a marca utilizada. Nesse caso, é indicada a HM com água e sabão.

> **Atenção!**
> **Erro recorrente** – utilizar a preparação alcoólica após a lavagem das mãos com água e sabão.
> **Procedimento correto** – o tipo de higienização das mãos dependerá das indicações citadas, ou seja, ou lava as mãos com água e sabão ou utiliza preparação alcoólica!

HIGIENE SIMPLES DAS MÃOS COM ÁGUA E SABONETE LÍQUIDO

INFRAESTRUTURA NECESSÁRIA PARA HM

Pia

A HM deve ser realizada em pia exclusiva para esse fim. Além disso, as mãos não devem ser encostadas na pia durante o procedimento, caso contrário, podem ser recontaminadas.

> Os fluidos contaminados nunca devem ser expurgados em pias utilizadas para lavar as mãos, pois essas podem servir de reservatório para a transmissão de patógenos veiculados por contato ou gotículas de água, como, por exemplo, *Pseudomonas*. Pelo mesmo motivo não deve ser permitido que *mops* ou panos de limpeza sejam lavados nestas pias.

Torneiras

Para evitar a contaminação ou recontaminação das mãos, recomenda-se a utilização de torneiras que dispensem contato manual para o fechamento, podendo-se substituir o toque por acionamentos feitos pelos pés ou cotovelos ou fechamento gradual automático.

Outra forma de impedir o contato manual é por meio de torneiras com sensores (células fotoelétricas), entretanto, estudos demonstram que, apesar de esse tipo de torneira prevenir a transmissão de patógenos por contato, pode ser fonte de infecção hospitalar quando a água que passa por estas torneiras contém muitos microrganismos. Foi detectada contaminação por *Pseudomonas* e *Legionella* na válvula magnética e na saída da água, onde foi evidenciado que a válvula é composta por substâncias que podem favorecer a formação de biofilmes.

Dispensadores de sabão líquido

O sabão líquido não deve sofrer manipulação e, para evitar contaminação, refis individuais do produto devem ser considerados. O local de acionamento do sabão líquido deve ser diferente do local de onde sai o sabão, impedindo que bactérias das mãos migrem para o sabão líquido. Uma opção seria o acionamento efetuado por meio de sensores.

Caso os dispensadores de sabão líquido não tenham refis descartáveis, semanalmente devem ser esvaziados completamente, lavados com água e sabão, secos e desinfetados com álcool a 70% e, por fim, proceder as anotações referentes a datas de limpeza, desinfecção, envase e validade da solução.

Papel-toalha e suporte

O papel-toalha deve permanecer sempre dentro do suporte, nunca em cima ou em outro local onde possa ser respingado e contaminado pela água proveniente da lavagem das mãos. Deve-se adquirir, preferencialmente, um suporte com decaimento na parte superior, evitando que o papel seja depositado. O papel não deve ser de rolo e sim de folhas individuais; deve ser suave, possibilitar boa secagem e não liberar partículas.

Existem no mercado *dispensers* de papel-toalha com *design* adequado, dotados de sistema *no-touch*, onde o usuário tem acesso direto à toalha de papel, sem tocá-la e sem acionar alavancas, proporcionado por sistema de sensores que permitem a transferência automática do rolo de papel.

Deve-se dar preferência a suportes de materiais plásticos.

> • Toalhas de tecido são contraindicadas para o ambiente hospitalar, devido à umidade que favorece a proliferação de microrganismos e consequente contaminação das mãos.
> • Secadores de mãos automáticos são contraindicados em serviços de saúde, pois podem carrear microrganismos, além de provocar ruídos, aumentar o tempo de secagem das mãos e, consequentemente, desestimular a secagem completa das mãos e aumentar o consumo de energia.

Recipiente para descarte de papel-toalha

O recipiente deve ser provido de sistema de abertura sem contato manual, como, por exemplo, tampa acionada pelos pés; caso não tenha esse sistema de acionamento, é melhor deixar a lixeira sem a tampa, a fim de evitar a contaminação das mãos com a tampa no momento de descartar o papel. O recipiente deve ser forrado com saco plástico.

TÉCNICA

O trabalhador do serviço de limpeza deve ser capacitado continuamente sobre a importância da higiene das mãos. Após a teoria, a técnica deve ser demonstrada na prática com recursos que provem ao funcionário que realmente existe a contaminação.

Exemplos para demonstração prática da comparação da contaminação das mãos antes e após a higiene das mãos:

- Avaliação laboratorial – antes da técnica de lavagem de mãos, colocar o polegar de um dos funcionários em placa de Petri, enviar a um laboratório e aguardar o crescimento dos microrganismos. Repetir a técnica após lavagem das mãos e realizar a análise comparativa.
- Técnica de lavagem de mãos com tinta-guache com olhos vendados – simular a lavagem das mãos e constatar, após a técnica, os locais das mãos que foram "esquecidos".

Duração do procedimento: 40 a 60 segundos

Passo a passo

1. Retirar adornos: pulseiras, relógio, anéis e aliança.
2. Acionar a torneira sem encostar o corpo na pia.
3. Molhar as mãos.
4. Aplicar na palma da mão quantidade suficiente de sabonete líquido para cobrir toda a superfície das mãos.
5. Ensaboar as palmas das mãos friccionando-as entre si.
6. Entrelaçar os dedos e friccionar os espaços interdigitais.
7. Esfregar o dorso dos dedos de uma mão com a palma da mão oposta, segurando-os, com movimentos de vai e vem e vice-versa.
8. Esfregar o polegar esquerdo com o auxílio da palma da mão direita utilizando movimento circular e vice-versa.
9. Friccionar as polpas digitais e unhas da mão direita contra a palma da mão esquerda fazendo movimento circular e vice-versa.
10. Enxágue bem as mãos com água, certificando-se de que todo o resíduo do sabonete líquido foi removido.
11. Secar as mãos com papel-toalha descartável.
12. No caso de torneiras de fechamento manual, para fechar sempre utilizar o papel-toalha.

Brasil. Ministério da Saúde, Agência Nacional de Vigilância Sanitária, Fiocruz. Protocolo para a prática de higiene das mãos em serviços de saúde, anexo I, 9 de julho de 2013.

A adesão à higiene das mãos deve ser monitorada e os indicadores divulgados aos colaboradores. Este *feedback* contribui para melhor desempnho técnico da equipe.

> **Atenção!**
> 1. Manter as unhas naturais, limpas e curtas.
> 2. Aplicar regularmente (fora do ambiente de trabalho) um creme protetor para as mãos. O uso deve ser individual.

FRICÇÃO ANTISSÉPTICA DAS MÃOS COM PREPARAÇÃO ALCOÓLICA (GEL, ESPUMA OU OUTRAS)

Duração do procedimento: 20 a 30 segundos

TÉCNICA

1. Aplicar uma quantidade suficiente de preparação alcóolica em uma mão em forma de concha para cobrir todas as superfícies das mãos.
2. Friccionar as palmas das mãos entre si.
3. Friccionar a palma de mão direita contra o dorso da mão esquerda, entrelaçando os dedos e vice-versa.
4. Friccionar a palma das mãos entre si com os dedos entrelaçados.
5. Friccionar o dorso dos dedos de uma mão com a palma da mão oposta, segurando-os, com movimento de vai e vem e vice-versa.
6. Friccionar o polegar esquerdo com o auxílio da palma da mão direita utilizando movimento circular e vice-versa.
7. Friccionar as polpas digitais e unhas da mão direita contra a palma da mão esquerda fazendo um movimento circular e vice-versa.
8. Quando estiverem secas, suas mãos estarão seguras.

Obs.: as mãos devem ser friccionadas até a completa evaporação da preparação alcoólica.

BIBLIOGRAFIA

Brasil. Agência Nacional de Vigilância Sanitária. Assistência Segura: Uma reflexão teórica aplicada em serviços de saúde: Protocolo de higiene das mãos. Brasília, Anvisa, 2013.

Brasil. Ministério da Saúde, Agência Nacional de Vigilância Sanitária, Fiocruz. Protocolo para a prática de higiene das mãos em serviços de saúde, anexo I, 9 de julho de 2013.

Brasil. Agência Nacional de Vigilância Sanitária. Segurança do paciente em serviços de saúde: higienização das mãos. Brasília: Anvisa, 2009.

Boyce JM, Pittet D. Guideline for hand hygiene in health-care settings: Recommendations of the Healthcare Infection Control Practices Advisory Committee and HICPAC/SHEA/APIC/IDSA Hand Hygiene Task Force. MMWR 2002;51:1-45.

Htt://www.anvisa.gov.br/hotsite/segurancadopaciente/documentos/julho/protocolo%20higiene%20DAS%20M%C3%83os.pdf

Halabi M, Weisholzer-Pitt M, Schober J, Mittermayer H. Non touch fittings in hospitals: a possible source of *Pseudomonas aeruginosa* and *Legionella* spp. J Hosp Infect 2001;49:117-21.

Ministério do Trabalho e do Emprego. Norma regulamentadora nº 32: Segurança e Saúde no Trabalho em Estabelecimentos de Assistência à Saúde, 2005.

Estratégias para Melhorar a Adesão às Práticas de Higiene das Mãos

A Organização Mundial da Saúde (OMS) lançou em 2005 a primeira campanha global de Segurança do Paciente, denominada *Clean care is safe care*, ou seja, "Cuidado limpo é cuidado seguro", cujo objetivo principal é reduzir as IRAS (infecções relacionadas à assistência à saúde) em todo o mundo.

Fazendo parte dessa mesma iniciativa, o primeiro desafio do programa de Segurança do Paciente foi criado com a campanha: *Save lives: clean your hands*, para melhorar a adesão à higiene das mãos e, com isso, prevenir a propagação das IRAS.

Em 2007, o Brasil foi incluído nesta Aliança, por meio da assinatura do Ministro da Saúde, da "Declaração de Compromisso na Luta contra as Infecções Relacionadas à Assistência à Saúde".

Embora a higiene das mãos seja simples e de baixo custo, além de ser considerada a principal medida para a redução das IRAS e uma das medidas mais importantes para a diminuição da transmissão cruzada, a adesão a essa prática deixa a desejar e é motivo de preocupação em todo o mundo. De acordo com a OMS, os profissionais de saúde higienizam as mãos em apenas 50% das oportunidades.

A elaboração e a implementação de um manual ou protocolo institucional sobre higienização das mãos, seguido de divulgação aos diferentes níveis hierárquicos, não são garantia de uma adesão satisfatória, muito pelo contrário, pois o sucesso está atrelado a um conjunto de estratégias executadas conjuntamente como: programas educacionais e motivacionais, disponibilidade de recursos materiais, somados ao engajamento e comprometimento da alta administração e lideranças.

ESTRATÉGIA MODAL

Segundo a OMS, considera-se que uma estratégia multimodal seja o método mais confiável para oferecer melhorias da higienização das mãos a longo prazo em todas as unidades de saúde.

Consiste em cinco ferramentas, que são consideradas componentes-chave e devem ser aplicadas em conjunto.

Mudança de sistema

Esta primeira ferramenta visa ao abastecimento dos serviços de saúde com materiais e equipamentos necessários para a higienização das mãos, tais como suprimento seguro de água, pia, sabão líquido, papel-toalha, preparação alcoólica para as mãos, próximos ao ponto de assistência etc.

Um estudo realizado em 2010 pelo Conselho Regional de Medicina e Ministério Público do Estado de São Paulo mostra que 28,1% das instituições do estado não possuem os recursos necessários para a higienização das mãos nas áreas críticas.

Educação e treinamento

Enfatiza a necessidade de capacitação regular dos profissionais de saúde com relação aos "5 momentos de higienização das mãos" e sua importância, diferentes técnicas de higienização das mãos etc.

Avaliação e retorno

Esta ferramenta envolve a observação direta dos profissionais de saúde diante das oportunidades de higienização das mãos, assim como a execução das técnicas ensinadas previamente. O *feedback* aos profissionais deverá ser realizado logo após a observação deles.

Lembretes no local de trabalho

Cartazes, *folders*, informativos para familiares de pacientes, fotos, enfim tudo que funcione como lembrete com informações sobre as boas práticas de higienização das mãos contribuirá para o sucesso do programa.

Clima de segurança institucional

Os líderes e formadores de opinião da instituição deverão demonstrar que estão comprometidos com o programa de higiene das mãos e que o consideram prioridade, além de prover os recursos necessários para que o sucesso seja garantido.

OS 5 MOMENTOS PARA A HIGIENIZAÇÃO DAS MÃOS

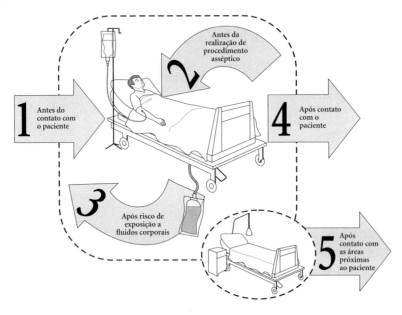

Figura I-19 – Os 5 momentos para a higienização das mãos (OMS).

Os "5 momentos" propostos pela OMS (Fig. I-19) baseiam-se em evidências de que o principal veículo de transmissão de microrganismos nos serviços de saúde são as mãos.

A representação gráfica dos "5 momentos" refere-se às principais oportunidades/momentos que os profissionais de saúde têm para higienizar suas mãos e respectivas situações que os envolvem durante a assistência ao paciente.

Adaptação parcial dos "os 5 momentos" propostos pela OMS para higienização das mãos, para a equipe de higienização

Entretanto, se pensarmos em outras equipes (higiene, SND etc.) que também atuam direta ou indiretamente nas proximidades da unidade do paciente, uma representação gráfica específica para outras equipes também poderia ser feita, divergindo no "número e tipos de momentos".

Por exemplo, se avaliarmos especificamente a participação da equipe de higienização nestes "5 momentos", teremos que ela estará envolvida direta (momento 5) ou indiretamente (momento 3) em dois dos cinco momentos, onde também deverá higienizar suas mãos.

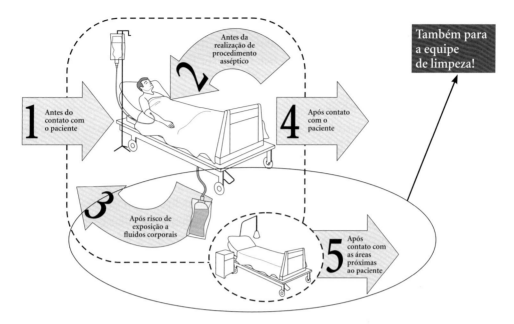

Figura I-20 – Adaptado do modelo: "os 5 momentos para a higienização das mãos para a equipe de limpeza.

Equipe de higienização e o momento 3

Neste caso, o colaborador da higiene não irá colocar suas mãos na cama ou em nenhum dispositivo que esteja conectado ao paciente, porém será acionado para realizar a limpeza e a desinfecção do piso próximo (ou distante) ao leito em casos de derramamento ou respingos de fluidos corporais. A conduta nesse caso é a de higienização das mãos imediatamente após a retirada do EPI (luvas) utilizado no processo, ressaltando que as luvas deverão ser retiradas com técnica adequada e descartadas, pois se trata de matéria orgânica.

Poderá ser questionado o fato de que, para remoção e tratamento de superfícies que contenham matéria orgânica, não é necessário o contato de luvas ou mãos com o piso, entretanto, a realidade brasileira, infelizmente, ainda é a de muitos serviços de saúde estarem distantes das novas tecnologias e ainda utilizarem os mais rudimentares e perigosos instrumentos de trabalho para a limpeza, que são: pano de chão e rodo!

Equipe de higienização e o momento 5

Apesar de a limpeza do leito e superfícies adjacentes ao paciente ser realizada pela enfermagem em grande parte dos serviços de saúde, quando ocorre a saída do paciente, seja por alta, seja por óbito ou transferência, cabe ao colaborador da higiene realizar a limpeza terminal, em que todas as superfícies serão limpas. Tais superfícies podem conter bactérias multirresistentes e ser transferidas para as luvas que, por sua vez, poderão contaminar outras superfícies.

Para interromper essa cadeia:

- Quartos ou enfermarias precedidos por isolamento de contato – uso de luvas descartáveis para limpeza das superfícies próximas à unidade do paciente (mais tocada), retirada das luvas com técnica adequada e, por fim, descarte. Após a remoção das luvas, higienizar as mãos.
- Quartos sem isolamento anterior – nesse caso, as luvas não precisam ser descartáveis, mas devem ser higienizadas antes de serem retiradas e utilizadas em outro quarto ou enfermaria.

Como vimos anteriormente, uma das ferramentas da estratégia modal é a mudança do sistema, sendo a disponibilização da preparação alcoólica no ponto de assistência uma das recomendações.

Embora as ferramentas estejam voltadas para a assistência direta, podemos adaptar a ferramenta para a equipe de higiene, inserindo o gel alcoólico próximo ao local onde ocorra indicação de uso e esse local é o carro funcional! Podemos não encontrar respaldo na literatura para a colocação do álcool gel no carro, mas encontraríamos respaldo sim para o fato de que sua utilização adequada poderá contribuir para a diminuição das infecções cruzadas, já que a mão ou luva que toca uma superfície contaminada transferirá os microrganismos para outras superfícies. Portanto, a álcool gel estará agregando valor ao controle das infecções.

POSITIVE DEVIANCE (PD)

Essa estratégica foi empregada originalmente na área de nutrição na década de 1970, quando pesquisadores observaram que, apesar da pobreza de algumas comunidades pesquisadas, existiam famílias com filhos bem nutridos. Daí surge a pergunta: o que estas famílias incomuns fizeram de diferente para obter bons resultados com os mesmos recursos?

Após a observação da alimentação das famílias incomuns, com bons resultados em termos nutricionais, os pesquisadores resolveram montar um plano alimentar baseado nas experiências positivas dessas famílias, para que toda a comunidade pudesse seguir o mesmo plano e obter os mesmos resultados positivos.

Os *positive deviants* são pessoas ou grupos de pessoas de uma comunidade que encontraram melhores soluções para seus problemas, enfrentando os mesmos desafios que outros membros da sua comunidade e sem ter um custo extra por isso.

A abordagem *positive deviance* ou desvios positivos é aplicada para a solução de problemas que exijam mudanças sociais e de comportamento e se baseia nos seguintes princípios:

- Comunidades que já têm a solução do problema são as mais indicadas para resolver seu problema, sem necessidade de pessoas externas.
- Princípio da inteligência coletiva – inteligência e *know-how* não estão concentrados na liderança de uma comunidade isolada ou especialistas externos, mas são distribuídos por toda a comunidade.
- Princípio da sustentabilidade – permite que a comunidade ou organização busque e descubra soluções sustentáveis para um dado problema, porque os comportamentos incomuns, comprovadamente bem-sucedidos, já são praticados na comunidade, dentro dos limites e desafios da situação atual.

A estratégia PD vem sendo aplicada em hospitais, em vários países, para prevenir infecções hospitalares. Segundo o CDC (*Center for Disease Control and Prevention*), foram avaliados programas que utilizaram a abordagem PD nos EUA, onde foram encontradas unidades que conseguiram reduzir de 30 a 73% das infecções.

No Brasil, um estudo conduzido por Marra et al. avaliou a efetividade da estratégia do desvio positivo (PD) para aumentar a aderência à higiene das mãos. O estudo concluiu que a estratégia resultou em aumento significativo da aderência à higiene das mãos e redução de infecções.

Etapas do processo PD

- Convite
  A pessoa ou grupo de pessoas que enfrentam um determinado problema deverão receber um convite para enfrentar e mudar.
- Definição do problema
  A comunidade define o problema.
- Identificação de indivíduos ou grupos de PD
  A observação para a identificação e a identificação propriamente dita são feitas pela comunidade.
- Identificação de práticas ou comportamentos incomuns
  Após ser identificado na etapa anterior, o PD é investigado: atitudes, comportamentos, crenças etc., até que ocorra a descoberta dos fatores de sucesso das soluções bem-sucedidas e a resolução dos problemas.
- Decisão sobre estratégias a serem utilizadas
  Após a identificação das estratégias de sucesso pela comunidade, decide-se qual utilizar para vencer o problema. Ao final, seguem-se as etapas de monitoramento, avaliação e expansão.

Como seria a abordagem *positive deviance* para o serviço de higiene?

Ao compararmos as estratégias tradicionais com o *positive deviance*, verificamos que, nessas, normalmente os gestores planejam e tomam decisões que serão seguidas pela liderança com nível hierárquico inferior, os quais, por sua vez, cobrarão a implementação dessas decisões da classe operacional. Ou seja, a cobrança da execução segue o dito popular utilizado pejorativamente: manda quem pode e obedece quem tem juízo!

Com a aplicação da abordagem *positive deviance* ocorre justamente o contrário. A base composta pela maioria dos colaboradores do serviço, ou seja, a classe operacional estaria envolvida inicialmente na construção das decisões a serem tomadas para a melhoria do serviço!

Isso é muito bom, principalmente se pensarmos que, na maioria das vezes, as decisões de como o trabalho deve ser feito não levam em conta a opinião dos executores.

Resumindo, com a estratégia PD, a base da pirâmide decidirá como o trabalho deverá ser feito para que melhores resultados sejam atingidos. Em outras palavras, a classe operacional finalmente terá seu lugar ao sol e suas observações e opiniões individuais serão consideradas pelo grupo. As descobertas das melhores práticas e o sucesso serão definidos entre seus pares.

E qual será o papel de gestores ou líderes intermediários com a abordagem PD?

Esses darão suporte ao grupo, facilitando a implantação das estratégias definidas, encurtando caminhos, removendo obstáculos, enfim auxiliando para que a implementação ocorra da melhor forma possível.

Grandes avanços em serviços de saúde por meio do PD

Com a aplicação do PD, bons resultados têm sido obtidos em serviços de saúde e na saúde pública, como o aumento da adesão na prática de higiene das mãos e consequente diminuição das taxas de infecções, diminuição dos índices de desnutrição etc.

A expansão da abordagem PD para diferentes serviços dentro de um hospital, por exemplo, seria muito bem-vinda, pois a melhora dos resultados de um serviço geralmente depende de outros e isso ocorre devido às interfaces inerentes do serviço hospitalar.

Se tomarmos o exemplo anterior, de que as taxas de infecção diminuíram com essa nova abordagem, certamente reduziriam ainda mais com a adesão de todos os serviços que interfaceiam com o Serviço de Controle de Infecção, já que o incremento da adesão higiene das mãos por parte de médicos e enfermagem poderia ser somado com o aumento da adesão pelos colaboradores da higiene, por exemplo!

Sabemos que a equipe que limpa muitas vezes acaba transferindo microrganismos de suas mãos ou luvas para diferentes superfícies e não é raro encontrarmos enfermeiros de educação continuada ou CCIH exauridos de tanto treinar e queixando-se da falta de adesão a uma prática tão importante para o controle das infecções.

Será que é só treinamento que está faltando? Será que o comprometimento da equipe não ocorre por que eles não estão engajados no processo de decisões que são tomadas tão distantes deles e sem suas opiniões e observações?

É importante que se for assumida a nova estratégia PD, todos os passos e colocações dos textos anteriores deverão ser considerados, além do precioso e fundamental comprometimento e apoio da alta gestão e lideranças!

Diante da complexidade e flexibilidade de aplicação da estratégia PD, seria subestimar a abordagem se limitarmos sua aplicação apenas para melhorar e aumentar a adesão à higienização de mãos, mas é um começo!

BIBLIOGRAFIA

Tuhus-Dubrow R. The power of positive deviants: a promising new tactic for changing communities from the inside. Boston Globe; 2009.

Sternin J, Choo R. The power of positive deviancy. Harvard: Business Press; 2000.

Pascale R, Sternin J. The power of positive deviance: how unlikely innovators solve the world's toughest problems. Harvard: Business Press; 2010.

Bradly E, Curry L, Ramanadhan R et al. Research in action: using positive deviance to improve quality of health care. Implement Sci 2009; 4:25.Thus the PD process's aim is to draw out the collective intelligence to apply it to a specific problem requiring behavior or social change.

Conselho Regional de Medicina no Estado de São Paulo e Ministério Público do Estado de São Paulo. O controle da infecção hospitalar no Estado de São Paulo; 2010.

Marra AR, Guastelli LR, Araújo CPM et al. Positive deviance: a new strategy for improving hand Hygiene compliance. Infect Control Hosp Epidemiol 2010; 31:1-105.

Sternin J. Program for women Forum on emerging issues University of Alabama at Birmingham School of Medicine and West Virginia University School of Medicine; 2007.

www.who.int/gpsc/en/

www.cdc.gov/handhygiene/

www.anvisa.gov.br/servicosaude/manuais/paciente_hig_maos.pdf

www.cve.saude.sp.gov.br/htm/ih/pdf/ih11_proj_maos_limpas.pdf

www.positivedeviance.org

www.positivedeviance.ca

Alergia ao Látex

Estima-se que 8 a 12% dos trabalhadores de saúde americanos são alérgicos ao látex.

Relatos de reações relacionadas à exposição ao látex tornaram-se mais presentes na literatura científica a partir de 1987, quando ocorreu a publicação das Precauções Universais pelo CDC, atualmente denominadas Precauções Padrão, onde se recomenda a utilização de luvas sempre que houver a possibilidade de exposição ocupacional das mãos com sangue e fluidos corporais.

Com a intensificação dessa prática até os dias atuais, houve maior exposição aos alérgenos presentes nas luvas e consequente aumento de relatos de alergia ocupacional ao látex.

Entretanto, a alergia ao látex é reconhecida pelo NIOSHI (*National Institute for Occupational Safety and Health* – EUA) desde a década de 1970, quando houve um crescente número de registros de profissionais de saúde afetados pela alergia, inclusive com registro de mortes.

O QUE É LÁTEX

O látex é um líquido leitoso proveniente da árvore *Hevea braziliensis*, produtora da borracha. Contém 30% de borracha, 65% de água, 1,8% de proteínas e 2% de resina.

Alguns autores sugerem que, em decorrência do aumento da demanda de luvas no mercado mundial e consequente aumento da extração do látex, a planta passou a produzir uma quantidade maior de proteínas de defesa aos frequentes cortes e extração da seiva.

Algumas dessas proteínas podem ser alérgenas, fazendo com que o profissional com predisposição à alergia produza um anticorpo que fica "guardado na memória" da célula, podendo desenvolver reações alérgicas após frequentes exposições. As reações alérgicas dependem da sensibilidade do organismo do indivíduo exposto.

O látex está presente em muitos produtos utilizados no ambiente hospitalar: alguns tipos de luvas, torniquetes, estetoscópios, *rubber* e *cuffs* de cateteres, preservativos etc.

TIPOS DE LÁTEX

LÁTEX NATURAL DA BORRACHA

É extraído da seiva da árvore produtora de borracha. Muitos produtos manufaturados com esse látex contêm proteínas que podem causar reação alérgica à exposição.

LÁTEX NATURAL PROCESSADO

É processado para diminuir a quantidade de proteínas naturais do látex presentes. Exemplo: *Stoppers* de seringas, *plugs* de sítios de injeção.

LÁTEX SINTÉTICO

Não contém proteínas naturais do látex que podem provocar reações alérgicas à exposição, entretanto, esses produtos sintéticos podem conter substâncias químicas que podem causar dermatites de contato, por exemplo, nitrila, poliuretano ou neoprene.

TIPOS DE EXPOSIÇÃO AOS ANTÍGENOS DO LÁTEX

- Contato direto com a pele.
- Contato com as mucosas.
- Inalação de partículas de proteínas aderidas ao pó das luvas dispersas no ambiente.

TIPOS DE REAÇÕES RELACIONADAS À EXPOSIÇÃO AO LÁTEX

DERMATITE DE CONTATO IRRITANTE

É a mais comum das reações por exposição ao látex. É uma reação inflamatória da pele, considerada dermatose ocupacional não imunológica. Esse tipo de reação está mais associado às frequentes exposições da pele à lavagem de mãos, sabões antissépticos, secagem inadequada das mãos e ao pó das luvas.

Os sinais e sintomas mais frequentes relacionados à pele são: prurido, secura, descamação, fissuras e hiperemia.

DERMATITE DE CONTATO ALÉRGICA –
REAÇÃO DE HIPERSENSIBILIDADE TIPO IV

É a segunda causa mais frequente de reação por exposição ao látex. São manifestações de hipersensibilidade tardia, resultantes da resposta imune provocada por substâncias químicas adicionadas ao látex durante a manufatura das luvas, principalmente aceleradores e oxidantes.

Os principais sinais e sintomas são: edema, ardor, prurido e eritema nas mãos pós-exposição.

A reação pode ocorrer entre as primeiras 6 horas ou após 48 horas pós-exposição ao látex e evoluir para bolhas cutâneas. Estas podem estender-se além da área da lesão, persistir por semanas ou retornar quando houver um novo contato com a substância agressora.

Como os sinais clínicos da dermatite alérgica são semelhantes aos da dermatite de contato irritante, o diagnóstico pode ser confundido.

HIPERSENSIBILIDADE IMEDIATA TIPO I

Apesar de não ser o tipo de reação mais comum, é a que envolve maior risco. É uma resposta imunológica imediata ao agente estranho ao organismo, no caso, a proteína do látex. É uma reação sistêmica mediada pelo anticorpo IgE.

Quanto aos principais sinais e sintomas, dependem da via de exposição do antígeno: cutânea, mucosa ou respiratória; podendo ser inicialmente locais ou sistêmicos: edema e eritema no local da exposição, náuseas, vômitos, dispneia, tosse, espirros, broncoespasmo e em casos mais graves pode ocorrer choque anafilático, neste caso a intervenção deve ser feita em caráter de urgência, pois a demora pode comprometer a vida do trabalhador exposto.

Os sinais e sintomas do choque anafilático são caracterizados por problemas respiratórios graves, hipotensão e choque.

> **Atenção!**
> Os riscos intensificam-se nas seguintes situações:
> - Quando a integridade da pele não é preservada, pois a proteína do látex penetra com mais facilidade no organismo.
> - Quando as partículas de pó associadas à proteína do látex são inaladas, pois vão diretamente para os pulmões.

Cabe ressaltar que algumas luvas são pré-impregnadas com talco para facilitar o calçamento, principalmente as utilizadas em procedimentos que requerem luvas estéreis. Já para os trabalhadores do segmento de limpeza hospitalar, sabemos que, embora muitos recebam luvas sem pó, alguns acabam quebrando protocolos e entalcando-as inadvertidamente.

Este procedimento pode trazer graves riscos relacionados à exposição a aerossóis, já que as partículas de pó ou amido de milho (talco) podem associar-se às de látex e ser inaladas pelo responsável por esta manipulação incorreta e também por outros trabalhadores da mesma área, pois as partículas de látex com o pó podem ficar suspensas no ar por horas, permitindo, assim, a exposição de membranas mucosas e pulmões dos trabalhadores a esta combinação de agentes.

GRUPOS DE RISCO QUE PODEM DESENVOLVER ALERGIA AO LÁTEX EM INSTITUIÇÕES DE SAÚDE

Os grupos de trabalhadores que apresentam maior risco de desenvolver alergia ao látex são aqueles que se expõem ao alérgeno com maior frequência, seja através do contato direto rotineiro, seja de ambientes onde o látex é manipulado. Exemplos:

- Qualquer trabalhador que *atue em ambientes onde são utilizados produtos que contêm látex*, independente de utilizar ou não o produto. Por exemplo, auxiliares de limpeza, pois atuam em diversas áreas onde circulam diferentes tipos de materiais, enfermeiros, técnicos e auxiliares de enfermagem, médicos etc.
- Qualquer trabalhador que utilize luvas de látex regularmente em suas atividades de rotina.
- Trabalhadores com histórico de alergias a alimentos.
- Trabalhadores com histórico de doenças alérgicas: rinite, bronquite, asma, dermatites ao utilizar luvas etc.
- Trabalhadores submetidos a vários procedimentos cirúrgicos.

PREVENÇÃO

- Introduzir informações atualizadas sobre alergia ao látex no programa de treinamento admissional e educação continuada do trabalhador.
- Identificar, monitorar e orientar os funcionários que pertençam ao grupo de risco para alergia ao látex. Para isso, adotar um questionário ou pedir auxílio ao Serviço de Saúde Ocupacional de sua instituição.
- Padronizar procedimentos de modo a inibir a utilização de luvas de látex desnecessariamente, caso a instituição as utilize.

- Caso seja responsável pela padronização de produtos em sua área de trabalho, dar preferência aos produtos que não contenham látex ou com baixos níveis de alérgenos proteicos e químicos, livres de pó de amido de milho. O pó das luvas pode sensibilizar novos trabalhadores.
- Certificar-se com a comissão de padronização de materiais de que os produtos adquiridos como sendo látex-*free* se enquadram realmente nessa categoria.
- Encaminhar ao Serviço de Segurança e Medicina do Trabalho os trabalhadores que apresentarem reações relacionadas à exposição ao látex.
- Assegurar para o trabalhador que já possui um histórico de hipersensibilidade do tipo I um local de trabalho seguro, isento de látex, já que a continuidade das exposições poderá determinar a ruptura da carreira do indivíduo na instituição. Nesses casos, é desejável disponibilizar luvas de vinil ou nitrila, pois as luvas com baixo nível de proteínas não são seguras para trabalhadores com esse perfil.
- Empenhar-se para que papéis-toalha e antissépticos sejam de boa qualidade, assegurando assim a diminuição das dermatites de contato; para que isso ocorra, manter sempre contato com a equipe multiprofissional de sua instituição: SESMT, CCIH, comissão de padronização de materiais, gerente de enfermagem, hotelaria etc.

BIBLIOGRAFIA

Guideline for Infection Control in Health Care Personnel, 1998.
Home Healthcare Nurse. 2001; 19:369-76.
NIOSHI. National Institute for Occupational Safety and 1-CDC. Health, 1997.
Sussman GL, Beezhold DH, Kurup VP. Allergens and natural rubber proteins. J Allergy Clin Immunol 2002;110:S33-9.

Boas Práticas para Limpeza de Superfícies

NÃO UTILIZAR VASSOURAS EM SERVIÇOS DE SAÚDE

O ato de varrer o piso com vassouras favorece a dispersão de microrganismos que podem ser veiculados através das partículas de pó que, por sua vez, poderão ser inaladas, agravando ou desencadeando problemas respiratórios em pacientes, visitantes e dos próprios colaboradores.

Existem muitas opções no mercado para a substituição de vassouras, tais como fibras descartáveis com ou sem adesivo, fibras reprocessáveis de microfibra e não microfibra etc.

Se o objetivo do uso da vassoura é esfregar o piso, uma fibra adequada pode solucionar o problema com maior eficácia e menor esforço, já que o desenho e o tamanho de sua base poderão atingir uma área maior.

SISTEMATIZAR OS PROCESSOS DE LIMPEZA

O objetivo principal da sistematização dos processos de limpeza é o favorecimento da organização e o método no trabalho. Consiste na realização dos processos em uma sequência que envolva as grandes superfícies prediais, tais como:

- Tetos – sentido unidirecional, ou seja, não realizar movimentos de vai e vem ou circulares em torno do que será limpo. Em limpezas terminais, iniciar a limpeza pelo teto, seguido de paredes e, por último, o piso.
- Paredes, portas e janelas – sentido utilizado para a realização da limpeza – de cima para baixo.
- Piso de quartos ou enfermarias – iniciar a limpeza do fundo para a porta de entrada. Iniciar a limpeza pelo quarto e por último o banheiro.
- Piso de corredores, saguões etc. – de dentro para fora, de trás para a frente etc. Nesse caso, deve-se ter como referência a porta de entrada.
- Iniciar a limpeza sempre da área mais limpa (menos contaminada) para a mais suja (mais contaminada).
- Nunca realizar movimentos de vai e vem, deve-se limpar em sentido unidirecional.

NÃO LIMPAR SUPERFÍCIES DE MATERIAIS E EQUIPAMENTOS RELACIONADOS COM A ASSISTÊNCIA AO PACIENTE

Exemplo: bombas de infusão, monitores etc.

Nesse caso, a competência da limpeza e desinfecção da superfície externa do equipamento varia de acordo com o protocolo institucional, podendo ficar, preferencialmente, sob responsabilidade da engenharia clínica e, na impossibilidade ou inexistência deste serviço, com a enfermagem. Não raro, quando tal tarefa é delegada incorretamente ao colaborador da limpeza, a desregulagem ou desligamento dos equipamentos (quando em uso) e até mesmo danos à sua superfície podem ocorrer.

Cabe ressaltar que o procedimento operacional padrão (POP) deveria ser descrito pelo fabricante, inclusive descriminando o princípio ativo compatível com o tipo de superfície de cada equipamento.

Vários serviços de saúde já contam com a colaboração da engenharia clínica e do fabricante para a realização dos POP que envolvam a desmontagem (quando necessário) e/ou limpeza do equipamento.

NÃO UTILIZAR ASPIRADORES DE PÓ TRADICIONAIS EM ÁREAS ASSISTENCIAIS

Os aspiradores de pó tradicionais, mesmo que industriais, podem dispersar microrganismos; sua utilização é permitida em áreas administrativas. Quando necessários em áreas assistenciais, deve-se optar pelos que tenham filtros HEPA, os quais podem filtrar micropartículas, garantindo sua retenção.

NUNCA JOGAR/ESGUICHAR ÁGUA PARA REALIZAR A LIMPEZA

O desperdício de água durante a realização dos processos de limpeza é uma prática inadmissível, principalmente em tempos de escassez global. Nem o enxágue justifica esta má prática de limpeza, visto que contamos com vários detergentes e desinfetantes que dispensam o enxágue e já são utilizados com muita frequência em serviços de saúde.

Tanto paredes como tetos devem ser limpos com técnica e equipamentos apropriados. A qualidade da limpeza não depende da quantidade de água presente na superfície a ser limpa, e sim da técnica adequada da limpeza.

Contamos com muitas marcas de equipamentos no mercado para atender qualquer necessidade de limpeza de paredes, janelas, tetos etc.

Cabos telescópicos (extensões reguláveis) podem atingir os mais altos "pés direito" sem necessidade do uso de escadas; fibras próprias para paredes e tetos evitam excessos de água que só servem para danificar os revestimentos e em alguns casos gerar infiltrações. Tais fibras devem ser pouco abrasivas para evitar comprometimento dos revestimentos.

Enfim, nada justifica o arremesso de água para limpeza. A economia da água institucional deve ser uma meta a ser conquistada e o serviço de limpeza tanto pode ser o vilão, com desperdícios que poderiam ser evitados, como o merecedor do título de serviço sustentável!

DESPREZAR A ÁGUA E A SOLUÇÃO DOS BALDES A CADA AMBIENTE LIMPO

Embora seja muito comum a utilização de dois baldes para o processo de limpeza do piso, sendo um destinado à solução e outro à água limpa para enxágue, tal processo apresenta desvantagens. Na primeira vez que se utiliza o recipiente com água limpa para enxágue do *mop* ou pano (já utilizado para limpeza), essa água torna-se contaminada e, por sua vez, o recipiente com a solução não permanece com a mesma diluição inicial após a introdução da cabeleira ou pano de chão que já foram utilizados na limpeza.

Vários autores têm reconhecido a contaminação microbiana através de *mops* úmidos e panos de limpeza, assim como o potencial de disseminação dessa contaminação.

Outro problema é o uso repetitivo da prensa, que pode causar lesões por esforços repetitivos.

Equipamentos com tecnologia para armazenamento de solução de limpeza dispensam baldes e prensas, podendo a solução ser injetada no piso na quantidade necessária, dispensando o enxágue (ver Capítulo 6 – Equipamentos e materiais).

Entretanto, se o serviço de saúde opta pela técnica de duplo balde, deverá desprezar a água dos dois recipientes a cada ambiente, evitando que a mesma água contaminada utilizada em, por exemplo, um quarto ou enfermaria também seja reutilizada em outro ambiente. Embora o piso ofereça menor risco do que superfícies mais altas e, portanto, mais tocadas, o objetivo é evitar a transferência dos microrganismos das superfícies de um ambiente para outro e garantir a concentração da solução, entretanto, temos com esta prática um grande desperdício, tanto de produtos químicos como de água.

BIBLIOGRAFIA

Westwood JC, Mitchell MA, Legace S. Hospital sanitation: the massive bacterial contamination of the wet mop. Appl Microbiol 1971;21:693-7.

Whitby JL, Rampling A. *Pseudomonas aeruginosa* contamination in domestic and hospital environments. Lancet 1972;1:15-7.

UTILIZAR UMA CABELEIRA OU FIBRA PARA CADA AMBIENTE A SER LIMPO

O mesmo princípio do tópico anterior vale para as cabeleiras ou fibras utilizadas em piso ou parede, ou seja, preferencialmente deverão ser trocadas a cada ambiente. Por exemplo, se na unidade existirem 10 quartos ou enfermarias, serão utilizadas 10 cabeleiras ou 10 fibras para a limpeza do piso ou parede. No final dos processos todas deverão ser encaminhadas para o reprocessamento (limpeza e secagem) não manual. Caso tal prática seja economicamente inviável na instituição, restrinja-a para quartos ou enfermarias com pacientes em isolamento.

DESPREZAR ÁGUA SUJA EM LOCAL ADEQUADO

A água suja proveniente de processos de limpeza, enxágue de *mops*, panos etc. deverá ser desprezada em áreas específicas para este fim, nunca em banheiros de pacientes e funcionários, postos de enfermagem, pias utilizadas para lavagem das mãos etc.

DESINFETANTES: USO RACIONAL

Existem evidências de que algumas superfícies representam um risco maior de transmissão de microrganismos, tais como:

- Superfícies frequentemente tocadas por pacientes e profissionais de saúde.
- Superfícies contendo matéria orgânica.
- Superfícies de equipamentos relacionados à assistência à saúde.
- Superfícies em quartos de pacientes colonizados por microrganismos multir- resistentes ou em situação de surtos.

Tais superfícies podem veicular patógenos através das mãos de pacientes, acom- panhantes e profissionais de saúde para outras superfícies, desencadeando surtos por infecções cruzadas. Nessas superfícies, justifica-se a utilização do desinfetante padronizado na instituição (após ou simultaneamente com a limpeza), pois terá um papel determinante na interrupção da cadeia. Entretanto, não existem evidências que sustentem a utilização rotineira e generalizada de desinfetantes para as demais super- fícies, sendo recomendado seu uso racional. Os detergentes podem ser utilizados nas demais superfícies e preferencialmente os biodegradáveis deverão ser eleitos, contri- buindo para a preservação ambiental e das práticas de sustentabilidade.

UTILIZAR PRODUTOS QUÍMICOS COM REGISTRO NA ANVISA

Consultar, sempre que necessário, a legislação vigente (ver mais em tema específico).

Os produtos químicos devem ser utilizados com cautela e indicações criteriosas do Serviço de Controle de Infecção.

> **Atenção!**
> Nunca utilizar desinfetantes de alto nível para superfícies ambientais.

NÃO MISTURAR PRODUTOS DE LIMPEZA E/OU DESINFECÇÃO

A mistura pode tornar-se perigosa, provocando formação de gases tóxicos que podem ser aspirados, reações alérgicas e problemas respiratórios tanto para clientes internos como externos. A relação entre asma e trabalhadores da limpeza tem tido abordagem frequente na literatura, o que reforça ainda mais as recomendações para impedir que as misturas sejam realizadas.

Além dos efeitos adversos à saúde do trabalhador, incompatibilidades entre diferentes produtos podem resultar em inativação desses, informação tal que nem sempre chega aos colaboradores que manipulam tais misturas. Soluções preparadas para longos períodos podem comprometer a estabilidade de alguns princípios ativos. Soluções para pronto uso ou diluidores automáticos com sistema de segurança que dificultem o impeçam a manipulação direta devem ser priorizados, evitando, assim, acidentes e seu uso inadequado.

REALIZAR REMOÇÃO E TRATAMENTO DE SUPERFÍCIES COM MATÉRIA ORGÂNICA

Ver mais em tema específico.

COMUNICAR CASOS DE REVESTIMENTOS COM PERDA DE INTEGRIDADE

Os processos de limpeza são dificultados quando revestimentos de mobiliário, pisos, paredes, colchões etc. apresentam perda de integridade, o que também favorece a contaminação do ambiente, pois servem de abrigo para microrganismos.

A escolha dos revestimentos de superfícies prediais deve ser feita preferencialmente por um arquiteto, o qual deverá priorizar: garantia de reposição, facilidade de higienização, resistência ao uso de desinfetantes e à presença de matéria orgânica e flexibilidade para utilização.

SEPARAR PANOS E FIBRAS PARA DIFERENTES SUPERFÍCIES E ÁREAS

Utilizar sistema de cores, tarjas ou marcas para a diferenciação de panos e fibras de diferentes áreas e superfícies: panos ou fibras para limpeza de quartos/enfermarias, banheiros, paredes, pisos, móveis, pias etc.

ENCAMINHAR MOPS E PANOS DE LIMPEZA MANUAL PARA O SERVIÇO DE PROCESSAMENTO DE ROUPAS

Panos de limpeza manual, refis de fibras, microfibra ou de cabeleiras utilizados devem ser encaminhados ao serviço de processamento de roupas em sacos plásticos fechados para processamento ao final de cada dia. Dessa forma, consegue-se padronização do processo de lavagem, economia de tempo, movimento e energia do funcionário da limpeza, evitando acúmulo de panos e *mops* sujos no depósito de material de limpeza ou expurgo, assim o espaço para secagem deixará de ser problema. Caso o serviço de processamento de roupas não possa processá-los, uma máquina de lavar industrial exclusiva para esse fim poderá ser a solução.

> **Atenção!**
> Fibras, panos e cabeleiras devem ser entregues, após o reprocessamento, limpos e secos; quando úmidos, exalam odor fétido e favorecem o crescimento de microrganismos!

Nunca deixar panos de limpeza e cabeleiras de *mops* imersos em solução, pois pode diminuir sua vida útil, além de servir de meio de cultura para microrganismos.

COLABORAR COM O MEIO AMBIENTE IMPLEMENTANDO PROCESSOS COM MENOR IMPACTO

- Utilização de produtos químicos restrita, com regras e critérios baseados em evidência científica.
- Uso de produtos biodegradáveis.
- Realizar segregação correta dos resíduos desde a fonte geradora, viabilizando a reciclagem etc.

Ver mais no tema: Sustentabilidade em serviços de saúde.

Boas Práticas de Segurança

PRÁTICAS SEGURAS DURANTE A EXECUÇÃO DAS ATIVIDADES

- **Nunca substituir escadas por cadeiras**
As escadas devem ser de abrir, com trava de segurança e plataforma de apoio e dispositivos laterais para pendurar objetos necessários à rotina executada. Antes de usar a escada, verificar se a trava está posicionada.

- **Utilizar escadas apenas em superfícies planas**
Terrenos com declive podem derrubar a escada, provocando acidentes.

- **Utilizar cintos de segurança para limpeza de janelas e vidros**
Esse procedimento de segurança deve ser adotado não só por funcionários do próprio hospital, como também de empresas terceirizadas, pois, se porventura algum acidente ocorrer, tanto o hospital como o serviço terceirizado serão corresponsáveis. Muitos serviços de saúde próprios terceirizam a limpeza de vidros e janelas.

- **Manter postura corporal adequada**
Ao abaixar ou levantar, utilizar sempre a musculatura dos membros inferiores, nunca das costas, mantendo a coluna ereta, prevenindo assim problemas posturais.

- **Não levantar ou carregar objetos muito pesados sem ajuda**
Dar preferência a transporte de materiais e equipamentos em carros próprios: carro funcional. Deslocamento de mobília entre ambientes geralmente é tarefa da manutenção, porém, quando isso não é possível, carros próprios para transporte deverão ser providenciados para essa tarefa, além de orientar os funcionários com relação à adoção de mecânica corporal adequada.

- **Obedecer aos horários de intervalos**
Os intervalos para descanso e refeições devem ser seguidos rigorosamente, a fim de prevenir esgotamento físico e estresse por sobrecarga de trabalho.

- **Notificar acidentes imediatamente após a ocorrência**
A notificação de todo e qualquer acidente de trabalho deve ser imediata, assim como os exames e tratamentos necessários com acompanhamento médico devem ser rigorosamente seguidos.

- **Proteger tomadas elétricas de paredes antes da limpeza.**
- **Nunca manusear equipamentos elétricos com mãos molhadas.**

- **Nunca correr nas dependências hospitalares.**
- **Utilizar equipamentos de proteção individual e coletiva sempre que necessário** Utilizá-los adequadamente, quando recomendados (ver capítulo correspondente).

GINÁSTICA LABORAL

Os trabalhadores do serviço de higiene deparam-se diariamente com atividades operacionais que os levam a repetir incessantemente os mesmos movimentos, o que pode causar danos como lesões por esforços repetitivos (LER) e/ou distúrbios osteomusculares relacionados ao trabalho (DORT), os quais podem ser agravados pelo sedentarismo e falta de controle periódico de sua saúde.

Segundo o Ministério da Saúde, LER é a segunda causa de afastamento do trabalho no Brasil e caracterizam-se por um conjunto de doenças que atingem músculos, tendões e articulações e têm relação direta com tarefas, ambientes e organização do trabalho. Já as DORT englobam distúrbios inflamatórios e oriundos de compressão de nervos provocados por sobrecarga física ou atividades que demandem sobrecarga psíquica.

Tais transtornos podem acarretar afastamentos periódicos do trabalhador ou até mesmo definitivos, dependendo do grau de comprometimento de sua saúde.

A prevenção de doenças ocupacionais é a palavra de ordem nas empresas com visão de futuro, pois, além da satisfação do funcionário e aumento de produtividade, contribuem para os programas de qualidade de vida que refletem diretamente nas certificações de qualidade de serviço, como as de ISO.

A ginástica laboral contribui diretamente com a prevenção de doenças, pois se trata de um programa de atividades desenvolvidas durante o período de trabalho para proporcionar ao funcionário melhora de sua capacidade funcional por meio de exercícios físicos após avaliação prévia de cada participante do programa.

É importante lembrar que o profissional contratado para elaboração e implantação desse programa deve ser capacitado para tal, pois a ginástica laboral exige profundos conhecimentos técnicos e científicos nas áreas de fisiologia do exercício, ergonomia, técnicas de relaxamento, alongamento, segurança do trabalho, dinâmicas de recreação etc., sendo os profissionais de educação física uma excelente opção para essa função.

Um estudo foi realizado para analisar os efeitos de um programa de ginástica laboral na dor em profissionais de limpeza. Oitenta e quatro por cento dos trabalhadores submetidos ao programa sentiam algum tipo de dor antes do seu início. Todos os participantes do estudo realizaram ginástica laboral do tipo compensatório, com exercícios de alongamento e massagem durante um mês, sendo duas vezes por semana, com duração de 15 minutos. Ao final, constatou-se a redução na dor em todos os participantes.

GINÁSTICA LABORAL PREPARATÓRIA

Tem como objetivo preparar o funcionário para as tarefas que irá exercer durante sua jornada de trabalho por meio de exercícios de alongamento que proporcionarão melhora da circulação sanguínea e diminuição do atrito entre as articulações; geralmente, seu início coincide com o início dos plantões e seu tempo de duração é de aproximadamente 10 minutos.

GINÁSTICA LABORAL COMPENSATÓRIA

É indicada para diminuir a fadiga e consequentes enfermidades profissionais crônicas, por meio de exercícios de relaxamento e compensação. É geralmente realizada durante uma pausa do trabalho em intervalos curtos.

Tanto a ginástica laboral preparatória como a compensatória podem ser feitas no próprio local de trabalho ou em área física aberta.

Os principais benefícios para o funcionário são:

- Melhora da qualidade de vida: diminuição do sedentarismo, ansiedade, redução da fadiga etc.
- Melhora da flexibilidade, coordenação, ritmo, agilidade e postura.
- Diminuição ou prevenção do estresse, por tornar a jornada de trabalho menos tensa; cabe lembrar que o estresse está incluído na categoria de doença ocupacional desde 1999.
- Descontração.
- Humanização no trabalho.
- Relaxamento da musculatura.
- Alívio das tensões.
- Prevenção de doenças ocupacionais: problemas de coluna e posturais, torcicolos, LER/DORT etc.

A ginástica laboral pode ser vista como excelente alternativa para empresas que estão em busca de um diferencial para programas de qualidade de vida de seus trabalhadores. Essa prática saudável e preventiva já vem sendo utilizada em muitas instituições de saúde com resultados positivos, tanto que já tramita um projeto de lei que, se aprovado, obrigará todas as empresas que desenvolvam atividades que exijam esforços repetitivos a oferecer a ginástica laboral aos seus funcionários.

BIBLIOGRAFIA

Carniel RG, Bozza LO. Efeitos de um programa de ginástica laboral nas dores musculares em profissionais de limpeza de uma universidade de ensino superior. Fédération Internationale d'Education Physique, fiepbulletin.net, v. 82, 2012.

Lima V. Ginástica laboral: atividade física no ambiente de trabalho. 3ª ed, Editora Phorte; 2007.

Sustentabilidade em Serviços de Saúde

Grande parte dos serviços de saúde brasileiros possuem algum tipo de iniciativa voltada para a sustentabilidade, mas não necessariamente se dando conta disso. Por exemplo, determinada instituição de saúde constata um aumento no gasto de energia, gerando custos e preocupações financeiras. A partir daí, resolve lançar um pacote de medidas que terão como objetivo a redução das despesas relacionadas a esse gasto. Ou seja, são medidas pontuais: intervenção pós-constatação de um problema! A questão é que não fazem parte de um programa que poderia ser permanente e visaria à prevenção.

Tal programa seria o de gestão ambiental, que contemplaria não só a redução de energia, como também tantos outros relacionados.

Entretanto, a sustentabilidade não envolve apenas a questão ambiental, sendo seu conceito sistêmico relacionado também com processos econômicos, sociais e culturais.

Portanto, o tema sustentabilidade é altamente complexo, principalmente ao se considerar que o uso sustentável dos recursos naturais deverá suprir as necessidades da geração presente sem afetar a possibilidade das gerações futuras de suprir as suas!

Quando o foco da sustentabilidade é o serviço de saúde, o grau de complexidade aumenta, já que manter a qualidade assistencial e consciência ambiental caminhando juntas é um grande desafio!

Resumindo, o serviço de saúde só será considerado sustentável quando focado em sustentabilidade e deverá ser economicamente viável, socialmente justo e ecologicamente correto.

Ao se delinear um panorama global de sustentabilidade, serão abordados os principais projetos que podem ser engajados rumo ao serviço de saúde sustentável.

Para que o sucesso seja alcançado em qualquer um dos programas que venha a ser implantado, é imprescindível a conscientização, a sensibilização e o envolvimento de todos (elementos essenciais ao planejamento estratégico de negócios; termo que se refere às partes interessadas), clientes externos e internos, tais como pacientes, acompanhantes, fornecedores etc.

Notar que o texto acima se aplica para toda a instituição, portanto, a todos os serviços que o compõem, inclusive o serviço de limpeza.

Cabe uma observação em especial para o serviço de limpeza, que será um dos protagonistas da transformação sustentável da instituição por meio do seu *stakeholder*, representado por seu gestor.

PROGRAMA DE GESTÃO AMBIENTAL

O programa de gestão ambiental deve contar com um grupo de trabalho que diagnostique seus problemas, trace metas, estabeleça cronogramas e monitore a execução das atividades e cumprimento das metas traçadas para que resulte em uma gestão responsável.

As principais metas a serem seguidas pela gestão ambiental são: redução do consumo de água, energia elétrica e gás e gerenciamento do descarte e aproveitamento de resíduos produzidos.

REDUÇÃO DO CONSUMO DE ÁGUA

Algumas medidas simples poderão fazer uma enorme diferença no consumo de água institucional, evitando o desperdício, como, por exemplo:

- Substituir garrafas plásticas por embalagens recicláveis Tetra Pak, inclusive de água! (Existem diversas tecnologias disponíveis para a reciclagem das embalagens da Tetra Pak).
- Trocar copos descartáveis por copos ou canecas individuais reutilizáveis.
- Limitadores de vazão das torneiras e chuveiros.
- Ajustar as válvulas de descarga.
- Reutilizar a água da chuva para irrigação dos jardins por sistema de gotejamento.
- Substituir o *mop* cabeleira utilizado em um ou dois baldes de água por *mops* planos que não necessitam do balde espremedor com água (praticidade, economia e eficácia) etc.

> **Curiosidade:**
>
> Você sabia? Segundo a Organização das Nações Unidas para Agricultura e Alimentação, para produzir 1kg de carne bovina são gastos aproximadamente 15 mil litros de água (considerando o consumo do animal durante sua vida dividido pelo rendimento bruto de sua carne).

REDUÇÃO DO CONSUMO DE ENERGIA ELÉTRICA

Algumas condutas e medidas preventivas:

- Investimento em eficiência energética, possibilitando a redução do consumo de energia e custos por meio de medidas de eficiência e conservação.
- Tomar medidas que incentivem a iluminação e a ventilação naturais.
- Utilização de lâmpadas econômicas.
- Calibragem de equipamentos.
- Ar condicionado: substituição por modelos econômicos com o selo Procel A.
- Instalação de sistema para aquecimento de água por energia solar.
- Incentivo e viabilização de meios de transportes alternativos, mais saudáveis e menos poluentes: bicicleta (com criação do bicicletário); ônibus e metrô (linhas de integração próximas ao local de trabalho).
- Não utilizar gás refrigerante CFC (cloro-flúor-carbono), prejudicial à camada de ozônio etc.

> **Lembre-se:** é importante que um profissional capacitado registre o valor exato da emissão de poluentes na instituição, para que se possam adotar medidas compensatórias!

GESTÃO DE RESÍDUOS

Neste item, parte-se do princípio de que o Plano de Gerenciamento de Resíduos de Serviços de Saúde esteja implementado de acordo com as legislações pertinentes.

A ordem é: reduzir, reutilizar e reciclar. Medidas adicionais podem somar ao sucesso do plano como:

- Aquisição de compactadores de resíduo comum (ganhando economia de espaço).
- Estabelecimento de parceria com empresas que recolham resíduos recicláveis acumulados e os direcione para a cooperativa de reciclagem etc.

RESPONSABILIDADE COM O MEIO AMBIENTE

Responsabilidade ambiental é um conjunto de atitudes, individuais ou empresariais, voltado para o desenvolvimento sustentável do planeta. Ou seja, essas atitudes devem levar em conta o crescimento econômico ajustado à proteção do meio ambiente na atualidade e para as gerações futuras, garantindo a sustentabilidade.

Na área de limpeza institucional, talvez a mais importante medida seja a de adquirir produtos químicos que tenham o mínimo impacto no meio ambiente e não acarretem danos à saúde do colaborador, como, por exemplo, produtos cuja formulação e matéria-prima sejam isentas de fósforo, ácidos e bases fortes, metais (zinco, ferro etc.), solventes minerais, clorados e glicólicos.

Acompanhar o ciclo de vida dos produtos adquiridos, combinando requisitos ambientais, avanços econômicos e responsabilidade social, será tão importante quanto a aquisição correta.

Temos aqui uma grande oportunidade para educar, por exemplo:

- Introduzindo educação ambiental aos colaboradores, população do entorno etc.
- Educando sobre os riscos tecnológicos e suas consequências ambientais etc.

RESPONSABILIDADE SOCIAL

Qualquer ação tem um impacto, mas um conjunto de ações, um programa, pode causar um impacto ainda maior. A questão aqui é "medir" esse impacto que causamos nas comunidades próximas, na sociedade. Após o conhecimento da proporção desse impacto, temos que oferecer melhorias compensatórias a essa comunidade próxima ou distante.

Algumas atitudes:

- Participar de organizações não governamentais.
- Participar e incentivar a participação em trabalhos voluntários.
- Financiar projetos ambientais.
- Oferecer atendimentos multiprofissionais gratuitos à população etc.

ISO 14001 – CERTIFICAÇÃO DE GESTÃO AMBIENTAL

Mesmo tendo adotado programas que resultem em bons desempenhos ambientais, muitas empresas recorrem à ISO 14.001 em busca de um diferencial.

A norma 14.001, assim como todas as ISO, é reconhecida em todo o mundo, o que possibilita mostrar e firmar o compromisso ambiental diante dos mercados nacional e internacional, além de destacar a marca.

O objetivo principal dessa certificação é aprimorar o desempenho ambiental estabelecendo equilíbrio entre a manutenção da rentabilidade e a minimização do impacto das atividades desenvolvidas na organização e no meio ambiente.

Além de benefícios ao meio ambiente, a organização engajada projeta para o mercado uma imagem inovadora e de responsabilidade social, obtém reconhecimento e diferencial no mercado da sustentabilidade, além de benefícios econômicos referentes às reduções de recursos.

O QUE DETERMINA O SUCESSO DA IMPLEMENTAÇÃO DA CERTIFICAÇÃO?

O sucesso é determinado basicamente por:

- Envolvimento de toda a organização, da alta administração à base da pirâmide.
- Motivação contínua de todos envolvidos.
- Divulgação dos resultados.
- Persistência!

É aconselhável, antes de solicitar uma auditoria da empresa certificadora elegida, verificar se "a casa está em ordem", ou seja, se a empresa e todos seus setores estão em conformidade com a legislação ambiental brasileira e, a seguir, partir para a ação. Um comitê que desenhe as diretrizes e metas com prazos preestabelecidos irá determinar o momento exato da auditagem.

LEED (*LEADERSHIP ENERGY AND EVIRONMENTAL DESIGN*) – ARQUITETURA SUSTENTÁVEL

O LEED, com selo emitido pela *US Green Building Consil* (e Brasil *Green Building Consil*), tem como objetivo desenvolver critérios mínimos e parâmetros para a avaliação e comparação entre edifícios sustentáveis, ou seja, edifícios ambientalmente responsáveis, inteligentes, economicamente atrativos e que ofereçam ambientes saudáveis para se trabalhar.

Os *green buildings* são a nova tendência da construção civil. Uma construção "verde" é aquela projetada, construída e mantida com o mínimo consumo de água e energia, dando prioridade a materiais que não poluem o ambiente durante sua produção e não provocam danos à saúde dos usuários.

De acordo com o diretor executivo da ONG, *Green Building Council* Brasil, apesar de mais caro que uma construção normal, são prédios que diminuem os custos em até 50% no consumo de água e de 45% do gasto com energia, tendo o retorno do investimento em poucos anos.

Para que um edifício seja considerado verde e ecologicamente correto, deve seguir os principais critérios de sustentabilidade defendidos pelo LEED, o qual angaria créditos para as instituições que o pleiteiam: desenvolvimento sustentável do entorno, economia de água, eficiência energética, materiais e recursos, qualidade ambiental interna para os usuários da edificação, inovações no *design* e prioridades regionais.

Existem diferentes níveis de certificação LEED para edifícios, que são baseados em sistemas de pontos. Dependendo do nível de certificação, um determinado número de créditos é agregado, podendo ser verde, prata, ouro ou platina. Quando se decide por uma arquitetura sustentável, é necessário ter um profissional certificado LEED AP (*Accredited Professional*) na equipe de trabalho para a coordenação desse projeto que envolve grandes desafios.

Segundo dados de 2008, do *Environmental Information Administration*, os edifícios são os maiores responsáveis pelas emissões globais de CO_2, atuando com 39%, enquanto os meios de transporte estão em segundo lugar e, em terceiro, as indústrias.

A redução do absenteísmo, a prevenção de doenças e a satisfação dos usuários estão entre as principais vantagens.

PEGADA ECOLÓGICA: UMA REFLEXÃO

As metas de redução dos gases de efeito estufa só serão atingidas se houver mudança na maneira como os recursos da terra são consumidos. A mudança de comportamento de consumo, não sustentável, é importante para a preservação do equilíbrio ecológico e da vida humana no planeta. No Brasil ainda não há o hábito de consumo consciente. Segundo pesquisa de 2010, apenas 4% dos consumidores brasileiros incorporaram as práticas do chamado consumo consciente. De acordo com TCC (Teste do Consumo Consciente), a pesquisa chegou a quatro grupos diferentes – indiferentes, iniciantes, comprometidos e conscientes –, tendo como resultado que 65% dos entrevistados são iniciantes e 11% são indiferentes.

O nível de escolaridade está diretamente relacionado ao grau de comprometimento com o consumo consciente. Quanto mais instruídos, maior o nível de consciência. A divisão socioeconômica também influencia no comportamento, pois a maioria no grupo de indiferentes encontra-se nas classes D e E.

De acordo com o WWF (*World Wide Fund For Nature*), a forma como vivemos deixa marcas, rastros, cicatrizes profundas no meio ambiente, chamada de pegada ecológica, a qual pode ser contabilizada utilizando uma metodologia que avalia a pressão do consumo das populações humanas sobre os recursos naturais e permite verificar se nosso padrão de consumo está dentro da capacidade ecológica do planeta. A pegada (medida estimativa e não exata) pode ser calculada tanto para uma população de um determinado país, um determinado serviço (de saúde, por exemplo), como individualmente por qualquer um de nós por meio de metodologia específica (*Global Footprint Network*).

A humanidade consome mais energia do que os recursos naturais são capazes de gerar!

A pegada ecológica inclui somente aspectos do consumo de recursos e da produção de resíduos para os quais a Terra tem capacidade regenerativa e indica onde estão os maiores impactos no modo de vida da população, promovendo mudança de atitude individual ou de um grupo por meio do consumo consciente.

Segundo WWF – Brasil, pegada ecológica é a soma das marcas que deixamos na Terra do momento que nascemos até a nossa morte.

BIBLIOGRAFIA

WWF – World Wide Fund For Nature: http://wwf.panda.org/

WWF Brasil: http://www.wwf.org.br/

Global Footprint Network: http://www.footprintnetwork.org/en/index.php/GFN/page/footprint_data_and_results

Instituto Ethos & Instituto Akatu. Responsabilidade social das empresas. Percepção do consumidor brasileiro, 2010.

Lassu – Laboratório de sustentabilidade da USP. Disponível em: http://www.lassu.usp.br/sustentabilidade

website U.S. Green Building Council. Disponível em: http://www.usgbc.org/

8. Processos de Limpeza

Silvana Torres

Objetivos do Serviço de Limpeza

Os objetivos do Serviço de Limpeza e Higiene Hospitalar devem estar alinhados à missão da instituição, pois, caso contrário, correm o risco de não saírem do papel por encontrarem barreiras no momento de sua execução, portanto, devem ser apresentados à administração superior assim que forem desenhados. A implementação deve ser consumada após aprovação.

OBJETIVOS GERAIS
- Contribuir para o programa de qualidade total e *marketing* institucional por meio da implementação, avaliação e acompanhamento permanente dos indicadores pertinentes que reflitam a imagem e os resultados do serviço aos clientes internos e externos. Os indicadores são instrumentos que avaliam a qualidade do serviço, entretanto, só são válidos se forem aplicados para gerar ações corretivas. Os indicadores mais aplicados são os de estrutura e de processo. Os indicadores de estrutura avaliam os componentes e as características da estrutura física, material e humana do serviço de higienização, exemplo: equipamentos, pessoal, manuais de boas práticas, protocolos etc. Já os indicadores de processo ou desempenho monitoram a eficácia do trabalho, adesão às recomendações etc.
- Preservar revestimentos de superfícies, prevenindo perda de integridade e deterioração, contribuindo para a manutenção do patrimônio institucional por meio de boas práticas de higienização, como, por exemplo, utilização de produtos e/ou diluições corretas em locais adequados.
- Proporcionar aos clientes, por meio da higienização, um ambiente limpo e esteticamente organizado, livre de mau odor, visando a conforto, segurança e bem-estar.
- Contribuir com a preservação do meio ambiente por meio de práticas ecologicamente corretas, tais como:

- Utilização de produtos biodegradáveis sempre que houver possibilidade; restrição ao uso de desinfetantes, submetendo-os a critérios rigorosos de indicações etc.
- Segregação consciente e criteriosa dos resíduos de serviços de saúde, assim como seu descarte etc.

OBJETIVOS ESPECÍFICOS DIANTE DAS INTERFACES COM O SERVIÇO DE CONTROLE DE INFECÇÃO HOSPITALAR

- Redução da sujidade e carga contaminante de superfícies, como medida de controle e redução de possibilidades de transmissão de infecções.
- Partipação ativa do líder do serviço nos programas de controle de infecção quando os assuntos forem pertinentes à limpeza hospitalar:
  - Realização e implementação de manuais e protocolos.
  - Padronização de produtos e técnicas.
  - Participação em treinamento e reciclagem etc.
- Multiplicação de informações técnicas aos colaboradores, capacitando-os continuamente para o desenvolvimento dos processos de limpeza com conhecimento dos riscos e sua prevenção por meio de boas práticas: uso de equipamentos de proteção individual (EPI), produtos adequados, adesão às precauções de isolamento etc.
- Participação na elaboração, implantação e supervisão do plano de gerenciamento de resíduos.
- Atualização científica por meio de:
  - Eventos ligados à área.
  - Acompanhamento de legislações afins.

Conceitos

SERVIÇO DE LIMPEZA E DESINFECÇÃO DE SUPERFÍCIES

É o serviço que realiza atividades de limpeza e/ou desinfecção de superfícies dos ambientes internos e externos, inclusive de mobiliário e equipamentos não especializados e gerenciamento interno de resíduos sólidos (Anvisa).

LIMPEZA CONCORRENTE OU DIÁRIA

É o processo de limpeza realizado diariamente em todas as dependências dos serviços de saúde: superfícies próximas do paciente, piso de quartos e enfermarias, corredores, saguões, instalações sanitárias, áreas administrativas etc.

Tem como objetivo a remoção do pó, sujidades e resíduos, conservação, organização e reposição de material de higiene.

A limpeza concorrente é mais superficial e menos completa quando comparada à limpeza terminal, não envolvendo a utilização de máquinas para limpeza do piso. O mobiliário deve ser limpo com pano de limpeza manual umedecido com solução detergente e/ou desinfetante, podendo ser descartável ou reutilizável. O piso deverá ser limpo em duas fases, sendo a remoção do pó e partículas a primeira, com a utilização do *mop* seco (ou pó). Na segunda fase ocorre a limpeza propriamente dita, sendo realizada com *mop* úmido (ou água).

LIMPEZA TERMINAL

É o processo de limpeza que ocorre em todas as superfícies horizontais e verticais das diferentes dependências, incluindo: parede, vidros, portas, pisos etc. No piso, a limpeza é realizada por meio de máquina.

A periodicidade depende da área onde a limpeza é realizada, sendo que em quartos e enfermarias ocorre após alta, óbito ou transferência do paciente. Quando ocorre internação prolongada, a frequência da limpeza será atípica, não devendo ultrapassar 7 dias em áreas críticas e 15 dias em áreas semicríticas.

Já em centro cirúrgico, por exemplo, a frequência da limpeza das salas cirúrgicas é sempre diária, tanto para limpeza concorrente (entre uma cirurgia e outra) como para terminal.

O Manual de Limpeza e Desinfecção de Superfícies da Anvisa (2012) sugere a frequência de limpezas terminais de acordo com a classificação de áreas:

- Áreas críticas – limpeza semanal.
- Áreas não críticas – mensal.
- Áreas semicríticas – quinzenal.
- Áreas comuns – data, horário, dia da semana preestabelecido.

Limpeza e Desinfecção Concorrente da Unidade/Zona do Paciente

A unidade ou zona do paciente é representada por todas as superfícies de mobiliário e equipamentos que estejam próximos ao paciente e sejam passíveis de toques frequentes pelas mãos de profissionais de saúde ou paciente.

Geralmente é composta por: grades, beiral e encosto do leito, criado-mudo, painel de gases, mesa de refeições, cadeira do paciente, cadeira de banho, poltrona do paciente, chamada de enfermagem, bandeja do paciente, telefone, escada, controle remoto, suporte de soro, recipiente de resíduos etc.

Quanto ao recipiente para resíduos, o ideal é que não permaneçam no quarto, pois muitos o utilizam indevidamente, desprezando materiais relacionados a assistência ao paciente, restos de alimentos, enfim, transformando-o em local favorável para o crescimento de microrganismos, além de atrair vetores e ser fonte de mau cheiro. Os responsáveis pela assistência devem responsabilizar-se pelos resíduos gerados, desprezando-os, de preferência, no expurgo.

FREQUÊNCIA

Diária e sempre que necessário, antecede a limpeza concorrente de piso do quarto ou enfermaria de pacientes.

OBJETIVOS

- Limpeza e desinfecção das superfícies com alta frequência de toques.
- Diminuição do potencial de transmissibilidade de microrganismos presentes nestas superfícies.
- Conservação e organização.

EXECUTANTE

A definição clara das funções é o ponto crucial nesse tipo de atividade! Para que superfícies não deixem de ser limpas, os POP (procedimentos operacionais padrão) e suas diretrizes deverão ser alinhados entre o gestor das equipes de limpeza, enfermagem e serviço de controle de infecção, a fim de designar quem irá limpar.

O que for consensado deverá ser registrado nos manuais do serviço de limpeza do estabelecimento ou no contrato de trabalho, caso o serviço seja terceirizado. É importante que a frequência e a qualidade dessa limpeza sejam monitoradas sistematicamente!

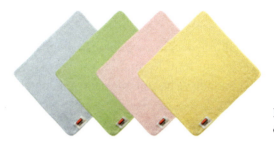

Figura I-21 – Panos de limpeza manual de microfibra.

O motivo da preocupação em definir quem irá limpar está no risco envolvido nessa atividade, principalmente quando o paciente está com drenos, soros, sondas, monitores, enfim, cercado por equipamentos e materiais relacionados à assistência, onde qualquer erro de processo ou mobilização pode comprometer severamente a segurança do paciente (ver mais sobre o assunto em tema específico).

PRODUTOS E MATERIAIS EMPREGADOS

- Detergente e desinfetante, panos de limpeza manual e borrifador identificado.
- Em precauções de contato – utilizar, preferencialmente, luvas e panos manuais descartáveis a fim de evitar contaminação de outras áreas. Caso o pano manual não seja descartável, não reutilizá-lo em outra unidade ou zona de paciente, ele deverá ser encaminhado para o reprocessamento após o término da limpeza e desinfecção da superfície. Como existe a possibilidade de o uniforme encostar no mobiliário durante a realização da limpeza, recomenda-se o uso de avental, o qual deverá ser descartável ou encaminhado ao reprocessamento após o uso.
- Na presença de matéria orgânica – remover, limpar e desinfetar a superfície (ver capítulo específico).
- Superfícies metálicas – após a limpeza, com pano umedecido em solução detergente (que dispense o enxágue), utilizar, preferencialmente, álcool a 70%; entretanto, se o microrganismo isolado não for sensível a esse desinfetante, utilizar outro protocolado na instituição para situações específicas.

> **Atenção!**
> - Não utilizar hipoclorito de sódio em superfícies metálicas pelo risco de corrosão dos metais.
> - Verificar sempre a compatibilidade do revestimento das superfícies com o produto químico que será utilizado.
> - O álcool não limpa, portanto, antes de aplicá-lo em superfícies, essas devem estar previamente limpas.
> - Utilizar, preferencialmente, detergentes que dispensem o enxágue.

TÉCNICA

Limpeza – passar o pano de limpeza manual umedecido com solução detergente (que dispense o enxágue) sobre as superfícies em sentido unidirecional. Alternar as faces do pano à medida que apresentem sujidade visível ou que ocorra mudança da superfície a ser limpa.

Desinfecção – após a limpeza, realizar a desinfecção da superfície.

> **Atenção!**
> - Em precauções de contato, aumentar a frequência da limpeza e desinfecção nas superfícies próximas ao paciente e mais tocadas, preferencialmente a cada turno.
> - Caso seja utilizada solução detergente-desinfetante, a limpeza e a desinfecção serão realizadas em um único passo, pulando uma etapa.
> - Após o término da limpeza e desinfeção da zona do paciente, o pano não deverá ser reutilizado em outras superfícies, devendo ser descartado ou reprocessado.
>
> **Lembre-se:** a sequência das superfícies a serem limpas deverá ser acordada previamente e descrita em POP específico. Inicia-se sempre da superfície menos suja para a mais suja, como, por exemplo, a mesa de refeições em primeiro lugar.

Limpeza Concorrente de Piso de Quarto/ Enfermaria Utilizando *Mop* Cabeleira

SISTEMA DE DUPLO BALDE

Sistema que utiliza dois baldes de cores diferentes, sendo um recipiente destinado para a solução de limpeza e/ou desinfecção e outro com água para enxágue.

FREQUÊNCIA

Diária.

OBJETIVOS

Remoção do pó, sujidades e resíduos, conservação, organização e reposição do material de higiene.

TÉCNICA: PASSO A PASSO

- Reunir todo o material necessário em carro funcional. Estacioná-lo no corredor, ao lado da porta de entrada do quarto/enfermaria.
- Cumprimentar o paciente e explicar o que será feito.
- Colocar os EPIs necessários para a realização da limpeza.
- Recolher os resíduos recicláveis – garrafas plásticas, jornais, revistas e alojá-los no carro funcional, separados dos demais resíduos. Antes de recolher esse tipo de material, deve-se pedir autorização ao paciente ou acompanhante.
- Recolher os sacos de resíduos do local, fechá-los adequadamente e depositá-los no saco *hamper* do carro funcional ou diretamente no carro de coleta interna I (dependendo da proximidade), estacionado na sala de resíduos da unidade.
- Iniciar com a limpeza da unidade ou zona do paciente, incluindo as maçanetas das portas do quarto/enfermaria e banheiro. Ver Limpeza concorrente da unidade ou zona do paciente
- Remover as partículas maiores, como migalhas, papéis, cabelos etc. com o **mop** seco (**ou** ***mop*** **pó**), recolhendo-as com uma pá e escovinha, nunca direcionando os resíduos para o banheiro.
- Mergulhar o ***mop*** **úmido** (**ou** ***mop*** **água**) no balde que contenha solução de água e detergente.
- Retirar o *mop* da solução colocando sua cabeleira em base própria para torção.
- Tracionar a alavanca para retirar o excesso de água do *mop* sem contato manual. Nesse procedimento, o funcionário deve manter a coluna reta e os joelhos levemente fletidos.
- Retirar o *mop* da base de torção e iniciar a limpeza.
- Iniciar do fundo para a porta de entrada, delimitando mentalmente a área que será limpa, passando o *mop* em movimento de "oito deitado" com movimentos firmes e contínuos. O funcionário deve manter a coluna reta durante o desenvolvimento de toda a técnica.
- Enxaguar o *mop* no balde que contenha água limpa para enxágue.
- Repetir a operação quantas vezes for necessário. A água do balde deve ser trocada sempre que houver necessidade.
- Repetir essas operações para o restante do piso.

- Recolher o material utilizado no quarto ou enfermaria, deixando o ambiente em ordem.
- Realizar a limpeza do banheiro (técnica abordada na limpeza terminal).
- Encaminhar os panos manuais e os *mops* utilizados na limpeza de cada quarto/enfermaria para o serviço de processamento de roupas e desprezar a água do balde em local próprio. Nunca utilizar pia onde se lava as mãos ou o banheiro de pacientes ou funcionários para esse fim.
- Lavar e secar os recipientes para resíduos e retorná-los ao local de origem.
- Realizar *checklist* dos procedimentos relativos à limpeza concorrente do piso e mantê-lo no carro funcional com a finalidade de consulta pelos colaboradores.
- Reabastecer o carro funcional, se necessário.

RECOMENDAÇÕES

- Não abrir ou fechar portas com as mãos enluvadas.
- Não deixar materiais e equipamentos de limpeza nos quartos ou banheiros; devem ser limpos, secos e guardados no depósito de materiais de limpeza da unidade.
- Os panos de limpeza manual e *mops* devem ser encaminhados ao serviço de processamento de roupas para serem devidamente processados antes de serem utilizados em outro quarto ou enfermaria.
- Não deixar panos de limpeza manual e *mops* de molho, evitando assim a proliferação de microrganismos.
- Os baldes devem ser lavados e secos antes de sua nova utilização.
- O uso de desinfetante é recomendado para superfícies da zona do paciente ou que contenham matéria orgânica, ou seja, sangue ou fluidos corporais.
- A revisão da limpeza (limpeza de manutenção) do piso deve ser feita nos três períodos – manhã, tarde e noite.
- Não deixar manchas ou sujidades incrustadas para a limpeza terminal, pois podem ficar impregnadas e mais difíceis de serem removidas posteriormente; para esses casos utilizar uma fibra para limpeza do local.
- A prensa usada para torcer a cabeleira pode ser utilizada para se obter vários graus de torção, de acordo com a necessidade – leve, moderada e intensa. Portanto, se você deseja deixar o piso quase que completamente seco, deve realizar forte torção da prensa.

> **Importante!**
> Sua prensa e baldes espremedores quebram com facilidade? Se sua resposta for sim, você tem um bom argumento para testar novas marcas e tecnologias!

SISTEMA DE BALDE COM DUAS ÁGUAS

Ao contrário do sistema abordado no tópico anterior, o sistema de duas águas não necessita de dois baldes. Um único balde separa as águas do enxágue e da solução utilizada para limpeza e/ou desinfecção.

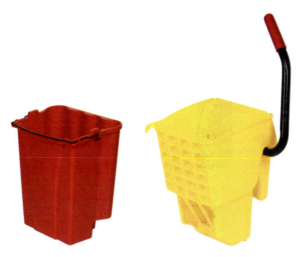

Figura I-22 – Espremedor e balde separador de águas.

Diferenciais da Limpeza Concorrente com a Utilização de *Mop* Plano

Sem dúvida, o *mop* plano é a mais nova e prática tecnologia para limpeza concorrente de pisos. É composto por um suporte LT (suporte limpa tudo) e em sua base adapta-se uma fibra, que poderá ser descartável ou reutilizável. Possui no próprio equipamento um reservatório para soluções detergentes ou desinfetantes, as quais são injetadas no piso na quantidade pretendida pelo operador, por meio de um acionamento manual.

Possui muitas vantagens com relação aos demais métodos e equipamentos abordados neste capítulo, tanto sob o ponto de vista da ergonomia, praticidade e sustentabilidade, como de prevenção de acidentes e minimização da transferência de microrganismos de um ambiente para outro.

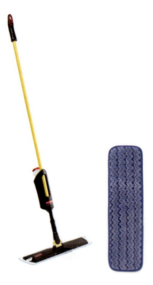

Figura I-23 – *Mop* plano com reservatório para solução.

DIFERENCIAIS ERGONÔMICOS, DE PRATICIDADE E ECONOMIA DO TEMPO

Dispensa o uso de baldes, pois possui reservatório para armazenamento e ejeção da solução de limpeza ou desinfecção no próprio equipamento. Dessa forma, o trabalhador ganha também na economia do tempo, movimento e energia, pois não é preciso esforços ou tempo adicional para o enchimento e esvaziamento dos baldes.

Dispensa o uso de prensa, evitando doenças ocupacionais, como LER/DORT.

DIFERENCIAL SUSTENTÁVEL

A economia de água tão almejada nas instituições é rapidamente atingida, visto que a quantidade de água utilizada é bem menor, só se utiliza a quantidade necessária, que é controlada pelo próprio operador do equipamento, evitando o desperdício. É importante lembrar que nos sistemas de baldes (duplos ou não), toda a água do(s) recipiente(s) deverá ser trocada a cada ambiente, o que gera um custo adicional considerável.

Com a possibilidade de utilização de produtos que dispensam o enxágue, a economia da água torna-se ainda mais evidente.

CONFIABILIDADE AUMENTADA COM RELAÇÃO ÀS CONCENTRAÇÕES DE PRODUTOS QUÍMICOS

No sistema de duplo balde, assim como no de um único balde, a concentração do produto utilizado é alterada rapidamente já no primeiro enxágue, seja com a utilização de cabeleira, seja de pano de chão. Com o *mop* plano a concentração se mantém inalterada durante todo o processo, já que não existe interferência externa no reservatório do equipamento durante as operações de limpeza.

DIFERENCIAL REFERENTE À SAÚDE OCUPACIONAL

A base plana das fibras (descartáveis ou reutilizáveis) oferece a possibilidade de melhor visualização de possíveis perfurocortantes descartados inadvertidamente nas superfícies, evitando, assim, acidentes do profissional da limpeza com objetos que perfurem ou cortem.

DIFERENCIAL REFERENTE À MINIMIZAÇÃO DE TRANSFERÊNCIA DE MICRORGANISMOS ENTRE AMBIENTES

Embora a recomendação de utilizar uma fibra para cada ambiente seja a mesma para cabeleiras e panos de chão, no caso das fibras utilizadas no *mop* plano, a adesão a esta prática pode ser maior, visto que o custo para reprocessamento é menor. Isso ocorre porque o peso da fibra molhada é menor quando comparado à cabeleira ou pano de chão molhados.

Com vários modelos existentes no mercado, é conveniente que o aspirante a esta tecnologia realize os testes de custo e benefício e compare as vantagens e desvantagens de cada marca antes da aquisição. É desejável também o *benchmarking* com serviços de saúde que já utilizam.

Nota:

Após três edições deste livro, pela primeira vez, a limpeza com utilização de pano de chão não será abordada nesta quarta edição.

Embora em muitos países o pano de chão e o rodo tenham sido abolidos até mesmo das limpezas domésticas, no Brasil, ainda encontramos muitos serviços de saúde que são adeptos a essa prática, com seus respectivos gestores alegando que o aumento de custos não permite a migração para outros equipamentos mais seguros; enquanto isso, o trabalhador continua exposto aos riscos de acidentes conhecidos e preveníveis, inerentes dessa antiga prática.

Diariamente, muitos funcionários de limpeza se acidentam com materiais perfurantes e cortantes descartados em locais impróprios como o piso, frutos da irresponsabilidade de quem gera esse tipo de resíduo. Quem executa a limpeza de um piso com pano e rodo fica exposto a esse risco, principalmente no momento de torcer o pano, pois nem sempre consegue visualizar os perfurantes e cortantes e quando percebe é tarde, o acidente já ocorreu.

Portanto, cabe aos líderes de serviço repensar suas práticas e tentar mudar esta realidade, pois nada justifica a omissão.

A Norma Regulamentadora 32 enfatiza a responsabilidade dos geradores de resíduos perfurantes e cortantes após sua utilização. Podemos então, com tranquilidade e respaldo da legislação, orientar o funcionário de higiene a não recolher materiais perfurocortantes de locais impróprios, medida que visa sua proteção. Nesse caso, cabe ao gerador do resíduo recolhê-lo com a técnica adequada, evitando, assim, a exposição do trabalhador do serviço de higiene durante os processos de limpeza.

Limpeza Terminal de Banheiros

TETO, PAREDES EXTERNAS AO BOX E PORTA

Limpar inicialmente o teto e em seguida as paredes com fibra própria para essas superfícies adaptada a um cabo (suporte LT), em sentido longitudinal, de cima para baixo.

Deve-se evitar a utilização de produtos abrasivos em teto, paredes e portas, como, por exemplo, sapólio, pois podem remover a pintura e deixar ranhuras que servirão de reservatórios para microrganismos.

BOX E PAREDES INTERNAS DO BOX

Limpar as paredes internas do box com fibra própria para paredes, já para a porta do box, propriamente dito, deve-se avaliar o tipo de revestimento e verificar a possibilidade de utilização do mesmo tipo de fibra; caso risque, devem-se utilizar fibras menos abrasivas.

ACESSÓRIOS

1. Partes internas e externas do gabinete da pia e pia:
   * Produto – solução de água e detergente.
   * Materiais:
     – parte interna e externa do gabinete: pano de limpeza manual; fibra pouco abrasiva, se sujidade incrustada;
     – pia e torneira: fibra branca (ou outra cor, desde que seja pouco abrasiva) para limpeza e pano de limpeza manual para secagem.
2. Espelho: deve-se evitar que se borrife produtos ou mesmo jogue água diretamente no espelho, pois poderá danificá-lo em curto espaço de tempo. O ideal é utilizar um pano de limpeza manual umedecido com detergente neutro, o qual quebrará as moléculas de gordura presentes na superfície do vidro sem danificá-lo. Caso o detergente não dispense enxágue, o pano deverá ser enxaguado e passado novamente no espelho, assegurando que não permaneçam resíduos de detergente. Não é recomendável o uso de produtos abrasivos para a remoção de manchas, pois poderão comprometer, principalmente, as bordas do espelho. Utilize uma fibra pouco abrasiva no local da mancha para obter o mesmo resultado.

PISO DO BOX

Limpar com fibra própria para piso adaptada ao suporte LT.

VASO SANITÁRIO E ACESSÓRIOS

1º) Válvula da descarga; 2º) tampa e assento; 3º) parte externa; 4º) vaso sanitário

* Produto – apesar de a desinfecção rotineira ser considerada desnecessária, algumas situações deverão ser avaliadas:
  – A utilização de solução detergente-desinfetante para a limpeza desses acessórios tem-se tornado uma prática comum, visto que, em muitos casos, é uma imposição do próprio cliente, o qual, por questões culturais, não se sente confortável utilizando um vaso sanitário que não tenha sido desinfetado anteriormente.
  – Os compostos clorados proporcionam clareamento do interior do vaso sanitário.

- Outra situação que deve ser considerada é o tipo de assistência a que a instituição se dedica, por exemplo, em serviços de saúde dedicados a pacientes geriátricos, psiquiátricos e infantis; a prática da utilização de desinfetantes é mais intensa e justificada pela presença frequente de matéria orgânica.

- Materiais:
  - Para válvula de descarga: pano de limpeza manual umedecido com solução detergente-desinfetante.
  - Para tampa, assento e parte externa do vaso sanitário: fibra manual para limpeza, baldinho para enxágue e pano de limpeza manual para secagem.
  - Para parte interna do vaso sanitário: fricção com escova lavatina, solução detergente-desinfetante e posterior descarga (aproveitando para enxaguar a escova).

A finalização da limpeza dos acessórios se dá com o enxágue e secagem com pano de limpeza manual, exceto a parte interna do vaso.

> **Atenção!**
>
> As escovas lavatina devem ficar em suporte próprio, evitando respingamentos, e preferencialmente permanecerem no banheiro.

PISO

A limpeza do piso do banheiro, tanto do interior do box como do restante, deve ser feita com fibra.

Finaliza-se a limpeza do banheiro com o enxágue, secagem do piso e reposição dos materiais de consumo. A secagem pode ser feita com *mop* cabeleira.

> **Atenção!**
>
> Devem-se adotar cores diferentes de fibras para diferentes superfícies, por exemplo, vaso sanitário e pia devem ser lavados por fibras de cores distintas. Para secagem da tampa, assento e parte externa do vaso sanitário, pode ser utilizado o mesmo pano usado para a secagem da pia, mas nunca o inverso.

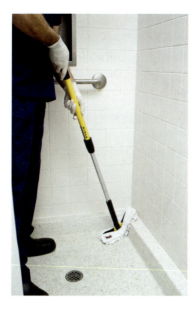

Figura I-24 – Acessório flexível para limpeza de superfícies curvas.

Limpeza Concorrente de Corredores ou Áreas Livres

TÉCNICA

- Reunir todo o material necessário em carro funcional.
- Dividir o corredor ao meio utilizando equipamentos de proteção coletiva, como, por exemplo, fitas zebradas, corrente e cones de sinalização, impedindo, assim, o fluxo de pessoas na metade do corredor a ser limpa e liberando o tráfego para a outra metade.
- Delimitar o início e o fim da área em que será realizada a limpeza com cones de sinalização ou placas de piso escorregadio.
- Verificar a necessidade de limpeza das paredes. Se necessário, mesmo sendo limpeza concorrente, limpar com solução detergente os pontos que apresentem sujidades com o auxílio de uma fibra menos abrasiva, utilizada em sentido unidirecional. Em seguida, enxaguar e secar.

- Remover as partículas maiores do piso, como migalhas, papéis, cabelos, poeira etc. com fibra descartável ou com *mop* pó.
- Realizar a limpeza úmida com o *mop* próprio, utilizado na instituição para esse fim, obedecendo o sentido unidirecional.
- Repetir a operação quantas vezes for necessário.
- Após a secagem do piso, liberar o tráfego de pessoas na parte limpa e repetir as mesmas operações do outro lado do corredor.
- Retirar os materiais e os equipamentos, deixando o ambiente em ordem.

Limpeza Terminal de Corredores ou Áreas Livres

Em caso de limpeza terminal, todas as paredes deverão ser limpas de cima para baixo em sentido longitudinal, com fibra própria adaptada ao suporte com cabo telescópico, e o piso deverá ser limpo em sentido unidirecional com a utilização de máquina.

A solução que restar no piso poderá ser aspirada com a própria máquina ou aspirador de água. A secagem completa do piso poderá ser feita com o *mop* úmido (ou *mop* água).

> **Atenção!**
> Dar preferência aos horários de menor movimento para a realização da limpeza, tanto concorrente, como terminal.

Limpeza Terminal de Quarto ou Enfermaria

A limpeza terminal é considerada a mais completa, sendo realizada com frequência menor que a limpeza concorrente, pois engloba superfícies verticais como teto, paredes, portas etc., as quais se contaminam menos do que as superfícies horizontais, como pisos, bancadas, e, portanto, oferecem menor risco.

QUAL A FREQUÊNCIA DESSE TIPO DE LIMPEZA?

A frequência da limpeza terminal depende do local onde é realizada. Quando se trata de unidade de pacientes internados, será realizada após suspensão de isolamentos ou quando ocorrer saída de pacientes: alta, óbito ou transferência. Já em salas cirúrgicas, a limpeza terminal deverá ser feita após o término da programação cirúrgica diária. Nos casos de internações de longa permanência, a transferência do paciente de leito pode ser uma alternativa para que a limpeza terminal seja viabilizada.

ONDE LIMPAR?

Teto, piso, paredes e seus anexos, como portas, vidros, janelas etc.

QUAIS EQUIPAMENTOS SÃO UTILIZADOS?

- Para o piso: máquinas de lavar piso.
- Para as paredes: utilizar cabo regulável com fibra menos abrasiva ou *mop* água com base plana, que pode acompanhar o *kit* de limpeza de paredes.

Em muitos casos, tem-se o equipamento correto, porém o produto errado; um cuidado a ser tomado ao limpar paredes é o de evitar produtos abrasivos, pois, além de danificar revestimentos e abreviar sua vida útil, podem formar fissuras quase imperceptíveis, capazes de alojar microrganismos presentes em matéria orgânica, dificultando sua remoção e limpeza.

PARA OS VIDROS: *KIT* PARA LIMPEZA DE VIDROS

Não raro, a limpeza de vidros é terceirizada, principalmente quando a instituição apresenta grande extensão de vidros a ser limpa e não dispõe de equipamentos de proteção individual e coletiva adequados e funcionários aptos para essa função.

Para áreas como janelas, pode-se utilizar o rodo limpa vidros que possui de um lado uma lâmina de borracha para lavar, e do outro lado, tecido sintético para secar; conta também com um cabo extensor, facilitando o acesso a áreas mais altas e evitando a utilização de escadas.

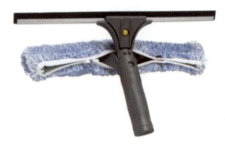

Figura I-25 – *Kit* para limpeza de vidros.

PARA O TETO: *KIT* PARA LIMPEZA DE TETOS

O teto merece inspeção no momento da limpeza terminal, a fim de detectar e remover teias de aranha e sujidades localizadas: respingos, manchas provenientes de troca de lâmpadas etc.

Apesar de não recomendados em unidades assistenciais, os ventiladores de teto ou portáteis podem estar presentes em áreas administrativas, portanto, também devem ser desligados e limpos. A limpeza pode ser feita com pano de limpeza manual umedecido em solução detergente ou com equipamento próprio.

QUAL O MOVIMENTO EMPREGADO COM A MÁQUINA DE LAVAR PISO?

O movimento é unidirecional, do fundo para a porta de entrada.

AS SUPERFÍCIES DEVEM SER LIMPAS E DESINFETADAS OU APENAS LIMPAS?

Desinfetantes devem ser utilizados de forma racional e com responsabilidade ambiental. As evidências indicam a necessidade do uso nas seguintes situações: em superfícies do ambiente e de equipamentos próximas ao paciente, com grande possibilidade de toques pelo próprio paciente ou por profissionais de saúde; em superfícies que contenham matéria orgânica; em superfícies de quartos de pacientes com precaução de contato, colonizados por microrganismos multirresistentes ou situação de surto.

Em caso de surto, cabe à CCIH avaliar o tipo de surto e delimitar as superfícies que deverão ser desinfetadas, assim como o desinfetante a ser utilizado.

É importante lembrar que uma superfície desinfetada não necessariamente está limpa, portanto, deve-se assegurar que a superfície foi previamente limpa antes de aplicar o desinfetante.

Caso seja utilizada solução composta de detergente e desinfetante, as duas ações são esperadas com um único produto: limpeza e desinfecção. O ponto positivo é que essas duas ações são realizadas em um único passo, pulando etapas, o que economiza tempo durante os processos. O lado negativo é que superfícies que não necessitariam de desinfecção serão desinfetadas da mesma forma, visto que na maioria dos serviços a tendência é a padronização do menor número de produtos químicos possíveis para não gerar confusão para o colaborador durante o uso. Portanto, se, nesse caso, a solução detergente-desinfetante for a única padronizada, todas as superfícies serão desinfetadas.

> **Lembre-se**: na escolha de detergentes, dar preferência aos biodegradáveis, que dispensem o enxágue e que formem pouca espuma.

SEQUÊNCIA E SENTIDOS DA LIMPEZA

- A limpeza inicia-se pelo teto, em sequência as paredes, portas e anexos, mobiliários e por último o piso.
- A limpeza de um quarto de paciente deve ser iniciada pelo quarto e por último o banheiro.
- O teto deve ser limpo em sentido unidirecional.
- As paredes devem ser limpas de cima para baixo, em sentido unidirecional.
- O piso deve ser limpo em sentido unidirecional, do fundo para a porta de entrada.

Deve-se atentar para que os pontos normalmente esquecidos ou de difícil acesso sejam lembrados durante os processos de limpeza:

- Parapeitos de janelas.
- Parte interna e pés de mobiliários.
- Parte superior de portas.
- Quadros e suportes de TV.
- Ventiladores de teto ou portáteis.
- Interior de frigobar.
- Parte externa de vaso sanitário.
- Acessórios do banheiro – suportes, espelhos etc.
- Controles diversos – TV, rádio, chamada de enfermagem etc.

Como os controles remotos têm alta frequência de toques por pacientes e equipe de saúde, devem ser limpos e desinfetados periodicamente. Para evitar danificar os dispositivos, pode-se optar por "encapá-los" com filme transparente ou capa própria que suporte estes processos realizados sistematicamente.

O *checklist* é um facilitador importante ao final dos processos, onde cada item a ser limpo é listado e verificado. Ele deve ser mantido no carro funcional com a finalidade de consulta pelos colaboradores.

Limpeza no Ambiente Operatório

RECOMENDAÇÕES PRÁTICAS BASEADAS EM EVIDÊNCIAS

A literatura aponta como alto o risco de transmissão de patógenos no ambiente operatório. Isso se deve ao alto grau de contato entre pacientes, profissionais de saúde e superfícies do ambiente. Sendo assim, a limpeza e a desinfecção das superfícies do ambiente operatório, principalmente as mais tocadas, são fundamentais para prevenir a propagação de microrganismos patogênicos, principalmente os multirresistentes, garantindo um ambiente limpo e seguro.

Para minimizar a exposição e o risco de pacientes e profissionais aos patógenos presentes nas superfícies do ambiente operatório, o conselho consultivo da Associação de Enfermeiros Perioperatórios (AORN) aprovou um documento que reúne as melhores práticas recomendadas para limpeza ambiental. O documento é baseado nas melhores evidências disponíveis na literatura entre 2008 e 2013, sendo a força da evidência classificada pela AORN.

As recomendações têm como foco principal o ambiente operatório, entretanto, podem ser aplicadas também na central de materiais esterilizados.

RECOMENDAÇÕES E CLASSIFICAÇÃO DA FORÇA DA EVIDÊNCIA CIENTÍFICA

- Uma equipe multidisciplinar deverá avaliar os critérios de seleção de detergentes e desinfetantes:

Critérios de seleção	Força da evidência		
	Alta	Moderada	Limitada
Registro do produto	X		
Tempo de contato com as superfícies	X		
Utilização em população-alvo (exemplo, recém-nascidos)	X		
Instruções de uso definidas pelos fabricantes	X		
Segurança		X	
Compatibilidade dos produtos com superfícies, materiais e equipamentos			X
Custos			X
Impacto ambiental			X

- Desinfetantes de alto nível não devem ser utilizados para limpeza e desinfecção de superfícies ambientais. **EVIDÊNCIA ALTA**
- Álcool não deve ser utilizado para desinfecção de grandes superfícies. **EVIDÊNCIA ALTA**

O álcool não limpa, tampouco remove matéria orgânica.

- Desinfetantes indicados para unidades neonatais e pediatria também deverão ser utilizados em centro cirúrgico quando os recém-nascidos estiverem presentes. **EVIDÊNCIA ALTA**

Risco de hiperbilirrubinemia em recém-nascidos associado à utilização de fenóis em incubadoras e outras superfícies de berçários.

- Uma equipe multidisciplinar deverá avaliar e selecionar materiais e equipamentos utilizados para limpeza observando os seguintes critérios: instruções do fabricante, compatibilidade com detergentes e desinfetantes, custos, ergonomia, impactos ambientais. **EVIDÊNCIA MODERADA**

A padronização de materiais e equipamentos funcionais, seguros, de baixo custo e também seguros para o meio ambiente proporciona maior qualidade nos processos e diminui a duplicação e a obsolescência.

- Materiais de limpeza descartáveis ou reutilizáveis podem ser utilizados. Exemplo, cabeleiras de *mops*, panos. **EVIDÊNCIA MODERADA**
- *Mops* que dispensem soluções de limpeza podem ser utilizados. **EVIDÊNCIA MODERADA**

Mops que dispensam soluções de limpeza podem diminuir o risco de contaminação dos recipientes multiusos que contenham soluções e reduzir o risco de respingamento e aspiração de químicos.

- *Mops* ou panos de algodão podem ser usados. **EVIDÊNCIA MODERADA**

Pesquisas adicionais são necessárias para determinar o material mais eficaz para a limpeza e desinfecção de superfícies ambientais em áreas de perioperatórios.

- Uma equipe multidisciplinar deverá estabelecer a frequência da limpeza de superfícies com alto grau de toques. **EVIDÊNCIA ALTA**

Vários estudos demonstram que superfícies do ambiente muito tocadas podem ser reservatórios de microrganismos patogênicos que podem contaminar as mãos de profissionais de saúde e facilitar sua propagação.

- Uma equipe multidisciplinar e o serviço de controle de infecção deverão determinar quando a limpeza ambiental deverá ser reforçada para evitar propagação de infecções em situações de surto. **EVIDÊNCIA ALTA**
- Uma equipe multidisciplinar deverá designar o pessoal responsável pela limpeza de áreas e equipamentos do centro cirúrgico. **EVIDÊNCIA MODERADA**

A definição de responsabilidades reduz o número de itens esquecidos de limpar pela equipe.

- Uma equipe multidisciplinar deverá desenvolver procedimentos de limpeza e desinfecção em casos de construção, reforma, demolição ou desastre. **EVIDÊNCIA ALTA**
- Uma equipe multidisciplinar deverá desenvolver processos de limpeza e desinfecção para gestão da contaminação ambiental (exemplo, contaminação do ar). **EVIDÊNCIA ALTA**

BIBLIOGRAFIA

AORN. Recommended Practices for Environmental Cleaning. Perioperative Standards and Recommended Practices 2014.

CENTRO CIRÚRGICO

ATRIBUIÇÕES

As definições de responsabilidades por tarefas e frequências que envolvam a limpeza e/ou desinfecção de diferentes superfícies, assim como o gerenciamento de resíduos no ambiente cirúrgico deverão ser definidas, preferencialmente, por uma equipe multidisciplinar, cujos membros atuem direta ou indiretamente no centro cirúrgico e conheçam suas especificidades.

LIMPEZA DE SALAS DE CIRURGIAS

Limpeza preparatória

A limpeza e a desinfecção devem ser realizadas antes do início das cirurgias programadas do dia, mesmo que todo centro cirúrgico ou centro obstétrico tenha sido submetido anteriormente a uma limpeza terminal, a fim de garantir a eliminação de partículas depositadas, por ação da gravidade, nas superfícies.

Superfícies envolvidas na limpeza preparatória

Limpeza e desinfecção das mesas auxiliares, bancadas e equipamentos.

Técnica empregada

Para retirar as partículas que se depositaram durante a noite por ação da gravidade, a limpeza deverá ser feita antes da desinfecção, com pano de limpeza manual umedecido com solução detergente que dispense o enxágue. O pano deverá fazer fricção mecânica em sentido unidirecional na superfície a ser limpa. Mudar a face do pano sempre que apresente sujidade visível, umedecendo sempre que necessário, até que todas as faces sejam utilizadas.

Após a limpeza, realizar a desinfecção das superfícies com um novo pano embebido em desinfetante padronizado na instituição repetindo a mesma técnica empregada para a limpeza.

Caso o produto padronizado seja composto por detergente e desinfetante, a operação de limpeza e desinfecção será realizada em um único passo.

Limpeza concorrente

É realizada diariamente entre as cirurgias; não envolve o uso de máquinas, mas sim, *mops*.

> **Atenção!**
> O recolhimento e o encaminhamento de instrumentais cirúrgicos, materiais perfurocortantes presentes na sala de operações e roupas não são de responsabilidade da equipe de limpeza!

Passo a passo

1. Recolher os resíduos e depositá-los no *hamper* do carro funcional ou diretamente no carro de coleta interna I, se estiver próximo.
2. Lavar o recipiente de resíduos em local destinado para esse fim.

3. Observar se há matéria orgânica em qualquer superfície da sala. Caso haja, remover, limpar e desinfetar as superfícies comprometidas (ver mais em tema específico).
4. Realizar a limpeza de bancadas, mesas auxiliares, mesa cirúrgica, foco, maçaneta da porta com pano descartável ou pano de limpeza manual umedecido com solução detergente que dispense o enxágue.
5. Realizar a desinfecção das mesmas superfícies do item anterior com um novo pano descartável ou pano de limpeza manual umedecido em desinfetante padronizado na instituição.
6. Passar o *mop* pó em todo o piso, recolhendo partículas maiores e poeira; obedecer ao sentido, do fundo da sala em direção à porta. Caso seja utilizado o *mop* plano com fibras descartáveis, proceder ao descarte da fibra utilizada no piso no saco *hamper* do carro funcional; se for *mop* pó ou plano com cabeleira ou fibras reutilizáveis, retirá-las e colocá-las em saco plástico e, após a limpeza da sala, encaminhá-las para o reprocessamento.
7. Passar o *mop* úmido com solução detergente ou detergente-desinfetante no piso, em sentido unidirecional, do fundo em direção à porta. Após o "mopeamento" úmido, descartar ou encaminhar as fibras ou cabeleiras utilizadas no piso ao reprocessamento.
8. Repor os sacos plásticos para resíduos no(s) recipiente(s).
9. Lavar as luvas, removê-las com técnica adequada e higienizar as mãos.
10. Comunicar a liberação da sala.
11. Limpar e desinfetar materiais e equipamentos utilizados e reabastecer o carro funcional.

Limpeza terminal

É a limpeza e/ou desinfecção realizada após todas as cirurgias programadas do dia; envolve o uso de máquinas de lavar piso.

Deve estender-se a lavabo, sala de utilidades e expurgo.

Passo a passo

1. Recolher os resíduos e depositá-los no *hamper* do carro funcional ou diretamente no carro de coleta interna I, se estiver próximo.
2. Lavar o recipiente de resíduos em local destinado para esse fim.
3. Observar se há matéria orgânica em qualquer superfície da sala. Caso haja, remover, limpar e desinfetar as superfícies comprometidas (ver mais em tema específico).

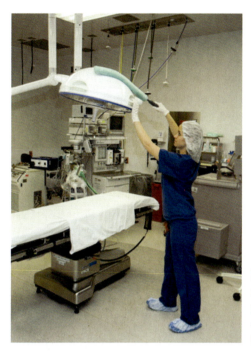

Figura I-26 – Acessório flexível e microfibra para a remoção do pó de superfícies altas e difíceis.

4. Limpar o teto em sentido unidirecional com *kit* para limpeza de teto.
5. Limpar com equipamento próprio ou pano de limpeza manual umedecido em solução detergente que dispense o enxágue: luminárias (parte externa), suporte do foco, escadinha e demais acessórios.
6. Limpar paredes (de cima para baixo) e rodapés, portas e vidros.
7. Realizar a limpeza de bancadas, mesas auxiliares, mesa cirúrgica, foco, maçaneta da porta com pano descartável ou de pano de limpeza manual umedecido com solução detergente que dispense o enxágue.
8. Realizar a desinfecção das mesmas superfícies do item anterior com um novo pano descartável ou de pano de limpeza manual umedecido em desinfetante padronizado na instituição.
9. Lavar o piso com máquina utilizando solução detergente ou detergente-desinfetante.
10. Aspirar líquidos do piso com aspirador próprio ou com a própria máquina (caso permita essa operação).
11. Repor os sacos nos recipientes para resíduos.
12. Lavar as luvas, removê-las com técnica adequada e higienizar as mãos.
13. Comunicar a liberação da sala.

14. Limpar e desinfetar materiais e equipamentos utilizados e reabastecer o carro funcional.

> **Atenção!**
>
> Não utilizar mangueiras ou baldes para jogar água nas paredes, basta usar fibra própria para paredes, com cabo regulável ou cabo longo.

Mitos e Rituais Desnecessários

DIFERENCIAR A LIMPEZA DA SALA CIRÚRGICA APÓS CIRURGIA CONTAMINADA E NÃO CONTAMINADA

Tanto a sala cirúrgica contaminada como a não contaminada devem ser limpas com o mesmo rigor.

A técnica de limpeza para as salas contaminadas e não contaminadas deve obedecer aos mesmos padrões tradicionais, ou seja, limpeza para todas as superfícies e desinfecção nas seguintes situações: superfícies com alto grau de contato com as mãos, com presença de matéria orgânica, presença de pacientes colonizados por microrganismos multirresistentes e situações de surto. É comum a supervalorização da limpeza da sala contaminada e a desvalorização da limpeza da não contaminada; esse comportamento apenas contribui para o falso senso de segurança do funcionário, que o leva ao descuido e negligenciamento da limpeza.

FLUXOS DISTINTOS DE SERVIÇOS E PESSOAL × FLUXOS IGUAIS

Com a redução cada vez maior dos espaços dentro dos hospitais, fica praticamente inviável a implantação de fluxos distintos para pessoal, materiais e pacientes.

Em vez de pensarmos em fluxos distintos, por que não pensar em transporte e horários adequados?

Temos, na realidade, é que nos preocupar com o transporte, que deve ser seguro, e usar técnicas que ofereçam proteção e confiança a pacientes, clientes internos e externos, assim como com horários compatíveis com as necessidades institucionais, evitando cruzamentos desnecessários.

Um exemplo clássico é o elevador, que pode transportar pessoas, resíduos, roupas sujas, alimentação, equipamentos etc., porém a diferença está em como e quando!

Por exemplo, quando a instituição não tem elevadores em número suficiente para designar um apenas para pessoas e outro para transporte de resíduos e roupas sujas, algumas regras básicas deverão ser obedecidas para que não ocorra cruzamento durante o transporte:

- Garantir que resíduos e roupas sujas estejam armazenados de forma adequada para que não ocorra contaminação das superfícies, tanto do elevador, como de quaisquer outras, dos ambientes por onde circulem. As tampas dos carros de transporte deverão permanecer fechadas, evitando o coroamento decorrente de volumes que excedam a capacidade.
- A limpeza e a desinfecção das superfícies dos elevadores, dos carros de resíduos e de roupas devem ocorrer após cada recolhimento, antes da liberação para novas utilizações.
- Estabelecer horários distintos para diferentes tipos de carga: resíduos, alimentação etc.

> **Atenção!**
> Resíduos ou roupas sujas não devem ser transportados no mesmo horário que a alimentação.

CANTOS ARREDONDADOS *VERSUS* CANTOS RETOS

Houve um tempo em que eram preconizadas construções hospitalares que apresentassem cantos arredondados na junção entre paredes e pisos. Essa medida tinha como objetivo facilitar a limpeza e evitar acúmulo de pó e sujidades nas frestas resultantes do encontro do piso com a parede, acreditando que tais medidas poderiam contribuir para a redução das infecções hospitalares.

Hoje esse conceito mudou e cantos arredondados não são mais considerados importantes, inclusive, em muitos casos, são mais difíceis de ser limpos. O fato é que não existem evidências científicas de que cantos retos possam estar relacionados ao aumento das infecções. Para que a infecção hospitalar ocorra, precisamos de um carreador, ou seja, um veículo para transporte do microrganismo, caso contrário, os patógenos não farão essa tarefa sozinhos, sendo o principal veículo as mãos. Como já dito em capítulos anteriores, pisos e paredes, desde que não estejam comprometidos com matéria orgânica, representam menor risco para as infecções.

As superfícies que oferecem maior risco são as frequentemente tocadas por pacientes e profissionais de saúde. Nesse caso, sim, temos o veículo mais temido: as mãos contaminadas que podem transferir microrganismos de uma superfície para outra através de um simples toque!

AMOSTRAS PARA CONTROLE MICROBIOLÓGICO DE SUPERFÍCIES DO AMBIENTE

A prática de controle do crescimento dos microrganismos por meio de amostras para cultura de ambientes foi desencorajada na década de 1970 em razão do alto custo e por não existirem padrões significativos de níveis permitidos de contaminação microbiana das superfícies.

A cultura ambiental só é considerada aceitável nas seguintes situações:

- Casos de surtos.
- Pesquisas.
- Monitoramento de condições potencialmente perigosas.
- Garantia de qualidade e avaliação dos efeitos de uma mudança de prática em controle de infecção.

TAPETES OU PANOS COM DESINFETANTES

Tapetes ou panos embebidos em desinfetantes e depois levemente torcidos nada acrescentam, muito pelo contrário, além de não contribuírem para o controle das infecções, poluem o meio ambiente com o uso desnecessário de desinfetantes e deixam marcas de sujeira no piso dos calçados que passam pelo tapete, levando seu rastro para todas as áreas do hospital.

Panos úmidos só se justificam em entradas de áreas de construções e reformas e, mesmo assim, umedecidos em água e não em desinfetantes. Nesse caso, o objetivo é evitar que poeiras e sujidades dos calçados sejam arrastadas para outras áreas.

CAPACHOS COM SUPERFÍCIES ADESIVAS/PEGAJOSAS

Esses adesivos têm pouco impacto na taxa de incidência de infecções associadas a tratamentos em geral, entretanto, mostram-se eficazes quando colocados na entrada de áreas de construções e reformas, ao diminuir a penetração de poeira em alas de pacientes.

BIBLIOGRAFIA

Boyce JM, Pittet D. Guideline for hand hygiene in health-care settings: Recommendations of the Healthcare Infection Control Practices Advisory Committee and HICPAC/SHEA/APIC/IDSA Hand Hygiene Task Force. MMWR 2002;51:1-45.

Detalhes que Diferenciam seu Serviço

Nem sempre o rigor técnico durante a execução dos processos de limpeza basta, pois em uma avaliação geral feita sob o olhar crítico de clientes internos e externos tudo é percebido, desde aspectos comportamentais até a contribuição à preservação ambiental, portanto, se queremos um serviço impecável temos que dar atenção aos detalhes, que, aliás, podem fazer toda a diferença.

PASSAGEM DE PLANTÃO

Quem ainda não presenciou setores descobertos durante o período de troca de turno? sem ao menos um colaborador para atender situações emergenciais....

Infelizmente é uma situação que se repete. Ou seja, o colaborador sai de seu posto antes de o plantão terminar e o que deveria entrar no novo turno registra sua entrada, porém não chega no horário em seu posto de trabalho. A conclusão é que a unidade fica desfalcada por aproximadamente 20 minutos, 10 do plantão anterior e 10 do plantão atual. Tal situação é inadmissível!

Com a introdução da passagem de plantão, este comportamento seria inibido, pois devem-se esperar os colaboradores do plantão seguinte para passar as informações relevantes antes de deixar o posto de trabalho.

Além disso, a passagem de plantão oferece outras vantagens:

- Toma-se conhecimento das intercorrências ocorridas no plantão anterior pelo próprio colaborador envolvido e não por terceiros.
- Pendências e respectivas justificativas são apresentadas pessoalmente, o que poderá acelerar a solução de problemas.

- Entrega do carro funcional para o plantão seguinte ocorre pessoalmente, do funcionário do turno anterior para o do turno que se inicia. Este simples ato pode inibir a desorganização, a falta de limpeza e a ausência de reposição dos itens pertinentes dessa importante estação de trabalho.
- Estimula a integração entre membros da equipe.
- Evita fofocas, já que os colaboradores têm a oportunidade de se explicar pessoalmente sobre pendências e outras situações do dia a dia.

SILÊNCIO DURANTE AS TAREFAS

Silêncio é fundamental durante a execução das tarefas. O excesso de ruídos provenientes de equipamentos e de funcionários é alvo frequente de críticas. Ao contrário do que muitos colaboradores do serviço de higiene pensam, mesmo em uma limpeza terminal, os ecos de risadas e conversas entre duplas de limpeza podem incomodar e até acordar pacientes de quartos ou enfermarias vizinhas.

O diferencial nesse caso é o silêncio durante a realização das tarefas e a limitação do horário do uso de equipamentos ruidosos em alas assistenciais.

CHECKLIST APÓS CADA PROCESSO DE LIMPEZA

O *checklist* facilita a memorização das várias etapas da limpeza a ser realizada, garantindo assim o não esquecimento. Em muitos serviços, o *checklist* é feito pelo supervisor, principalmente após o término da limpeza terminal.

Um recurso bastante utilizado é o de fichas individualizadas plastificadas, que podem estar contidas no carro funcional ou no bolso dos colaboradores, servindo de guia para a consulta sempre que necessário; cada ficha deve conter um tipo de limpeza e o respectivo passo a passo, ter tamanho reduzido e a atualização deve ser periódica.

INTERFACE COM A MANUTENÇÃO

A interface da higiene com a manutenção deveria determinar a liberação ou não de um quarto. Caso o colaborador de higiene detecte reparos que devam ser efetuados antes da higienização do quarto, deveria acionar a manutenção, que realizaria prontamente pequenos reparos, em seguida é realizada a higienização e por último ocorreria a liberação do quarto para um novo paciente.

Dessa forma, garante-se que todo paciente se interne em um local em perfeitas condições de utilização e manutenção.

Claro que nem sempre a solução de problemas é rápida, pois existem reparos que exigem a interdição do quarto por longos períodos, entretanto, quando essa interface realmente ocorre, raramente encontramos acúmulo de reparos que demandem medidas mais drásticas, pois os problemas vão sendo solucionados à medida que aparecem.

Faça uma análise de seu serviço e provavelmente constatará que a maioria dos problemas relacionados à manutenção, provenientes de quartos e enfermarias, é de fácil e rápida solução.

UNIFORMES DE FUNCIONÁRIOS LIMPOS E SEM MANCHAS

Nada mais depreciativo para os trabalhadores do serviço de higiene do que uniformes sujos, com manchas, enfim totalmente descuidados, passando a impressão de desleixo e ausência de liderança. O colaborador e sua aparência podem ser confundidos com a qualidade de serviço que prestam, o que nem sempre corresponde com a realidade.

O enxoval do colaborador deve ser fornecido pelo contratante, sendo que um mínimo de três mudas deve atender à necessidade desse usuário.

Entretanto, de nada adianta quantidade suficiente de uniformes se o funcionário não for cuidadoso e não obedecer às recomendações de utilização adequada dos EPIs sempre que necessário. Por exemplo, se é indicado para algum processo de limpeza o uso do avental impermeável e o funcionário não o utiliza, poderá tanto colocar em risco sua integridade física, expondo-se às doenças ocupacionais, como manchar sua roupa.

COLABORADORES ALEGRES, GENTIS, RÁPIDOS E SEMPRE DISPOSTOS A COLABORAR

Nada pior do que ser atendido por um funcionário mal humorado e sem disposição... Este comportamento faz com que o cliente evite nova abordagem, relevando problemas importantes relacionados ao serviço, o que é péssimo para a imagem institucional, pois ficarão com a impressão de que não adianta reclamar ou solicitar, pois não serão atendidos.

A atitude correta do colaborador deve ser exatamente contrária ao fato exposto, devem sim estimular o cliente a solicitar o serviço sempre que necessário, além de apresentar sugestões de melhorias.

Por outro lado, é importante que os funcionários disponibilizem seus serviços aos clientes, atendendo com a maior brevidade possível suas solicitações.

DISPONIBILIZAR PARA OS CLIENTES INTERNADOS UM CANAL DE COMUNICAÇÃO DIRETA COM O SERVIÇO DE LIMPEZA

Quando não existe um canal de comunicação direta entre o paciente internado e o serviço de limpeza, a enfermagem sofre as consequências! Não raro, o pessoal da enfermagem interrompe suas atividades assistenciais para atender uma chamada de paciente com ocorrências referentes à limpeza. Deveria ser óbvio que se a queixa ou solicitação de serviço se refere à limpeza, o paciente deveria contatar diretamente este serviço e não o pessoal da enfermagem, porém para muitas instituições não é! Para que este equívoco não tenha reincidências será necessário disponibilizar um ramal para o contato direto entre pacientes e o serviço de limpeza. Mas essa medida isolada não basta, deve-se informar o paciente, no momento da sua admissão no quarto, sobre os ramais de serviços institucionais disponibilizados, assim como manter na mesa de cabeceira a relação correspondente. Essa simples medida não só abreviaria o tempo do atendimento do cliente, como também aumentaria seu grau de satisfação com os serviços prestados e beneficiaria indiretamente a enfermagem.

VISITAS PERIÓDICAS DO LÍDER DE HIGIENE AO PACIENTE

As visitas periódicas ao cliente têm como objetivo avaliar pessoalmente o nível de satisfação do cliente com o serviço de limpeza prestado.

As avaliações constituem um dos importantes indicadores de qualidade do serviço.

ELIMINAR EVIDÊNCIAS DE DESORGANIZAÇÃO E MÁ QUALIDADE DO SERVIÇO

Vejamos alguns detalhes perceptíveis e abomináveis aos olhos do cliente:
- Pés de móveis sujos.
- Teias de aranha.
- "Nuvens" de poeira "flutuando" no piso.
- Marcas de dedos em vidros.
- Placas de sinalização esquecidas.
- Cheiro de sujeira relacionada à "limpeza" feita com pano ou *mop* sujos.

- Materiais relativos à assistência aos pacientes esquecidos no banheiro já limpo, como, por exemplo, comadres, papagaios etc.
- Ausência de reposição de material de higiene pessoal.
- Recipientes de resíduos lotados.

Deve-se lembrar de que o paciente passa a maior parte do tempo sem ter nada para fazer, o que o leva a observar. É imperdoável, por exemplo, encontrar marcas de dedos nos vidros de um quarto recém-liberado para internação de um paciente; isto prova que o *checklist* não foi realizado e que a limpeza terminal não foi satisfatória.

IMPERMEABILIZAÇÃO

O impermeabilizante é uma cera de polímero acrílico utilizada para a manutenção de pisos. Tem como características principais o autobrilho e a resistência ao alto tráfego de pessoas.

Suas principais vantagens são:

- Proteção e menor desgaste do piso.
- Nivelamento do piso, diminuindo a porosidade e facilitando a limpeza.
- Segurança – impermeabilizantes acrílicos são antiderrapantes.
- Valorização do piso – proporciona mais brilho aos pisos, tornando-os mais atraentes.

Lembre-se: pisos não impermeabilizados proporcionam a falsa impressão de falta de limpeza!

TAPETES QUE EMBELEZAM, PERSONALIZAM E RETÊM POEIRA E UMIDADE

Quando colocados na entrada de sua instituição, os tapetes de fibras sintéticas retêm aproximadamente 70% a mais da sujidade do que os naturais e alguns tipos podem ser personalizados com o logotipo da empresa por meio da vulcanização. Já existem no mercado tapetes utilizados como barreira de contenção de umidades, evitando, assim, o risco anunciado provocado pelo piso molhado.

Antes de adquirir um tapete para o *hall* de entrada de um estabelecimento de saúde, devem-se considerar as seguintes características:

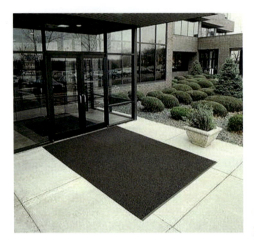

Figura I-27 – Tapete para a retenção da poeira e umidade.

- Capacidade de retenção de umidade e sujidade.
- Possibilidade de personalização – inserção de logotipos, diversidade de cores etc.
- Resistência e durabilidade – para áreas de alto fluxo de pessoas.
- Antiderrapante.
- Facilidade de limpeza e manutenção.
- Tamanho.
- Capacidade de inibição do crescimento de fungos.
- Custo *versus* benefício.

SEGREGAÇÃO DE RECICLÁVEIS DESDE O QUARTO DO PACIENTE

Exemplos: jornais, revistas, garrafas PET etc.

CARRO FUNCIONAL LIMPO E ORGANIZADO COM ROTINA DE LIMPEZA E DESINFECÇÃO PREESTABELECIDA

Ver Capítulo 6: Equipamentos e Materiais.

AVALIAÇÃO DO SERVIÇO

As avaliações do serviço preenchidas pelos pacientes na ocasião da alta podem ser substituídas ou complementadas pelo serviço de *telemarketing*, que estabelece contato com o cliente dias após sua alta. As avaliações constituem um importante indicador de qualidade para o serviço de limpeza.

QUAIS ASPECTOS SÃO ABORDADOS DURANTE A LIGAÇÃO?

- Impressões sobre a limpeza executada no hospital.
- Impressões sobre a aparência do funcionário de higiene e limpeza.
- Manutenção da limpeza do quarto durante a manhã, à tarde e à noite.
- Reposição de materiais de higiene.
- Reações dos funcionários e da chefia após reclamações ou solicitações.
- Atenção, humor e educação dos colaboradores do serviço de higiene.
- Impressões sobre a aparência do piso, da parede, do mobiliário etc.
- Impressões gerais.
- Sugestões para a melhoria no atendimento.

VANTAGENS DO *TELEMARKETING*

- Engrandecer a imagem do hospital perante o cliente por evidenciar a importância de sua opinião para a melhoria do serviço.
- Demonstrar interesse pela opinião do cliente, mesmo após sua alta.
- Pode ser entendido como uma atitude simpática por parte do hospital.
- Fazer com que o paciente não deixe de colocar suas impressões e sugestões sobre o serviço, pois, no caso de formulários preenchidos no ato da alta, muitos deixam de responder.

Deixar o cliente mais à vontade para a realização de críticas, pois muitos não têm coragem de reclamar durante sua permanência nas dependências da instituição; nesse caso, o vínculo é impessoal.

DESVANTAGENS

- O cliente pode interpretar como perda de tempo e não dar sua contribuição.
- Nem sempre os clientes dão a devida importância para esse tipo de avaliação e, nesse caso, acabam dando informações incompletas ou até mesmo incorretas.

9. Monitoramento da Qualidade da Limpeza de Superfícies Ambientais

Qual o instrumento mais utilizado para a avaliação da qualidade da limpeza nos serviços de saúde do nosso país? Não temos resultados de pesquisa sobre o tema, mas certamente a grande maioria das instituições responderia que utilizam somente o *checklist* visual e mesmo assim após uma limpeza terminal.

Infelizmente, esse ainda é o critério mais utilizado, principalmente pelo quadro operacional que costuma ter como parâmetro de limpeza a aparência de superfícies mais extensas e, portanto, mais expostas ao primeiro impacto visual como paredes e pisos.

A falta de conhecimento tanto por parte de gestores como dos demais colaboradores levam a esse equívoco, que não pode ser aceitável nem para uma limpeza doméstica, pois os detalhes e locais pouco visíveis é que farão toda a diferença, tais como superfícies de mobiliários, equipamentos etc.

Em serviços de saúde existem outros agravantes, como os microrganismos não visíveis à inspeção visual, que podem ser transferidos através das mãos para outras superfícies de equipamentos, materiais e de outros leitos.

Podemos Interromper esta Cadeia Contaminante?

De acordo com Weber e Rutala, 2013, as intervenções prioritárias que têm demonstrado a melhora da qualidade e frequência da limpeza em 71-77%, além de reduzir a transmissão de microrganismos entre as superfícies ambientais são:

- Educação permanente dos colaboradores.
- *Checklist* para garantir que todas as superfícies ambientais e equipamentos sejam limpos e desinfetados.
- Introdução de métodos que mensurem a efetividade da limpeza em quartos de pacientes.
- *Feedback* imediato sobre a efetividade da limpeza aos colaboradores.

Devem-se priorizar na educação permanente o treinamento teórico-prático e a supervisão contínua das boas práticas para a limpeza e desinfecção de superfícies.

Recentes estudos têm demonstrado que, mesmo após limpezas terminais, patógenos presentes em pacientes que ocupavam o leito anteriormente permanecem nas superfícies próximas ao leito, assim como nas superfícies mais tocadas por ele e por profissionais de saúde.

Essa situação é considerada perigosa, pois significa que nem a limpeza terminal foi capaz de quebrar a cadeia de transmissão e o próximo paciente que ocupar o leito poderá encontrá-lo arrumado, visualmente limpo, mas suas superfícies contaminadas por microrganismos multirresistentes como *Staphylococcus aureus* resistentes à meticilina (MRSA) e *Enterococcus* resistentes à vancomicina (VRE) "deixados" pelo paciente anterior e transmitidos para o seguinte através do contato de mãos e luvas com essas superfícies contaminadas!

Tais bactérias foram objetos de vários estudos devido ao alto poder de transmissibilidade ao contato.

E se a óptica for para os profissionais de enfermagem, seria diferente? Não, ocorreria a transferência de patógeno da mesma forma e igualmente envolveria superfícies próximas ao doente. A única diferença é que, após o pessoal da enfermagem contaminar mãos e luvas nessas superfícies, contaminaria em seguida os pacientes, caso as mãos não fossem higienizadas antes da assistência.

O agravante aqui é que, além de dedicarem-se à assistência, os profissionais de enfermagem também realizam limpeza concorrente nas superfícies próximas ao paciente. Nesse caso, além do respeito às precauções padrão e boas práticas, deverá ser realizada a limpeza seguida de desinfecção nas superfícies mais vulneráveis, ou seja, nos pontos com alto número de toques ou contato são necessárias, tais como colchão, telefone, chamada de enfermagem, criado-mudo, mesa de refeições, interruptores de luz, maçanetas etc. Segundo Weinstein, 1991, estima-se que 20 a 40% das infecções hospitalares são atribuídas às infecções cruzadas através das mãos de profissionais de saúde.

> **Lembre-se:** quando a limpeza da superfície não é realizada, o sucesso da desinfecção pode estar comprometido. A limpeza é o primeiro passo!

Entretanto, para Otter et al., 2011, nem sempre a limpeza seguida de desinfecção é garantia de eliminação do microrganismo da superfície. Isso ocorre por múltiplos fatores, já que a eliminação dos microrganismos das superfícies depende de variáveis, como, por exemplo, utilizar o desinfetante certo para o microrganismo presente.

De acordo com Guideline do CDC, 2003, vários fatores influenciam na escolha dos desinfetantes que serão utilizados em superfícies do ambiente:

- Natureza do item a ser desinfetado.
- Quantidade de microrganismos presentes.
- Resistência dos microrganismos ao desinfetante.
- Quantidade de matéria orgânica presente.
- Tipo e concentração do germicida utilizado.
- Indicações de uso fornecidas pelo fabricante etc.

Para Alice Guh, CDC, as limpezas, tanto concorrente como terminal, são frequentemente impactadas pelo curto espaço de tempo cedido para essa tarefa, fazendo com que o funcionário da limpeza trabalhe cada vez mais rápido para suprir a demanda. Observa-se que o foco institucional é a limpeza terminal, mas a limpeza diária não estaria sendo negligenciada em detrimento da limpeza terminal?

Com um foco mais abrangente, o CDC recomenda o monitoramento dessa limpeza em quartos de pacientes, principalmente nas superfícies mais tocadas, não especificando se é concorrente ou terminal. Ou seja, a qualidade deverá ser a mesma, independente da frequência com que é feita!

Segundo Guh, serão necessárias mais pesquisas para o desenvolvimento de parâmetros para que melhorias na limpeza ocorram. Por exemplo, se observarmos grande parte dos *checklist* iremos encontrar superfícies fixas, mas em muitos não constam cortinas divisórias, frequentemente esquecidas, ou negligenciadas na limpeza. Geralmente, tais cortinas são de tecido e, como separam leitos e encontram-se próximas a eles, deverão contar com rotinas de limpeza e desinfecção como as demais superfícies.

Grande parte das estratégias de controle e prevenção da disseminação dos microrganismos dependem da aderência às boas práticas de limpeza de superfícies do ambiente.

Monitorando a Limpeza

Para monitorar a limpeza de superfícies ambientais, assim como melhorar a aderência às boas práticas, foram desenvolvidos pelo CDC em 2010 programas que facilitam o trabalho conjunto entre os profissionais de controle de infecção e o serviço de limpeza.

Entre as várias vantagens da introdução de um sistema de monitoramento da limpeza, podemos destacar:

- Avaliação direta, objetiva e rápida da limpeza de superfícies, assegurando que estejam reduzidas a um mínimo de contaminação.
- Permite *feedback* imediato às equipes de limpeza, tanto positivo como negativo.
- Permite intervenções rápidas e objetivas em caso de avaliações negativas.
- Facilita a argumentação em caso de não conformidades e adesão às boas práticas.
- Permite a construção de indicadores de qualidade da limpeza.

Programa de Monitoramento

Para monitorar a eficácia da limpeza de superfícies ambientais, por meio de esforços multidisciplinares, tendo como atores protagonistas representantes da gestão ambiental e de controle de infecção, Guh e Carling, 2010, esboçaram um programa de dois níveis para monitoramento, com características prevencionistas, cujas principais definições propostas incluem:

- Atribuições e responsabilidades sobre a limpeza das superfícies devem ser definidas claramente, principalmente das superfícies mais frequentemente tocadas, como equipamentos e mobiliários próximos ao paciente, como, por exemplo, de áreas críticas.
- As intervenções necessárias para melhorias da limpeza deverão estar alinhadas junto ao serviço de controle de infecção institucional e fazer parte da agenda permanente desse serviço. Todas as medidas intervencionistas serão baseadas nos resultados do monitoramento e utilizadas para *feedback* da equipe operacional.
- As equipes envolvidas no programa deverão ser incentivadas a utilizar o índice de satisfação do cliente como indicadores de desenvolvimento.
- Representar graficamente o impacto do programa e apresentar para diferentes equipes gestora, tais como administração, equipes de médicos e de enfermagem etc.

Métodos que Auxiliam na Avaliação da Limpeza de Superfícies Ambientais

Para qualquer um dos métodos aqui descritos, será fundamental sua aplicação antes e após a limpeza das superfícies monitoradas para fins de comparação.

OBSERVAÇÃO DIRETA, PORÉM NÃO REVELADA

Nesse caso, as práticas são observadas sem que o executor perceba que seus processos estão sendo avaliados.

Esse método permite avaliar individualmente cada colaborador, sem que ele saiba que está sendo avaliado. O objetivo principal é que o avaliador se certifique da adesão ou não aos protocolos de limpeza.

Como desvantagem, temos a dificuldade de avaliar e ao mesmo tempo não ser notado por quem é avaliado. Sabemos que, quando observados, os executores do serviço tendem a realizar melhor suas práticas, o que criaria um viés no resultado final da avaliação.

Segundo Carling e Huang, 2013, existem evidências de que esse método é insuficiente para a remoção de importantes patógenos associados à assistência à saúde.

CULTURAS DE SUPERFÍCIES DO AMBIENTE ATRAVÉS DE *SWABS*

Vários fatores contribuem para que as culturas de superfícies do ambiente não sejam utilizadas rotineiramente como forma de *feedback* da qualidade da limpeza aos colaboradores:

- Custo do processo.
- Demora em obter os resultados e consequente atraso nos *feedbacks*.
- Dificuldade em monitorar muitas superfícies de diferentes quartos de pacientes.

Embora seja um método atrativo, pela simplicidade e facilidade da aplicação, acaba inviabilizado diante das desvantagens citadas, restringindo-se às situações que envolvem surtos.

MARCADORES FLUORESCENTES

Vários tipos de marcadores fluorescentes têm sido desenvolvidos em diferentes apresentações: gel seco e transparente, pó e soluções, sendo o gel mais utilizado, por ser considerado mais preciso.

Tais marcadores são colocados antes da limpeza nas superfícies com grande número de toques, sendo que o parâmetro do sucesso é sua remoção durante o processo de limpeza.

Esse método tem sido associado com importante redução de patógenos das superfícies do ambiente, tendo como outra vantagem a possibilidade do *feedback* imediato aos colaboradores. Indica se houve ou não a remoção de substâncias marcadas em superfícies, o que possibilita constatar se a superfície realmente foi limpa e se a qualidade desta limpeza foi considerada efetiva. Com isto, temos uma importante ferramenta para avaliação, não só da qualidade da limpeza ambiental, como também da adesão às políticas e protocolos institucionais relacionados. Por este método, Carling et al. avaliaram a qualidade da limpeza de superfícies de quartos de pacientes em 3 hospitais durante 4 meses. Os resultados demonstraram que apenas em 47% das situações a limpeza foi efetiva.

BIOLUMINESCÊNCIA POR ADENOSINA TRIFOSFATO (ATP)

Há décadas esse método tem sido utilizado para avaliar a limpeza em áreas de preparo de alimentos. Consiste em quantificar a matéria orgânica residual de superfícies em unidades relativas de luz através de um luminômetro portátil.

A quantidade de luz é proporcional à concentração de ATP.

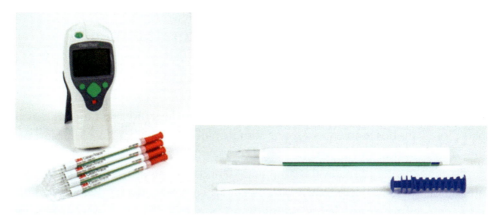

Figura I-28 – Adenosina trifosfato.

Escalas de leitura e sua sensibilidade variam muito entre as marcas existentes no mercado, mas, de modo geral, as leituras que detectam altas quantidades estão associadas à alta carga microbiana viável. Entretanto, estudos demonstram que outras variáveis ambientais podem influenciar, seja aumentando, seja diminuindo a contagem na leitura.

Um exemplo dessa influência ocorre quando a superfície analisada pelo ATP se encontra com alta concentração de cloro, podendo potencializar a reação de bioluminescência. Nesse caso, é necessário assegurar que a superfície esteja seca antes de utilizar esse método.

Mesmo com limitações de uso e sendo necessários mais estudos que envolvam esse instrumento, o método é considerado um importante instrumento para avaliação e melhora da qualidade da limpeza, principalmente ao fornecer medições quantitativas que indiquem o nível de limpeza nas áreas com grande número de toques.

Assim como os marcadores fluorescentes, esse método também possibilita o *feedback* imediato aos que realizam a limpeza.

> **Lembre-se:** independente do método elegido para monitoramento, o importante é avaliar a limpeza das superfícies do ambiente e compartilhar os dados!

Definindo a Amostra para o Monitoramento das Superfícies

Durante o planejamento do programa, é importante determinar o número de superfícies e itens dos ambientes a serem monitorados para avaliar se ocorreram melhorias nas práticas de limpeza ou não.

Estudos sugerem uma avaliação inicial de todas as superfícies de 10-15% dos quartos de pacientes disponíveis para hospitais com mais de 150 leitos. Em hospitais com menos de 150 leitos, no mínimo 15 quartos devem ter suas superfícies avaliadas.

BIBLIOGRAFIA

Aycicek H, Oguz U, Karci K. Comparison of results of ATP bioluminescence and traditional hygiene swabbing methods for the determination of surface cleanliness at a hospital kitchen. Int J Hyg Environ Health 2006;209:203-6.

Bhalla A, Pultz NJ, Gries DM et al. Acquisitions of nosocomial pathogens on hands after contact with environmental surfaces near hospitalized patients. Infect Control Hosp Epidemiol 2004;25:164-7

Boyce JM, Havill NL, Lipka A et al. Variations in hospital daily cleaning practices. Infect Control Hosp Epidemiol 2010;31:99-101.

Boyce JM, Havill NL, Dumigan DG et al. Monitoring the effectiveness of hospital cleaning practices by use of an adenosine triphosphate bioluminescence assay. Infect Control Hosp Epidemiol 2009;30:678-84.

Boyce JM, Havill NL, Otter JA, Adams NM. Widespread environmental contamination associated with patients with diarrhea and methicillin-resistant *Staphylococcus aureus* colonization of the gastrointestinal tract. Infect Control Hosp Epidemiol 2007;28:1142-7.

Boyce JM et al. Environmental contamination makes an important contribution to hospital infection. J Hosp Infect 2007;65(Suppl 2):50-4.

Boyce JM, Potter-Bynoe G, Chenevert C, King T. Environmental contamination due to methicillin-resistant *Staphylococcus aureus*: possible infection control implications. Infect Control Hosp Epidemiol 1997;18:622-7.

Carling PC et al. An avaluation of patient area cleaning in 3 hospitals using a novel targeting methodology AJIC 2005.

Carling PC, Parry MM, Rupp ME et al. Improving cleaning of the environment surrounding patients in 36 acute care hospitals. Infect Control Hosp Epidemiol 2008;29:1035-41.

Carling PC, Huang SS. Improving healthcare environmental cleaning and disinfection. Infect Control Hosp Epidemiol 2013;34:507-13.

Centers for Disease Control and Prevention (CDC). Guidelines for Environmental Infection Control in Health-Care Facilities: Recommendations of CDC and the Healthcare Infection Control Practices Advisory Committee (HICPAC), 2003.

Dancer SJ. Importance of the environment in meticillin-resistant *Staphylococcus aureus* acquisition: the case for hospital cleaning. Lancet Infect Dis 2008;8:101-13.

Dancer SJ et al. Measuring the effect of enhanced in a hospital in the UK cleansing: a prospective cross-over study. BMC Med 2009;8:7-28.

Goodman ER, Platt R, Bass R. Impact of an environmental cleaning intervention on the presence of methicillin-resistant *Staphylococcus aureus* and vancomycin-resistant surfaces in intensive care unit rooms. Infect Control Hosp Epidemiol 2008;29:593-9.

Griffith CJ, Cooper RA, Gilmore J et al. An evaluation of hospital cleaning regimes and standards. J Hosp Infect 2000;45:19-28.

Guh A, Carling P. Options for evaluating environmental cleaning. Centers for Disease Control and Prevention (CDC), 2010.

Hayden MK, Blom DW, Lyle EA et al. Risk of hand or glove contamination after contact with patients colonized with vancomycin-resistant *Enterococcus* or the colonized patients' environment. Infect Control Hosp Epidemiol 2008;29:149-54.

Hayden MK, Bonten DW, Blom MJ et al. Reduction in acquisition of vancomycin-resistant *Enterococcus* after enforcement of routine procedures for cleaning the environment. Clin Infect Dis 2006;42:1552-60.

Malik RE, Cooper RA, Griffith CJ. Use of audit tools to evaluate the efficacy of cleaning systems in hospitals. Am J Infect Control 2003;31:181-7.

Otter JA, Yezli S, French GL. The role played by contaminated surfaces in the transmission of nosocomial pathogen. Infect Control Hosp Epidemiol 2011;32:687-99.

Pyrek KM. Environmental cleaning and monitoring for infection prevention. Infect Control Today, 2013.

Sexton T, Clarke P, O'Neill E et al. Environmental reservoirs of methicillin-resistant *Staphylococcus aureus* in isolation rooms: correlation with patient isolates and implications for hospital hygiene. J Hosp Infect 2006;62:187-94.

Sherlock O, O'Connell N, Creamer E, Humphreys H. Is it really clean? An evaluation of the efficacy of four methods for determining hospital cleanliness. J Hosp Infect 2009;72:140-6.

Willis C, Morley J, Westbury J et al. Evaluation of ATP bioluminescence swabbing as a monitoring tool and training for effective hospital cleaning. J Infect Prev 2007;8:17-21.

Weber DJ, Deverick A, Rutala WA. The role of the surface environment in healthcare-associated infections. Curr Opin Infect Dis 2013;26:338-44.

Weinstein RA. Epidemiology and control of nosocomial infections in adult intensive care units. Am J Med 1991;91(Suppl 3B):S179-84.

10. Prevenção de Acidentes com Perfurocortantes

Mais de 20 milhões de trabalhadores da área da saúde estão expostos diariamente a diferentes riscos, entre outros, os biológicos, os químicos e os ergonômicos[1].

A Organização Mundial da Saúde estima que cerca de 2 a 3 milhões de profissionais de saúde estão expostos a sangue e fluidos corporais anualmente devido a acidentes com agulhas, sendo 2 milhões de exposições ao vírus da hepatite B (HBV); 900 mil, ao vírus da hepatite C (HCV); e 170 mil, ao vírus da imunodeficiência humana (HIV)[2].

Embora já tenha sido documentado mais de 60 agentes infecciosos transmitidos por sangue e fluidos corporais após acidentes com agulhas, os vírus das hepatites B e C e o HIV são os agentes mais frequentes em acidentes ocupacionais envolvendo profissionais de saúde[3].

De acordo com o Departamento de Administração de Saúde e Segurança Ocupacional (OSHA – EUA), um em cada sete trabalhadores da saúde sofre um acidente com agulha por ano[4].

Segundo a OMS, 2,5% dos casos de HIV, 40% dos HBV e HCV em todo o mundo são o resultado da exposição ocupacional entre trabalhadores de saúde[5]. A predominância de acidentes entre os enfermeiros é uma característica comum em estudos de todo o mundo[5]. Um dos motivos para que isso ocorra é a maior população de enfermeiros entre os profissionais de saúde, os quais estão frequentemente envolvidos em procedimentos com risco de acidentes. Embora a equipe de enfermagem esteja à frente deste *ranking* negativo, os trabalhadores de limpeza sempre estão em segundo, terceiro ou quarto lugar da categoria que mais se acidenta, sendo que a variação dessa posição ocorre entre uma instituição e outra ou entre países.

Trabalhadores da limpeza são vítimas de acidentes com agulhas, não só em serviços de saúde, mas também fora deles. Segundo uma seguradora de acidentes de trabalho americana, todos os anos, 2 a 3 bilhões de seringas são utilizadas fora de unidades de saúde, sendo a maioria de insulina e seringas para uso de drogas ilícitas. O descarte nem sempre ocorre de forma segura, podendo ser deixadas em banheiros públicos, parques e áreas de lazer, quartos de hotel e principalmente em lixo comum[6].

Os custos relacionados aos acidentes são altíssimos, tanto para o empregador como para o país, entretanto, são imensuráveis na esfera social e pessoal[1].

Tão importante quanto os fatores econômicos implicados nos acidentes são os custos imensuráveis, como, por exemplo, o trauma psicológico que atinge não só o acidentado, como também os familiares. Isso inclui atraso fértil, práticas sexuais alteradas e efeitos colaterais após tratamento profilático. Esses desafios são ainda mais complicados quando ocorre incapacidade crônica do acidentado, levando-o a perda de emprego, negação de pedidos de indenização e até mesmo doença hepática que indique transplante de fígado.

Custos diretos e indiretos relacionados a um acidente com agulhas:

- Internações e exames.
- Risco de infecção.
- Custo com processos.
- Tempo e dinheiro gastos para investigação da fonte.
- Tratamento de doença resultante.
- Alteração da qualidade de vida dos acidentados.
- Trauma psicológico.
- Estresse emocional da família etc.

Exemplos de situações nas quais o trabalhador da limpeza pode sofrer exposição a materiais biológicos:

Existem vários tipos de exposições que representam risco ocupacional aos trabalhadores de serviços de saúde, entretanto, os exemplos a seguir serão dirigidos à equipe de limpeza.

Exposição percutânea

Exemplos, corte ou perfuração durante a operação de limpeza de superfícies decorrentes de agulhas, lâminas de bisturi ou outros materiais perfurocortantes "esquecidos" ou descartados em locais inadequados: sacos de resíduos, bancadas, pisos etc.

Exposição em mucosas

Exemplos, respingos de matéria orgânica líquida ou demais fluidos corporais em mucosas de nariz, boca e olhos durante:

- o processo de remoção da matéria orgânica para posterior limpeza e desinfecção de superfícies;

- a realização de limpeza inadequada da parte interna do vaso sanitário com escova lavatina;
- o descarte inadequado de matéria orgânica líquida ou fluidos corporais no expurgo etc.

Outra situação: contato das mãos ou luvas contaminadas com mucosas.

Exposição cutânea

Exemplo, contato da pele das mãos (que apresentem perda de integridade por dermatites ou outros ferimentos) diretamente com matéria orgânica ou fluidos corporais sem a proteção das luvas.

Exposição por mordedura humana

Esse tipo de exposição, embora mais frequente com profissionais de saúde que atuem mais próximo ao paciente, também pode ocorrer com trabalhadores da limpeza, principalmente em hospitais psiquiátricos. É considerada exposição de risco quando há presença de sangue no local da mordedura.

Principais Patógenos Envolvidos na Transmissão Ocupacional

HBV – VÍRUS DA HEPATITE B[7,8]

Devido à disponibilização da vacina contra hepatite B pela rede pública brasileira desde o início dos anos 1990, muitos trabalhadores de saúde vacinados são imunes à doença. Entretanto, em trabalhadores não vacinados e expostos ao HBV através de acidentes percutâneos, o risco de infecção varia de 6 a 30%, dependendo de vários fatores. Quando o acidente envolve sangue sabidamente infectado pelo HBV e com a presença de HBeAg, o risco é mais elevado.

O HVB pode sobreviver até uma semana em superfícies, e o contato direto ou indireto da pele não íntegra ou mucosas do trabalhador com essas superfícies pode resultar em infecções ocupacionais pelo HBV. A possibilidade de transmissão do HBV a partir do contato com superfícies contaminadas foi demonstrada em investigações de surtos de hepatite B, entre pacientes e profissionais de unidades de hemodiálise.

Em 2011, um gari de Campo Grande (MS) se acidentou com seringas usadas durante o recolhimento de resíduos comuns de um hospital da cidade. Após a realização dos exames constatou-se que o acidentado tinha hepatite B. O gari entrou com uma ação contra o hospital reivindicando indenização no valor de R$1,7 milhão[9,10].

HCV – VÍRUS DA HEPATITE C[7,8]

O risco médio de transmissão do HCV após exposição percutânea é de 1,8% (variação de 0 a 7%).

Estudos indicam que o risco de transmissão ocupacional envolve tanto exposições percutâneas com agulhas e outros perfurocortantes, como exposição de mucosas a sangue, ambos contaminados pelo HCV.

HIV[8,9,11]

O risco médio de transmissão ocupacional do HIV após um acidente percutâneo é de aproximadamente 0,3%, e após exposição em mucosas, de 0,09%.

Os percentuais apresentados podem aumentar ou diminuir, dependendo de fatores como tipo e calibre do dispositivo envolvido no acidente, profundidade do corte ou perfuração, fase da doença do paciente-fonte etc.

Os principais materiais biológicos envolvidos na transmissão ocupacional do HIV são: sangue e materiais que contenham sangue.

Durante o recolhimento de resíduos, uma auxiliar de limpeza de um hospital da Região Sul do País foi acidentada por uma seringa e agulha descartadas inadequadamente em um saco plástico que continha resíduos comuns. Em decorrência do acidente, a trabalhadora da limpeza adquiriu o HIV, vírus da imunodeficiência humana, e posteriormente contaminou seu filho, que era amamentado, e o marido. O hospital foi condenado a pagar reparação moral no valor de R$350.000 por concluir que o acidente foi consequência de eventual omissão do empregador em atender as regras de segurança do trabalho, na fiscalização do uso dos equipamentos de proteção individual entregues ao trabalhador ou mesmo pela falta de treinamento específico para evitar a situação do acidente.

REFERÊNCIAS BIBLIOGRÁFICAS

1. Zaidi MA, Beshyah SA, Griffth R. Needle stick injuries: an overview of the size of the problem, Pre-vention and management. J Med Biomed Sci 2010;2:53-61.

2. Pruss-Ustun A, Rapiti E, Hutin Y. Sharps injuries: global burden of disease from shaps injuries to healthcare workers. Geneva: World Health Organization, 2003. Environmental Burden of disease series, No. 3, p. 1-39.
3. Tarantola A, Abiteboul D, Rachline A. Infection risks following accidental exposure to blood or body fluids in health care workers: a review of pathogens transmitted in published cases. Am J Inf Control 2006;34:367-375.
4. OSHA – Occupational Safety & Health Administration. Bloodborne pathogens and needlestick prevention. Bloodborne Pathogens Standard, 2011.
5. WHO. Reducing risks. Promoting healthy life. The world healthy 2002. Geneva: World Health Organization; 2002.
6. State Fund. Preventing needlestick injuries: housekeeping staff, groundskeepers, and waste workers. California. http://www.statefundca.com/
7. Ministério da Saúde. Recomendações para abordagem da exposição ocupacional a materiais biológicos: HIV e hepatites B e C. Brasília; 2010.
8. Riscobiologico.org, Fundacentro. Manual de implementação: Programa de prevenção de acidentes com materiais perfurocortantes em serviços de saúde. Adaptado do Workbook for designing, implementing and evaluating a sharps injury prevention program dos Centers for Disease Control and Prevention (CDC); 2008.
9. Rapparini C. Trabalhador da Saúde: Acidentes com material biológico. V Seminário hospitais Saudáveis, set. 2012. Disponível em: http://www.hospitaissaudaveis.org/arquivos/4extra%20 -%20Cristiane%20Rapparini.pdf. Acessado em 23 mar. 2014.
10. Portal G1. 18.07.2011. http://g1.globo.com/mato-grosso-do-sul/noticia/2011/07/gari-de-ms-diz-que-contraiu-hepatite-e-sifilis-em-contato-com-lixo-hospitalar.html.
11. www.espacovital.com.br. 18/07/2011.

Iniciativas que Visam à Segurança do Trabalhador

Em 2012, o governo federal lançou o Plano Nacional de Segurança e Saúde no Trabalho, que tem por objetivo assegurar melhores condições no ambiente e nas relações de trabalho.

Entre os objetivos desse novo plano estão a harmonização da legislação trabalhista, sanitária e previdenciária relacionada à saúde e segurança do trabalho; a integração das ações governamentais para o setor; a adoção de medidas especiais para atividades com alto risco de doença e acidentes; e a criação de uma agenda integrada de estudos em saúde e segurança do trabalho. O plano define tarefas de curto, médio e longo prazo, além de um conjunto de ações de caráter permanente.

Segundo a Organização Internacional do Trabalho (OIT), em todo o mundo, cerca de 270 milhões de trabalhadores são vitimados em decorrência de acidentes de trabalho que acontecem todos os anos e as doenças relacionadas ao trabalho afetam cerca de 160 milhões de pessoas em todo o mundo. Isso representa um custo equivalente a 4% do produto interno bruto (PIB) de todos os países do planeta.

De acordo com o Ministério da Saúde[1], no Brasil, somente em 2007, 653.090 brasileiros assalariados, segurados do INSS e inseridos no mercado formal de trabalho foram vítimas de acidentes e doenças durante o exercício de suas atividades. Estatísticas indicam que o Brasil perde de 2,5 a 4% do PIB a cada ano com o pagamento de benefícios previdenciários e o afastamento dos trabalhadores de suas atividades.

O custo do Brasil com os eventos decorrentes dos riscos ambientais do trabalho é da ordem de R$ 56,8 bilhões, sendo que R$ 14,2 bilhões representam a despesa direta da Previdência Social com pagamento de benefícios acidentários e aposentadorias especiais. O restante (cerca de R$ 42,6 bilhões) é o somatório de despesas com reabilitação física (assistência e tratamentos médicos), a reabilitação profissional e o custo indireto das consequências, entre outros[2].

No País, em 2009, a média do número de trabalhadores que não mais retornaram ao trabalho devido à invalidez ou morte era de 43 trabalhadores/dia, o que reforça a gravidade e a importância do tema Saúde e Segurança Ocupacional no Brasil[3].

REFERÊNCIAS BIBLIOGRÁFICAS

1. Brasil. Ministério da Saúde. Website Portal da Saúde. Disponível em: http://portalsaude.saude. gov.br/. Acessado em 23 mar. 2014.
2. Brasil. Ministério da Previdência Social. Informe Previdência Social. A Previdência Social e a Luta Contra os Acidentes do Trabalho no Brasil. Luiz Eduardo Alcântara de Melo, Junho 2011.
3. Brasil. Ministério da Previdência Social. Anuário Estatístico da Previdência Social – AEPS 2009. Disponível: http://www.previdencia.gov.br/estatisticas/anuario-estatistico-da-previdencia-social-2009-aeps-2009/. Acessado em 23 de mar. 2014.

PLANO NACIONAL DE PREVENÇÃO DE RISCOS DE ACIDENTES COM PERFUROCORTANTES

Desde janeiro de 2012, as instituições de saúde estão obrigadas a apresentar o Plano de Prevenção de Riscos para Acidentes com Materiais Perfurocortantes às eventuais fiscalizações realizadas pelo Ministério do Trabalho e Emprego.

Essa determinação é decorrente da Portaria 1.748[1] do Ministério do Trabalho e Emprego, que estabelece diretrizes para a elaboração e implementação de um plano de prevenção de riscos de acidentes com materiais perfurocortantes com probabilidade de exposição a agentes biológicos, visando a proteção, segurança e saúde dos trabalhadores dos serviços de saúde, bem como daqueles que exercem atividades de promoção e assistência à saúde em geral.

A Portaria prevê a constituição de uma comissão multidisciplinar institucional que será responsável pela elaboração, implementação e atualização de plano de prevenção de riscos de acidentes com materiais perfurocortantes.

COMISSÃO GESTORA MULTIDISCIPLINAR[1]

A comissão deve ser composta pelos seguintes membros:

- O empregador, seu representante legal ou representante da direção do serviço de saúde.
- Representante do Serviço Especializado em Engenharia de Segurança e em Medicina do Trabalho (SESMT).
- Vice-presidente da Comissão Interna de Prevenção de Acidentes (CIPA) ou o designado responsável pelo cumprimento dos objetivos da Norma Regulamentadora nº 5 nos casos em que não é obrigatória a constituição de CIPA.
- Representante da Comissão de Controle de Infecção Hospitalar.
- Direção de enfermagem.
- Direção clínica.
- Responsável pela elaboração e implementação do Plano de Gerenciamento de Resíduos de Serviço de Saúde (PGRSS).
- Representante da Central de Material e Esterilização.
- Representante do setor de compras.
- Representante do setor de padronização de material.

RESPONSABILIDADES DA COMISSÃO GESTORA[1]

- Análise dos acidentes de trabalho ocorridos e das situações de risco com materiais perfurocortantes por meio da análise das informações referentes aos acidentes do trabalho ocorridos com materiais perfurocortantes existentes no PPRA e no PCMSO.
- Elaborar e implantar procedimentos de registro e investigação de acidentes e situações de risco envolvendo materiais perfurocortantes.
- Estabelecer prioridades a partir da análise das situações de risco e dos acidentes de trabalho ocorridos com materiais perfurocortantes.

O levantamento desses riscos e a análise de prioridades são fundamentais e servirão de base para que a fiscalização do Ministério do Trabalho observe situações onde é necessária a substituição imediata de dispositivos comuns por dispositivos de segurança para a prevenção de acidentes com perfurocortantes.

De acordo com a publicação no *site* do SINDHOSP[2], algumas perguntas podem contribuir para o estabelecimento das prioridades, tais como:

- Quais funções e categorias ocupacionais sofrem acidentes com perfurocortantes mais frequentemente?
- Onde esses acidentes ocorrem com maior frequência?
- Quais são os principais perfurocortantes envolvidos nesses acidentes?
- Quais circunstâncias ou procedimentos contribuem para a ocorrência de acidentes com perfurocortantes?
- Quais acidentes possuem maior risco de transmissão de um patógeno veiculado pelo sangue?
- A instituição implementou ações para diminuir o uso desnecessário de agulhas pelos trabalhadores? Se sim, como isso foi feito?
- Quais perfurocortantes com dispositivo de segurança foram implementados?
- Há uma lista de práticas de trabalho recomendadas para prevenir acidentes com perfurocortantes?
- Quais meios e ferramentas de comunicação foram usados para promover técnicas seguras de manuseio de perfurocortantes?
- Há uma política/procedimento para a determinação da localização adequada dos coletores de perfurocortantes?
- Quem é o responsável por recolher/substituir esses coletores?

COMO A PORTARIA 1.748 PODE BENEFICIAR A CATEGORIA DE LIMPEZA?

Como a proposta da investigação dos acidentes por esta legislação não é superficial, poderá auxiliar muito os trabalhadores da limpeza na detecção da causa raiz dos acidentes com essa categoria, visto que o acidente será analisado de maneira mais abrangente, buscando causas que envolvem responsabilidades, processos, equipamentos, entre outros fatores.

Um acidente muito comum com essa categoria é o corte ou perfuração com materiais durante o recolhimento dos resíduos. As principais causas envolvidas nesse tipo de acidente são o descarte do material perfurocortante em local inadequado ou em recipiente impróprio. No primeiro caso, agulhas e outros perfurocortantes podem ter sido descartados diretamente no saco de resíduos em vez de coletores próprios. No segundo, os coletores que acondicionam o perfurocortante podem não ser adequados ou estar com preenchimento excessivo, daí se rompem ou umedecem facilitando a perfuração do recipiente e do saco, acidentando o trabalhador que o recolhe.

Vemos aqui uma sucessão de erros, a começar pela ausência de segurança dos coletores oferecidos pelo mercado, seguidos pelo preenchimento sem respeito à linha demarcatória e pelo descarte em local impróprio.

Grande parte dos acidentes poderia ser evitada com a utilização de dispositivos de segurança propostos por legislação. Dispositivo de segurança é uma tecnologia capaz de reduzir acidentes quando integrada aos materiais que perfuram ou cortam.

Tudo isto é muito claro para os profissionais de saúde, porém nem sempre existe análise profunda e ações que impeçam a recorrência dos acidentes. Infelizmente, na maioria dos serviços de saúde, o acidente, que deveria causar espanto e ser visto como algo prevenível, tornou-se rotina.

> A banalização e até mesmo a negação do risco de acidentes devem ser substituídas por uma mentalidade prevencionista! Temos legislação que nos ampara e impulsiona, portanto não temos mais desculpas para não promover uma cultura de segurança em nossa instituição!

O envolvimento e a análise multidisciplinar pela comissão gestora proposta fazem com que qualquer acidente ganhe maior magnitude e importância, contando com todos os membros comprometidos, não só com os dados estatísticos institucionais, mas também com a solução do problema.

DISPOSITIVOS DE SEGURANÇA E CAPACITAÇÃO DA EQUIPE DE LIMPEZA

Todos os profissionais de saúde envolvidos com a assistência direta ao paciente devem ser capacitados antes que qualquer medida de prevenção e controle de acidentes com materiais perfurocortantes seja implementada. Por exemplo, se a instituição adquire uma seringa que contenha um dispositivo de segurança para ser acionado após a utilização de uma agulha, o profissional deverá ser capacitado para o acionamento. Caso o dispositivo não seja acionado por desconhecimento ou dificuldade de manuseio, o perfurocortante continuará sendo uma ameaça para os demais profissionais, mas principalmente para o trabalhador da limpeza, pois será descartado sem proteção e muitas vezes em local impróprio.

Um acidente nessa circunstância, envolvendo o trabalhador da limpeza, geralmente é causado pela falsa sensação de segurança. Nesse caso, o acidentado pode ter tido a informação prévia que a instituição adquiriu dispositivos de segurança para prevenir acidentes e fica despreocupado, o que o leva ao descuido e a um provável acidente.

Este exemplo descrito tem como objetivo alertar sobre a importância do treinamento sobre dispositivos de segurança, não só para profissionais que estejam à frente da assistência ao paciente, mas também para a equipe de limpeza, mesmo que os objetivos não sejam iguais. O fato de os auxiliares de limpeza não manusearem e acionarem os dispositivos não os isenta da exposição aos riscos relacionados ao mau uso.

O foco do treinamento para a equipe de limpeza deverá ser direcionado para a prevenção de acidentes com perfurocortantes de forma ampla e geral, independente de a instituição possuir dispositivos de segurança ou não. Cabe lembrar que mesmo com dispositivos de segurança presentes, com uma política de segurança institucional e a portaria 1.748 implementadas, os riscos com materiais perfurocortantes, embora minimizados, continuam existindo. Muitos dispositivos convencionais que cortam ou perfuram ainda não possuem substitutos na versão tecnológica de segurança, portanto as precauções devem continuar.

REFERÊNCIAS BIBLIOGRÁFICAS

1. Brasil. Ministério de Estado do Trabalho e Emprego. Portaria nº 1.748, de 30 de agosto de 2011. Institui o Plano de prevenção de riscos de acidentes com materiais perfurocortantes e altera a NR 32.
2. SINDHOSP – Sindicato dos Hospitais, Clínicas e Laboratórios do Estado de São Paulo. Plano de prevenção para perfurocortantes. Site: http://www.sindhosp.com.br/noticias/2902/Plano-de-prevencao-para-perfurocortantes.

PROGRAMA DE PREVENÇÃO DE ACIDENTES COM PERFUROCORTANTES

Em 2008, uma parceria entre Riscobiologico.org e Fundacentro resultou na tradução e adaptação do manual americano de implementação de um programa de prevenção de acidentes com perfurocortantes. O manual auxilia a elaboração, implementação e avaliação de um programa de prevenção de acidentes com perfurocortantes e recomenda que o programa seja integrado aos demais já existentes na instituição, como os de gestão da qualidade, de controle de infecção e de segurança e saúde.

Embora o público-alvo no momento da elaboração de normas, manuais etc. seja os profissionais de saúde que estejam à frente da assistência ao paciente, os riscos relacionados às equipes de limpeza não devem ser subestimados.

De acordo com dados divulgados por três sistemas de vigilância brasileiros, SMS-RJ, SINABIO e PSbio, o número e a proporção de acidentes com membros da equipe de higienização, diante das demais categorias profissionais, não são desprezíveis. De acordo com os dados do Sistema de notificação do Programa Municipal DST/AIDS, Gerência de Doenças Transmissíveis, da Secretaria Municipal de Saúde do Rio de Janeiro (SMS-RJ), dos 20.723 acidentes notificados no período de 1997 a outubro de 2008, **12,5%** envolveram a categoria de limpeza. Já pelo Sistema de notificação voluntária do Programa Estadual DST/AIDS da Secretaria de Estado de Saúde do Estado de São Paulo (SINABIO), dos 14.096 acidentes notificados de 1999 a setembro de 2006, **9,5%** envolviam a categoria de limpeza. Por último, pelo Sistema de Vigilância voluntário mantido pelo Projeto Riscobiologico.org, dos 4.187 acidentes notificados de 2002 a maio de 2009, **6,9%** envolveram a categoria de limpeza.

Tabela I-1 – Número e proporção de acidentes por ocupações selecionadas em sistemas de vigilância brasileiros.

	PSBio[1]	SINABIO[2]	SMS-RJ[3]
Abrangência	Brasil (participação voluntária)	Estado de SP	Município do Rio de Janeiro
Período	2002 a maio 2009	1999 a set 2006	1997 a out 2008
Número de acidentes	4.187	14.096	20.723
Categoria ocupacional			
Médicos	591 (14,1%)	1.176 (8,3%)	3.378 (16,3%)
Enfermeiros	228 (5,5%)	572 (4,1%)	1.185 (5,7%)
Técnicos, auxiliares e atendentes de enfermagem	1.658 (39,6%)	7.550 (53,6%)	7.694 (37,1%)
Laboratório	128 (3,1%)	340 (2,4%)	1.065 (5,1%)
Cirurgiões-dentistas	150 (3,6%)	486 (3,4%)	590 (2,9%)
Higienização/limpeza	287 (6,9%)	1.343 (9,5%)	2.587 (12,5%)
Estudantes	527 (12,6%)[4]	1.067 (7,6%)	2.767 (13,4%)[5]
Ignorado	91 (2,1%)	200 (1,4%)	683 (3,3%)

[1] Sistema de vigilância voluntário mantido pelo Projeto Riscobiologico.org – criado nos moldes do NaSH (CDC)/EPINet (Univ Virgínia).

[2] Sistema de notificação voluntária do Programa Estadual DST/AIDS da Secretaria de Estado de Saúde – SP.

[3] Sistema de notificação do Programa Municipal DST/AIDS, Gerência de Doenças Transmissíveis, da Secretaria Municipal de Saúde – RJ.

[4] Refere-se exclusivamente a estudantes de medicina, enfermagem e odontologia.

[5] Inclui estagiários e estudantes.

Rapparini C. Manual de implementação: programa de prevenção de acidentes com materiais perfurocortantes em serviços de saúde/Cristiane Rapparini; Érica Lui Reinhardt. São Paulo: Fundacentro, 2010. Adaptado de Workbook for designing, implementing, and evaluating a sharps injury prevention program – Centers for Disease Control and Prevention, 2008.

Importante ressaltar que esses números podem estar subestimados, visto que a subnotificação entre trabalhadores da saúde giram em torno de 50%, como apontam diversos estudos.

Diante de um novo cenário, repleto de informações através da mídia, legislação que protege os trabalhadores, cobranças das agências acreditadoras, capacitação contínua etc., o grau de informação e conscientização dos trabalhadores da limpeza quanto aos riscos aumentou e na mesma proporção crescem as reivindicações e processos contra empregadores que não cumprem normas, que em muitos casos têm resultado em ganhos processuais com indenizações a favor do empregado.

Trabalhadores da limpeza e do serviço de processamento de roupas, mesmo não envolvidos com o cuidado direto ao paciente, têm-se acidentado com materiais perfurocortantes potencialmente contaminados com fluidos orgânicos, sendo que, nessas duas categorias, existe o agravante da impossibilidade de identificação do paciente-fonte!

Durante os procedimentos de limpeza e manuseio inadequado de resíduos, os acidentes podem continuar a ocorrer caso não haja uma política institucional adequada de prevenção de acidentes com perfurocortantes que conscientize todos os profissionais, tanto para os que estão à frente do cuidado, como para os que atuam na assistência indireta. Grande parte dos acidentes que acometem os trabalhadores da limpeza está relacionada com o descarte inadequado de perfurocortantes realizado por outras categorias profissionais.

Políticas de prevenção de acidentes isoladas, como, por exemplo, exclusivas para a equipe de higienização, não caracterizam uma boa estratégia de prevenção. Devem envolver e integrar toda a esfera organizacional, todas as equipes e principalmente todos os programas, inclusive a gestão da qualidade. Em outras palavras, o desfecho de esforços prevencionistas exclusivos para uma categoria profissional são inferiores aos esforços de várias equipes com o mesmo propósito, portanto as ações deverão ter impacto sistêmico para que os resultados sejam significativos e duradouros.

O PRIMEIRO PASSO

Todas as etapas apresentadas a seguir partem de uma hierarquia superior que endossará e incentivará o programa. Para uma integração sistêmica, uma equipe multidisciplinar para prevenção de acidentes deverá ser formada e a participação de um ou mais membros da equipe de higienização é fundamental, da mesma forma que representante de áreas e serviços envolvidos direta e indiretamente com os acidentes com perfurocortantes: diretores e gestores de serviços, serviço de controle de infecção, serviço de processamento de roupas, gestor da qualidade, Sesmt, Cipa, gestão ambiental e de riscos, central de material esterilizado, educação continuada, laboratório, padronização de materiais etc.

Após a formação da equipe, as prioridades deverão ser estabelecidas e, por fim, a divisão de tarefas com prazos para cumprimento dará forma ao programa.

Caso a instituição já realize a vigilância dos acidentes com perfurocortantes, o perfil institucional desses acidentes poderá ser apresentado nessa primeira reunião, o que inclusive auxiliará no diagnóstico das prioridades.

Dependendo da complexidade institucional, pode ser necessária a criação de subcomissões para discussões separadas.

CULTURA DE SEGURANÇA ORGANIZACIONAL

São de fundamental importância o engajamento e o comprometimento da alta administração na iniciação dos programas. Se o programa institucional de prevenção de acidentes for visto como prioridade para esses, certamente a adesão das demais hierarquias será maior.

É conhecido que, em instituições com cultura de segurança forte, o número de acidentes é menor do que em instituições com cultura de segurança fraca.

De acordo com o Workbook do CDC, 2008, isso não ocorre apenas porque a instituição possui bons programas de segurança, mas sim porque a instituição se mostra comprometida com tais programas e expressa claramente tal compromisso. Ou seja, a gestão não se contenta apenas com a implementação dos programas, mas sim com os resultados. Tal comportamento, somado ao *feedback* sobre os índices de acidentes para todas as equipes, pode ser determinante na adesão aos programas e respectivas estratégias, como para consolidar o clima de cultura de segurança institucional.

Vivemos um momento onde a segurança do paciente é exaltada, impulsionada pela Organização Mundial da Saúde, vários programas e cursos de segurança são focados em pacientes, mas o serviço de saúde pode estar equivocado se a segurança global institucional não for contemplada nestes programas. A segurança do paciente é tão importante quanto a do trabalhador, portanto os programas de segurança devem ser institucionais e não fragmentados.

> **Lembre-se:** o *feedback* é fundamental! Nos últimos três meses você apresentou para a equipe de higienização as taxas de acidentes que os envolvem?

REGISTRO E NOTIFICAÇÃO DOS ACIDENTES

O registro e notificação dos acidentes devem obedecer a um protocolo institucional que deverá ser apresentado e seguido pelos trabalhadores após as devidas orientações. Todos os acidentados devem ser incentivados a dirigir-se ao local de notificação imediatamente após o acidente, a fim de garantir que as profilaxias pós-exposição, quando necessárias, sejam iniciadas o mais rápido possível.

Além disso, um POP (procedimento operacional padrão) com a descrição do passo a passo pós-acidentes deve estar na *intranet* ou em local acessível para que todas as categorias profissionais possam ler, constando todas as etapas a serem seguidas pelo acidentado.

Em muitos casos, os colaboradores não se sentem encorajados a fazê-lo quando um clima de punição paira no ar. Uma abordagem educativa feita pelo líder imediato, sem caráter punitivo, pode ser decisiva para que o clima de segurança se sobressaia ao de medo!

ANÁLISE DO PERFIL DOS ACIDENTES, AVALIAÇÃO DOS PROCESSOS E MEDIDAS PREVENTIVAS

É um erro traçar um plano de prevenção de acidentes com perfurocortantes sem a análise prévia dos tipos de acidentes mais frequentes nas diferentes categorias profissionais e da avaliação dos diferentes processos envolvidos.

Por tratar-se de uma das metas do gerenciamento de risco institucional, a análise dos riscos e respectivas medidas preventivas devem ter um envolvimento multidisciplinar, personalizado pela comissão já comentada anteriormente.

> **Lembre que:** medidas isoladas tomadas por um departamento ou serviço podem não ganhar o endosso para seu cumprimento por não estarem inseridas no contexto organizacional. Participe e incentive programas organizacionais! Certamente ganhará mais visibilidade e apoio para a categoria que representa!

As medidas preventivas poderão ser construídas baseadas na identificação das situações de risco que envolvam o serviço. Uma situação é alguém ou grupo de pessoas que não pertencem ao serviço colocarem regras e datas para serem cumpridas, outra é aplicar o *positive deviance* (ver capítulo correspondente), ou seja, fazer com que os envolvidos diretamente com o problema identifiquem o risco e proponham medidas enquanto o gestor se coloca como mediador.

Certamente, os gestores se espantaram com o resultado positivo e a adesão às implementações. Mas, afinal, qual o segredo para o resultado positivo?

Resposta: *o colaborador não é um mero espectador, mas sim um protagonista, cujo envolvimento e comprometimento abraçam os desafios, por maiores que sejam!*

BIBLIOGRAFIA

Riscobiologico.org, Fundacentro. Manual de implementação: Programa de prevenção de acidentes com materiais perfurocortantes em serviços de saúde. Adaptado do Workbook for designing, implementing and evaluating a sharps injury prevention program dos Centers for Disease Control and Prevention (CDC), 2008.

Fluxo do Acidentado

Quanto mais precoce for a notificação, mais rápidas serão a avaliação do tipo de acidente ocorrido e a aplicação das medidas profiláticas pertinentes.

O fluxo do acidentado deve ser claro e constar todos os passos a serem seguidos após o acidente:

COMUNICAR O LÍDER SOBRE O ACIDENTE

Após a ocorrência do acidente, o funcionário deverá comunicar sua chefia imediata, pois, em seguida, terá que se ausentar de seu local de trabalho para proceder a notificação.

REALIZAR OS CUIDADOS IMEDIATOS COM A ÁREA ATINGIDA

Os cuidados com a área atingida devem ser realizados imediatamente após o acidente, após avaliação por profissional capacitado, geralmente sob a responsabilidade do Serviço de Segurança e Medicina do Trabalho (SESMT) e/ou Serviço de Controle de Infecção Hospitalar (SCIH).

A conduta dependerá da área corporal envolvida, do tipo de material ou fluido e da presença ou não de material biológico envolvido no acidente.

Condutas na ocorrência de exposição acidental a material biológico[1]:

- **Exposições percutâneas ou cutâneas a material biológico**
  - Exemplos: lesões corporais decorrentes de materiais perfurocortantes, tais como, agulhas, *scalpes*, lâminas de bisturi, vidros etc. ou exposição de pele íntegra a sangue ou outros fluidos corporais.
  - Conduta: lavar exaustivamente a área exposta com água e sabão.

- **Exposição de mucosas**
  - Exemplos: respingamento ou outro tipo de contato com sangue ou fluidos corporais em mucosas ocular, nasal, bucal etc.
  - Conduta: lavar exaustivamente com água em abundância ou com solução salina fisiológica.

Outro tipo de acidente muito comum que envolve a equipe de limpeza são exposições de mucosas com soluções contaminadas ou produtos químicos que respingam, principalmente em mucosas oculares. Embora não sejam exposições a material biológico, são também consideradas emergenciais e devem ser notificadas. As exposições que envolvem produtos ocorrem geralmente quando as diluições são feitas manualmente, sem a utilização de diluidores automáticos e óculos de proteção.

> Em exposições cutâneas, percutâneas ou mucosas, a utilização de substâncias irritantes que possam provocar aumento ou agravamento da lesão, como, por exemplo, hipoclorito de sódio, clorexidina, PVPI, álcool etc., é contraindicada.

NOTIFICAÇÃO

De acordo com a Portaria 104 do Ministério da Saúde[2], acidentes ocupacionais com exposição a material biológico pertencem à lista nacional de eventos de notificação compulsória, os quais devem ser registrados no Sinan (Sistema de Informação de Agravos de Notificação), obedecendo às normas e às rotinas estabelecidas pelo Sistema. Cabe ressaltar que, além de outros eventos, dermatoses e distúrbios osteomusculares ocupacionais, que frequentemente acometem trabalhadores da limpeza, também fazem parte dessa lista.

O protocolo de notificação varia de acordo com o sistema de vigilância de acidentes utilizado, mas basicamente deve conter:

- Identificação do acidentado e do paciente-fonte, quando conhecido.
- Circunstância do acidente: hora, local, utilização ou não de EPI etc.
- Tipo de acidente: com perfurocortante, exposição em mucosas ou pele íntegra.
- Tipo de dispositivo e fluido corporal envolvido: marca do dispositivo, tipo e quantidade de material biológico etc.
- Situação sorológica e vacinal do acidentado e paciente-fonte, quando conhecido.

AVALIAÇÃO DO ACIDENTE E CONDUTA[1]

Somente após o preenchimento do protocolo de notificação é possível analisar o acidente, a fonte de contágio (quando conhecida) e estabelecer as condutas cabíveis. O resultado da análise do risco da exposição é que determinará se o trabalhador acidentado terá ou não indicação de profilaxia pós-exposição (PEP), se deverá ou não iniciar ou complementar a vacinação. Para avaliação do risco do acidente serão considerados tanto condições clínicas, imunológicas e laboratoriais do acidentado, como dados colhidos em sua ficha de notificação, tais como tipo de material biológico envolvido no acidente, gravidade e tipo de exposição e identificação ou não do paciente-fonte.

QUIMIOPROFILAXIA PARA O HIV[1]

Existem evidências de que medicamentos antirretrovirais utilizados após a exposição ocupacional podem reduzir a transmissão do HIV e ter um efeito protetor de 81%. No entanto, o esquema terapêutico pode desencadear uma série de efeitos adversos, como toxicidade hepática, metabólica e reações de hipersensibilidade, sendo náuseas e diarreia os sintomas mais comuns, os quais são apontados como uma das causas da baixa adesão ao tratamento. A duração da quimioprofilaxia é de 28 dias e o acidentado deve ser monitorado durante esse período.

A quimioprofilaxia para o HIV é indicada para trabalhadores da limpeza após acidente com perfurocortantes?

Os acidentes percutâneos mais comuns entre trabalhadores da limpeza são perfurações ou cortes provocados por agulhas ou outros perfurocortantes descartados em locais inadequados, como, por exemplo, em sacos de resíduos, pisos, bancadas, já para os trabalhadores de serviço de processamento de roupas, os acidentes mais comuns são com perfucortantes deixados no meio das roupas. O grande problema é que na maioria das vezes a origem do perfurocortante e o da fonte são desconhecidos, o que faz com que muitas perguntas fiquem sem resposta, tais como: O perfurocortante envolvido no acidente continha material biológico? Qual o tipo e quantidade? O perfurocortante envolvido no acidente foi utilizado antes em pacientes com diagnóstico de HIV ou Aids?

Segundo o manual do Ministério da Saúde, a quimioprofilaxia para o HIV só deve ser realizada para os que sofreram exposição com risco significativo de contaminação pelo HIV, sendo considerados os acidentes mais graves aqueles que envolvem maior volume de sangue: com cortes ou perfurações profundas, agulhas de grosso calibre, presença de sangue visível no dispositivo e agulhas utilizadas previamente em artérias e veias de paciente-fonte.

Em geral, não se recomenda a profilaxia antirretroviral para o HIV quando a fonte é desconhecida. Entretanto, recomenda-se a opinião de especialistas no tratamento da infecção por HIV/Aids para um parecer individualizado e decidir sobre a iniciação da PEP ou não, a qual não deve ser realizada sem que haja riscos significantes de contaminação, pois, nesses casos, os riscos relacionados aos efeitos tóxicos da terapia antirretroviral são superiores ao risco de transmissão do HIV.

> **Atenção!**
> A PEP, quando indicada, deverá ser iniciada o mais rápido possível. Recomenda-se que seja iniciada até 72 horas após o acidente!

QUIMIOPROFILAXIA PARA O HBV[1]

A melhor forma de prevenção contra o vírus da hepatite B é a vacinação pré-exposição. Deve-se considerar vacinado o trabalhador com o esquema vacinal completo, após 3 doses da vacina com intervalos de zero, um e seis meses[3]. A vacinação, preferencialmente, deve ocorrer assim que o trabalhador seja admitido em um serviço de saúde, sendo o público-alvo todos os expostos direta ou indiretamente aos materiais biológicos. Caso o acidentado esteja com o esquema vacinal incompleto, deverá completá-lo após o acidente, sem necessidade de reiniciá-lo.

A resposta vacinal deverá ser comprovada por meio da dosagem quantitativa de anti-HBs e a presença de títulos acima de 10mUI/ml indicará uma resposta protetora. A imunidade é prolongada, não sendo recomendadas doses de reforço após o esquema vacinal completo em profissionais imunocompetentes. Embora seja comum a diminuição dos níveis de anti-HBs ao longo dos anos, não significa que o trabalhador estará suscetível[3]. Se o acidentado não tiver uma resposta vacinal adequada e o acidente for considerado de risco conhecido ou provável de infecção pelo HBV, a gamaglobulina hiperimune contra hepatite B deverá ser utilizada nas primeiras 24 a 48 horas após o acidente.

MEDIDAS PREVENTIVAS CONTRA O HCV[1]

Como não existem vacinas ou tratamento profilático pós-acidente com exposição ao vírus da hepatite C, a única medida é a prevenção da ocorrência do acidente!

EXAMES, ACOMPANHAMENTO E ORIENTAÇÕES[1]

As sorologias para hepatites B e C e HIV, quando recomendadas, deverão ter acompanhamento pela instituição que as realizou; da mesma forma, deve-se monitorar o tratamento ou o esquema vacinal quando preconizado.

O acidentado deve ser muito bem orientado quanto aos riscos a que está exposto e sua minimização por meio de exames e tratamento, quando indicados. A conscientização é primordial para o sucesso do tratamento, pois muitos abandonam por não terem noção do risco, até porque, em casos onde a terapia antirretroviral é indicada, seus efeitos adversos acabam desencorajando a continuidade do tratamento, o qual deve estender-se por quatro semanas. Cabe ao profissional responsável por prescrever e acompanhar a terapia, realizar um balanço de seus benefícios e riscos, principalmente quando se trata de antirretrovirais.

Contamos com vacinas contra hepatite B e cabe às instituições controlarem o esquema vacinal de seus colaboradores e conscientizá-los de sua importância. Já para a hepatite C não existe vacina e a ausência de medidas preventivas e o descaso levaram a doença a uma verdadeira epidemia oculta, gerando um grave problema de saúde pública, visto que a doença avança, comprometendo o fígado durante anos, sem causar sintomatologia, e quando percebida, em muitos casos, já ocorreu hepatotoxicidade grave.

Os profissionais das áreas de apoio, em especial os dos serviços de limpeza e de processamento de roupas, têm alta prevalência de acidentes com perfurocortantes, muitos relacionados às condições de risco provocadas pelos profissionais que prestam assistência direta aos pacientes, principalmente com o descarte inadequado desses materiais[4].

REFERÊNCIAS BIBLIOGRÁFICAS

1. Ministério da Saúde. Recomendações para abordagem da exposição ocupacional a materiais biológicos: HIV e hepatites B e C. Brasília; 2010.
2. Brasil. Ministério da Saúde. Portaria 104 de 25 de janeiro de 2011.
3. Centers for Disease Control and Prevention – CDC. Morbidity and Mortality Weekly Report – MMWR. Guidance for Evaluation Health-Care Personnel for Hepatitis B Virus Protection and for Administering Postexposure Management. December 20, 2013/62(rr10);1-19. Disponível em: http://www.cdc.gov/mmwr/preview/mmwrthtml/rr6210a1.htm
4. Schiao JSC et al. Sharps injuries among hospital support personnel. J Hosp Infect 2001;49:262-7.

Situações de Risco e Medidas Preventivas

Em estudo realizado no município do Rio de Janeiro envolvendo 21.299 acidentes com perfurocortantes, aproximadamente 27% dos acidentes estão relacionados ao descarte inadequado desses materiais em sacos de resíduos e superfícies[1]. A evidência do risco em situações que envolvem rotineiramente as atividades executadas pela equipe de limpeza sustenta a adoção de medidas preventivas específicas descritas a seguir.

EQUIPE DE LIMPEZA – RISCO E PREVENÇÃO

MANIPULAÇÃO DOS RESÍDUOS

A equipe de limpeza enfrenta diariamente várias situações de risco relacionadas aos resíduos, sendo muitas provenientes de más práticas realizadas por profissionais de outras áreas, tais como equipes de enfermagem, médica etc.

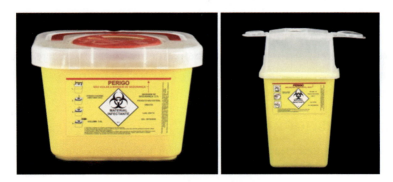

Figura I-29 – Coletores para perfurocortantes.

O principal problema é a segregação incorreta, como, por exemplo, o descarte de perfurocortantes em locais impróprios, em vez do descarte em coletores específicos, padronizados pela Norma da ABNT 13.853.

Antecipando o risco, medidas preventivas devem ser adotadas para prevenir acidentes. A conscientização poderá ser iniciada por meio da capacitação da equipe de limpeza diante dos riscos.

Risco: fechamento de coletores de perfurocortantes

Medida preventiva: recolher os coletores de perfurocortantes apenas após o fechamento

Os coletores devem ser fechados por quem gera os resíduos, tarefa geralmente realizada pela equipe de enfermagem, o que não exime outra categoria *geradora* dessa responsabilidade. Entretanto, recomenda-se que as responsabilidades sejam atribuídas e protocoladas.

Para o recolhimento do coletor, o trabalhador da limpeza deve segurá-lo somente pelas alças ou pegaduras e colocá-lo no saco de resíduos infectantes, sem encostá-lo no corpo. Caso o coletor se encontre fechado incorretamente, por exemplo, com as alças não aparentes, ou estiver com excesso de perfurocortantes que causem abaulamento ou coroamento do coletor, não deverá ser recolhido pelos funcionários da limpeza. Nesses casos, as categorias profissionais geradoras de perfurocortantes deverão ser submetidas à reciclagem sobre medidas preventivas de acidentes e capacitadas continuamente. Vale ressaltar que os coletores não devem ser preenchidos acima da linha demarcatória.

Risco: manipulação dos sacos de resíduos

Medida preventiva: manipulação mínima e segura dos sacos de resíduos

Assim que dois terços de sua capacidade estejam preenchidos, os sacos devem ser fechados com presilhas próprias ou dois nós, segurados pelas bordas e colocados no carro de resíduos, nunca no piso. Nunca devem ser arremessados, pois podem romper-se. Atitudes como afundar sacos no carro para economia de espaço ou segurá-los junto ao corpo são atos inseguros que expõem o funcionário ao risco, portanto devem ser eliminados.

Uma vez fechados, os sacos não deverão mais ser reabertos, pois quanto menor a manipulação, menor o risco.

É importante ressaltar que, caso os sacos de resíduos não atendam aos padrões de qualidade exigidos pela ABNT, podem romper-se, portanto, é importante que a instituição solicite ao fornecedor os laudos com testes de resistência ao levantamento, à queda livre, antes de uma nova compra.

O monitoramento das queixas da equipe de limpeza sobre rompimentos de sacos e a verificação das condições dos sacos no abrigo de resíduos, onde já sofreram intensas manipulações, fornecem indicadores que justificam a incompatibilidade dos sacos com a norma.

Risco: manipulação de perfurocortantes

Medida preventiva: nunca manipular perfurocortantes encontrados em locais inadequados

Os perfurocortantes encontrados no piso, cama de paciente, bancadas, sacos de resíduos ou outro local inadequado não devem ser recolhidos pela equipe de limpeza. Cabe ao funcionário da limpeza informar a enfermagem sobre a presença do perfurocortante em local inadequado e aguardar o recolhimento antes de executar a limpeza no local.

Risco: transporte manual

Medida preventiva: utilizar carro próprio para o recolhimento dos resíduos

O carro de resíduos deve ser de material lavável, que não ofereça perigo de corrosão ao contato com produtos químicos, ter tampa e causar o menor nível de ruído possível.

O tamanho do carro deve ser compatível com a demanda institucional, sendo a tampa utilizada para não deixar o resíduo exposto, portanto o coroamento é inaceitável e perigoso. Muitos acidentes ocorrem durante a tentativa de "afundamento" dos sacos no carro, como também durante o transporte manual inseguro.

Risco: ausência de EPI durante o recolhimento e transporte do perfurocortante

Medida preventiva: utilizar luvas próprias para recolhimento e transporte dos perfurocortantes

A utilização de luva específica para o recolhimento de resíduos é uma importante precaução para proteção individual durante as operações de recolhimento, fechamento e transporte de resíduos, pois, em caso de exposição acidental ao perfurocortante, as luvas funcionam como barreira protetora, fazendo com que o perfurocortante primeiro penetre na luva para depois perfurar ou cortar a pele, fazendo com que a carga infectante que penetra no acidentado seja menor. As luvas não impedem o acidente ou a contaminação, entretanto, minimizam o risco, pois muitos cortes ou perfurações não ultrapassam as luvas.

Risco: utilização de panos de chão

Medida preventiva: substituição de panos de chão por mops

O uso de pano de chão exige manipulação manual nos processos de limpeza, portanto aumenta o risco de acidentes para a equipe. Os panos de chão podem ser substituídos por *mops* planos, que possuem equipamentos que injetam no piso apenas a quantidade de produto suficiente para a limpeza, dispensando tanto o enxágue, como a remoção do excesso de solução do piso. Outra alternativa é a utilização de *mops* com cabeleira, onde a operação de torcer manualmente é substituída pela prensa que acompanha o balde.

EQUIPE DO SERVIÇO DE PROCESSAMENTO DE ROUPAS – RISCO E PREVENÇÃO

Os funcionários do serviço de processamento de roupas são expostos a várias situações de risco, entretanto, neste capítulo, o objetivo é a prevenção dos riscos provenientes de acidentes com perfurocortantes.

Não raro, os serviços de processamento de roupas, sejam eles próprios ou terceirizados, deparam-se com resíduos perfurantes e cortantes junto às roupas que chegam ao local para serem lavadas, como lâminas de bisturi, pinças com pontas perfurantes, seringas agulhadas, ampolas quebradas, *scalpes* etc.

Independente da ocorrência de acidentes, o fato deve ser comunicado aos seguintes setores: educação continuada, serviço de controle de infecção hospitalar e serviço de segurança e medicina do trabalho. Estes serviços devem planejar ações de conscientização de toda a instituição para o problema.

Deve-se, primeiramente, investir na prevenção, entretanto, caso o acidente ocorra, o fluxo do acidentado deve ser o mesmo a ser seguido por qualquer profissional da instituição.

Algumas medidas podem contribuir na minimização dos riscos a que estão expostos os funcionários do serviço de processamento de roupas.

Contabilizar os materiais perfurocortantes que chegam junto às roupas indevidamente

A estatística pode gerar relatórios, gráficos, enfim, indicadores que podem nortear as medidas a serem tomadas durante a elaboração do programa de prevenção de acidentes. É importante o conhecimento da procedência das roupas que chegam ao serviço de processamento de roupas, ou seja, devem ter algum tipo de identificação que permita ao funcionário identificar de qual setor essa é proveniente, identificando, dessa forma, também a procedência dos perfurocortantes.

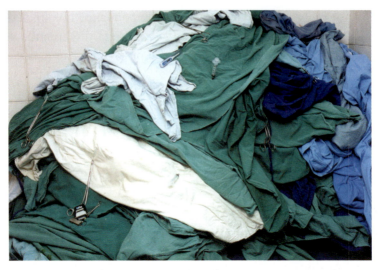

Figura I-30 – Perfurocortantes misturados com a roupa que chega ao serviço de processamento de roupas (Crédito: Milton Nespatti).

Disponibilizar coletores de perfurantes e cortantes no serviço de processamento de roupas

Os coletores deverão ser colocados em suporte próprio, com o bocal visualizável para que o descarte seja preciso. Deve estar localizado próximo à área de recebimento de roupas sujas, para que não haja trajeto a percorrer durante o descarte.

Remover o perfurocortante da roupa com segurança

Caso o perfurocortante seja visualizado na roupa, deve-se removê-lo com pinça auxiliar e mãos enluvadas e descartar em coletor próprio.

Quanto aos possíveis instrumentais ou outros materiais médico-hospitalares, devem ser retirados do meio da roupa com o mesmo cuidado, porém não serão considerados resíduos, pois deverão ser devolvidos às unidades de origem. Nesse caso, deve-se armazená-los em outro recipiente rígido, com tampa, e devolvidos para o centro de custo pertinente para que iniciem o reprocessamento do material.

O melhor seria que os perfurocortantes nunca fossem encontrados em meio às roupas sujas, pois o ideal é que a manipulação da roupa não existisse durante o recebimento. Muitas vezes, o perfurocortante não está visível no momento da colocação da roupa na máquina e a consequência é o mau funcionamento do equipamento ou até parada completa do processamento, decorrente de perfurocortantes não visualizados.

Outras Medidas Preventivas para Equipes de Limpeza e Processamento de Roupas

PRECAUÇÕES PADRÃO

Consultar tema específico.

IMUNIZAÇÃO

Além da manutenção de imunidade dos trabalhadores de serviços de saúde, a imunização previne a transmissão de doenças consideradas imunopreveníveis para outros profissionais de saúde e pacientes.

É desejável que cada instituição mantenha um banco de dados com registros que contenham detalhes do histórico vacinal de seus colaboradores, tais como registro de vacinas consentidas e recusadas, doses recebidas, *status* imunológico, relatório de eventos adversos pós-vacinação, número do lote e nome da marca de vacina[2].

Em caso de recusa do funcionário na vacinação contra hepatite B, deve-se registrar o fato em documento e fazer com que ele assine sua recusa; dessa forma, a instituição pode proteger-se contra eventuais causas trabalhistas.

SEMANA INTERNA DE PREVENÇÃO DE ACIDENTES DE TRABALHO (SIPAT)

Conforme já mencionado em outros capítulos, existem evidências de que, em geral, quando o *feedback* das avaliações das atividades é apresentado aos trabalhadores de serviços de saúde, ocorre maior comprometimento, melhora do desempenho e da adesão às boas práticas. Não existe melhor oportunidade para a apresentação desse *feedback* aos trabalhadores da limpeza do que o evento da SIPAT, onde poderão ser apresentados indicadores referentes aos acidentes com perfurocortantes, não só para essa categoria profissional, como também para as demais que participam dessa importante semana de prevenção de acidentes de trabalho. Estatística dos acidentes por categoria profissional, por dispositivo envolvido nos acidentes, por turno, área e idade, por exemplo, poderá ser apresentada juntamente com as respectivas medidas preventivas.

Outros recursos também podem ser utilizados, tais como peças teatrais para conscientização, onde os atores podem ser os próprios funcionários; cartilhas com desenhos que contenham a trajetória e situações que favoreçam os acidentes com perfurocortantes na instituição; prêmios simbólicos para quem apresente o melhor *slogan* ou personagem da campanha ou programa; apresentação de fotos que ilustrem o risco e respectiva medida preventiva etc.

Como a semana é institucional, o envolvimento multidisciplinar é fundamental para o sucesso do evento, não só na organização, mas também na participação ativa. Recursos humanos, Serviço de Segurança e Medicina do Trabalho (SESMT), Serviço de Controle de Infecção Hospitalar (SCIH), Comissão Interna de Prevenção de Acidentes (CIPA), Educação continuada, Comissão de padronização de materiais, Comissão interna de biossegurança (quando existente) e Líderes de serviços afins deverão ser representados.

CAPACITAÇÃO CONTÍNUA DE TODOS OS FUNCIONÁRIOS

Ver mais em tema específico.

EQUIPAMENTOS DE PROTEÇÃO INDIVIDUAL COM CERTIFICADO DE APROVAÇÃO NO MINISTÉRIO DO TRABALHO

Em uma ação judicial que envolva acidente ocupacional e prejuízo à saúde do trabalhador, alguns pontos serão questionados, como:

1. O EPI foi fornecido pelo empregador?
2. A entrega do EPI ao acidentado foi documentada?
3. O EPI tinha certificado de aprovação pelo Ministério do Trabalho?
4. O acidentado recebeu treinamento para a utilização do EPI?
5. Existe comprovação do treinamento recebido?
6. Durante o acidente o acidentado utilizava o EPI adequado para a tarefa em questão?

As respostas a estas questões serão decisivas para o parecer de qualquer juiz sobre a ação proposta[3]. Por exemplo, se o acidentado mover uma ação contra um empregador alegando que sofreu um acidente com perfurocortante por culpa da instituição, mas ficar provado que ele não fez uso do EPI fornecido durante a ocasião do acidente, que recebeu treinamento para autilização e o EPI for adequado e certificado, dificilmente o reclamante ganhará a causa.

Nesse caso, o trabalhador agiu com imprudência, pois, mesmo estando conscientizado sobre os riscos da não utilização do EPI, negligenciou por não utilizá-lo.

A melhor forma de evitar um acidente com perfurocortante ainda é a prevenção! Ver mais sobre EPI em tema específico.

REFERÊNCIAS BIBLIOGRÁFICAS

GSAIDS/SMSDC-RJ-SUBPAV-SAP-CLCPE. Jan 1997-Dez 2008.

Government of south Australia. Immunisation Guidelines for Health Care Workers in South Australia; 2010,

TRT. Empregado que negligenciou uso de EPI não consegue indenização por acidente de trabalho, MG, 27/03/2014. Disponível em: http://as1.trt3.jus.br/noticias/no_noticias.Exibe_Noticia?p_cod_area_noticia=ACS&p_cod_noticia=10396

11. Interfaces do Serviço de Nutrição e Dietética com o Serviço de Limpeza e Desinfecção de Superfícies

Josedira Carvalho do Rego

A Organização Mundial da Saúde (OMS, 1989) indica que 60% das doenças de origem alimentar são toxinfecções alimentares, devido principalmente às práticas inadequadas de manipulação de alimentos, falta de higiene no ambiente de trabalho, matérias-primas contaminadas, equipamentos e utensílios deficientes, além do controle de pragas inadequado ou inexistente.

Visando melhorar essas condições, o Ministério da Saúde publicou a Portaria nº 1.428 de 26/11/93, recomendando que seja elaborado um manual de Boas Práticas de Manipulação, baseado nas publicações técnicas do SBCTA, OMS e Codex Alimentarius e posteriormente as RDCs da Anvisa.

As boas práticas constituem-se em um conjunto de normas e procedimentos que tem por base garantir a elaboração de produtos seguros. São critérios relacionados com a construção, aquisição, manutenção de equipamentos e utensílios, contratação e treinamento de pessoal, condições de transporte, assim como critérios operacionais dos produtos alimentícios.

Em hospitais, as boas práticas estão inseridas nas atividades a serem desenvolvidas nos Serviços de Alimentação pelo Manual de Acreditação das Organizações Prestadoras de Serviços Hospitalares da Anvisa, 4ª edição, RDC-12, de 26 de janeiro de 2004.

Neste capítulo serão abordadas as condições higiênicas dos itens referidos nas boas práticas.

Todas estas publicações oficiais visam à obtenção de um alimento seguro, para garantir a saúde da população e, em particular, dos pacientes hospitalizados. Para tanto, é necessária a presença de um profissional habilitado (RT) que se responsabilize pelas técnicas e procedimentos que levam à produção de refeições com qualidade garantida.

Métodos de Higienização

A escolha adequada do método, a ser implantado na Unidade de Alimentação e Nutrição (UAN), depende dos equipamentos, utensílios e condições do estabelecimento.

HIGIENIZAÇÃO MANUAL

Este método é recomendado quando não for possível a implantação do processo mecânico e algumas vezes como um apoio adicional. Consiste em utilizar dois tanques para operacionalização, sendo um para lavagem com detergente e o outro para imergir o material em solução clorada 200ppm, aguardar 15 minutos e enxaguar. Nesse caso, usam-se, normalmente, detergentes de média ou baixa alcalinidade à temperatura máxima de 45°C para não afetar as mãos dos manipuladores. Também é importante a escolha adequada de escovas, raspadores e esponjas, pois seu uso não poderá provocar fissuras e ranhuras na superfície dos equipamentos/utensílios, evitando, assim, o alojamento de microrganismos nesses locais de difícil remoção.

Cuidados com as esponjas e escovas para que não se tornem fontes de recontaminação. Ao final da higienização, esses materiais devem ser adequadamente limpos e imersos em solução desinfetante, secados e guardados em locais adequados.

A higienização manual apresenta custo elevado em relação ao tempo e sua eficiência depende muito do operador.

Obs.: não se empregam esponjas de aço em superfícies de aço inoxidável.

HIGIENIZAÇÃO POR IMERSÃO

É aplicada em utensílios, partes desmontáveis de equipamentos e tubulações, tais como válvulas e conexões e ainda para o interior dos tanques e tachos. São utilizados normalmente detergentes sanificantes à base de cloro e de iodo.

HIGIENIZAÇÃO POR MEIO DE MÁQUINA LAVA JATO TIPO TÚNEL

A principal aplicação desse processo é na higienização de bandejas e talheres.

Como não é necessário o contato com manipuladores com os agentes químicos, é possível a utilização de produtos detergentes de elevada alcalinidade cáustica. A temperatura das soluções de limpeza pode ser elevada em torno de 70°C, facilitando a remoção de resíduos e contaminantes.

A temperatura da água pode ser feita usando-se água entre 70 e 80°C ou se possível vapor direto.

HIGIENIZAÇÃO POR MEIO DE EQUIPAMENTOS DO TIPO *SPRAY*

Utilizada para lavagem de pisos e paredes, sob pressão a 5 e 10kgf/cm². O pessoal deve ser treinado para seu manuseio, uma vez que seu uso incorreto pode danificar partes elétricas dos equipamentos.

Etapas da Higienização

A higienização em uma UAN deve ser efetuada em todo o processo de produção de refeições. Entretanto, o volume maior se dá após o processamento, visto que o material usado apresenta elevada carga de resíduos com alto teor nutritivo, mistura de carboidrato, proteína, gordura e minerais. Esses resíduos orgânicos e minerais podem suportar um crescimento rápido de microrganismos, os quais devem ser removidos das superfícies por meio de duas etapas distintas de higienização: **limpeza** e **desinfecção**, representadas na figura I-31.

LIMPEZA

Consiste na pré-lavagem para a retirada de resíduos mais pesados, lavagem com detergente e enxágue. Tem como objetivo básico a remoção dos resíduos orgânicos e minerais das superfícies. Envolve a colocação das partes removíveis e menores do equipamento em água, para umedecer os resíduos e remover os menos aderentes. A limpeza diminui a carga microbiana por meio de ação mecânica da água.

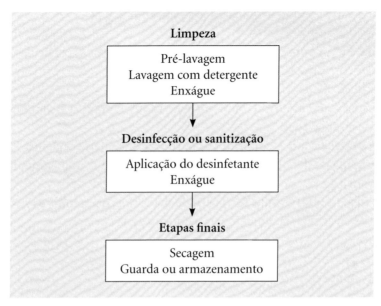

Figura I-31 – Fluxograma da higienização.

PRÉ-LAVAGEM

Quando efetuada usando-se apenas água, visa reduzir a quantidade de resíduos presentes nas superfícies dos equipamentos, utensílios e outras superfícies. Nessa etapa, há redução de até 90% dos resíduos solúveis em água. O controle da temperatura é fundamental principalmente na água de pré-lavagem, em torno de 40°C, pois a água muito quente desnatura as proteínas, enquanto a fria pode ocasionar solidificação das gorduras.

LAVAGEM COM DETERGENTE

Consiste na aplicação das soluções de limpeza que, ao entrarem em contato direto com as sujidades, separam-nas das superfícies a serem limpas, dispersando-as no solvente e prevenindo assim novo depósito sobre a superfície. Seu sucesso depende de se conhecer bem as características do detergente, assim como as características dos resíduos a serem removidos.

Há, atualmente, no mercado vários tipos de detergentes. Os parâmetros para a aplicação dos detergentes como concentração, tempo e temperatura de contato são definidos no rótulo de cada detergente, com uso específico dependendo da superfície a ser higienizada.

PROPRIEDADES DESEJÁVEIS PARA UM DETERGENTE

- Solubilidade rápida e completa – propriedade de partir as partículas de sujeira.
- Não ser corrosivo à superfície metálica.
- Capacidade de se dissolver em água.
- Boa capacidade molhante ou ação penetrante de molhar prontamente a superfície a ser lavada.
- Poder emulsificante – emulsifica as gorduras da matéria orgânica.
- Capacidade de dissolver resíduos sólidos – dissolve-os rapidamente em contato com a água.
- Ação dispersante – evita a formação de depósitos, mantendo-os suspensos.
- Ação de lavagem – facilmente removido em água corrente.
- Atóxico.
- Estável durante o armazenamento.
- Ser econômico.
- Biodegradável.

ENXÁGUE

Depois da lavagem com detergente, o material deve ser enxaguado para remover resíduos suspensos e traços dos componentes de limpeza. Quando possível, o enxágue deve ser efetuado em temperatura mais elevada, favorecendo a eliminação de microrganismos e facilitando a evaporação de água das superfícies, limitando o crescimento microbiano.

Entretanto, após a limpeza, o número de microrganismos sobreviventes ainda é elevado, sendo necessário o uso de desinfetantes com poder de eliminação ou que deixa em níveis aceitáveis os microrganismos sobreviventes.

DESINFECÇÃO

Visa à eliminação de microrganismos patógenos ou sua redução. É uma operação onde são usados tratamentos químicos ou físicos, a fim de eliminar ou reduzir o número de micróbios a níveis aceitáveis.

Uma superfície que não foi adequadamente limpa não poderá ser eficientemente desinfetada, pois os resíduos remanescentes protegem os microrganismos da ação do agente sanificante. É preciso lembrar também que a desinfecção não corrige as falhas das etapas anteriores do procedimento de higienização.

Entre os métodos de desinfecção usados em UAN podem-se relacionar:

POR MEIOS FÍSICOS

- **Calor** – imersão em água fervente durante 2 minutos a uma temperatura não inferior a 77°C para a desinfecção de xícaras e pratos e peças dos equipamentos.
- **Vapor** – jatos de vapor à temperatura não inferior a 77°C, deixando em contato durante 15 minutos.
- **Ar quente** – exposição em temperatura mínima de 82°C durante 20 minutos.
- **Radiação ultravioleta** – exposição superior a 2 minutos destrói os microrganismos que entram em contato com os raios (usado em áreas de embalagem).

POR MEIOS QUÍMICOS

- **Cloro** – água clorada com 20ppm (partes por milhão) de cloro disponível durante 2 minutos, ou durante 1 minuto em água aquecida a uma temperatura não inferior a 82°C para desinfecção de utensílios, peças de equipamentos e bancadas.
  Para equipamentos, imergir ou borrifar solução clorada a 200ppm, deixando em contato durante 15 minutos ou utilizar álcool a 70%.
- **Iodóforos** – solução com 0,96-1,75% de iodo disponível.

ENXÁGUE FINAL

Alguns materiais necessitam de um enxágue, após a desinfecção, para eliminar os resíduos deixados pelos sanificantes. Essa operação deve ser feita com água potável corrente para facilitar sua remoção.

ETAPAS FINAIS

Nenhuma das operações citadas anteriormente será eficiente se os cuidados de secagem e armazenamento não forem adequados. O material deve ser secado e armazenado nas seguintes condições:

SECAGEM

Realizada por meio de:
- Escorredores de material resistente e impermeável.

- Toalhas de papel absorvente e descartável.
- Em estufas.
- Com ar quente.

GUARDA OU ARMAZENAMENTO

Em local limpo e exclusivamente para esse fim, de fácil limpeza e protegido de poeira, insetos e roedores.

- **Copos e xícaras** – local limpo e seco, com a boca para baixo em grades e protegidos da poeira.
- **Bandejas** – prateleiras e armários limpos e fechados, com a parte interna virada para baixo.
- **Talheres** – guardados em repartições separadas, de modo que o operador possa segurá-los pelo cabo.
- **Panelas e caçarolas** – colocadas em prateleiras adequadas ou penduradas pelo cabo, em ganchos.

Higiene Ambiental

A higienização do local de trabalho é muito importante, uma vez que ambientes sujos e mal lavados propiciam o aparecimento de moscas, ratos e baratas e, consequentemente, a contaminação do ambiente. Pias sujas e depósitos sem tampa também são alguns dos locais onde essas pragas gostam de se alojar. Portanto, é necessária toda a atenção na limpeza e desinfecção do ambiente de trabalho.

FATORES QUE INTERFEREM NA HIGIENIZAÇÃO

- Uso incorreto do material de limpeza.
- Cruzamento das áreas de lavagem e área de produção.
- Desconhecimento das técnicas de higienização pelos manipuladores de alimentos.

HIGIENE DAS BANCADAS

O material utilizado consiste basicamente em escovas, baldes, panos de limpeza, detergentes e sanificantes. Esses materiais devem ser devidamente identificados para não serem usados em outros lugares.

HIGIENIZAÇÃO DE PISO E PAREDES

- A higienização deve começar pelos locais mais altos e por último o piso. Este procedimento consiste basicamente em:
  - Retirar a sujeira mais grossa com o auxílio de escovas.
  - Colocar água e aplicar o detergente.
  - Enxaguar com água corrente.
  - Para aplicação do desinfetante, utilizar água quente ou solução de hipoclorito de sódio.
- Os pisos da área de processamento e o refeitório devem ser lavados sempre após o almoço e jantar ou quando for necessário. As mesas, sempre depois de cada uso.
- Os exaustores e coifas devem ser mantidos limpos.

Obs.: é necessário estabelecer um cronograma de higienização que servirá de orientação para inspeção.

EVITAR NOS PROCEDIMENTOS DE HIGIENIZAÇÃO

- Varrição a seco nas áreas de processamento.
- Utilização de recipientes de limpeza para outros fins.
- Utilização de escovas, esponjas ou similares de metal, lã, palha de aço, madeira e materiais rugosos e porosos.
- Reaproveitamento das embalagens dos produtos de limpeza.
- Uso nas áreas de manipulação dos mesmos utensílios e panos de limpeza utilizados em banheiros e sanitários.
- Uso do mesmo pano de chão para limpar mesas e cadeiras.
- Utilização de vasilhames destinados à guarda de alimentos para processos de limpeza.
- Depósitos de lixo sem tampas.

HIGIENE DO LACTÁRIO

O lactário é um setor da Unidade de Alimentação e Nutrição Hospitalar, destinado ao preparo e à distribuição de fórmulas lácteas e complementares para lactentes, suprindo a deficiência de amamentação ao peito das mães. A eficiência de seu desempenho dependerá de vários fatores, entre eles se destacam:

HIGIENE DO PESSOAL

O manipulador de alimentos que trabalha no lactário deve ter o mesmo procedimento de higiene igual aos demais funcionários da UAN. Destacam-se, entretanto, os cuidados com o uniforme que será trocado diariamente e usado apenas nas áreas restritas do lactário. Os uniformes devem ser bem conservados e limpos. Os sapatos fechados, meias de algodão de cor clara e os cabelos devidamente protegidos.

CUIDADOS NO PREPARO DAS MAMADEIRAS

- Higienizar as mãos.
- Usar touca descartável.
- Usar avental limpo descartável ou esterilizado.
- Colocar máscara descartável.
- Colocar o protetor de calçados.
- Higienizar novamente as mãos.

Obs.: nas operações de limpeza, utilizar o uniforme de rotina.

HIGIENIZAÇÃO DAS MAMADEIRAS

- Recolher as mamadeiras em recipientes adequados.
- Enxaguar os frascos, bicos e protetores com água fria e individualmente.
- Imergir os frascos em solução detergente, com temperatura de aproximadamente 42°C.
- Lavar cuidadosamente um a um, usando uma escova adequada.
- Enxaguar os frascos em água morna corrente, até que estejam limpos e livres de vestígios do detergente.
- Emborcar em galheteiros de aço inoxidável lavados ou em outra superfície adequada.

- Autoclavar a 110ºC durante 15 minutos ou a 121ºC por 10 minutos ou, ainda, ferver durante 10 a 15 minutos.
- Desinfetar pelo método químico por meio de compostos inorgânicos liberados do cloro ativo, a 200ppm. O tempo de contato deve ser de aproximadamente 15 minutos.
- Enxaguar os que não foram desinfetados pelo método químico.

Nota importante: para os alimentos que serão autoclavados, não há necessidade de desinfecção prévia dos frascos.

TOALHAS OU PANOS

As toalhas ou panos de cozinha são considerados pontos críticos da higienização, pelo mau uso dos manipuladores, sendo transmissores de contaminantes.

Normalmente as toalhas têm os seguintes usos:

- Secagem das mãos e da testa do cozinheiro.
- Limpeza de superfícies ou bancadas.
- Secagem de equipamentos e utensílios.
- Limpeza de pisos e paredes.
- Secar bandejas e talheres.
- Outras finalidades.

Esses panos ou toalhas ficam dependurados na cintura ou ombro do cozinheiro e/ou seus auxiliares, para diversas finalidades, como enxugar o suor da testa, limpar o local onde foi derramado alimento, pegar as panelas quentes etc., recebendo, portanto, uma carga muito grande de contaminantes.

Várias pesquisas têm sido realizadas para se identificar a melhor maneira de evitar essa contaminação, e a medida corretiva encontrada foi a de eliminar definitivamente as toalhas da cintura e do ombro do cozinheiro. Recomenda-se o uso de produtos secantes para as mãos, talheres, bandejas, pratos, encontrados no mercado, ou utilizar máquinas de ar quente.

Para secagem e limpeza de bancadas, paredes e azulejos e equipamentos em geral, sugere-se o uso de panos específicos para cada grupo, de preferência descartável. Quando não for possível, após o uso, lavá-los com água e sabão, imergi-los em solução sanificante ou fervê-los. Posteriormente, enxaguá-los e deixar secar naturalmente.

CONTROLE DE PRAGAS

Praga é todo animal que vive em locais onde há produtos alimentícios, causando destruição, contaminação, adulteração e enfermidades ao homem.

As UANs são unidades críticas dentro de um hospital, por ter alimento e abrigo, sem os quais as pragas não sobreviveriam. Portanto, é necessário um programa de controle para combatê-las.

PRAGAS DE INTERESSE SANITÁRIO

As pragas mais comuns que encontramos em UANs são os roedores (rato e camundongos), insetos (moscas, baratas, formigas e insetos encontrados em produtos armazenados), pássaros (pardais, pombos), animais de estimação (gato, cachorro), galinhas.

IDENTIFICAÇÃO DA PRESENÇA DE PRAGAS NO AMBIENTE DE TRABALHO

- Corpos vivos ou mortos, inclusive larvas e pupas.
- Fezes de roedores e baratas.
- Urina e pegadas de roedores.
- Estragos nos sacos, pacotes, caixas causados por mordeduras ou arranhões dos roedores.
- Produtos alimentícios derramados junto aos sacos de embalagem.

PROCEDIMENTOS PARA EVITAR A CONTAMINAÇÃO

- Instalar telas laváveis e removíveis em todas as janelas da unidade.
- Instalar lâmpadas ultravioleta para matar os insetos.
- Vedar todas as fendas ou buracos que permitam acesso de pragas.
- Limpar imediatamente qualquer alimento derramado.
- Dar especial atenção ao projeto de construção da unidade de alimentação e nutrição.
- A área ao redor do local do estabelecimento deve ser mantida limpa, isenta de capim, água, lixo etc.
- Colocar os produtos alimentícios em embalagens com tampa bem ajustada.

- Armazenar os alimentos acima do chão (30-60cm) e afastados das paredes (30cm), facilitando a limpeza e a realização de inspeções.
- Examinar todos os alimentos que chegam à unidade e transferi-los para recipientes do próprio estabelecimento.

MEDIDAS DE CONTROLE

- Listagem de procedimentos para monitorá-los (*checklist*).
- Análise microbiológica para avaliar a eficiência dos processos de higiene adotada.
- Treinamento permanente do pessoal.

Higiene dos Equipamentos e Utensílios

Os equipamentos e utensílios entrarão em contato com os alimentos durante o armazenamento, preparo e distribuição. Portanto, a má higienização destes materiais pode ser diretamente responsável pela contaminação dos alimentos.

Fatores que interferem na higienização:

Outros fatores da má higienização dos equipamentos e utensílios são evidenciados como:
- Dificuldade em desmontar o equipamento.
- Descuido do manipulador com a limpeza.
- Cantos e reentrâncias de difícil acesso, onde se acumulam sujeira, tornando-se ótimos locais para o desenvolvimento de microrganismos.
- Falta de treinamento em higiene dificulta ao funcionário a compreensão desses procedimentos.

Equipamentos e utensílios de mais difícil higiene:
- Moedor de carnes.
- Cortador de frios.
- Amaciador de bifes.

- Liquidificador.
- Espremedor de frutas.
- Talheres de mesa.
- Facas de cozinha.

LAVAGEM E DESINFECÇÃO

MANUAL

Recomendam-se balcões com três compartimentos de pia, sendo uma para lavagem com detergente, outra para o enxágue e a terceira para a desinfecção, de preferência água clorada.

MECÂNICA

Por meio de máquinas adequadas, utilizando-se detergente e desinfetante apropriados de acordo com a recomendação do fabricante.

DEPÓSITO DE LIXO

Nos locais onde a lixeira é necessária, o depósito de lixo deve ficar devidamente tampado e com sacos plásticos.

Esvaziar a lixeira tantas vezes quanto forem necessárias durante o dia. O lixo pode atrair insetos e exalar mau cheiro.

TALHERES

Ferver por 15 minutos ou deixá-los imersos durante 2 minutos em solução de hipoclorito de sódio.

GELADEIRA

- Retirar as prateleiras, lavando-as com escova, detergente e água.
- Proceder da mesma forma nas partes internas, inclusive paredes e portas.
- Desinfetar todo o equipamento com solução de hipoclorito de sódio.

Regras básicas para uma higiene adequada:

- Lavar sempre as superfícies que vão ser usadas.
- As superfícies para cortar carnes e verduras devem ser lavadas antes e após cada uso.
- Evitar o uso de recipientes que contiveram produtos tóxicos. Quando vazios, devem ser descartados.
- Na lavagem de utensílios, utilizar água tratada da torneira. Na impossibilidade, usar baldes, considerando um para lavagem e outro para o enxágue. Não submergir o material a ser lavado nos baldes, jogue água para lavá-los.
- Nos locais onde são servidas as refeições, colocar uma lixeira devidamente tampada para o comensal usar quando necessário, evitando que o ambiente fique sujo.

Roteiro para higienização dos equipamentos:

- Reunir todo material de limpeza necessário.
- Em caso de equipamento elétrico, desligá-lo da corrente.
- Retirar partes removíveis e colocar de remolho em solução específica e tempo recomendado pelo fabricante.
- Retirar incrustações com o auxílio de esponja de fibra sintética e enxaguar em água corrente.
- Esfregar com detergente as partes fixas e enxaguar passando pano úmido.
- Proceder à desinfecção.
- Secar naturalmente.
- Guardar em local adequado protegido de insetos e roedores.
- Recolher o material usado para higienização, lavar e guardar em local apropriado.
- Utilizar todas as medidas de segurança necessárias.

DESINFECÇÃO DOS UTENSÍLIOS

Imergir durante 2 minutos em água aquecida, a uma temperatura não inferior a 77ºC ou imersão, ou imersão em solução de compostos inorgânicos de cloro, em concentração inicial, em cloro ativo, não inferior a 100 miligramas por litro.

Essa solução deverá ser substituída quando sua concentração se tornar, pelo uso, igual ou inferior a 50 miligramas por litro.

MEDIDAS DE CONTROLE

- Listagem de procedimentos para monitorá-los.
- Análise microbiológica para avaliar a eficiência dos processos de higiene adotados.
- Treinamento permanente do pessoal.

Higiene do Manipulador de Alimentos

Considera-se manipulador de alimentos todo indivíduo que direta ou indiretamente trabalha com alimentos: cozinheiro, despenseiro, garçons, nutricionista, gerente de restaurante, *chef de cusine* etc.

Segundo Bryan, os manipuladores de alimentos constituem a segunda causa de toxinfecção alimentar em unidades de alimentação e nutrição, podendo comprometer a saúde do consumidor se não forem tomadas medidas de controle deste grupo de risco.

A contaminação do manipulador se processa pelos seguintes fatores:

- Fonte de infecção – pessoa ou animal doente ou portador da doença.
- Meio de transmissão – presença de veículo transmissor de doenças.
- Pessoa suscetível.

O pessoal que trabalha em UANs hospitalares necessita de treinamentos periódicos em relação à higiene pessoal e aos procedimentos higiênicos em relação à manipulação dos alimentos.

MEDIDAS DE HIGIENE PARA O MANIPULADOR DE ALIMENTOS

LAVAGEM DAS MÃOS

Lavagem básica das mãos

É o simples ato de lavar as mãos com água e sabão, para a remoção de bactérias transitórias e algumas residentes, como também células descamativas, pelos, suor,

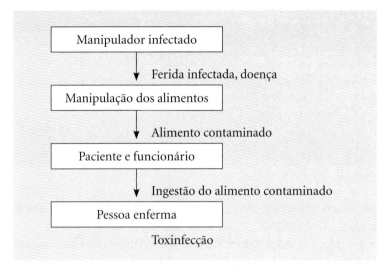

Figura I-32 – Cadeia da contaminação dos alimentos pelo manipulador.

sujidades e oleosidade da pele. O manipulador de alimentos deve entender que esse procedimento deve ser um hábito, e seguir sempre as recomendações e etapas da seguinte técnica:

Lavar as mãos com água e sabão sempre que:
- Iniciar um trabalho.
- Após ter ido ao sanitário.
- Tocar em outro objeto que não seja alimento.

Técnica da lavagem das mãos
- Molhar as mãos.
- Aplicar solução detergente adequada em todos os lados das mãos, debaixo das unhas e entre os dedos.
- Usar uma escovinha, se necessário.
- Juntar as mãos fazendo movimentos circulares e friccionar. Lavar a região até 5 a 7cm acima do punho.
- Lavar os dedos e entrelaçá-los para alcançar os espaços entre eles.
- Enxaguar e aplicar o produto antisséptico friccionando-o nas mãos.
- Enxugar as mãos com toalhas de papel ou ar quente.

BANHO DIÁRIO

Tomar banho diariamente nos seguintes momentos:

- Antes de iniciar o trabalho.
- Quando for servir às refeições.
- Após o término da jornada de trabalho.

CONTROLE DE SAÚDE

O manipulador de alimentos deve realizar exames periódicos de saúde e ter sua carteira de saúde atualizada.

Normalmente, os exames devem ser realizados no momento admissional (antes de assumir suas atividades no hospital), periodicamente, após o retorno das férias, quando da mudança de função e no momento demissional (15 dias antecedentes).

Os exames constituem-se basicamente de:

- Radiografia do tórax.
- Exame parasitológico de fezes (coprocultura, coproparasitológico).
- Exame de sangue (hemograma, VDRL-colesterol – pesquisa de sífilis).
- Exame de urina (pesquisa de infecção urinária).
- Cultura de secreção orofaríngea (infecção bacteriana).
- Cultura do material dos dedos (infecção bacteriana).

USO DE UNIFORME E ROUPA DE PROTEÇÃO

Uniforme adequado, limpo e em bom estado de conservação.

Para mulheres:
- Touca, lenço ou rede.
- Vestido inteiro ou macacão, sem bolsos.
- Avental inteiro sem bolsos.
- Sapatos fechados ou botas de material resistente e antiderrapante.

Para homens:
- Boné ou bibico.
- Macacão.
- Avental inteiro.
- Sapatos fechados ou botas de material resistente e antiderrapante.

HIGIENE PESSOAL

- Limpeza da boca e dentes.
- Lavagem dos cabelos.
- Limpeza das orelhas, ouvidos e nariz.
- Aparência pessoal.

APRESENTAÇÃO PESSOAL PARA PACIENTES E OUTROS CONSUMIDORES

Devem-se evitar:

- Fumar nas dependências do hospital.
- Ingerir bebidas alcoólicas.
- Usar drogas proibidas pela legislação.
- Usar barba e bigode.
- Colocar objetos atrás das orelhas e/ou nos bolsos.
- Usar joias, perfumes, loção após barba no ambiente de trabalho.
- Limpeza dos dentes com as unhas.
- Provar alimentos com as mãos.
- Colocar na panela utensílios que serviram para provar preparações.
- Cuspir no chão.
- Lamber os dedos quando da manipulação de alimentos.

MEDIDAS DE CONTROLE PARA O MANIPULADOR DE ALIMENTOS

- *Checklist* dos procedimentos de higiene do manipulador.
- Exame de saúde periódico.
- Análise microbiológica das mãos, uniformes, saliva, cabelos e pele.
- Treinamento permanente.

Considerações Finais

Pelo exposto, pode-se afirmar que a higiene em UAN é fundamental para o fornecimento de uma alimentação adequada a pacientes e funcionários, contribuindo para a recuperação da saúde da clientela que atende.

BIBLIOGRAFIA E LEGISLAÇÃO PERTINENTE

Almeida CR. O sistema HACCP como instrumento para garantir a inocuidade dos alimentos. Hig Alim 1998;12:12-20.

ABERC – Associação Brasileira de Empresas de Refeições Coletivas. Manual de práticas de elaboração e serviço de refeições para coletividades. 5ª ed. São Paulo; 1999.

American Public Health Association. Compendium of Methods for the Microbiological Examination of Foods. 3rd ed. Hanover: EPS Group Inc.; 1992. 1208p.

Arruda AA. Manual de boas práticas. Vol. I. São Paulo: Ponto Crítico; 1997. 191p.

Arruda AA. Manual de boas práticas. Vol. II. São Paulo: Ponto Crítico; 1998. 169p.

Brasil. Leis, Decretos etc. Ministério da Agricultura. Disposição sobre a inspeção sanitária e industrial dos produtos de origem animal e dá outras providências. Lei nº 7.889, Brasília: Diário Oficial da União; 1989.

Brasil. Ministério da Saúde. DOU de 02/12/93. Regulamento Técnico para Inspeção Sanitária de Alimentos – Diretrizes para o estabelecimento de Boas Práticas de Produção e de Prestação de Serviços na área de alimentos e regulamento técnico para o estabelecimento de Padrão de Identidade e Qualidade (PIQs) para serviços e produtos na Área de Alimentos. Portaria nº 1.428 de 26 de novembro de 1993.

Brasil. Ministério da Saúde. Portaria nº 1.428 de 26/11/93.

Brasil. Ministério da Saúde. Portaria nº 326 de 30/07/97.

Brasil. Ministério da Saúde/Secretaria de Vigilância Sanitária. Diário Oficial da União. Secão I, Brasília, Portaria nº 36 de 19 de janeiro de 1990.

Brasil. Ministério da Saúde/Secretaria de Vigilância Sanitária. Diário Oficial da União. Secão I, 21005-21012. Brasília, Portaria nº 451 de 19 de setembro de 1997.

Figueiredo RM. Manual de Procedimentos e Desenvolvimento – SSOP. Coleção higiene dos alimentos. Vol.1, São Paulo;1999.

Ministério da Saúde. Secretaria Nacional de Vigilância Sanitária de Produtos Saneantes Dimissanitários. Portaria nº 15 de 23/08/88.

Ministério da Saúde. Portaria nº 930 de 27/08/92.

Hazelwood D, McLean AC. Manual de higiene para manipuladores de alimentos. São Paulo: Livraria Varela; 1994. 140p.

ICMSF. El sistema de análisis de riesgos y puntos criticos: su aplicaçon a las industrias de alimentos. Zaragoza: Acríbia; 1991.

Rêgo JC, Faro ZP. Manual de limpeza e desinfecção para unidades produtoras de refeições. São Paulo: Varela; 1999.

Teixeira SM et al. Administração aplicada às unidades de alimentação e nutrição. 2ª inp. Rio de Janeiro: Atheneu; 1997. 219 p.

Silva Jr EA da. Manual de controle higiênico-sanitário em alimentos. 3ª ed. São Paulo: Varela; 1999. 397p.

Secretaria de Saúde do Estado de São Paulo. Portaria nº 6 de 10/03/99.

Secretaria de Abastecimento. Manual de higiene e conservação de alimento. São Paulo: Departamento de Vigilância e Controle Sanitário; 1982. 12p.

PARTE II

Gestão do Serviço de Processamento de Roupas dos Serviços de Saúde

TERESINHA COVAS LISBOA

Introdução

A história dos hospitais relata-nos que alguns cuidados com a roupa hospitalar já eram visíveis em 1854. No Barrack Hospital, Florence Nightingale, a Dama da Lanterna, durante a guerra da Crimeia, península situada no Mar Negro, na Rússia, "... estabelece um serviço de processamento de roupas para o hospital, pois antes da sua chegada o serviço de lavagem estava entregue a civis que não atendiam com dignidade os compromissos assumidos, devolvendo a roupa mais suja, além de demorar muito. Muitas vezes, a roupa era trazida de tal forma que era necessário destruí-la a fogo, para evitar prejuízos aos doentes. Assim, Florence resolveu dar fim a tais contratos e, com o auxílio dos engenheiros militares, organizou um bom serviço de processamento de roupas com a instalação de uma caldeira. Com tal medida, deu solução a outro problema: o das mulheres dos soldados que acompanhavam seus maridos na guerra, conforme facultavam os regulamentos e que se encontravam desocupadas. Ocupou-as no serviço de processamento de roupas, pagando-lhes salários que retirava da verba antes destinada ao pagamento dos contratos fraudulentos com civis. As esposas ficavam felizes por ganhar algum dinheiro e as enfermeiras por terem roupa limpa e abundante" (Rebelo, 1984).

O Hôte-Dieu, em Paris, em 1718, apesar de possuir serviço de processamento de roupas, *secava a roupa em varais improvisados nas janelas das enfermarias* (Lisboa *apud* Antunes, 1993). Dessa forma, a colocação da roupa lavada obstruía a circulação do ar, já agravada pela própria disposição dos edifícios, sem espaço entre eles. Esse hospital mantinha um número elevado de pacientes internados, sendo que as enfermarias eram verdadeiros amontoados de pessoas dispostas em camas de casal.

A existência de um local para cuidados com a roupa hospitalar é evidenciada na planta do hospital Lariboissière, apresentada em Paris (1854). Nesse estágio, a conscientização quanto aos riscos de contaminação já se fazia presente, sendo demonstrada pela "... abolição das camas de uso coletivo, divisão dos enfermos em categorias..." (Lisboa, 1993).

A distribuição básica do hospital Lariboissière repete-se em vários projetos, tanto na Europa quanto nos domínios coloniais, servindo de referência aos modelos

302 Gestão dos Serviços de Limpeza e Desinfecção de Superfícies e Processamento de Roupas em Serviços de Saúde

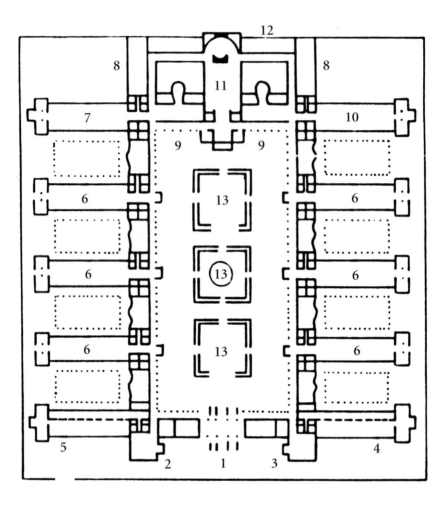

1 = Entrada
2 = Administração
3 = Consultas
4 = Farmácia
5 = Cozinha e serviços
6 = Pacientes
7 = Comunidade
8 = Salas de cirurgia
9 = Banhos
10 = Serviço de processamento de roupas
11 = Capela
12 = Morgue
13 = Pátio central

Figura II-1 – Planta do Hospital Lariboissière, 1846-1854. Arquivo Pierre Gaultier, documentos. Monumentos históricos da França (fonte: Miquelin, 1992).

norte-americanos. Semelhanças importantes em relação ao Lariboissière aparecem no novo Hôtel-Dieu (1864), na Santa Casa de Misericórdia de São Paulo (1884) e no St. Eloy, em Montpellier (1890). Na figura II-1 apresentamos a planta do hospital.

Naquela época, a administração hospitalar sofreu transformações, descentralizando o poder e dando maior ênfase às atividades complementares (cozinha, padaria, farmácia, serviço de processamento de roupas etc.) e ao pessoal administrativo civil e/ou religioso, médicos e auxiliares. Com isso, o serviço de processamento de roupas passou a ter cuidados mais específicos com os critérios de prevenção das infecções:

> "A área bacteriana, aprofundada por Lister, revolucionou a forma de preparo dos instrumentais e produtos utilizados nas cirurgias e curativos. Isso porque Pasteur provou que as infecções são causadas por micróbios. A partir disso, os hospitais foram instados a dar um tratamento especial a tudo o que era utilizado no serviço aos doentes. Surgiram, assim, dois serviços específicos que hoje recebem um tratamento diferenciado: o de esterilização dos materiais e o de serviço de processamento de roupas hospitalares" (Cherubin, Santos, 1997).

Somente com a Idade Contemporânea os hospitais buscaram novas tecnologias e profissionais mais especializados para assumirem funções administrativas e técnicas, em função do avanço dos estudos científicos. Com o desenvolvimento da administração hospitalar, ocorreu, também, uma demanda muito grande de gerentes que compreendiam as rotinas diárias das unidades hospitalares, principalmente na higiene da roupa. Apesar do desenvolvimento técnico-administrativo, observava-se, ainda, um certo despreparo por parte das chefias para o exercício das funções. Mesmo no que diz respeito às especificações de arquitetura e engenharia, "a falta de conhecimentos específicos de serviço de processamento de roupas leva os construtores e instaladores a cometerem erros... uma inadequada localização de equipamento e instalações não condizentes com o serviço leva a desperdício de tempo, aumento de fadiga e consequente baixo rendimento" (Mezzomo, 1992).

Teresinha Covas Lisboa

12. Gestão dos Serviços de Processamento de Roupas

Teresinha Covas Lisboa

INTRODUÇÃO

Para entendermos a gestão dos serviços de processamento de roupas em serviços de saúde, é importante que conheçamos os conceitos de serviços.

Atualmente, os serviços ocupam uma posição de destaque no mercado nacional e, também, no internacional, motivados pelas novas tendências de mercado. As pessoas adquiriram novos hábitos de vida, as mulheres e os homens ocupam novas posições na sociedade e no trabalho que os obrigam a se distanciarem mais de seus lares. Em consequência, ocorreu a disseminação da geração de prestação de serviços, como serviço de processamento de roupas, limpeza, alimentação, lazer, clínicas de estética, academias, atendimento domiciliar e outros. Para melhorar o atendimento dos clientes, em relação a preço e desempenho, grandes empresas utilizaram a estratégia de terceirização dos serviços, a fim de agilizar e minimizar custos e tempo.

Outro fator determinante foi a redução de empregos no setor agrícola. Passou--se do desenvolvimento agrícola para o industrial, iniciativa da economia capitalista. O aumento de leitos hospitalares, o desenvolvimento turístico, a criação de universidades e o mercado hoteleiro impulsionaram essa tendência. A evasão do homem do campo corrobora essa nova tendência. Com isso, novas frentes de trabalho surgiram e também oportunidades nas instituições de saúde.

Para a prestação de serviços com excelência, foram criadas instituições que se responsabilizam pela capacitação e a educação continuada das pessoas que atuam no setor.

CONCEITO

Para Lovelock e Wright, "serviços são atividades econômicas que criam valor e fornecem benefícios para clientes em tempos e lugares específicos, como decorrência da realização de uma mudança desejada no – ou em nome do – destinatário do serviço" (2002, p.5).

Ou, também, pelos mesmos autores, concordamos com o breve conceito de que serviço é um ato ou um desempenho oferecido por uma parte a outra (2002, p.13).

Os serviços podem ser divididos em subgrupos:

- Serviços empresariais – consultorias, bancos, agências de turismo.
- Serviços comerciais – varejo, manutenção, oficinas mecânicas.
- Serviços de infraestrutura – telefonia, transporte, saneamento básico.
- Serviços sociais e pessoais – restaurantes, academias, clínicas de estética.
- Serviços públicos – segurança pública, educação, saúde.

CARACTERÍSTICAS

As organizações prestadoras de serviços se diferem das produtoras de bens e caracterizam-se pela intangibilidade, inseparabilidade, variabilidade e perecibilidade.

A **intangibilidade** caracteriza-se pela ausência de aspectos físicos, que não permitem um exame prévio antes da aquisição. Conforme Cobra (2002), não pode ser armazenado, não tem aparência estética, gosto, cheiro etc.

A **inseparabilidade** é caracterizada pelo exercício do consumo, que não pode ser separado dos seus meios de produção. Cobra exemplifica: o produtor de serviços de saúde e o usuário devem interagir de forma que o serviço seja consumido pelo paciente ao mesmo tempo que está sendo produzido (2002).

A **variabilidade** corresponde ao não estabelecimento de padrões rígidos de desempenho, pois o serviço ao mesmo tempo que é produzido é consumido. Exemplos: atendimento em hospitais, em bancos, clínicas de estética, serviços de informática, transportes públicos etc. A variação depende de alguns aspectos, que se apresentam no momento da prestação do serviço. O comportamento do usuário/consumidor é o fator determinante da satisfação, da agregação de novos consumos, da reclamação e do retorno.

A **perecibilidade**, segundo Cobra (2002), é o conceito de um serviço que não pode ser estocado, pois é preciso administrar a demanda em função da oferta. Se há disponibilidade de atendimento médico, laboratorial, de alimentação, de serviços bancários, hotelaria etc., é preciso estimular o consumo imediato e dentro dos padrões éticos.

O resultado, caracterizado pela qualidade dos serviços prestados, é observado pela confiabilidade, presteza, segurança, empatia e tangibilidade.

Quando se trata de prestação de serviços em saúde, as características apresentadas necessitam de outros quesitos: habilidade, competência profissional, exatidão, excelência e humanização, pois a avaliação é medida pela aceitação social e comunitária. Caberá ao gestor investir nesse sentido, a fim de atingir, com êxito, seus objetivos.

Outra característica é a do envolvimento do cliente no processo de produção, onde o "vendedor" dos serviços necessita "encantar" e envolver o comprador pela educação, conscientização e, principalmente, pela repetição dessa compra.

Atualmente, verificamos que a melhor forma de atingir as metas de vendas de serviços é pelo diferencial oferecido. O cliente tem uma gama de opções e de escolhas de empresas prestadoras de serviços e de profissionais liberais, cujo atendimento é realizado em domicílio e no horário que o próprio cliente determina. Temos exemplos de escolas de idiomas que disponibilizam professores por 24 horas, a fim de manter sua carteira de negócios ativa e preferencial. Ou, também, o ensino à distância, que oferece a possibilidade de o consumidor acessar, de sua própria residência, serviços de qualquer natureza. Portanto, a flexibilidade desse mercado é grande e de forte expansão. A inovação e a criatividade caminham paralelamente, auxiliando os empreendedores em sua empreitada no mercado.

Apela-se ao *marketing* de serviços para operacionalizar essa etapa.

GESTÃO DO CLIENTE

Nas linhas de produção, o cliente não tem a participação ativa como na prestação de serviços. Isso ocorre porque sua influência é muito grande no processo de prestação de serviços. Como podemos enxergar isso? No *check in* do hospital, onde o cliente, ao ser bem ou mal atendido, exterioriza seu contentamento ou descontentamento em relação a demora, presteza, filas ou não, cumprimento de horários. Na internação, observam-se a presença da enfermagem, do corpo médico, alimentação, troca de leitos ou banho de leito.

A gestão do cliente é avaliada pelas suas próprias expectativas na ocasião da aquisição do serviço.

As empresas prestadoras de serviços de saúde utilizam estratégias, como atendimento personalizado, assistência pós-alta, "pacotes montados" de serviços, gerenciamento de contas, atendimento preferencial ou *home care*.

DIFERENCIAÇÕES ENTRE BENS E SERVIÇOS

Ao discutirmos as diferenciações entre bens e serviços vemos que o esforço dispensado para o atendimento ao cliente é muito maior, pois a diferenciação está presente nos valores, na cultura, nos sentimentos, na forma de pessoas atendendo pessoas. Conforme vimos, serviços têm quatro características básicas: intangibilidade, inseparabilidade, perecibilidade e variabilidade.

DIFERENÇAS ENTRE PRODUTOS E SERVIÇOS (Quadro II-1)

Quadro II-1 – Diferenças entre bens e serviços (adaptado de Ambrósio e Siqueira, 2000).

Bens	Serviços
Tangíveis	Intangíveis
Homogêneos	Heterogêneos
A produção antecede a distribuição, que antecede o consumo	A produção, a distribuição e o consumo são simultâneos
O valor principal é produzido em fábricas	O valor principal é produzido entre a interação das pessoas
O cliente em geral não participa do processo de produção	O cliente participa do processo de produção
Os bens podem ser estocados	Os serviços não podem ser estocados
Os bens podem ser transferidos	Os serviços não podem ser transferidos

GESTÃO DE SERVIÇOS PÚBLICOS

O serviço público é amparado nas formulações das políticas públicas e tem que atender, como premissa estratégica, aos seus usuários com eficácia, eficiência e efetividade. Apesar das reclamações e críticas comumente existentes, os aspectos político-econômicos pesam nas decisões e ações dos gestores, impedindo-os, muitas vezes, do cumprimento dos planos de ação.

Os objetivos dos serviços públicos são fixados nos princípios de atender às necessidades da população e de defender os interesses do Estado no que tange ao presente e ao futuro (planejamento estratégico).

A gestão de serviços públicos pode ser definida como:

> Um conjunto de atividades do Estado que auxiliam as instituições políticas de cúpula no exercício de funções do governo, que organizam a realização das finalidades públicas postas por tais instituições e que produzem serviços, bens e utilidades para a população (Medauar, 2004, p. 47).

Os serviços públicos englobam o atendimento da coletividade e destinam-se, por exemplo, a ensino público, pavimentação de ruas, segurança, educação, saúde, coleta de lixo etc. Porém, as características diferenciam-se em função das próprias esferas de poder (municipal, estadual e federal). Cada um possui sua competência legal.

Sob a óptica da estrutura organizacional, a gestão pública é composta de um conjunto de órgãos e entidades estatais que produzem serviços, bens e utilidades para a comunidade. Estes órgãos possuem cargos, funções e atividades, previamente criados por lei e que estão subordinados aos Poderes Executivo, Legislativo e Judiciário. Como se pode ver, a centralização de poder dificulta o processo de tomada de decisão, diferenciando-se da área privada, onde a hierarquização é moderna e descentralizada.

De acordo com a Constituição Federal, os princípios referentes à administração pública são: legalidade, moralidade, impessoalidade e finalidade, publicidade (publicação em Diários Oficiais da União, Estados e Municípios).

As dificuldades encontradas nos aspectos de execução dos planos de ação apoiam-se no princípio da descontinuidade, ou seja, onde os dirigentes, com suas concepções e opções partidárias, geram conflitos nas práticas e ações, na motivação dos trabalhadores e na própria confiança da população.

Consequentemente, o planejamento estratégico delineado para ser implementado encontra limitações, barreiras, oriundas do ambiente externo.

No quadro II-2, apresentamos as diferenciações entre organizações públicas e privadas.

Outras características inerentes da própria administração privada são: métodos de contabilidade aplicados na sua totalidade, menores garantias e prerrogativas aos empregados, caráter não monopolístico.

A gestão dos serviços públicos depende de uma revisão dos parâmetros estruturais, pois ainda são encontrados grandes níveis hierárquicos que comprometem e dificultam as comunicações, gerando conflitos e interferências que refletem no atendimento à população.

As organizações denominadas do "terceiro setor", que se distinguem daquelas com finalidades públicas e das finalidades privadas, têm participação ativa, atualmente, na sociedade. Seus objetivos são considerados ambíguos, caracterizados pelo ideal da organização (visão) e de sua vocação (missão organizacional).

Apesar das suas iniciativas, muitas vezes filantrópicas, as decisões gerenciais devem ser estruturadas, atuantes, políticas e estratégicas.

Como as demais organizações prestadoras de serviços públicos, sua existência se dá em função dos usuários. Seus gestores desenvolvem as atividades com os valores associados à sua causa. Há necessidade de forte liderança, habilidades e perspicácia política.

Quadro II-2 – Diferenciações entre organizações públicas e privadas.

Organização pública	Organização privada
Regulamentação mais complexa	Regulamentação mais simples
Benefício social	Lucro comercial
Menor sensibilidade às depressões econômicas	Maior sensibilidade às depressões econômicas
Tarefas baseadas no custo real	Os lucros integram os preços
Funcionamento mesmo com ônus	Não funciona em regime deficitário
Participação do público pela presença de impostos	Participação voluntária do público
Financiamento pelos impostos e taxas	Financiamento de empréstimos ou venda de ações
Descontinuidade política	Não depende diretamente da continuidade política
Dependência de eleições	Independe de eleições

Fonte: a autora.

Atualmente, as entidades denominadas Organizações Sociais (OS) assumem a gestão plena dos hospitais e clínicas e desenvolvem suas atividades com o serviço de processamento de roupas próprio ou terceirizado.

GESTÃO DE SERVIÇOS PRIVADOS

As atividades relacionadas com a gestão de serviços têm um papel de destaque na economia nacional, pois participam ativamente do PIB (produto interno bruto) e, também, da geração de empregos. Atualmente, têm sido um instrumento medidor e avaliador do crescimento econômico do País.

Os serviços privados estão incluídos na seguinte classificação:

- **Serviços empresariais** – gestão de serviços de saúde, consultorias, seguradoras, bancos.
- **Serviços comerciais** – assistência técnica em geral, serviços de limpeza, serviço de processamento de roupas, segurança.
- **Serviços de infraestrutura** – telefonia, transportes, postos de gasolina.
- **Serviços sociais e/ou pessoais** – restaurantes, clínicas, clubes.

O processo de gestão de serviços privados está intimamente ligado ao grau de satisfação dos clientes, pois direciona seus esforços à vida das pessoas. Além de produtos, as pessoas adquirem, a cada minuto, uma variedade de serviços.

A avaliação dos serviços privados torna-se mais flexível para a correção de falhas e não conformidades. No caso dos serviços de processamento de roupas, busca-se com a área de Hotelaria Hospitalar a avaliação dos serviços prestados. Isso é obtido pela presença das camareiras no quarto do paciente, onde as avaliações são realizadas diariamente.

A área de serviços privados tem colaborado para o equilíbrio do emprego. Segundo Cobra (2002), a expansão da área de serviços é decorrente do desalento causado pelo desenvolvimento tecnológico e pela modernização das técnicas de administração.

Com isso, observa-se que a economia acelera a geração de novos serviços, levando as pessoas a consumirem mais e, consequentemente, elevando a produção.

Portanto, a gestão de serviços está alinhada com dois pontos básicos: inovação tecnológica e administração moderna.

O estudo preconiza dois princípios:

1. Gestão de serviços.
2. Gestão do consumo.

GESTÃO DE SERVIÇOS DE SAÚDE

A operacionalização do serviço é oficializada pelo encontro do fornecedor com o cliente.

> **Processo**
> Organização do Serviço → Fornecedor do Serviço → Consumidor do Serviço

A gestão de serviços de saúde caracteriza-se pela flexibilidade, diferenciação e criatividade.

A flexibilidade acompanha as mudanças constantes de mercado. A ideia central é idealizar um planejamento que possa ser ajustável ou flexível, de acordo com as variáveis do ambiente externo, acompanhando o avanço científico e tecnológico. Os sistemas rígidos não se enquadram nas organizações prestadoras de serviços. Por exemplo: empresas que prestam serviços de limpeza, serviço de processamento de roupas, alimentação para hospitais, onde o gestor precisa ser flexível e suscetível às mudanças dos programas e sistemas.

Os gestores têm de se colocar à frente das mudanças contínuas, antecipando as necessidades de ajustes que devem ser feitas e superando o conservadorismo.

A diferenciação, segundo Fitzsimmons e Fitzsimmons (2000, p. 72), é uma estratégia competitiva que oferece um serviço que é percebido como sendo único, porque cria um diferencial. Por exemplo: entrega em domicílio, facilidade de pagamento, compra pela *internet*.

A criatividade, acompanhada da inovação, pode ser considerada, também, uma estratégia. É a forma que o fornecedor do serviço encontra para "encantar" e "manter" seu cliente. Essa metodologia engloba o atendimento, o pós-venda, a embalagem, o acompanhamento do serviço etc. Um exemplo típico é o da alta do paciente, onde o estabelecimento assistencial de saúde procura conhecer o estado do paciente após sua alta.

GESTÃO DO CONSUMO

A tarefa do gestor, em relação ao consumo, é a de conhecer o cliente, de conhecê-lo em toda sua esfera de existência.

Primeiramente, conhecer os fatores culturais que envolvem o indivíduo, considerando seus valores e a relação com sua comunidade.

Os outros fatores referem-se a grupo racial, nacionalidade, religião, região geográfica etc. Com os dados levantados, o gestor poderá questionar: esse é o meu consumidor? O serviço pode ser oferecido a ele?

Qual o perfil da instituição que terceiriza a serviço de processamento de roupas hospitalares? Ela está interessada na locação de roupa? Está interessada no controle de evasão da roupa?

Os fatores sociais são considerados o fator decisivo no consumo de bens e serviços. Isso porque as instituições públicas têm uma necessidade, embasada em orçamento, liberação de verbas etc., tentando compatibilizar a qualidade com o preço. As instituições privadas, mais independentes, procuram buscar sua vantagem competitiva, à medida que o mercado e o consumo oferecem condições de buscar uma plataforma de qualidade e acreditação.

A análise dos clientes tem a finalidade, também, de gerar a vantagem competitiva nas empresas de serviços.

A manutenção da "carteira de negócios" do gestor dependerá de como esse conduzirá seu plano de negócios.

Porém, o gestor dos serviços de saúde tem a responsabilidade e a ética de planejar, organizar, dirigir, coordenar e controlar.

13. Organização do Serviço de Processamento de Roupas

Teresinha Covas Lisboa

Distribuição Física

O princípio básico da distribuição física dos serviços de processamento de roupas (SPR) de estabelecimentos assistenciais de saúde (EAS) é que eles possuam dois ambientes isolados: **área contaminada ou suja,** para recebimento e manipulação de roupas sujas, e **área limpa,** para tratamento da roupa limpa.

É importante que a área contaminada possua pressão negativa. Para tanto, "... tem de ser dotada de um sistema de ventilação exaustora (ventiladores axiais), para que a pressão interna seja menor do que a externa, evitando, assim, a propagação de contaminação, pois, sempre que a porta é aberta, o ar do ambiente externo entra na área contaminada" (SENAC, 1997).

O planejamento físico das unidades hospitalares obedece às Normas para Projetos Físicos de Estabelecimentos Assistenciais de Saúde – EAS (RDC 50/2002) e na Resolução 189/2003 da Agência Nacional de Vigilância Sanitária (Anvisa) e sua relevância finca-se no princípio de que a arquitetura dos EAS tem papel representativo na cadeia das infecções. Isso significa que há necessidade de se estabelecerem proteções, meios e recursos físicos funcionais e operacionais, vinculando-os a pessoas, ambientes, circulações, procedimentos, equipamentos, práticas, instalações, materiais e fluidos. Obviamente que todo cuidado e toda atenção significarão uma barreira protetora ao paciente, aos visitantes e aos profissionais de saúde, principalmente com relação à assepsia.

Trata-se de uma área hospitalar considerada crítica, de acordo com as Normas para Projetos Físicos de Estabelecimentos Assistenciais de Saúde:

"Áreas críticas são os ambientes onde existe risco aumentado de transmissão de infecção, onde se realizam procedimentos de risco, com ou sem pacientes, ou onde se encontram pacientes imunodeprimidos" (2002, p. 143).

Pela sua própria natureza, a área física do serviço de processamento de roupas exige uma tecnologia pesada, representada pelos maquinários e equipamentos utilizados, como também sofisticados e bastante onerosos. As diferenciações das máquinas de lavar encontradas no mercado personalizam-se pelo critério da "barreira física", que é a separação das áreas de processamento da roupa por uma parede. A Anvisa define:

"Barreiras físicas são estruturas que devem ser associadas a condutas técnicas visando minimizar a entrada de microrganismos externos. São absolutamente necessárias nas áreas críticas" (2002, p. 143).

No passado, as construções hospitalares não evidenciavam os métodos preventivos da circulação de pessoas. Atualmente, a Anvisa normatizou os projetos de construção, representados por um manual técnico específico. É um veículo que orienta sobre os riscos das infecções hospitalares, quando não são observados os mínimos princípios de precaução. Ainda, a Anvisa, em 2009, publicou o Manual de Processamento de Roupas de Serviços de Saúde: prevenção e controle de riscos voltados para todos os tipos de estabelecimentos de serviços de saúde, portes e especialidades sobre o serviço de processamento de roupas.

O trabalho desenvolvido nessa unidade, integrado com todo o complexo de saúde, leva o resultado a um só ponto: qualidade do serviço prestado ao paciente. Muito embora ocorra a inexistência de recursos financeiros em algumas instituições, a adaptação dos padrões de qualidade far-se-á de acordo com a realidade de cada instituição.

Este serviço está sujeito ao controle sanitário pelo Sistema Nacional de Vigilância Sanitária (SNVS), conforme definido na Lei nº 9.782, de 26 de janeiro de 1999, "... tendo em vista os riscos à saúde dos usuários, trabalhadores e meio ambiente relacionados a materiais, processos, insumos e tecnologias utilizadas" (Anvisa, 2009, p. 17).

Em 31 de janeiro de 2012 foi publicada a RDC 06 que dispõe sobre as Boas Práticas de Funcionamento das Unidades de Processamento de Roupas de Serviços de Saúde, sejam elas públicas, privadas, civis e militares localizadas ou não na mesma área física dos serviços de saúde, sendo próprias ou terceirizadas.

A RDC 06/2012 determina que o não cumprimento de sua aplicação constitua em infração sanitária de acordo com a Lei nº 6.437, de 20/8/77, sem prejuízo das responsabilidades civil, administrativa e penal cabíveis.

Planejamento Físico

A área física do serviço de processamento de roupas depende do cumprimento de normas técnicas e legais da Agência Nacional de Vigilância Sanitária (Anvisa) e os cuidados voltam-se, sempre, para combater a infecção cruzada, minimizar o custo operacional e assegurar boas condições de trabalho aos funcionários.

O estudo do planejamento dessa área proporciona a garantia de um melhor trânsito entre o serviço de processamento de roupas e as outras unidades, como, por exemplo, o serviço de enfermagem, tão dependente desse setor, assim como o centro cirúrgico que necessita, muitas vezes, de distribuição urgente para sua área.

A organização física do serviço difere de qualquer outro tipo de atividade desse segmento como: hotéis, indústrias, clínicas psiquiátricas, clínicas geriátricas etc., pois os próprios equipamentos são bastante diferentes.

Considerado um serviço de apoio logístico pela Anvisa, incorpora três áreas, respectivamente: serviço de processamento de roupas, costura e rouparia.

É uma unidade de processamento da roupa de serviços de saúde e tem como finalidade coletar, pesar, processar, confeccionar, reparar e distribuir roupas em condições de uso, higiene, quantidade, qualidade e conservação a todas as unidades do serviço de saúde.

A elaboração da planta física é estudada em função da dimensão, da distribuição, da localização das instalações, da circulação e do fluxo de serviço.

No caso de fluxos de trabalho, observa-se a seguinte sequência:

Recepção → separação/pesagem → lavagem/centrifugação → seleção de manchas (tratamento e relavagem, se necessário) → secagem/calandragem → passagem/prensagem → seleção para costura (conserto e relavagem ou baixa, se for o caso) → dobragem → estocagem e distribuição.

A execução do plano de implantação dependerá de alguns fatores, apresentados na RDC 50/2002 e suas alterações e que, por sua natureza, estão ligadas intimamente aos itens: peso da roupa, tipo de tecido, instalações hidráulicas, tipo de hospital, fluxo de roupa, técnicas de processamento, jornada de trabalho, qualificação de pessoal, distribuição do equipamento e condições climáticas.

O **peso da roupa** a ser processada é o indicador de produção do serviço e do custo. Sua relevância dependerá: do tipo de hospital (pequeno, médio ou grande porte), da especialidade, do número de trocas de roupa por leito etc.

O **tipo de tecido** é variável em função da disponibilidade financeira do hospital, da opção pelo fabricante e da qualidade do produto. Atualmente, a Associação Brasileira da Indústria Têxtil (ABIT) discute a padronização e o tipo ideal de tecido da roupa hospitalar. O algodão exige um grande número de máquinas, por ser mais pesado e necessitar de processo de trabalho maior. A fibra sintética, misturada com algodão, exige menor espaço, porque pode dispensar a calandra, máquina que ocupa uma área extensa no serviço de processamento de roupas.

O **tipo de equipamento** a ser adquirido pelo hospital considera aquilo que é determinado pelo Ministério da Saúde: "...o espaço do serviço de processamento de roupas está sempre condicionado ao tipo de equipamento utilizado: modelo, quantidade e dimensão". É importante que a capacidade das máquinas seja bem ajustada ao ambiente, para que o local de trabalho apresente um fluxo de circulação livre e não cause transtorno aos operadores.

As **instalações hidráulicas**, sanitárias, elétricas e de vapor condicionam-se às disposições dos equipamentos.

Recomenda-se a previsão de área física para a instalação de caldeiras (Norma P-NB da Associação Brasileira de Normas Técnicas) para lavagem e acabamento de roupas, entre tantos outros serviços.

A área necessita estar afastada, no mínimo, 3m de outras instalações do estabelecimento; do limite de propriedade de terceiros; do limite com as vias públicas (NR 13). Deve possuir "Manual de Operação" atualizado, em língua portuguesa e de fácil acesso aos operadores. Se possível, aconselha-se a instalação de duas caldeiras, para atender às necessidades de manutenção ou falhas mecânicas inesperadas.

O **tipo de hospital** é enfatizado a partir da assistência prestada à comunidade e do tipo de especialidade do hospital, uma vez que regiões populares e com doenças muito diferenciadas recebem um número muito grande de usuários. No caso de maternidades, também, o índice de atendimento é maior.

O **fluxo da roupa** tem sua importância resultante da racionalização do tempo, do equipamento, do pessoal e da área de circulação. Assim, não haverá o cruzamento da roupa suja com a limpa. O planejamento do espaço físico, visando ao trânsito da roupa, é voltado para a assepsia, para não ocorrer contaminação.

As **técnicas de processamento** (previamente conhecidas como programação dos tempos de cada operação, técnicas de lavagem e medidas agilizadoras de eficiência) evitam o desperdício de tempo, ocorrendo, então, a instalação de menor número de equipamentos, redução da mão de obra e um espaço físico mais confortável.

O enfoque da **jornada de trabalho** é caracterizado pela possibilidade de a área poder funcionar com menos equipamentos e, consequentemente, com maior espaço de circulação e menor número de funcionários.

A **qualificação de pessoal**, relacionada com a produtividade, considera que "o número de funcionários dependerá do equipamento, das instalações e dos métodos de trabalho utilizados" (Lisboa, 1993). Um pessoal bem treinado e valorizado resultará em maior produtividade. A falta de condições operacionais acarreta custos elevados.

No âmbito da **distribuição do equipamento**, a organização do serviço racionalizará o espaço por intermédio de um minucioso estudo de tempos e movimentos.

As **condições climáticas** da região onde se situa a instituição repercutirão no cálculo do dimensionamento do serviço de processamento de roupas em função da roupa pesada, como cobertores, colchas no inverno e maiores trocas de roupa no verão.

A viabilidade da aplicação dos fatores estudados vincular-se-á à situação real de cada hospital. No entanto, considera-se fator primordial a presença do paciente, com suas necessidades e exigências, na qualidade do serviço recebido.

O projeto arquitetônico evidencia a presença do paciente, levando em consideração, principalmente, os riscos de infecção a que está exposto.

Segundo Karmann (s/d), "o serviço de processamento de roupas atua como uma estação central receptora e distribuidora de germes". A responsabilidade do SPR é fornecer roupa limpa e descontaminada, isto é, física e bacteriologicamente limpa.

Assim, por ser um serviço que possui estreito relacionamento com os pacientes de todas as unidades, pela roupa suja recolhida e a limpa distribuída, deve evitar fluxos de cruzamento, a fim de combater as infecções hospitalares.

Localização do Serviço de Processamento de Roupas

Este Serviço pode estar dentro ou fora do edifício hospitalar.

A localização é variável em função do desenho arquitetônico de cada instituição, entretanto, reitera-se o princípio da prevenção das infecções: "o combate à infecção em hospitais tem o seu início na prancheta do arquiteto" (Lisboa *apud* Karman, 1993).

Dois aspectos devem ser considerados para a localização do Serviço:

"Observar uma distância razoável e boa orientação, de modo que não permita que os ventos dominantes tragam para os demais setores do hospital: ruído, odores e poeiras e, sobretudo, bactérias que venham contaminar os ambientes, principalmente aqueles que exigem maior rigor na assepsia; criar facilidades para o trânsito da roupa, considerando tanto o da roupa suja que demanda dos serviços do hospital, como o da roupa já processada, para distribuição" (Pinto, 1996).

Atualmente, as novas construções hospitalares têm projetado a ocupação da área fora do edifício hospitalar, exigindo, porém, uma conexão que ligue o prédio ao SPR para que não haja exposição da roupa a ser transportada e, consequentemente, contaminação.

A literatura disponível aconselha a proximidade da casa de caldeiras como fator primordial. A localização em áreas do subsolo hospitalar não é recomendável, em função da ventilação e da iluminação precárias.

O SPR pode ser projetado em planos horizontal e vertical. A utilização do recurso vertical, o qual é muito encontrado nos grandes centros urbanos, é justificada pela falta de espaço e/ou pela topografia do terreno. A viabilidade do nível horizontal apresenta vantagens como: "facilidade nas instalações, facilidade na manutenção, circulação interna mais simples, possibilidade de controle visual de toda a área, possibilidade de controle de todo o processo operacional, custos mais baixos, maior possibilidade de reforma ou ampliação" (Richter, 1976). Qualquer que seja o tipo a ser escolhido, o cuidado principal é evitar o cruzamento, ou seja, propiciar uma separação física completa entre a roupa suja que entra e a roupa limpa que sai. No tocante ao formato da área, considera-se, também, esse cuidado.

Divisão do Serviço

A dimensão mínima exigida na construção de um serviço de processamento de roupas, de acordo com a Anvisa, é a seguinte:

- EAS que processem até 100kg de roupa/dia = 26m^2.
- EAS que processem de 100 a 200kg de roupa/dia = 36m^2.
- EAS que processem de 201 a 400kg de roupa/dia = 60m^2.

- EAS que processem de 401 a 1.500kg de roupa/dia = 0,17m² para cada kg de roupa/dia.
- EAS que processem acima de 1.500kg de roupa/dia = 0,15m² para cada kg de roupa/dia.

A Anvisa quantificou as áreas considerando: 25% da área total à sala para recebimento, pesagem, classificação e lavagem (área suja); 45% da área total para centrifugação, secagem, costura, passagem (calandra, prensa e ferro), separação e dobragem; 30% da área total para armazenamento e distribuição.

Em cada unidade hospitalar que tenha paciente, é recomendável uma rouparia de 2,2m² para estoque da roupa a ser distribuída, podendo ser substituída por armários exclusivos ou carros roupeiros.

Prevê-se, também, espaço para sala de costura.

Apesar dessa determinação, isso não significa que exista uma divisão física correta em todas as instituições, pois a aplicação das normas de arquitetura deve ser adaptada à medida que as necessidades de reforma e expansão vão surgindo e, também, a partir dos recursos financeiros disponíveis. É comum a existência, ainda, de organizações com o SPR do tipo convencional, ou seja, com as áreas de processamento concentradas em um só ambiente.

Nesse caso, há risco de disseminação de infecções pelo cruzamento das roupas sujas e limpas, incorrendo, também, na falta de segurança dos funcionários e dos pacientes.

A própria RDC 06/2012 determina que as organizações sejam obrigadas a promover as adequações necessárias e assim atender às exigências cabíveis.

O serviço exige, ainda, ambiente de apoio logístico, banheiro para funcionários (exclusivo para a sala de recebimento), depósito de material de limpeza (DML), sanitário para funcionários e sala administrativa.

A área para recebimento, pesagem, separação e lavagem é considerada a mais contaminada, caracterizando-se pelo mau odor da roupa recebida, pela alta concentração de agentes disseminadores e pela fadiga dos trabalhadores. É o local onde se recebe toda a roupa suja, onde os lotes dos domingos e feriados são estocados, quando o serviço não funciona; onde é feita a desinfecção da roupa contaminada e, também, o local de desinfecção e lavagem dos carrinhos de transporte.

Pelo perigo de contaminação física e ambiental, é prevista a instalação de uma barreira de contaminação. Sua adoção é uma medida que contribui significativamente para a redução dos riscos de infecção hospitalar. "Deve ser absolutamente separada do restante do serviço de processamento de roupas por meio de parede, até o teto, (...) para evitar a dispersão de microrganismos pelas áreas limpas, o que levaria à recontaminação da roupa" (Mezzomo, 1992).

No aspecto físico, devem-se oferecer sanitários e chuveiros próprios aos funcionários, separados por sexo, para evitar a passagem desses funcionários às demais dependências, sem descontaminação.

Há necessidade, também, da instalação de um depósito de produtos de lavagem próximo às lavadoras.

Pode-se colocar, como opção, uma estante com recipientes para os produtos. A área exige pressão negativa, isto é, recebe corrente de ar contaminado, mas não o difunde para os outros setores.

Recomenda-se, para o atendimento de um grau adequado de eficiência dessa área, a instalação de máquinas de lavar de porta dupla, pois a roupa suja é introduzida pela área de recepção e lavagem e, após o ciclo, retirada pela porta oposta, no ambiente limpo. A barreira não significa apenas a separação física, "e sim a conscientização de todo o pessoal envolvido no tratamento da roupa hospitalar para que se consiga não misturar o ambiente sujo com o limpo e, dessa maneira, garantir uma boa higienização e a segurança do paciente" (Lavanderia & CIA, 1992). É o que chamamos de "barreira psicológica", isto é, a conscientização da equipe em relação aos riscos.

A área para lavagem e centrifugação caracteriza-se pela fadiga nas tarefas, umidade expressiva e ruídos das máquinas. Nesse local, estão instaladas as máquinas lavadoras e as centrífugas. É denominada, também, de "área úmida". Recomenda-se o uso de piso gradeado próximo às máquinas, a fim de impedir a presença de água e possíveis acidentes. A utilização de máquinas extratoras, devidamente instaladas, tem sido uma boa solução em hospitais que as adotaram, propiciando um ambiente com menos umidade, maior espaço e menor custo de mão de obra, pois elimina a centrífuga. Porém, como ainda encontramos serviço de processamento de roupas com máquinas do tipo tradicional, as chefias devem buscar recursos de segurança para o local e o pessoal.

A área de acabamento concentra uma grande produção, envolvendo as tarefas de secagem e a passagem da roupa. Nesse local, que engloba 45% da área total da unidade, estão instaladas as secadoras, calandras, prensas, ferros elétricos etc. As características desse ambiente são o calor excessivo e a necessidade de muita limpeza. É também conhecida como "área seca". Pode conter um espaço para depósito de material de limpeza da área limpa e exige uma pia de despejo de água quente ou fria. Não há necessidade de uma sala específica, podendo ser substituída por um armário, estante ou prateleira, com uma pia ao lado.

Os setores de costura, rouparia, distribuição e controle (chefia) concentram 30% do total da área do SPR.

Na costura, confeccionam-se peças novas, marcam-se roupas, reparam-se os artigos danificados ou dá-se baixa nos irrecuperáveis, eliminando-os totalmente ou aproveitando-os para outros fins.

Não devemos esquecer que as peças reparadas e aquelas que, impossíveis de restauração, podem ser transformadas em panos de limpeza ou de outra utilidade deverão voltar à área de lavagem acondicionada devidamente, a fim de serem reprocessadas. Sua passagem para a área suja deve ser feita por um caminho que não cruze com a área limpa. No setor estão instaladas as máquinas de costura e estantes para roupas confeccionadas e para a guarda de tecidos.

A rouparia divide-se em: recepção e inspeção de roupa pronta, reagrupamento dos lotes para despacho, conservação e entrega da roupa limpa. Funciona como um almoxarifado. A maioria dos hospitais armazena a roupa em prateleiras, sendo dali transportada em carrinhos às unidades de internação e ao restante do hospital. Atualmente, recomenda-se a substituição desses por carrinhos-estante. Eles dispensam a rouparia das unidades, criam novos espaços e eliminam mais um contato direto com a roupa. Recomenda-se que cada unidade de internação mantenha dois carrinhos, e isso depende do tipo de hospital, da disponibilidade de recursos, do número de trocas de leito e da quantidade de roupa disponível. A roupa de inverno necessita de um armário especial, de preferência fechado, e, na sua ausência, deve ser acondicionada em sacos plásticos.

A tarefa de distribuição tem a finalidade de garantir, ao hospital, o número de peças suficientes para o uso, efetuando, também, o controle de estoque. Nesse setor, encontramos mesas e carrinhos para o transporte da roupa a ser distribuída nas unidades.

A área para controle ou da chefia acomoda um espaço suficiente para o mobiliário normal (mesa, cadeira, arquivo, estante etc.) para o encarregado e seus auxiliares. É importante que "... esteja localizado em ponto estratégico, que possibilite visualizar todo o ambiente" (Mezzomo, 1992). Richter (1976) completa "... deve estar localizado o mais central possível para permitir a supervisão de toda a área de produção, através de amplos painéis de vidro".

Nos hospitais, cuja área acanhada não permite grandes acomodações, a chefia escolhe, na área limpa, um espaço para a colocação de uma mesa e de uma estante e/ou prateleira para a guarda de material de escritório e documentos do setor, desde que não se perca a noção de todo o conjunto.

Instalações

As construções e as instalações de estabelecimentos assistenciais de saúde são normatizadas pela Anvisa e têm a finalidade de orientar os administradores hospitalares quanto ao aspecto físico das unidades e, por ocasião da construção, ampliação e/ou reforma. O não cumprimento desse preceito legal constitui infração à Legislação Sanitária Federal. Cabe aos dirigentes a aplicação e a adaptação dessas normas à sua realidade física, estrutural, administrativa e financeira.

O seguimento desses padrões implica melhores condições de atendimento e segurança dos locais de uso, trabalho e, também, contribui para a diminuição dos riscos de infecções a funcionários, pacientes e visitantes.

Considera-se, sempre, que a análise do dimensionamento das instalações está condicionada ao tipo de equipamento a ser adotado. Faz-se, também, uma previsão para eventual ampliação ou alteração. O Manual de Processamento de Roupas dos Serviços de Saúde: prevenção e controle de riscos (2009) prevê uma reserva de pelo menos 30% para a produção energética, composta da caldeira e compressores. Em virtude da manutenção preventiva e corretiva das máquinas e dos equipamentos, "devem-se prever unidades sobressalentes, a fim de que os serviços não entrem em colapso. (...) As canalizações devem ficar completamente livres, com fácil acesso e pintadas nas cores convencionais ou com símbolos adequados segundo a ABNT, a fim de facilitar sua manutenção e aumentar a segurança. As linhas de vapor e água quente são cuidadosamente isoladas, visando à proteção do pessoal, à diminuição dos custos operacionais e à redução do calor transmitido no meio ambiente".

Os pontos de água não são colocados apenas para o abastecimento das máquinas de lavar e dos sanitários. São, também, utilizados para a desinfecção do ambiente e dos carros na área suja; na área limpa, para a prensagem, calandragem, limpeza da área; e, em toda a unidade, para a instalação de filtros ou bebedouros. O sistema de distribuição de água quente pode ser obtido "através de um recipiente fechado, provido de serpentinas, pelas quais circula o vapor gerado pela caldeira; é o *boiler* ou fervedor" (Mezzomo, 1992). Da água utilizada no serviço de processamento de roupas, 75 a 85% é fria; em 15 a 25%, a temperatura atingida é de 90 a 95°C, o necessário à termodesinfecção. Os projetos de consumo de água quente obedecem à Norma da ABNT, NBR 7.198 – Instalações Prediais de Água Quente. Abastece-se de três formas, conforme demonstra Richter (1976):

"Aquecimento direto da água no tambor da lavadora por meio de vapor reduzido a duas atmosferas; utilização da água aquecida em reservatórios aquecidos a vapor ou a óleo; aquecimento prévio em aquecedores e vapor direto, apenas para atingir as temperaturas altas (este é o sistema mais econômico)".

No caso de o hospital optar por poço artesiano, é necessário o cumprimento do Regulamento da Lei nº 7.663/91 – Normas da Política Estadual de Recursos Hídricos e com licenças específicas dos órgãos competentes.

No caso de volume de reserva, o reservatório é calculado a partir do consumo diário. A reserva de água fria, caso haja abastecimento da rede pública, precisa ter autonomia mínima de dois dias ou mais, em função da confiabilidade do sistema.

A RDC 50/2002 ainda estabelece como base de cálculo a quantidade de roupa, assim distribuída:

- observação/atendimento imediato: 6kg/paciente/dia;
- internações clínicas médicas, cirúrgicas e pediátricas: 4kg/paciente/dia;
- internação clínica obstétrica: 6kg/paciente/dia;
- internação clínica especializada: variável;
- internação intensiva: 6kg/paciente/dia.

Estimam-se entre 25 e 30 litros de água para cada quilo de roupa seca.

No caso de água quente, a base de cálculo é a quantidade de roupa, ou seja, 15 litros a 74ºC por cada quilo de roupa seca.

Para a determinação exata da quantidade e peso da roupa a ser processada por dia, utiliza-se a seguinte fórmula:

$$\frac{\text{Nº de leitos} \times \text{carga de roupa (kg/leito/dia)} \times 7 \text{ dias}}{\text{Jornada de trabalho (dias/semanas)}} = \text{kg/dia}$$

O cálculo da roupa a ser processada, por hora, obedece à seguinte fórmula:

$$\frac{\text{Nº de leitos} \times \text{carga de roupa (kg/leito/dia)}}{\text{Jornada de trabalho (horas/dias)} \times 0,8} = \text{kg/hora}$$

De acordo com o Ministério da Saúde, "a constante 0,8 foi utilizada na fórmula, tendo em vista uma redução estimada de 20% na jornada de trabalho, considerando as perdas de tempo nas operações causadas por interrupções não programadas ou inevitáveis durante o serviço".

Recomenda-se, ainda, que sejam adicionados mais 10% ao peso da roupa a ser processada, com margem a uma futura reforma ou ampliação" (2002).

A capacidade do esgoto do serviço de processamento de roupas é prevista para receber o efluente de todas as máquinas de lavar, sem perigo de transbordamento e contaminação. Prevê-se a implantação de caixas retentoras de sabão a fim de que não haja transbordamento de espumas.

Pisos em Serviços de Processamento de Roupas em Serviços de Saúde

Flávio de Castro Bicalho

A especificação de piso em serviço de processamento de roupas é uma tarefa bastante árdua e que requer ampla pesquisa, conhecimento sobre controle de infecção, limpeza e desinfecção de superfícies, métodos de trabalho, atividades dos funcionários, custos, bom gosto, e muito mais.

Quando se vê diante da tarefa de especificar o piso, o arquiteto fica em um dilema difícil de equalizar. São muitas as variáveis para se escolher um material.

Se em uma edificação qualquer a preocupação com o controle de contaminação praticamente não existe, no caso dos serviços de processamento de roupas em serviços de saúde ela é quase sempre preponderante. Portanto, no caso dos serviços de processamento de roupas destinados a lavar roupas de estabelecimentos de saúde, a equipe de projeto terá certamente uma variável a mais para analisar. Isso faz a diferença de um projeto de um serviço de processamento de roupas, ainda mais da área da saúde, para outra edificação qualquer.

Importante observar que talvez a questão da limpeza e desinfecção das superfícies seja a mais importante na escolha de um piso em um serviço de processamento de roupas, mas certamente não será a única. O índice de absorção do som é outro fator importantíssimo, principalmente no salão onde a lavagem é feita. Resistência à abrasão e à compressão são itens importantes também. A questão da segurança no que diz respeito à textura do piso, de forma que ao contato com a água os funcionários não escorreguem, está quase sempre diametralmente oposta aos fatores de limpeza e higiene do piso. Quanto mais rugoso o piso, mais seguro, mas também mais difícil de limpá-lo se torna. A estética, certamente em uma área de trabalho de um serviço de processamento de roupas, não será o item mais importante, mas, com certeza, para se fazer uma boa arquitetura esse fator não pode ser desprezado. Praticidade e durabilidade são fatores que não podem ser deixados de lado, isso tudo sem falar no custo dos pisos. Enfim, é com a conjunção de tudo isso que a equipe de projeto terá que trabalhar.

Cabe, portanto, a essa equipe, de preferência multidisciplinar, entendendo em detalhes que atividades serão feitas em cada ambiente, especificar corretamente esses materiais. Logicamente o arquiteto será "o cabeça" dessa equipe, pois cabe a ele a responsabilidade do projeto de arquitetura e da especificação dos materiais de acabamento.

A equipe quando vai definir o piso em um serviço de processamento de roupas deve observar as condições como este será higienizado, com que produto e com qual frequência, pois isso poderá contribuir em muito para o desempenho do piso, em especial no que diz respeito a sua contaminação. De maneira geral, o que se busca, do ponto de vista da facilidade de higienização, são materiais que tornem os pisos resistentes, impermeáveis ou quase, laváveis, enfim, de fácil limpeza.

Existem manuais, em especial o da Anvisa (Segurança do Paciente em Serviços de Saúde: Limpeza e Desinfecção de Superfícies, 2010), que preconizam como deve ser feito o processamento das superfícies, e esses são muito úteis na escolha do material de acabamento, pois, na medida em que se sabe quais produtos serão utilizados para sua limpeza e desinfecção, é possível escolher um material que resista melhor a esses produtos.

Os pisos nas áreas de processamento das roupas devem ser monolíticos de preferência, ou com o menor número possível de ranhuras ou frestas. Esses devem garantir a manutenção de suas características mesmo após o uso intenso e limpeza frequente. Assim, os pisos industriais moldados *in loco* normalmente são os que melhor se adequam às áreas citadas anteriormente.

Infelizmente, os catálogos de materiais ainda são muito pobres de informações. Um exemplo é o índice de absorção de água do material. São poucos os catálogos que trazem essa informação vital para a escolha no que diz respeito ao controle de contaminação nos serviços de processamento de roupas destinados a lavar roupas de estabelecimentos de saúde. Certamente a equipe de projeto deve procurar o fabricante para obter essas informações omissas.

A ideia de um tipo de piso ideal para um serviço de processamento de roupas é totalmente falsa. Não existe um material ideal a ser empregado indiscriminadamente em um serviço de processamento de roupas, todos têm vantagens e desvantagens, além disso, certamente, um material bom para um ambiente pode não ser para outro. Dentro de um serviço de processamento de roupas temos vários tipos de ambientes que requerem desempenhos diferentes. Certamente, todos requerem acabamentos apropriados, pois cada qual desenvolve um tipo de atividade diferente.

Temos visto ótimos projetos que se "perdem" na especificação dos materiais. A escolha incorreta de um material de acabamento, em especial de um piso, pode inviabilizar um ambiente ou condená-lo, por exemplo, a ter um custo muito alto com sua manutenção. De nada adianta o projeto ter todos os ambientes previstos nas normas, ter os fluxos extremamente estudados, se o piso for inadequado.

De acordo com a Resolução da Anvisa RDC 50/2002, "os materiais, cerâmicos ou não, quando usados nas áreas críticas, não podem possuir índice de absorção de água superior a 4% individualmente ou depois de instalados no ambiente, além do que, o rejunte de suas peças, quando existir, também deve ser de material com esse mesmo índice de absorção. O uso de cimento para rejunte de peças cerâmicas ou similares sem nenhum aditivo antiabsorvente é vedado tanto nas paredes quanto nos pisos das áreas críticas".

Cabe ressaltar que dentro de uma unidade de saúde podem-se ter áreas com várias classificações diferentes, ou seja, em serviço de processamento de roupas temos um ambiente crítico (sala de recepção de roupa suja), mas também ambientes semicríticos, como as salas de processamento da roupa e de guarda de roupa limpa, e até ambientes não críticos, como a sala administrativa e a de costura.

Pisos de madeira ou carpete de madeira (industrial), que em princípio não deveriam ser usados em serviço de processamento de roupas, podem sim ser utilizados, logicamente não nas áreas de lavagem e processamento de roupas, mas sim nas áreas administrativas do serviço de processamento de roupas sem maiores problemas.

Portanto, sendo a área de recepção de roupa suja uma das mais críticas em um estabelecimento de saúde pelo potencial de contaminação que ela tem e a área de processamento da roupa considerada semicrítica, devem-se priorizar sempre materiais que absorvam pouca ou nenhuma água. A presença da água cria um ambiente propício para a proliferação de microrganismos. Quanto menor a quantidade de água, menor a probabilidade de crescimento de microrganismos no local.

A partir deste conceito, podem-se definir quais os pisos que atendem à variável: perfeita higienização das superfícies. Ou seja, quanto menos o piso absorver água, maior será a probabilidade de mantermos ele limpo, isento de microrganismos.

Muito frequentemente, tem-se a noção de que, colocando uma cerâmica ou um granito, por exemplo, em uma superfície, essa se manterá impermeável, o que não é verdade. Muitas cerâmicas absorvem mais que 10% de água, o mesmo ocorrendo com alguns granitos. Já as cerâmicas do tipo porcelanato absorvem em média 0,05% e, sob esse aspecto, têm um ótimo desempenho. Os granitos quando colocados devem receber um preparado impermeabilizante que tornará a superfície menos absorvente.

Outro problema diz respeito aos rejuntes das peças cerâmicas. Muitas vezes, opta-se por um piso de cerâmica que não absorve mais que 4% de água, mas, no entanto, entre as peças é colocado cimento branco, que é um material altamente absorvente. Existem hoje no mercado rejuntes industrializados com epóxi em sua composição que garantem um ótimo nível de impermeabilidade e que devem ser utilizados sempre nas áreas críticas e semicríticas.

Superfícies com muitas e profundas juntas são desaconselháveis na maioria dos casos. As juntas, além de acumularem sujeira, fazem com que um carrinho trepide, trazendo um total desconforto e barulho. Essa trepidação pode derrubar uma roupa, além de quase sempre provocar ruídos indesejáveis.

Sempre que possível, devem ser evitadas juntas, mas, quando existirem, que sejam as mais finas possíveis, diminuindo assim a participação do rejunte na composição do piso, pois essas normalmente não possuem a mesma resistência do piso. De nada adianta a colocação de uma cerâmica de ótima qualidade, com um índice muito baixo de absorção de água e usar como rejunte o cimento branco, material altamente absorvente. O rejunte mais indicado é o que contém epóxi na sua composição, pois, dessa forma, torna a superfície tão impermeável ou mais que o piso utilizado. Cimentos brancos quando utilizados devem ser agregados a algum aditivo impermeabilizante. Os pontos escuros que normalmente vemos nos pisos quase sempre são oriundos de sujeira e também de fungos que crescem no local devido à umidade.

Outro ponto não menos importante a ser observado na escolha do piso é sua condição quanto à reflexão dos sons que trazem desconforto e baixam a produtividade dos funcionários. Certamente, pisos laváveis, citados anteriormente, são quase sempre muito ruins nesse aspecto. Assim, pode-se trabalhar na especificação dos tetos que absorvam o som, de forma a diminuir sua reflexão e minimizar o problema.

As tintas elaboradas à base de epóxi, principalmente, ou outras destinadas a áreas molhadas, como as de PVC, poliuretano etc., não são muito recomendadas para os pisos, pois não resistem bem à abrasão e impactos a que serão submetidas, apesar de serem resistentes à lavagem.

Quanto à cor, o ideal é que os pisos das áreas críticas ou semicríticas sejam brancos ou pretos, pois são as colorações que mais mostram a sujeira. Algumas normas e publicações falam em cores claras e isto é um erro, pois o bege e o cinza são cores claras e péssimas do ponto de vista de higienização, pois são colorações que escondem muito a sujeira dos pisos. Logicamente, em função da estética de alguns ambientes, é possível utilizar outras colorações que não o branco ou o preto. Estas últimas devem ser usadas principalmente nos ambientes críticos ou semicríticos onde a estética está em segundo plano.

TIPOS DE PISOS

De modo a facilitar o processo de escolha dos materiais para pisos, descrevemos a seguir as características de alguns materiais mais comumente usados e disponíveis no mercado no momento.

Industrial de alta resistência – é um piso fundido no local, à base de cimento e de pedriscos, cujas juntas ficam perfeitamente integradas ao piso, formando um bloco monolítico e permitindo a confecção do rodapé contínuo. Devem-se evitar os pisos tipo granitina ou marmorite, cuja composição da mistura é feita na obra, pois não existe um controle de qualidade tanto dos componentes, como do traço da mistura, e quase sempre o resultado é que esses tipos de pisos começam a se deteriorar em pouco tempo. A maioria dessas granitinas ou marmorites, em especial os feitos com cimento branco, fissuram em muitos locais devido à retração do cimento branco, mesmo quando usados quadros pequenos. Esse piso, o industrial, é mais indicado para as salas de recepção de roupa suja e de processamento, ambientes esses que requerem limpeza pesada e possuem alto trânsito.

Revestimentos industriais autonivelantes de resina sintética – colocados sob uma base de concreto, esses tipos de pisos tornam-se monolíticos, muito resistentes, de fácil limpeza, possuem alta resistência à abrasão, aos agentes químicos, pouca absorção de água, em torno de 0,3% e, como o próprio nome diz, são autonivelantes. Podem ser feitos à base de epóxi, poliuretano ou poliureia. Os mais indicados para os serviços de processamento de roupas são os à base de epóxi. Permitem a confecção do rodapé contínuo, importante nesses casos. Esses pisos, assim como o anterior, são indicados também para as salas de recepção de roupa suja e de processamento, ambientes esses que requerem limpeza pesada e ótima assepsia, e possuem trânsito intenso.

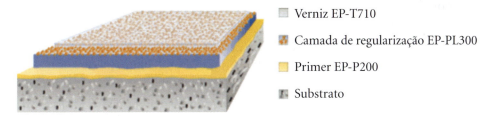

Figura II-2 – Revestimentos industriais autonivelantes de resina sintética.
Fonte: www.rinol.com/br

Vinílico em placas – normalmente é apresentado em placas de 30 × 30cm ou de 60 × 60cm nas mais variadas padronagens. Fácil de colocar, permite uma boa limpeza com pano úmido, embora não seja muito adequado quando se utiliza grande quantidade de água na limpeza. Esse piso pode ser usado nas áreas não críticas do serviço de processamento de roupas e na sala de guarda de roupa limpa. Não deve ser utilizado nas salas de recepção de roupa suja e de processamento, pois a junta é seca e quando da lavagem há penetração de água e com isso possível proliferação de fungos e bactérias.

Vinílico ou linóleo em mantas – normalmente vem em rolos de dois metros de largura e em muitas cores e texturas. Fácil de colocar, permite uma boa limpeza, pois as juntas são soldadas no local e ficam perfeitamente integradas no piso, formando um bloco monolítico, e também permite a confecção do rodapé contínuo. Devem-se optar pelos tipos que possuem um tratamento impermeabilizante de fábrica, evitando-se, dessa forma, o uso de cera para esse fim. Absorve bem o som, contribuindo para o silêncio requerido na maioria dos ambientes. Os pisos vinílicos, muito utilizados em hospitais, no caso dos serviços de processamento de roupas ficarão restritos às áreas não críticas e à sala de guarda de roupa limpa, pois, apesar de serem laváveis, não suportarão ao tipo de uso de áreas praticamente industriais, como são as salas de recepção de roupa suja e de processamento.

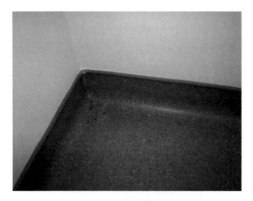

Figura II-3 – Piso vinílico em manta com rodapé contínuo.

Borracha – fácil de colocar e permite uma boa limpeza. Assim como os vinílicos em mantas, as juntas são soldadas no local e ficam perfeitamente integradas no piso, formando um bloco monolítico, e também permite a confecção do rodapé contínuo. Absorve bem o som, contribuindo para o silêncio requerido na maioria dos ambientes. Devem ser evitados os pisos de borracha em placas que possuem ressaltos (normalmente círculos contínuos), pois isso provocará trepidações nos carrinhos. O uso é o mesmo que os pisos vinílicos em manta.

Granito – resistente às lavagens constantes e ao tráfego intenso, tem o inconveniente de o custo ser alto na maioria dos casos, de "esconder" a sujeira e reverberar muito o som. Alguns tipos são altamente porosos e devem receber um tratamento impermeabilizante, principalmente se forem colocados em áreas semicríticas. Esse piso é mais indicado para os ambientes como saguões, banheiros e sanitários, administração e algumas circulações. Sempre devem ser usados rejuntes entre as placas. Deve-se evitar o uso nas salas de recepção de roupa suja e de processamento por causa da alta absorção de água.

Cerâmica – material com índice de absorção de água muito baixo, em especial as cerâmicas de boa qualidade. Dependendo da especificação, pode ter alta resistência a tráfego intenso e a impactos. O ideal é escolher aquelas que podem ter uma junta bem fina, evitando o desgaste do rejunte que normalmente não possui a mesma resistência da cerâmica, além de acumular sujeira. Os rejuntes se muito largos provocam trepidações nos carrinhos. O rejunte mais indicado é o que contém epóxi na sua composição, conforme já citado. A preferência deve ser por peças de grandes formatos (90-120cm), hoje muito utilizadas, pois diminuem os rejuntes. Uma boa cerâmica hoje disponível no mercado é a do tipo *porcelanato*, bastante dura e praticamente impermeável, mas com o inconveniente do custo um pouco alto. Esse piso pode ser usado em todos os ambientes como saguões, banheiros, administração e nas salas de recepção de roupa suja e de processamento também.

Mármore – semelhante ao granito, porém menos resistente e mais absorvente. Indicado somente para onde se quer dar prioridade à aparência e onde a questão do controle de contaminação não é prioritária, ou seja, saguões, esperas, sanitários de recepções e eventualmente algumas circulações. Deve ser utilizado na forma polida e com aplicação de impermeabilizante, de modo a facilitar a limpeza. Devido aos mesmos problemas relatados no granito, deve-se evitar o uso nas áreas críticas e semicríticas dos serviços de processamento de roupas.

RODAPÉS

Os rodapés são imprescindíveis porque têm a função de proteger as paredes contra batidas ocasionadas por vassouras, rodos, enceradeiras, de rodinhas de carrinho ou mesmo de sapatos dos usuários e ainda de água ou umidade decorrente da limpeza do ambiente.

Mesmo nunca tendo existido uma norma oficial que determinasse a execução dos rodapés curvos, essa era e ainda é uma prática comum e não questionada em vários estabelecimentos de saúde, incluindo os serviços de processamento de roupas.

Há muito tempo essa questão da adoção do rodapé curvo passou a ser secundária.

O problema não é o canto de 90º formado entre a parede e o piso, que é de difícil limpeza ou, melhor, somente ele, e sim todos os cantos que possam vir a dificultar a higienização correta do ambiente. Portanto, tudo que for feito para melhorar a higienização dos ambientes será bem-vindo. De nada adianta se preocupar com os rodapés e colocar sancas no teto, janelas com vários recortes, frisos nas paredes, pisos inadequados etc.

A execução da junção entre o rodapé e o piso deve ser de tal forma que permita a limpeza completa do canto formado.

Rodapés com arredondamento acentuado, além de serem de difícil execução ou mesmo impróprios para diversos tipos de materiais utilizados para acabamento de pisos, pois alguns não permitem o arredondamento, como é o caso do granito, em nada facilitam o processo de limpeza do local, quer seja ele feito por enceradeiras, *mops* ou mesmo por rodos ou vassouras envolvidos por panos.

Rodapés com curva acentuada estão sujeitos a rachaduras, além do que não permitem a limpeza no sentido longitudinal, uma vez que o rodo ou a vassoura envoltos em pano não se inserem na curva do rodapé e, desse modo, a área acaba por ficar sem limpar.

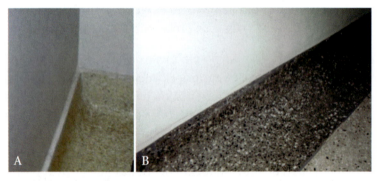

Figura II-4 – A) Rodapé arredondado com ressalto. B) Rodapé arredondado sem ressalto, inserido na parede (impróprio).

Especial atenção deve ser dada à união do rodapé com a parede, de modo que os dois estejam alinhados, evitando-se o tradicional ressalto do rodapé que permite o acúmulo de pó e é de difícil limpeza.

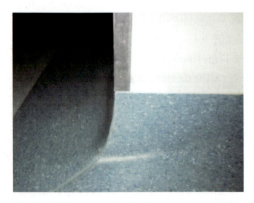

Figura II-5 – Rodapé de manta vinílica levemente arredondado.

As curvaturas, quando utilizadas, não devem ser maiores que 1,5cm de raio (espessura de um dedo), isto para pisos de material confeccionado *in loco* ou flexível, sempre se observando o perfeito alinhamento entre a parede e o rodapé para que não haja ressaltos, como o da figura II-4, que só transferiu o problema para uma área ainda mais problemática.

Muitos acham que uma parede de gesso acartonado não permite a inserção do rodapé dentro da parede. Isso é falso, pois hoje as indústrias desses materiais já desenvolveram detalhes construtivos que permitem o perfeito alinhamento do rodapé com a parede.

No caso do uso de materiais que não permitem o arredondamento do rodapé, como os granitos ou as cerâmicas, esse deve estar sempre totalmente inserido nas paredes, como mostra a figura II-6, evitando-se o ressalto mencionado anteriormente.

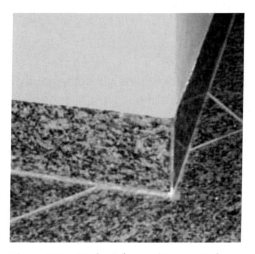

Figura II-6 – Rodapé de granito engastado na parede.

RALOS E CALHAS

Quando se fala de pisos em serviço de processamento de roupas, sempre vem à mente como resolver o problema dos ralos e calhas. Ralos podem transbordar e contaminar o ambiente e também são de difícil limpeza. Portanto, ralos são pontos fracos do ponto de vista de controle de contaminação. Não raro, produzem ainda odores desagradáveis.

Entendendo que a higienização de alguns ambientes nos serviços de processamento de roupas (em especial nas áreas não críticas) é feita geralmente com rodos

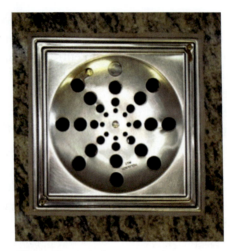

Figura II-7 – Ralo com tampa escamoteável.

envoltos em panos, ou *mops*, todos os dois embebidos com algum tipo de saneante e que dificilmente se joga água em abundância nas superfícies, depreende-se que, de maneira geral, deve-se evitar o máximo possível a colocação de ralos, pois, além de muitas vezes desnecessários, são fontes de possíveis contaminações.

No entanto, ambientes tais como banheiros, copa, sala de recepção de roupa suja e salão de processamento de roupa podem e devem possuir ralos e mesmo calhas, e estes devem ser sempre sifonados (com fechos hídricos). Todos os ralos, tantos os secos quantos os sifonados, devem possuir uma tampa com fechamento escamoteável, ou seja, do tipo que abre e fecha, impedindo, dessa forma, a saída de insetos, odores ou mesmo parte de um transbordamento.

Em alguns ambientes, os ralos são insuficientes para recolher a quantidade de água jogada no chão. É o caso das salas de recepção de roupa suja e de processamento de roupas, em especial na saída da roupa lavada de máquinas que não fazem centrifugação. Nesse caso, as roupas saem do equipamento encharcadas de água e molham muito o chão, podendo provocar acidentes. Assim, as calhas nesses locais são muito importantes. Porém, elas devem ser feitas de material e desenho que permita sua higienização, pois, caso contrário, serão fonte de contaminação contínua. Os materiais mais usados são o PVC e o aço inox. O mesmo cuidado deve-se ter com a tampa da calha e com o ralo de dentro dessa que, assim como os outros, deve possuir também uma tampa que abre e fecha, salvo se a tampa da calha já tiver esse detalhe.

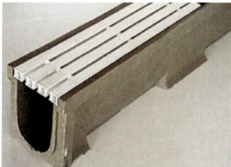
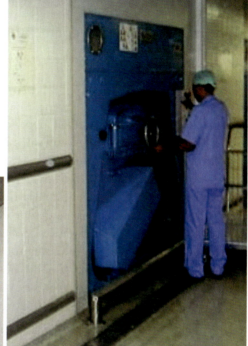

Figura II-8 – Calha na saída da roupa limpa no serviço de processamento de roupas.

BIBLIOGRAFIA

Agência Nacional de Vigilância Sanitária. Segurança do Paciente em Serviços de Saúde: Limpeza e Desinfecção de Superfícies. Agência Nacional de Vigilância Sanitária. Brasília: Anvisa; 2010.

Agência Nacional de Vigilância Sanitária. Normas para Projetos Físicos de Estabelecimentos Assistenciais de Saúde. Resolução RDC nº 50 de 21/02/2002. Brasília: Anvisa; 2004.

Agência Nacional de Vigilância Sanitária. Manual de Processamento de Roupas de Serviços de Saúde: Prevenção e Controle de Riscos. Brasília: ANVISA; 2009.

Bicalho FC. A Arquitetura e a Engenharia no Controle de Infecção. Rio de Janeiro: Rio Books; 2010.

Bicalho FC, Barcellos RMG. Temas de Arquitetura de Estabelecimentos Assistenciais de Saúde. Parte I. Materiais de Acabamento em Estabelecimentos Assistenciais de Saúde. Bahia: Universidade Federal da Bahia; 2002.

Torres S, Lisboa TC. Gestão dos Serviços de Limpeza, Higiene e Lavanderia em Estabelecimentos de Saúde. 3ª ed. São Paulo: Sarvier; 2008.

Manutenção das Instalações

Teresinha Covas Lisboa

A estrutura do prédio hospitalar depende, também, do serviço de manutenção, principalmente no que tange a revisões elétricas, hidráulicas, reparos de pintura, habituais em qualquer empresa.

A programação desse serviço envolve, inclusive, o conceito de manutenção preditiva, preventiva, corretiva e de continuidade operacional.

Normalmente, esse trabalho é desenvolvido por uma equipe interna, cabendo a contratação de terceiros para aqueles serviços considerados de maior especialização.

Enfatizamos a implantação da manutenção preditiva como solução adaptável em qualquer hospital, principalmente nos que estão mais expostos às oscilações econômicas, presente nos programas de implantação de qualidade.

As instalações subdividem-se em patrimoniais e de apoio operacional.

Conforme relaciona Corrêa (1991), as patrimoniais englobam:
- **Instalações civis** – pisos, paredes de alvenaria e divisórias, revestimentos, forros, esquadrias, hidráulica de água fria e esgoto.
- **Instalações elétricas** – luminárias, tomadas, quadros elétricos, para-raio, aterramento, prumadas de distribuição, transformadores, baterias, geradores.
- **Instalações eletrônicas** – sistemas de alarme, controles de acesso ao edifício.
- **Instalações de comunicações** – sistema paciente-enfermagem, sistema telefônico, interfone.

A função do administrador é manter as instalações do serviço de processamento de roupas em pleno funcionamento, efetuando manutenção preventiva em cada um desses itens. Seu funcionamento necessita ser harmônico, integrado e, principalmente, contínuo. Isso irá refletir na qualidade do trabalho desenvolvido no serviço de processamento de roupas, pois o bom desempenho do indivíduo depende, também, das condições ambientais que a empresa oferece.

Corrêa (1991) define:

"São considerados apoio operacional todos os sistemas que, não necessariamente, teríamos em um prédio convencional, como, por exemplo: sistema de ar condicionado e exaustão, sistemas de ar comprimido industrial e medicinal, sistemas de gases, caldeira e rede de vapor, sistemas de vácuo etc."

As instalações de apoio operacional envolvem os serviços de manutenção voltados para o atendimento do paciente.

Acabamento

Alguns detalhes sobre os tipos de materiais para acabamento precisam ser mencionados, a fim de que possamos amiudar as determinações da Anvisa.

No tocante a paredes, pisos, portas e janelas do serviço de processamento de roupas, os fatores primordiais são: facilidade de limpeza, resistência e segurança. Qualquer detalhe de acabamento visa, também, ao controle da disseminação de microrganismos. É importante o uso de cores claras e absorventes.

O pé direito "deverá ser estudado de acordo com o equipamento a ser instalado, não devendo ser inferior a 4m" (Pinto, 1996).

O piso precisa ser durável, liso, com queda direcionada aos ralos, nas áreas de separação e lavagem, sendo de superfície antiescorregadia. Richter (1976) aconselha que "o calculista do piso do serviço de processamento de roupas precisa receber, em tempo hábil, a especificação exata do peso das máquinas carregadas e da localização das centrífugas. Cuidados especiais e relativamente simples na fixação das máquinas ao piso podem diminuir sensivelmente a transmissão das vibrações, proporcionando melhores condições de funcionamento". Pela constante umidade e mesmo pelo excesso de lavagem do piso, recomenda-se o uso de material resistente à água e às soluções germicidas. Toda e qualquer fresta, saliência, canto ou abertura será reparada a fim de evitar acúmulo de sujeira ou propagação de insetos. O mesmo cuidado acontece com o teto, o qual deve ser claro, difusor de luz, necessitando de tratamento acústico para diminuir o ruído das máquinas.

Em virtude da instalação de equipamentos de grande porte, esse serviço precisa de porta ou painéis removíveis, cuja largura permita a passagem desses equipamentos. Podem ser revestidos de fórmica ou pintura de fácil limpeza, com visores.

Os vidros das portas, janelas ou painéis que atingem até 50cm do piso necessitam ser do tipo não estilhaçável. As portas devem possuir visores.

As janelas precisam ser teladas, em altura de 1,50m do piso, e propiciar uma boa iluminação natural, se possível, bilateral, para que se dispense o uso de luz artificial durante o dia; os caixilhos terão de ser resistentes à ação da umidade.

A instalação de monta-cargas obedece à Norma NBR-7.192 da ABNT e deve seguir as seguintes especificações:

- Portas que abram para recintos fechados e nunca para corredores.
- Portas corta-fogo, automáticas, leves e localizadas em cada andar.

Os tubos de queda, tubulões ou chutes são permitidos para uso exclusivo da roupa suja e devem ser dotados de mecanismos que permitam sua desinfecção.

A Portaria Ministerial determina que "toda tubulação usada para o transporte de roupa suja tem que possuir mecanismos de lavagem próprios, antecâmaras de acesso com portas, tubo de ventilação paralelo, ligado em intervalos ao tubulão, e área de recepção exclusiva da roupa suja, com ralo sifonado para captação da água oriunda da limpeza do tubulão. O tubulão tem de ser de material lavável e anticorrosivo" (1995).

A determinação do lugar para sanitários deve atender às dimensões mínimas essenciais. É considerada satisfatória a metragem de $1m^2$ por sanitário, separado por sexo, com 20 operários em atividade, de acordo com a Norma Regulamentadora nº 24 do Ministério do Trabalho. Os vestiários, também separados por sexo, serão dimensionados em função de $1,50m^2$ para um trabalhador. Sanitários e vestiários devem existir tanto na área suja quanto na limpa.

Na área suja é importante a existência de um sanitário específico para os funcionários que nela trabalham:

"Eles não devem entrar na área limpa sem antes tomar banho. Embora seja um pouco difícil controlar essa situação, algumas chefias adotam o regime de rodízio diário. No intervalo do almoço, os funcionários da área suja tomam banho, dirigem-se ao refeitório e, ao retornarem, passam a trabalhar na área limpa, enquanto os que trabalharam nessa área vão para a área suja" (Lisboa, 1993).

É importante que a chefia controle esse procedimento e isso é obtido pelo treinamento e desenvolvimento de pessoas.

Equipamentos

Os equipamentos constituem o conjunto de máquinas e aparelhos que revestem a área física ocupada pelo serviço de processamento de roupas.

Segundo Richter (1976):

"A seleção do equipamento adequado baseia-se nos seguintes dados indispensáveis:
- Estimativa do peso a ser processado por dia e por hora. Tecidos utilizados no hospital.
- Tamanho dos artigos em uso no hospital.
- Composição percentual do volume de roupa segundo:
  - o processo de lavagem (grau e tipo de sujidade);
  - o acabamento necessário ou desejado".

O Manual de Processamento de Roupas dos Serviços de Saúde: prevenção e controle de riscos (2009) preconiza que a relação kg/paciente varia de acordo com a especialidade do serviço de saúde, a frequência de trocas de roupas e, também, se o serviço é próprio ou terceirizado.

A estimativa de carga de roupa de acordo com o tipo de hospital é o seguinte:

- Hospital geral de longa permanência, para pacientes crônicos – 2kg/leito/dia.
- Hospital geral, estimando-se uma troca diária de lençóis – 4kg/leito/dia.
- Hospital geral de maior rotatividade, com unidades de pronto-socorro, obstetrícia, pediatria e outras – 6kg/leito/dia.
- Hospital especializado de alto padrão – 8kg/leito/dia.
- Hospital escola – 8 a 15kg/leito/dia.

As condições exigíveis de fabricação, terminologia, instalação, níveis de ruído, segurança das máquinas estão contidas nas seguintes normas da ABNT sobre máquinas de serviço de processamento de roupas industrial:

1. EB-1.166
   Calandras industriais – especificação.
2. EB-1.167
   Lavadoras industriais – especificação.
3. EB-1.168
   Secadoras 1. industriais – especificação.
4. EB-1.169
   Centrífugas industriais – especificação.
5. NB-95 – março/87
   Níveis de ruído para conforto acústico.
6. NBR-8.405 – março/84
   Lavadora extratora de carregamento lateral para roupas em geral.
7. NBR-8.406 – março/84
   Lavadora extratora de carregamento frontal para roupas em geral.
8. TB-219 – dezembro/80
   Máquinas de serviço de processamento de roupas industrial – terminologia.

Assim, o administrador, para adquirir um equipamento para o serviço de processamento de roupas de uma instituição hospitalar, necessitará de conhecimento prévio das normas estabelecidas, acrescido de pesquisa criteriosa dos fabricantes disponíveis, para que possa comparar preço, modelo, marcas, manutenção, características e operacionalidade desses equipamentos.

Os equipamentos necessários para o funcionamento do serviço de processamento de roupas são:

- Lavadora.
- Centrífuga ou extratora.

- Calandra.
- Secadora.
- Prensa.
- Ferro elétrico (se necessário).
- Balança.
- Máquina de costura.
- Carros de transporte.

Os critérios de fabricação, terminologia, instalação, níveis de ruído, segurança das máquinas encontram amparo nas normas da ABNT. A aquisição de máquinas e equipamentos para o serviço de processamento de roupas hospitalares necessitará do conhecimento antecipado das normas, acrescida dos critérios de qualidade disponíveis pelos fabricantes.

Nos processos de lavagem, incluem-se:

Lavadora de desinfecção – que processa a roupa para cargas individuais ou lotes, muito utilizada nos hospitais em geral. Caracteriza-se por ser encaixada na parede ou na barreira de contaminação e por possuir duas portas: uma de entrada para acessar a roupa suja, na área suja; e outra de saída, no lado limpo do serviço de processamento de roupas. Complementa-se a barreira física com uma pressão de ar negativa na área suja em relação à área limpa:

"O que difere um serviço de processamento de roupas hospitalares de outros, no que diz respeito à planta física, é a barreira de contaminação que separa a área limpa da área contaminada, impedindo que aconteçam as infecções cruzadas; logicamente, em um contexto geral, o processamento da roupa deve estar dentro das técnicas preconizadas pelo Ministério da Saúde" (Sarquis e Kroll, 1996).

Lavadora contínua ou túnel de lavagem – máquina de sofisticação tecnológica, composta de módulos, onde a roupa é processada contínua e ininterruptamente e efetua o processo de diluição progressiva de sujidade.

Lavadora extratora – é aquela "em que a operação de extração de água, após a operação de lavagem, é feita sem a necessidade de transferência da roupa de um equipamento para outro" (Stort Jr., 1993). Caracteriza-se por possuir o processo de lavagem com a centrifugação e o acondicionamento.

Lavadora com ozônio – o processo de lavagem de roupas e tecidos com ozônio consiste na injeção controlada do ozônio na lavagem, reduzindo e substituindo os detergentes ou misturas tensoativas, que são habitualmente usadas no processo convencional. O ozônio é uma molécula carregada positivamente e, quando entra em contato com sujidades orgânicas, reage rapidamente pelo processo da oxidação. É gerado quando uma corrente alternada de alta voltagem é descarregada em presença de oxigênio.

Centrífuga – conhecida como extratora, elimina até 60% da água da roupa. Ao terminar a operação de lavagem, a roupa é retirada da máquina e depositada sob um estrado para escoamento.

Secadora – é o equipamento que elabora a secagem da roupa que não é processada na calandra, tais como cobertores, roupas felpudas, fraldas, compressas etc.

Calandra – utiliza-se esse equipamento para secar e passar a roupa, como lençóis, fronhas e campos. É constituída de dois ou mais rolos ou cilindros, revestidos de estopa, feltro e algodão, que giram dentro das calhas fixas aquecidas a vapor, eletricidade ou gás. É complementada pela coifa, a fim de melhorar as condições ambientais, protegendo os funcionários de calor e vapor excessivos. Atualmente, são fabricadas calandras com dobrador incorporado. Seu processo seca, passa e dobra as roupas; é utilizada para suprir espaços pequenos e economiza mão de obra.

Prensa – é um equipamento aquecido a vapor que possibilita a passagem da roupa pessoal. Poucos hospitais utilizam esse recurso. "Apesar de ser onerosa em sua instalação e de baixa produção, oferece a vantagem de substituir até cinco ferros elétricos" (Lisboa, 1993).

Ferro elétrico – é um equipamento antigo, de uso doméstico, com a finalidade de efetuar retoques e acabamentos. Os hospitais o utilizam para passagem de roupas pessoais dos médicos, residentes, acompanhantes etc.

Balança – é uma peça obrigatória importantíssima, presente na sala de separação. Por ela se define o peso e a quantidade de roupa usada nos centros de custo, ou seja, nas unidades de origem.

Máquina de costura – máquina com a finalidade de reparar peças danificadas ou confeccionar peças novas. "O número de máquinas necessárias corresponde, aproximadamente, à seguinte proporção: uma máquina de costura para cada 700kg processados por dia" (Richter, 1976).

Carros de transporte – utilizados para transportar a roupa hospitalar. Podem ser: carros-prateleiras, estantes, cesto, mesa, estrado. Podem ser de alumínio, aço inoxidável, fibra de vidro etc. Precisam ser de alta resistência e durabilidade. Podem, também, ser padronizados em cores, para distinguir o limpo do contaminado, e necessitam de dreno para eliminação de líquidos. Todos devem ser laváveis. Alguns modelos possuem tampas. **Não usar revestimentos de madeira.**

Os equipamentos industriais devem seguir a NR 12 que define as referências técnicas, princípios fundamentais e medidas de proteção para garantir a saúde e a integridade física dos trabalhadores e estabelece requisitos mínimos para a prevenção de acidentes e doenças do trabalho na fase de utilização de máquinas e equipamentos. Por exemplo: conter dispositivos de intertravamento que impeçam a abertura da tampa da máquina em movimento.

Os fabricantes das máquinas e equipamentos devem apresentar o certificado que atenda à NR 12.

Manutenção dos Equipamentos

Também denominado "conservação e reparos", o setor de manutenção possui, segundo Gonçalves (1989), as funções de:

- Conservar os equipamentos em bom estado por meio de manutenção preventiva.
- Consertar os equipamentos defeituosos por meio de manutenção corretiva, rápida e eficiente.
- Proporcionar oferecimento, sem interrupções, dos serviços de energia, luz, água, gases, vapor, vácuo, ar comprimido, esgoto, sistema de comunicações audiovisuais e outras utilidades.

Para o trabalhador, a manutenção é uma das medidas de segurança que a empresa oferece, a fim de protegê-lo de possíveis riscos de acidentes. Está intimamente ligada com a produção de cada setor, além de proporcionar, a toda organização hospitalar, condições de operação contínua, confiável, segura e econômica.

Em um serviço de processamento de roupas, de qualquer porte ou situação financeira, a paralisação de equipamentos e máquinas ou o aparecimento de problemas técnicos com as instalações resultará em elevados custos e atrasos na operacionalização da roupa lavada. Isso, além das horas ociosas dos funcionários, representa um grande custo na folha de pagamento.

Conforme considera o Manual de Processamento de Roupas dos Serviços de Saúde: prevenção e controle de riscos (2009), a manutenção "compreende os cuidados técnicos indispensáveis ao funcionamento regular e permanente dos motores, máquinas e instalações e engloba tanto as medidas preventivas como as corretivas".

É um serviço que não pode faltar no hospital, pois, além da segurança do empregado, *conserva o patrimônio das organizações hospitalares, evitando sua deterioração.*

O estudo de um serviço de processamento de roupas enfoca a análise do trinômio homem-ambiente-função. Nesse caso, é importante que o indivíduo esteja familiarizado com o ambiente e com o equipamento que opera. É lógico que sua manutenção será inserida nesse princípio, pois as máquinas e os equipamentos são os instrumentos de trabalho desse indivíduo. Assim, ele deverá conhecer toda sua história, percebendo seu mau funcionamento, suas necessidades de revisão, troca de peças, lubrificação, limpeza etc.

Trata-se de medidas de controle periódicas que englobam vistorias, ajustamentos e instalações, lubrificação, lavagem, pintura e limpeza.

O Manual do Serviço de Processamento de Roupas dos Serviços de Saúde: prevenção e controle de riscos (2009) prevê o registro da caldeira, caso o serviço possua, no Ministério do Trabalho e Emprego, conforme disposto na NR 1.314. Ainda, segundo o Manual, "as tubulações devem ser preferencialmente aparentes ou adotadas soluções que permitam fácil acesso para a manutenção". Essas medidas são consideradas preventivas, simples e adaptáveis em qualquer tipo de hospital. O estabelecimento de normas que fixem visitas periódicas ao setor, para prevenir paralisações, possibilitará maior tempo de vida útil das máquinas, equipamentos e instalações.

Para nós, o oferecimento desse serviço é visto como medida de economia e de controle de custos. Sua viabilização, porém, depende de toda a organização.

Conforme esclarecem Lewis e Pearson (1965), "a implantação de um programa de inspeções preventivas, bem organizado e bem controlado, depende não apenas do apoio total da alta administração, mas sim da compreensão e da cooperação dos órgãos de linha por ele adotados".

Na maioria dos casos, encontramos instituições que conservam, ainda, a manutenção corretiva como rotina, por considerarem-na menos onerosa. Para Corrêa (1991), "(...) 85% nas intervenções da manutenção envolvem a corretiva ou emergencial". O que concorre, também, para isso, é a falta de treinamento dos funcionários e o mau uso de equipamentos, implicando quebras totais ou defeitos que ocorrem repetidamente.

A manutenção emergencial é definida por Corrêa (1991) como aquela "(...) requerida por equipamentos imprescindíveis e únicos na instituição. É aquela a que nos referimos como conserto para ontem". O aspecto principal é a falta de programação, causando problemas para os usuários e para os técnicos de manutenção. Caracteriza-se, também, por ser totalmente imprevisível, onerosa e inconfiável, pois os prazos ficam bastante comprometidos pela urgência da necessidade de uso.

Qualquer que seja o tipo de manutenção utilizado no hospital, o importante é que a administração colabore para agilizar o conserto do patrimônio, promovendo tomada de preços compatíveis junto aos fornecedores especializados e seus representantes e oferecendo treinamento compatível àqueles que manuseiam as máquinas e os equipamentos.

14. Processamento da Roupa do Serviço de Saúde

Teresinha Covas Lisboa

Tecidos para Uso do Serviço de Saúde

Maria Ramos Soares

É notória a importância da roupa em uma unidade de atendimento à saúde, sendo o enxoval de tamanha importância que é definido como um dos poucos itens que pode interromper o atendimento em uma unidade hospitalar. Os tecidos têm função importante em nossas vidas em diversas situações do dia a dia. Desde a era pré-histórica, o homem já buscava uma forma de se proteger das intempéries. Foi essa necessidade que fez da roupa parte básica do homem, não só por fatores morais e sociais, mas também para permitir um equilíbrio biológico do organismo, já que a temperatura do corpo humano, que gira em torno de 36ºC, deve ser mantida através de um isolamento térmico (a roupa), não havendo assim excessivas trocas térmicas com o meio.

É comum ouvirmos insatisfações relativas à qualidade e à durabilidade dos tecidos disponíveis para uso hospitalar. Isso se deve a vários fatores, entre os quais podemos citar a qualidade atual dos artigos têxteis, o pequeno volume de enxoval para a demanda de uso, o uso e lavagens contínuas agressivas e frequentes e, em alguns casos, o uso indevido das peças.

No caso das roupas hospitalares, é importante que os tecidos utilizados atendam a alguns requisitos fundamentais, como estrutura adequada e composição que ofereçam conforto ao uso associado à boa durabilidade.

A escolha do tecido ou das peças confeccionadas deve considerar alguns aspectos técnicos importantes, tendo como base a composição do tecido que deve respeitar o conforto do paciente. Nesse caso, as fibras naturais são a melhor opção. No entanto, para um custo-benefício mais equilibrado, a mistura dessas fibras com outras sintéticas permite economia e maior durabilidade dos artigos com uma ligeira perda com relação ao conforto.

Para facilitar a compreensão com relação à especificação técnica de tecidos, relacionamos algumas definições importantes.

FIBRA TÊXTIL

Fibra ou filamento é todo elemento natural de origem vegetal, animal ou mineral, assim como todo elemento químico artificial ou sintético que, pela alta proporção entre o comprimento e o diâmetro e ainda por apresentar características de flexibilidade, suavidade, conforto ao uso e alongamento, possa ter aplicabilidade têxtil. As fibras são classificadas como:

- **Natural** – é aquela cuja macromolécula linear é obtida na natureza, não necessitando de nenhuma transformação para o uso.
- **Artificial** – é aquela cuja macromolécula é obtida na natureza, porém necessita de artifícios químicos que a tornem apta para aplicação na indústria têxtil.
- **Sintética** – é aquela cuja macromolécula linear não é encontrada na natureza, sendo obtida pelo homem por meio de sínteses químicas.

Existem inúmeras fibras utilizadas no mercado têxtil, entretanto, para a aplicação na área hospitalar, o número é bem restrito devido às características que os tecidos produzidos com essas fibras devem ter. Assim, em cada grupo principal encontramos entre as naturais o algodão, de origem vegetal, como uma das mais importantes, e a lã, de origem animal. Hoje ela é muito pouco utilizada para cobertores devido às dificuldades de conservação. Na família das fibras sintéticas, o destaque fica com o poliéster, muito utilizado na mistura para a produção de tecidos lisos e felpudos e o acrílico utilizado em cobertores para substituir a lã, de custo elevado e de difícil manutenção.

Após a definição do tipo de fibra utilizado, são produzidos os fios que posteriormente são tecidos. Os fios são o resultado de um processo de fiação no qual as fibras são torcidas, paralelizadas e estiradas para que possam adquirir resistência durante o processo de tecimento.

Os tecidos são classificados em três grupos: fibras (tecidos-não tecidos), malhas e planos (trançados ou de cala).

Os tecidos de fibras, ou tecidos-não tecidos, são produzidos a partir de um lençol, rede ou bateduras de fibras, mantidas juntas por uma combinação de processos mecânicos e químicos. Desse modo, os feltros são obtidos pela união das fibras, por meio do calor, produtos químicos, pressão e umidade. São exemplos de tecidos-não tecidos os enchimentos de edredom, as entretelas utilizadas em paletós e alguns tipos de cobertores.

Os tecidos de malha são fabricados por laçadas contínuas de um fio mesmo ou por uma série de fios entrelaçados com outros fios adjacentes (malharia por urdume, por exemplo, rendas). São tecidos em máquinas retas ou circulares, sendo que dessas últimas resultam em tecidos tubulares, ou seja, em forma de tubo (Figs. II-9 e II-10).

Os tecidos de cala são manufaturados em teares, por meio do entrelaçamento de uma série de fios que correm transversalmente (trama), passando por cima e por baixo de outra série de fios esticados longitudinalmente (urdume).

A tela ou tafetá é o ligamento mais simples que conhecemos, no exemplo da figura II-11, um fio preto, ora passa por cima, ora por baixo do branco.

Existem outros ligamentos que dão nomes a diversos tecidos que podem ser reconhecidos na figura II-11.

Para a escolha ou definição de compra de um tecido de uso institucional, é necessário identificar algumas de suas características que determinarão sua qualidade e, consequentemente, terão influência direta em seu desempenho e durabilidade durante o uso e lavagens sucessivas. Essa especificação deve também considerar a aplicação (uso) que o tecido terá quando em uso, tipo de sujidade que receberá e que tipo de lavagem e químicos serão utilizados para a higienização das peças.

O quadro II-3, reproduzido da NBR-13.734/1996, sugere algumas das principais características técnicas definidas por meio de estudos e que devem ser con-

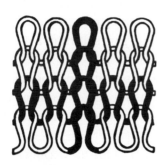

Figura II-9 – Malha circular ou retilínea.

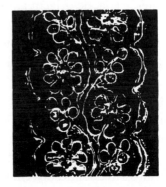

Figura II-10 – Renda (malharia por urdume).

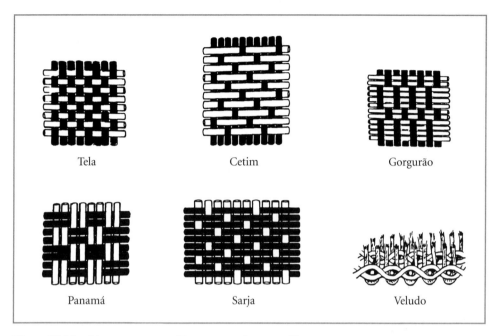

Figura II-11 – Ligamentos que dão nome a alguns tecidos.

Quadro II-3 – Características dos tecidos hospitalares.

Composição dos tecidos, ou seja, que material fibroso foi utilizado, que particularmente no caso de lençóis e fronhas está dividido em tecido de algodão a 100% e um misto de 50%/50% de poliéster/algodão
Padronagem: ou seja, o ligamento
Gramatura: peso do tecido por metro quadrado
Número de fios: quantidade de fios/cm de urdume e trama
Variação dimensional: encolhimento residual do tecido após um certo número de lavagens em trama e urdume
Solidez à lavagem: produtos utilizados na lavagem
A solidez de cor dos materiais têxteis é a resistência da cor dos materiais têxteis aos diferentes agentes aos quais o material possa ser exposto durante sua fabricação e uso subsequente
Solidez ao hipoclorito: resistência da cor aos agentes de alvejamento clorados
Resistência à tração: resistência dos tecidos quando submetidos a uma força longitudinal até o rompimento. Nesta norma, a unidade utilizada é o decâmetro/Newton por centímetro

sideradas. Essa norma especifica as características de tecidos hospitalares e a padronização de dimensões de alguns artigos, condições de fornecimento, formas de entrega, acabamento, identificação e embalagem.

Composição dos tecidos, ou seja, qual fibra foi utilizada. Particularmente no caso de lençóis e fronhas, a especificação está dividida em tecido de algodão 100% e misto de 50%/50% de poliéster/algodão.

- Padronagem – ou seja, o ligamento e a forma como foi construído o tecido.
- Gramatura – peso do tecido por metro quadrado.
- Número de fios – quantidade de fios/cm de urdume e trama.
- Variação dimensional – encolhimento residual do tecido após um certo número de lavagens em trama e urdume.
- Solidez à lavagem – resultante de testes de laboratório padronizados utilizados como referência no mercado têxtil.

A solidez de cor dos materiais têxteis é a resistência da cor dos materiais aos diferentes agentes aos quais possam ser expostos durante sua fabricação e uso subsequente. Algumas vezes, o desempenho da cor nos processos industriais não apresenta os mesmos resultados de laboratório em função das condições de lavagem e ação mecânica dos processos. Entretanto, para a compra esse número é muito importante. A solidez de cor é avaliada por meio de escalas de cinza específicas, sendo uma de alteração e outra de transferência de cor. O índice de solidez é um número puro, ou seja, não tem unidade. O índice maior (5) significa que não houve alteração ou transferência de cor. Quanto menor o índice, menor será a solidez daquela cor.

- Solidez ao hipoclorito – resistência da cor aos agentes de alvejamento clorados.
- Resistência à tração – resistência dos tecidos quando submetidos a uma força longitudinal até o rompimento. Nessa norma, a unidade utilizada é o decâmetro/Newton por centímetro. O valor expresso em decanewton pode ser transformado em kgf utilizando a seguinte relação: $1daN = 1,019716kgf$.

Esta é uma referência que pode ser utilizada sempre que uma unidade de saúde for fazer a aquisição de um novo lote de tecidos. A partir dessa norma, o hospital tem condições de solicitar que os tecidos fornecidos atendam a uma norma técnica e permite, inclusive no caso de suspeita de que o tecido entregue não apresente comportamento compatível com o especificado, embasar uma reclamação jurídica.

Um laboratório têxtil pode ser contratado para analisar o tecido e, a partir da comparação dos resultados com a norma, estabelecer se há diferenças de especificação. A segurança propiciada por esse instrumento é muito importante, principalmente quando os volumes negociados são elevados, como é o caso de grandes unidades ou instituições públicas.

As normas são referências importantes e muito pouco utilizadas pela sociedade em algumas atividades, mas são uma fonte de informação e conhecimento para muitos. Existem muitas normas para uso na área hospitalar, várias delas desconhecidas das pessoas envolvidas nessa atividade. Procure sempre se atualizar e conhecer os textos publicados, pois, como já mencionado, são um instrumento importante para padronizar e melhorar as relações com fornecedores, entre outros.

Outra forma de garantir a durabilidade dos tecidos é controlar rigorosamente os processos de lavagem das peças. Sendo seu serviço de processamento de roupas interno ou externo, é importante que sejam feitas análises do tecido para avaliar resíduos de produtos químicos que podem comprometer sua vida útil.

É importante programar um procedimento que permita identificar a data em que uma peça foi colocada em uso e quando foi dada baixa. Necessita avaliar o tempo de vida, o número de lavagens e organizar essas informações para poder identificar se houve desgaste precoce das peças.

Recomenda-se uma assessoria em parceria com o fornecedor de produtos ou contratando o serviço externamente. Deve-se lembrar de que a durabilidade está diretamente relacionada ao número de peças de cada item do enxoval disponível na unidade, frequência de lavagens e qualidade inicial do tecido.

CLASSIFICAÇÃO DAS FIBRAS

Naturais

Vegetais	Animais	Minerais
Algodão	Seda	Asbesto
Linho	Lã	Amianto
Rami	Coelho	
Juta	Cachemir	
Cânhamo	Mohair	
Coco	Angorá	
Coroá	Cabra	

Artificiais

Nome oficial da fibra	Nomes comerciais
Viscose	Seda Javanesa (em mistura com acetato)
Raion	Seda Javanesa (em mistura com acetato)
Polinósica (Modal)	Lenzing Modal® Tufcel®
Liocel	Tencel®
Acetato	Albene®
Borracha natural	

Sintéticas

Nome oficial da fibra	Nomes comerciais
Poliamida	Náilon®, Tactel®, Supplex®
Poliéster	Trevira®, Tergal®, Terylene®
Poliacrilonitrilo (acrílico)	Dralon®
Poliuretano elastomérico (elastano)	Lycra®, Spandex®, Creora®, Spandelle®, Dorlastan®, Glospan®
Poliuretano	
Polipropileno	

CLASSIFICAÇÃO E SIMBOLOGIA DAS FIBRAS

Naturais

VEGETAIS	
Algodão	CO
Linho	CL
Juta	CJ
Rami	CR
Cânhamo	CH
Sisal	CS
Coco	CK
Caroá	CN

ANIMAIS	
Seda	S
Lã	WO
Coelho	WE
Cabra	WP
Cachemir	WK
Mohair	WM
Angorá	WA

MINERAIS	
Asbesto	AS
Amianto	A

Sintéticas

Modacrílica	PAM
Polipropileno	PP
Polietileno	PE
Poliéster	PES
Poliestireno	PST
Policarbamida	PUA
Borracha sintética (polisopreno sintético)	LA
Poliamida	PA
Poliacrilonitrilo	PAC
Álcool polivinílico (vinilal)	PVA
Acetato de polivinila	PVA
Policloreto de vinila	PVA
Clorado posteriormente	PVC
Politetrafluoretileno	PTF
Policloritrifluoretileno	PCF
Poliuretano	PUR
Poliuretano elastomérico (elastano)	PUE
Elastodieno	PB

Artificiais

Viscose	CV
Cupramônio (cupramoniacal)	CL
Polinósica (modal)	CP
Liocel	CLY
Raion de nitrato	CN
Acetato	CA
Triacetato	CT
Acetato saponificado	CA+
Alginato	AL
Caseína	K, KA
Borracha natural (polisopreno natural)	LA

Outras fibras

Vidro têxtil	GL
Carbono	CAR
Fibra metálica	MT
Fibra de escória (lã de escória)	SL
Fibra fundida de rocha (lã de rocha)	ST
Multipolímero	PVM

Processamento da Roupa

ÁGUA

O elemento mais importante no processamento é a água. Sua análise é fator indispensável para o sucesso do serviço. Necessita atender três requisitos:

- Não conter sais de cálcio e de magnésio.

- Não conter ferro ou manganês, pois são elementos que amarelam o tecido e danificam os equipamentos. A eliminação é feita pela filtragem.
- Não conter matéria orgânica, podendo ser destruída pela filtragem.

CONDIÇÕES IDEAIS DA ÁGUA DE ALIMENTAÇÃO PARA SERVIÇO DE PROCESSAMENTO DE ROUPAS (FONTE: DIVERSEYLEVER)

A água é utilizada para atender aos parâmetros descritos a seguir. O não atendimento a esses cuidados pode causar problema à qualidade da lavagem a médio ou a longo prazo.

Aspecto	Límpida e sem matérias em suspensão
Teor de sólidos totais	700mg/l, máximo
Teor de sólidos em suspensão	Inferior a 15mg/l
Dureza	Até 18ppm: carbonato de cálcio ($CaCO_3$), ideal até 100ppm, carbonato de cálcio aceitável acima de 100ppm, crítico
Alcalinidade livre	Nula
Alcalinidade total	250mg/1, máximo C, CO_3
Matéria orgânica (DCO)	20mg/1 permanganato de potássio
Cloretos	250mg/l, máximo
Sulfatos	250mg/1, máximo
pH	6 a 8,2
Ferro	0,1ppm, máximo
Manganês	0,05mg/1, máximo
Cloro	< 0,05mg/1 (água de abastecimento)
Cobre	< 0,05mg/1

Procedimentos com a Roupa

Teresinha Covas Lisboa

ÁREA SUJA

COLETA

A coleta da roupa, realizada em horários predeterminados, visa sempre à redução de circulação pelo hospital, a fim de evitar infecções cruzadas. O princípio básico é o de "que a roupa suja deve ser manuseada e sacudida o mínimo possível. Após sua retirada do leito, do paciente, da sala de cirurgia ou de exame, precisa ser imediatamente colocada em sacos, onde deve permanecer até sua chegada ao serviço de processamento de roupas" (Richter, 1976).

O *Center for Desease Control and Prevention* (CDC), de Atlanta, USA, recomenda que toda roupa suja seja ensacada no local onde foi utilizada.

Os sacos usados na coleta devem ser impermeáveis, sendo que não poderão transbordar, precisando ser fechados logo que estiverem completos.

Segundo a Anvisa (2009): "... podem ser caracterizados por cores ou sinais, para identificar a unidade de procedência da roupa, como, por exemplo, azul para o centro cirúrgico e verde para o centro obstétrico. Devem, ainda, conter o nome da unidade e a data da coleta".

O transporte pode ser realizado da seguinte forma:
- Horizontal, feito em carrinhos por elevador de serviço.
- Por monta-cargas.
- Pelo "chute" – tubo de queda.

Questiona-se muito o tubo de queda, tendo em vista as seguintes desvantagens na colocação de Karman (1973), "fonte de aerossóis; dificuldade de limpeza e odores; perigo de incêndios e acidentes; estrago dos envoltórios e dificuldade de controle da roupa".

Os carros usados no transporte da roupa suja não devem servir à distribuição da roupa limpa. Em hospitais de vários andares, aconselha-se a previsão de dois elevadores de serviço, um para a roupa suja e coleta de lixo, e o outro para a distribuição da roupa limpa e para o Serviço de Nutrição e Dietética.

Desaconselha-se a instalação do monta-cargas pelo seu custo alto de manutenção e de pessoal, bem como pelas suas condições em não permitir uma boa desinfecção.

Os sacos de roupa suja ou usada, quando chegam ao serviço de processamento de roupas, são pesados e o resultado do peso registrado em impresso próprio. A pesagem é importante para indicar a carga correta que a máquina suportará e o peso da roupa recebida de cada unidade para o controle de custos e facilitar a determinação de fórmulas de lavagem.

Após essa operação, as peças são abertas, retirando-se os instrumentos cirúrgicos e agrupando-se de acordo com o tipo e grau de sujidade e tipo de tecido, conforme demonstra Mezzomo (1992):

"Roupa com sangue, com fezes, levemente suja, sujidade média, sujidade pesada, de cores firmes, de cores desbotáveis, de fibras sintéticas e de lã. A roupa de alta contaminação **nunca** deverá ser separada, para não manuseá-la; depois de pesada, é colocada na máquina dentro do próprio saco".

A lavagem "é o processo que consiste na eliminação da sujeira fixada na roupa, deixando-a com aspecto e cheiro agradável, nível bacteriológico reduzido ao mínimo e confortável para o uso" (Anvisa, 2009, p. 28).

Não existe um único processo de lavagem, pois depende da determinação do ciclo a ser usado, por exemplo:

- Ciclo para lavagem de roupa com sujidade leve.
- Ciclo para lavagem de roupa com sujidade pesada.

A lavagem da roupa não sofreu grandes alterações, mas as máquinas foram modernizadas, acompanhando o avanço tecnológico.

Os métodos e as técnicas de lavagem estão associados a alguns princípios no processo de lavagem: ordem física (mecânica, temperatura e tempo) e química (detergência, alvejamento, acidulação, amaciamento, desinfecção).

Após as operações de recepção, separação, pesagem e lavagem, toda a área suja deve ser lavada e desinfetada. Finalmente, os funcionários, ao término dos trabalhos, não poderão sair do local sem tomar banho de chuveiro e trocar as roupas.

Proíbe-se o processamento de roupas descartáveis, tendo em vista serem de uso único. Por exemplo, as compressas cirúrgicas.

Proíbe-se, também, a quantificação por contagem da roupa suja.

ÁREA LIMPA

Terminada a operação ou ciclo de lavagem, a roupa passa por um processo que consta de:

- Centrifugação.

- Calandragem (operação que seca e passa ao mesmo tempo as peças lisas).
- Secagem (em secadora).
- Prensagem.
- Passagem a ferro (uso eventual).

A adoção de máquinas extratoras elimina o uso da centrífuga, além de ter a vantagem de, sendo bem instaladas, evitar que o ambiente fique úmido nas proximidades dessas máquinas.

O processamento na rouparia complementa o trabalho na área limpa e centraliza o movimento de toda a roupa hospitalar. Na rouparia faz-se a estocagem ou repouso da roupa, distribuição, costura, conserto, marcação, baixa e reaproveitamento. A roupa submetida a conserto deve voltar para a lavagem. Cabe ressaltar que não existe um processo de lavagem considerado padrão. Cada hospital possui sua realidade e, assim, adapta esses processos às necessidades encontradas.

A quantidade de roupa necessária dependerá do número de trocas (de 3 a 6) e do tipo de hospital. Considerem-se também o sistema de distribuição e controle, o tempo de estocagem da roupa, o regime de trabalho e o horário de funcionamento da rouparia.

Evasão da Roupa

A evasão da roupa hospitalar é decorrente da ausência de mecanismos de controle da administração do hospital. Mesmo com o contrato de serviços terceirizados, cabe ao hospital controlar o desaparecimento de peças de roupa. O desvio acontece por alguns motivos: remoção, necrotério, furtos pelos clientes internos e externos, danos e desgaste natural.

O importante é que a administração conscientize a população hospitalar a respeito da preservação das peças que agregam o patrimônio hospitalar.

O Guia de Recomendações e Procedimentos para o Serviço de Processamento de Roupas Externo recomenda algumas soluções para minimizar o problema:

- Controle na entrada e saída do paciente, denominados *check-in* e *check-out*, respectivamente.
- Compromisso e colaboração da equipe de enfermagem obtida pelo treinamento, pelo desenvolvimento e pela conscientização dos funcionários.

- Implantação de rouparia central sob a responsabilidade de um funcionário que efetue o controle da guarda e da distribuição.
- Utilização de código de barras nas roupas.
- Utilização de chipes nas roupas.
- Identificação dos *hampers* por unidade geradora.

Acrescenta-se ao controle, também, o uso da roupa personalizada. Com a apresentação do logotipo do hospital e/ou a utilização de cores diferenciadas, a evidência do patrimônio hospitalar fica mais caracterizada.

A montagem dos pacotes cirúrgicos, pelo SPR, garante o controle da roupa do centro cirúrgico. Os pacotes pré-montados do enxoval destinado aos leitos também é uma forma de controle de peças. Cada leito recebe os respectivos pacotes, de acordo com o número de trocas.

A roupa coletada, disposta em sacos, poderá chegar à área suja com uma etiqueta correspondente ao local de onde foi usada. Nela constarão: unidade de origem, andar, posto de enfermagem responsável ou unidade regional.

A utilização de impressos de recebimento e entrega de roupa minimiza, também, a evasão (rol de roupa).

Os hospitais que mantêm os Serviços de Hotelaria possuem o departamento denominado "Governança", que se ocupa da arrumação de apartamentos, com o serviço de processamento de roupas/rouparia e limpeza. Cabe à governança a organização e o controle das rouparias dos andares que designa camareiras para a realização de inventários. Esses inventários podem ser mensais, para que haja tempo hábil de se perceber extravios, estragos e excessos de pedidos.

Atualmente, as modernas teorias administrativas apresentam formas diferenciadas de gerenciamento em que clientes internos e externos são envolvidos em processos de comprometimento. Acresce-se, assim, a preservação de bens utilizados por ambos.

É importante que nos instrumentos de avaliação dos serviços prestados esteja presente o item "roupa hospitalar". Os funcionários de todas as categorias devem ser conscientizados do material que é entregue para o desenvolvimento de suas tarefas.

Os materiais existentes representam "... um recurso fundamental no hospital moderno, do qual constituem infraestrutura indispensável, desde medicamentos até roupa de cama, desde alimentos até peças de reposição" (Gonçalves, 1989).

Portanto, a roupa utilizada em todos os serviços de saúde é considerada "patrimônio" das organizações e todos devem ter consciência desse princípio.

Rouparia

Fernanda Cristina Cerri

A rouparia é o setor onde são determinados características, dimensionamento, controle, distribuição e reparo do enxoval de uma instituição de saúde.

O enxoval está intimamente ligado ao conforto e à segurança do cliente hospitalar, podendo gerar satisfação ou não dos serviços oferecidos. Um dos grandes desafios do gerente de hotelaria hospitalar é a gestão desse enxoval devido à complexidade do processo que envolve na aquisição do tipo e quantidades de roupas corretas, controle para evitar a evasão, treinamento para utilização adequada, entre outros pontos que serão descritos a seguir.

DEFINIÇÃO DAS CARACTERÍSTICAS DO ENXOVAL

TIPOS DE TECIDOS

Importante: todo tecido utilizado nas instituições de saúde devem seguir as especificações da NBR-1.3734.

Os tecidos 100% algodão são os mais utilizados nas instituições de saúde. O tecido com 169g/m² de gramatura, em média, é utilizado para a confecção de lençol (cama, maca, traçado, mesa de exame e cirúrgica), fronha, camisola e pijama. O tecido com 210g/m² de gramatura, em média, é utilizado para a confecção de capote cirúrgico e conjunto de calça e blusa para uso profissional. Tecido com 260g/m² de gramatura, em média, é utilizado na confecção de campos cirúrgicos.

Muitas instituições de saúde estão optando pelos tecidos mistos devido a sua durabilidade e facilidade no processo de lavagem. Porém, não é resistente a altas temperaturas. Só poderão ser utilizados na confecção de lençol, fronha, camisola e pijama.

Os tecidos felpudos são utilizados na confecção de toalhas de rosto, banho, piso e roupões, podendo ou não ter uma porcentagem de poliéster.

CORES

A aparência da peça depois de muitas lavagens e a facilidade na reposição do enxoval são os dois pontos mais importantes que levam as instituições de saúde a optar pela utilização do enxoval branco.

As roupas de enxoval colorido, devido ao processo de lavagem, vão desbotando aos poucos, tornando a aparência ruim. A reposição também fica comprometida devido à dificuldade de encontrar o mesmo tom do tecido. Por outro lado, algumas manchas, ocasionadas por alguns medicamentos, ficam camufladas.

DIMENSIONAMENTO DO ENXOVAL

O dimensionamento é realizado baseando-se na quantidade de leitos, procedimentos realizados e se a serviço de processamento de roupas é próprio ou terceirizado. Recomendam-se quatro trocas no mínimo para instituições de saúde.

O quadro II-4 demonstra uma sugestão de como o cálculo poderá ser realizado, para um hospital com serviço de processamento de roupas próprio e um total de 50 leitos.

Quadro II-4 – Modelo de cálculo para um hospital com serviço de processamento de roupas próprio.

Tipo de enxoval	Em uso	Rouparia	Descanso	Serviço de processamento de roupas	Total
Lençol de baixo	50	50	50	50	200
Lençol de cima	50	50	50	50	200
Fronha	50	50	50	50	200
Cobertor	50			50	100
Camisola	50	50	50	50	200

Pode-se calcular uma quantidade menor, conforme o exemplo do cobertor, para as peças que não serão trocadas diariamente.

Para o cálculo do enxoval para pronto-socorro, por exemplo, onde são realizados muitos atendimentos, a sugestão para o cálculo é:

$$N^o \text{ de atendimentos} \times N^o \text{ de trocas}$$

358 Gestão dos Serviços de Limpeza e Desinfecção de Superfícies e Processamento de Roupas em Serviços de Saúde

Para o cálculo da quantidade de peças para o centro cirúrgico são necessárias as seguintes considerações:

1. Tipos de cirurgia.
2. Quantidades e tipos de peças utilizadas para cada cirurgia.

Exemplo:

a) Para o tipo de cirurgia Y são utilizados:

- 5 campos simples com 1,20cm de largura e 1,20cm de comprimento.
- 3 campos simples com 1m de largura e 1m de comprimento.
- 3 campos duplos com 1,20cm de largura e 1,20cm de comprimento.
- 2 aventais cirúrgicos com opa.
- 1 campo de mesa com 1,50cm de largura e 1,50cm de comprimento.
- 1 campo simples com 80cm de largura e 80cm de comprimento.
- 1 campo duplo com 1m de largura e 1m de comprimento.

b) São realizadas em média 7 cirurgias do tipo Y no hospital em questão com serviço de processamento de roupas interno. A sugestão do cálculo da quantidade necessária de peças será a seguinte:

- Quantidade de campos simples com 1,20cm de largura e 1,20cm de comprimento
  7 (número de cirurgias) × 5 (quantidade de campos necessária para o tipo de cirurgia) × 3 (quantidade de trocas) = 105 peças.

- Quantidade de campos simples com 1m de largura e 1m de comprimento
  7 (número de cirurgias) × 3 (quantidade de campos necessária para o tipo de cirurgia) × 3 (quantidade de trocas) = 63 peças.

- Quantidade de campos duplos com 1,20cm de largura e 1,20cm de comprimento
  7 (número de cirurgias) × 3 (quantidade de campos necessária para o tipo de cirurgia) × 3 (quantidade de trocas) = 63 peças.

- Quantidade de aventais cirúrgicos com opa
  7 (número de cirurgias) × 2 (quantidade de aventais cirúrgicos para o tipo de cirurgia) × 3 (quantidade de trocas) = 42 peças.

- Quantidade de campos de mesa com 1,50cm de largura e 1,50cm de comprimento
  7 (número de cirurgias) × 1 (quantidade de campo necessária para o tipo de cirurgia) × 3 (quantidade de trocas) = 21 peças.

- Quantidade de campos simples com 80cm de largura e 80cm de comprimento
  7 (número de cirurgias) × 1 (quantidade de campo necessária para o tipo de cirurgia) × 3 (quantidade de trocas) = 21 peças.

- Quantidade de campos duplos com 1m de largura e 1m de comprimento
  7 (número de cirurgias) × 1 (quantidade de campo necessária para o tipo de cirurgia) × 3 (quantidade de trocas) = 21 peças.

CONTROLE DO ENXOVAL

Um dos maiores desafios nas instituições de saúde é conter a evasão de enxoval. Para que seja implantado um controle de enxoval eficiente é necessário identificar os pontos dessa evasão, como já mencionado, e posteriormente elaborar uma logística de entrega e coleta.

A seguir, algumas experiências realizadas em hospitais para o controle do enxoval.

SISTEMA DE CONTROLE SETORIAL

No sistema de controle setorial, o enxoval é identificado com o nome do setor. Para que o controle seja mais eficiente e facilite o trabalho do serviço de processamento de roupas, cada setor poderá padronizar uma cor de identificação. Outra forma de controle setorial é utilizar lençóis com cores diferentes, nesse caso a identificação será feita por meio da mesma cor. O ponto negativo nesse tipo de controle é que os lençóis podem desbotar e na reposição o enxoval ficará com tonalidades diferentes.

SISTEMA DE REQUISIÇÃO

O responsável solicita o enxoval por meio de uma requisição que especifica a quantidade de peças necessárias para seu turno. Algumas instituições ainda fazem à base de troca, por exemplo, se deixam 10 lençóis sujos, retiram 10 lençóis limpos. O ponto negativo nesse sistema é a manipulação da roupa suja que, segundo a NR 32, não é permitida.

SISTEMA POR PESO

Esse sistema é muito usado por serviço de processamento de roupas terceirizado onde pesam a quantidade da roupa coletada e a roupa que será entregue. Aqui, o serviço de processamento de roupas deve descontar 20% em média do peso porque a roupa suja fica mais pesada.

SISTEMA DE NUMERAÇÃO

1º **passo** – Cronograma de implantação do projeto (é importante que a implantação seja realizada por setor para que todos os colaboradores sejam treinados).

2º **passo** – Dimensionar o enxoval por setor.

3º **passo** – Marcação do enxoval: o enxoval poderá ser marcado com o nome do setor, o número do leito e uma numeração contínua de acordo com a necessidade (essa numeração é para o controle do serviço de processamento de roupas para a montagem dos *kits*). Variações: marcar uma numeração contínua por setor para uso comum de todos os leitos, assim como para uso comum de todo o hospital.

Exemplo

Apartamento executivo

01 (número sequencial para controle do serviço de processamento de roupas)

• A marcação deverá ser feita nos dois extremos do lençol conforme quadro, porque, depois de dobrado, sempre uma das marcações ficará aparente.

• Cada setor deverá ser marcado de uma cor diferente para facilitar a montagem do *kit*.

4º passo – Criação de planilhas de entrega, controle diário e inventário, conforme o exemplo.

PLANILHA DE ENTREGA					
Data: _____/_____/_____					
Apartamento	Lençol	Fronha	Entregador	Recebedor	Observação
301 Leito A	nº 1 nº 2	nº 1			
	nº 3 nº 4	nº 2			
	nº 5 nº 6	nº 3			
301 Leito B	nº 7 nº 8	nº 4			
	nº 9 nº 10	nº 5			
	nº 11 nº 12	nº 6			
302 Leito A	nº 13 nº 14	nº 7			
	nº 15 nº 16	nº 8			
	nº 17 nº 18	nº 9			
302 Leito B	nº 19 nº 20	nº 10			
	nº 21 nº 22	nº 11			
	nº 23 nº 24	nº 12			

- Esse modelo será usado quando a numeração do lençol e da fronha for fixa por leito e por setor.

PLANILHA DE ENTREGA					
Data: _____/_____/_____				Setor: _____	
Nº do leito	Lençol	Fronha	Entregador	Recebedor	Observação
Leito 01 A	nº nº	nº			
	nº nº	nº			
	nº nº	nº			
Leito 01 B	nº nº	nº			
	nº nº	nº			
	nº nº	nº			
Leito 02 A	nº nº	nº			
	nº nº	nº			
	nº nº	nº			
Leito 02 B	nº nº	nº			
	nº nº	nº			
	nº nº	nº			

- Esse modelo deverá ser utilizado quando o enxoval for de uso comum para todos os setores ou para uso comum de um único setor, onde o entregador deverá anotar o número da peça que será entregue de acordo com o leito.

PLANILHA DE CONTROLE DIÁRIO DO ENXOVAL

Data: ____ / ____ / ____

Setor: _____

Tipo/data	1	2	3	4	5	6	7	8	9	10	11	12	13	14	15	16	17	18	19	20	21	22	23	24	25	26	27	28	29	30	31	Total
Lençol																																
1																																
2																																
3																																
4																																
5																																
6																																
7																																
8																																
9																																
10																																
11																																
12																																
13																																
14																																
15																																
16																																
17																																
18																																
19																																
20																																
21																																
22																																
23																																
24																																

- Essa planilha será utilizada para lançar as peças que foram entregues no dia anterior, de acordo com a planilha de entrega. Se for percebido que alguma peça não está sendo entregue, verificar a data da última entrega e consultar a planilha de entrega do período. Por meio dessa planilha também será possível ter conhecimento de quantas vezes a peça foi utilizada.

5º passo – Treinamento dos colaboradores do serviço de processamento de roupas.

6º passo – Treinamento da equipe de enfermagem.

7º passo – Montagem dos *kits* de acordo com as necessidades do hospital. Sugestão da montagem: *kits* serão montados contendo dois lençóis e uma fronha.

8º passo – Lençóis e fronhas individuais poderão ser embalados em caso de necessidades específicas.

9º passo – Sugestão para a definição da rotina de entrega:

a) Pela manhã, devido aos banhos, tem-se a maior demanda de *kits*. O ideal é que seja definido junto à enfermagem o horário para a entrega. Uma sugestão é que uma colaboradora do serviço de processamento de roupas passe pelos setores às 6 horas verificando quais os leitos ocupados ou um responsável pelo setor passe essa informação pelo telefone.

b) Em casos de intercorrências ou internação, o pessoal da enfermagem solicita a rouparia de acordo com a necessidade, caso seja definido que as rouparias dos andares serão desativadas.

c) Os *kits* que forem entregues deverão ser marcados na planilha de entrega e um responsável pelo recebimento deverá assinar.

d) Os traçados serão disponibilizados nas unidades de internação mediante solicitação.

e) Não deverá ser entregue *kit* para pessoas que não pertençam ao setor.

f) As demais peças como privativos, camisolas etc. também deverão receber numeração contínua e controlada com planilhas próprias.

g) Toalhas e cobertores poderão ser entregues na base de troca.

h) Comunicar aos responsáveis pelos transportes de pacientes que a partir da implantação do projeto nenhuma roupa hospitalar poderá ser utilizada no transporte.

10º passo – Caso a peça seja danificada, substituí-la utilizando a mesma numeração e acrescentar letras para identificar que ela foi substituída. Anotar na planilha de inventário.

PLANILHA DE INVENTÁRIO

Data: ___/___/___ Setor: _____

1	2	3	4	5	6	7	8	9	10	11	12	13	14	15	16	17	18	19	20	21	22	23	24
1	2	3	4	5	6	7	8	9	10	11	12	13	14	15	16	17	18	19	20	21	22	23	24
25	26	27	28	29	30	31	32	33	34	35	36	37	38	39	40	41	42	43	44	45	46	47	48
49	50	51	52	53	54	55	56	57	58	59	60	61	62	63	64	65	66	67	68	69	70	71	72
73	74	75	76	77	78	79	80	81	82	83	84	85	86	87	88	89	90	91	92	93	94	95	96
97	98	99	100	101	102	103	104	105	106	107	108	109	110	111	112	113	114	115	116	117	118	119	120
121	122	123	124	125	126	127	128	129	130	131	132	133	134	135	136	137	138	139	140	141	142	143	144
145	146	147	148	149	150	151	152	153	154	155	156	157	158	159	160	161	162	163	164	165	166	167	168
169	170	171	172	173	174	175	176	177	178	179	180	181	182	183	184	185	186	187	188	189	190	191	192
193	194	195	196	197	198	199	200	201	202	203	204	205	206	207	208	209	210	211	212	213	214	215	216
217	218	219	220	221	222	223	224	225	226	227	228	229	230	231	232	233	234	235	236	237	238	239	240
241	242	243	244	245	246	247	248	249	250	251	252	253	254	255	256	257	258	259	260	261	262	263	264
265	266	267	268	269	270	271	272	273	274	275	276	277	278	279	280	281	282	283	284	285	286	287	288
289	290	291	292	293	294	295	296	297	298	299	300												

Baixas: 50

Reposição: 50 B

- Com o sistema de numeração, o controle pode ser realizado mensalmente por meio de planilhas com a numeração de acordo com a quantidade por setor. A vantagem é que o serviço de processamento de roupas não precisa se mobilizar para realizar o inventário. Nesse caso, conforme a roupa for processada, a numeração é marcada na planilha.

SISTEMA INFORMATIZADO

O mercado oferece duas formas de controles informatizados: sistema por código de barras e sistema por chipe.

No controle por código de barras, a etiqueta é fixada no lençol. Na entrega do enxoval nos setores, é feita a leitura pelo leitor óptico. Serão emitidos relatórios diversos como destino da peça, quantidades de lavagens e outros.

No controle por chipe (ou *Tags*), o microcircuito eletrônico é fixado na etiqueta ou na barra da peça. São instaladas antenas para coletas de dados em portarias estratégicas, conforme o mapeamento das necessidades, como, por exemplo, na porta da rouparia. Ao passar com o enxoval, as informações são captadas e enviadas para o *software*. Os relatórios gerados poderão conter data da última lavagem, destino da peça, data da compra etc. Apesar da eficiência, esse sistema não está sendo adotado devido ao alto custo na aquisição.

INDICADORES

Para um controle efetivo do enxoval, é necessário ter indicadores para que as programações de reposição, identificação eficaz da evasão e outros sejam eficientes.

- Número de peças do inventário atual – número de peças do inventário anterior = total – baixas por desgaste do período = total/período que o inventário é realizado

Exemplo: um hospital realiza seu inventário a cada 12 meses. No inventário anterior havia um total de 1.000 lençóis. No inventário atual totaliza 900 lençóis. Qual a evasão do período?

$$900 - 1.000 = 100 - 30 = 70/12 = 5{,}8333 \text{ de evasão mensal}$$

Importante: considera-se evasão somente as peças que não se sabe o destino.

- Número de baixas por desgaste – é importante pesquisar a média de durabilidade do enxoval. Por meio da planilha de controle diário é possível saber quantas vezes a roupa foi colocada em uso.

BIBLIOGRAFIA

Adorno AC, dos Santos AM, Carrapateira R. Rouparia hospitalar: gestão e montagem. 1ª ed. Atheneu Ltda; 2007.

Farias RM. http://www.revistahotelnews.com.br/2009/opiniao.php?get_op=101

Terceirização dos Serviços

Teresinha Covas Lisboa

Atualmente, as organizações buscam parcerias para agilizar e modernizar as formas convencionais de administração. O próprio sentido de globalização estimula a participação das modernas tendências de mercado. Assim, a nova regra é criar um conceito de organização que acompanhe os critérios de modernidade.

Segundo o conceito de Queiroz, "é uma técnica administrativa que possibilita o estabelecimento de um processo gerenciado de transferência, a terceiros, das atividades acessórias e de apoio ao escopo das empresas que sua atividade-fim, permitindo a esta concentrar-se no seu negócio, ou seja, no objetivo final" (1992).

No caso de estabelecimentos assistenciais de saúde (EAS), o modelo proposto é mais ágil e especializado, voltado para sua atividade-fim: o atendimento com qualidade.

As empresas de saúde adotaram a terceirização como estratégia, principalmente nas unidades de apoio.

No serviço de processamento de roupas, as vantagens são as seguintes:

- Liberação do espaço físico.
- Diminuição de encargos com a folha de pagamento.
- Eliminação de problemas de conflitos interpessoais, rotatividade, absenteísmo, dispensas etc.
- Eliminação de despesas com compras de máquinas, equipamentos, produtos, luz, água, manutenção.
- Menor manipulação da roupa nas organizações de saúde.

Caso não haja administração eficiente do contrato, as desvantagens podem ser:

- Falta de qualidade no processamento da roupa.
- Demora no prazo de entrega.
- Preço excessivo do quilo da roupa.
- Falta de controle e responsabilidade com a evasão da roupa.
- Choque cultural entre as partes, levando ao descomprometimento.
- Inobservância das ações preventivas e controladoras das infecções hospitalares.

Outra alternativa de terceirização é a interna, que corresponde à utilização total dos recursos disponíveis da própria instituição de saúde: máquinas, equipamentos, mão de obra, enxoval, encargos sociais etc.

A empresa contratatada administra apenas o serviço. As vantagens são: possibilidade de melhor controle do fluxo da roupa, avaliação constante da Comissão de Controle de Infecção Hospitalar (CCIH), avaliação do enxoval existente (qualidade e quantidade). A desvantagem é o não comprometimento da equipe externa com a interna.

A lavagem da roupa de instituições públicas necessita da realização de licitação pública, de acordo com o Estatuto Jurídico das Licitações (Lei nº 8.666/93 e alterações).

Para que haja sucesso na terceirização, a administração deve estar consciente dos riscos e das oportunidades existentes. O primeiro passo é estabelecer a definição de sua atividade-fim. Em seguida, conscientizar os funcionários por meio da implantação de programas de comunicação e da importância da escolha do novo sistema.

A avaliação dos ganhos de qualidade e eficiência é um ponto importante, pois é preciso saber, com certeza, quanto onerará para a organização a transferência do serviço para terceiros.

O conhecimento do processo de trabalho, representado pelos recursos materiais e humanos, faz parte do conjunto da qualidade dos serviços prestados.

A análise do instrumento firmado reveste-se de conteúdo ético, cultural e jurídico e as organizações parceiras analisarão a melhor estrutura de contrato visando à preservação das partes envolvidas no contrato de terceirização do serviço de processamento da roupa hospitalar.

Atualmente, a RDC 6, de 30 de janeiro de 2012, estabeleceu as Boas Práticas de Funcionamento para as Unidades de Processamento de Roupas de Serviços de Saúde, seja para unidades próprias, seja para terceirizadas, e exige que sejam cumpridas todas as exigências contidas nesse disposto. O descumprimento das disposições contidas nessa resolução acarreta sanções punitivas, constituindo infração sanitária.

As unidades terceirizadas devem possuir licença atualizada de acordo com a legislação sanitária local e deverá ser afixada em local visível ao público.

Pela resolução é permitido o processamento de roupas provenientes de outras atividades, desde que seja realizado em ciclos separados daquelas oriundas dos serviços de saúde e deverá, também, estar constando da licença sanitária.

O veículo que transporta a roupa dos serviços de saúde deve possuir uma área de carga isolada da área do motorista e de outros ocupantes. O transporte da roupa limpa e suja pode ocorrer no mesmo veículo, desde que esse seja dividido em ambientes distintos com acessos independentes e devidamente identificado.

As Operações e os Produtos de Lavagem

Jailma Bastos de Souza
Marcelo de Carvalho Pierri

OPERAÇÕES DE LAVAGEM

Os produtos de lavagem usados nos serviços de processamento de roupas modernas quase não possuem semelhança com aqueles usados pelos serviços de processamento de roupas domésticas. Isso porque são fabricados para o uso em máquinas lavadoras de roupas industriais, para lavagem em grande escala de diferentes tipos de roupas, com processos de lavagem distintos.

Cada processo de lavagem possui uma sequência de operações ordenadas, as quais têm funções específicas, ou seja, o uso de um mesmo processo de lavagem para diferentes classificações de roupas implicará gasto maior de produto, tempo, lavagem ineficiente etc. É interessante observar que cada tipo de roupa e sujidade terá um diferente processo de lavagem ideal.

A seguir, descreveremos os vários tipos de operações que podem existir em um processo de lavagem:

- **Enxágues** – são três os tipos de enxágues:
  1. Enxágues de arraste – quando existe grande quantidade de partículas aderidas superficialmente às fibras, pode ser necessário esse tipo de enxágue para removê-las.

     Condições de uso:

     > Tempo → 3 minutos.
     > Nível de água → alto.
     > Temperatura → ambiente.

  2. Enxágues iniciais (dissolução) – após umectação, pré-lavagem ou desagregação, quando a tensão superficial da água já foi quebrada, são utilizados enxágues para dissolução das sujidades, solúveis em água, contidas na roupa.

Condições de uso:

> Tempo → 3 minutos.
> Nível de água → alto.
> Temperatura → ambiente.

3. Enxágues finais (diluição) – após as operações de lavagem e alvejamento, quando toda a sujidade já está contida na solução de lavagem, é necessário efetuar a diluição dessas sujidades, para removê-las da máquina. Em cada enxágue são removidos cerca de 70% das sujidades presentes na solução de lavagem e, inclusive, os resíduos dos produtos de lavagem (detergentes e alvejantes). São necessários, no mínimo, dois enxágues finais após a lavagem.

Condições de uso:

> Tempo → 1 minuto.
> Nível de água → alto.
> Temperatura → ambiente.

Enxágues mal executados comprometem totalmente o resultado da lavagem; por esse motivo, é importante que os enxágues sejam bem feitos, obedecendo-se o tempo e o nível de água para essa operação.

- **Umectação** – tem como objetivo inicial umectar o tecido, com isso reduz a tensão superficial da água, ou seja, facilita a penetração da solução de lavagem no tecido e prepara a roupa para as operações subsequentes. Diminui o número de enxágues iniciais necessários. Auxilia na remoção das sujidades, como sangue, que são solúveis apenas em água fria.

Umectação é a capacidade de "molhar" rapidamente o tecido e a sujidade e, assim, penetrar e reduzir a resistência natural que existe na superfície da água e entre ela e o tecido/sujidade, o que chamamos de tensão superficial e interfacial, respectivamente.

Condições de uso:

> Tempo → 5 minutos ou de acordo com o processo de lavagem.
> Nível de água → baixo.
> Temperatura → ambiente.
> Dosagem → de acordo com o processo de lavagem e o tipo de produto em uso.

- **Pré-lavagem** – aumenta a eficiência da lavagem e remove grande quantidade de sujidade, reduzindo o consumo total do produto de lavagem.

A remoção das sujidades ocorre através do englobamento das sujidades pelas partículas do detergente e seu arrasto por meio de ação mecânica. A suspensão ocorre em consequência do envolvimento das sujidades pelo detergente, forçando, com isso, as sujidades a permanecerem dispersas na solução de lavagem. Convém salientar que parte do produto não age diretamente sobre a sujeira. Ela cria condições para que o produto possa realizar melhor seu trabalho. É composta de aditivos especiais, os quais ajustam a água para que o produto possa agir com a máxima eficiência, tais como os agentes que eliminam a dureza da água ou compostos que controlam seu pH, ou ainda os componentes que impedem o redepósito das sujidades sobre o tecido.

Quando é utilizado um processo que contém pré-lavagem e lavagem, gasta--se menos detergente quando comparado a um processo que contém apenas lavagem. Isso é simples de se explicar:

1. Caso o processo não contenha pré-lavagem, a lavagem, por mais produto que se use, não consegue retirar mais que 90% das sujidades, pois uma certa quantidade de sujidades permanece contida na água retida na roupa. Portanto, 10% das sujidades ainda continuam dentro da máquina.

2. Caso o processo contenha pré-lavagem, essa retira, em média, 70% das sujidades presentes na roupa, deixando menos que um terço para a lavagem, usando, para isso, a metade do produto utilizado no caso anterior. A lavagem retira 80% das sujidades que ainda restaram, ou seja, de 30% da que havia inicialmente. Para isso, é necessário menos da metade da quantidade de produto usada na pré-lavagem.

No conjunto, gasta-se menos produto no segundo caso, pois aqui, para se remover 94% do total das sujidades, consome-se menos produto que para se remover 90% no primeiro caso.

Condições de uso:

> Tempo → 5 a 10 minutos ou de acordo com o processo de lavagem.
> Nível de água → baixo.
> Temperatura → ambiente.
> Dosagem → de acordo com o processo de lavagem e o tipo de produto em uso.

- **Desagregação** – essa operação só é possível com a utilização de produtos de última geração, desenvolvidos especificamente para esse uso. Dissolve e remove as sujidades pesadas em uma só operação, mantendo-as em suspensão na solução de lavagem, substituindo, assim, as operações de umectação e pré--lavagem. Diminui substancialmente o número de enxágues iniciais, o tempo total de lavagem e principalmente o custo total de lavagem.

Condições de uso:

> Tempo → 10 a 15 minutos ou de acordo com o processo de lavagem.
> Nível de água → baixo.
> Temperatura → ambiente.
> Dosagem → de acordo com o processo de lavagem.

- **Lavagem** – remove as sujidades presentes no tecido, complementando a ação das etapas de pré-lavagem ou desagregação. Promove um branqueamento óptico, realçando as cores dos tecidos por reflexão mais acentuada da luz, dando a impressão de cores mais vivas e roupas mais brancas. Normalmente, utilizam-se os mesmos produtos empregados na operação da pré-lavagem; portanto, possui as mesmas propriedades já citadas.

Condições de uso:

> Tempo → 10 a 15 minutos, de acordo com o processo de lavagem.
> Nível de água → baixo.
> Temperatura → ambiente até 80°C (dependendo do processo de lavagem).
> Dosagem → de acordo com o processo de lavagem e o tipo de produto em uso.

- **Alvejamento/desinfecção** – promove o alvejamento, a desinfecção da roupa e a remoção de manchas sensíveis à oxidação. Os alvejantes funcionam pela liberação de cloro ativo, alvejantes clorados, ou oxigênio ativo, alvejantes perboratados ou peroxidados. O cloro ou o oxigênio reage quimicamente com o material do qual são compostas as manchas por meio da reação por oxidação.

Condições de uso:

> Tempo → 10 a 15 minutos ou de acordo com o processo de lavagem.
> Nível de água → baixo.
> Temperatura → produtos clorados – ambiente até 50°C (atenção para não ultrapassar a temperatura máxima).
> → produtos peroxidados – 60-90°C.
> → produtos perboratados – 40-90°C.
> Dosagem → de acordo com o processo de lavagem e o tipo de produto em uso.

Dependendo dos produtos utilizados, as etapas de lavagem e alvejamento podem ser efetuadas juntas.

- **Acidulação** – elimina os resíduos de cloro ativo (agentes oxidantes), neutraliza a alcalinidade residual e sequestra os íons de ferro presentes na água. Remove as manchas sensíveis à redução e diminui o número de enxágues finais. A redução é um tipo de reação química inversa à oxidação, portanto, reage com resíduos deixados pelos agentes oxidantes e com a alcalinidade total existente na água, eliminando-os da roupa. Isso provoca sua neutralização, evitando possíveis amarelamento e aspereza da roupa. Sequestra os íons de ferro por meio de complexação, impedindo, assim, o depósito de ferro sobre a roupa.

  Condições de uso:

  > Tempo → 3 minutos ou de acordo com o processo de lavagem.
  > Nível de água → baixo.
  > Temperatura → ambiente.
  > Dosagem → de acordo com o processo de lavagem e o tipo de produto em uso.

- **Amaciamento** – amacia, lubrifica e neutraliza as cargas eletrostáticas das fibras, além de perfumar suavemente as fibras da roupa. Os amaciantes possuem substâncias que desembaraçam, amaciam e lubrificam as fibras do tecido, tornando-o macio ao toque, isso ocorre devido à neutralização da carga eletrostática das fibras após a lavagem. Dessa forma, proporciona um conforto ao usuário e facilita as operações de centrifugação e calandragem.

  Condições de uso:

  > Tempo → 3 minutos ou de acordo com o processo de lavagem.
  > Nível de água → baixo.
  > Temperatura → ambiente.
  > Dosagem → de acordo com o processo de lavagem e o tipo de produto em uso.

Dependendo dos produtos utilizados, as etapas de acidulação e amaciamento podem ser efetuadas em conjunto.

PROCESSOS DE LAVAGEM

A lavagem de roupas faz parte da rotina de um serviço de processamento de roupas e das pessoas que nela trabalham.

O objetivo da lavagem de roupas não é somente a simples remoção das sujidades, mas também a preservação de suas características de uso e desinfecção. Para que esse objetivo seja atingido, utilizamos o processo de lavagem.

O processo de lavagem é uma sequência de operações ordenadas, normalmente elaboradas pelo departamento técnico da empresa fornecedora dos produtos, que leva em consideração a dosagem dos produtos químicos, a ação mecânica promovida pelo batimento e esfregação das roupas nas máquinas lavadoras, a temperatura e o tempo de contato entre essas variáveis. O perfeito balanceamento entre esses fatores é que define o resultado final da lavagem.

Graficamente, o círculo de Sinner representa bem esse balanceamento (Fig. II-12).

Cada processo deverá indicar a forma correta e prática da lavagem de um determinado tecido com uma determinada sujidade.

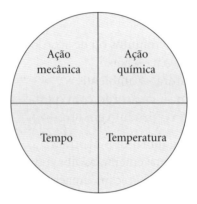

Figura II-12 – Círculo de Sinner.

O processo de lavagem determina:

- A sequência correta das operações de lavagem.
- A temperatura que deverá ser utilizada.
- O nível de água que deverá ser utilizado.
- O produto e a quantidade que deverão ser utilizados em cada operação.

Como veremos adiante, é de fundamental importância, para preservarmos a eficiência da lavagem, que sejam obedecidas criteriosamente todas as instruções do processo de lavagem, sob pena, ainda, de causar danos irreparáveis ao tecido, dificultar a remoção de diversos tipos de manchas e ocorrer gastos desnecessários de tempo e produtos.

TEMPO DE OPERAÇÃO

Cada operação necessita de um tempo mínimo para efetuar sua função, ou seja, um tempo para que o produto possa dissolver-se na água e começar a atuar sobre as sujidades e outro para retirá-las da roupa. A soma desses dois períodos de tempo resulta no tempo de operação, o qual é especificado no processo de lavagem.

O tempo que o produto leva para se dissolver depende de suas características e da quantidade e temperatura da água. Quanto ao tempo que o produto atuará nas sujidades, depende do tipo de sujidade da roupa, das condições de lavagem (ação mecânica, temperatura etc.) e das características do produto.

Caso o tempo de uma determinada operação não seja adequado – menor que o estimado –, o resultado não será satisfatório, podendo, inclusive, causar problemas nas operações seguintes e não ser obtido o nível de limpeza e desinfecção necessário.

Caso o tempo seja maior que o estimado, não haverá aumento na qualidade da lavagem, apenas se perderá tempo, aumentando o desgaste da roupa.

Pode-se constatar, dessa forma, a importância de seguir corretamente o tempo de operação de cada etapa, indicado no processo de lavagem. É necessária a existência de um relógio na área de lavagem do serviço de processamento de roupas para controle (Fig. II-13).

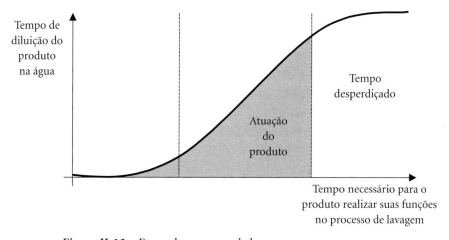

Figura II-13 – Etapa do processo de lavagem.

TEMPERATURA

A ação da temperatura é de fundamental importância no processo de lavagem e desinfecção de roupas (termodesinfecção). Quanto mais alta a temperatura, maior a eficiência do produto, respeitando-se o limite específico para cada um, indicado pelo processo de lavagem. Isso significa, na prática, economia de tempo e produto.

Deve-se obedecer rigorosamente à temperatura indicada para cada operação, pois, em determinados casos, o uso de temperatura elevada é extremamente prejudicial:

- Lavagem de tecidos que tenham resistência ao calor (por exemplo, têxteis sintéticos, poliéster, poliamidas, acrílicos, sedas etc.).
- Lavagem de roupas com certos tipos de sujidades (por exemplo, sangue e algumas substâncias orgânicas e proteicas, em altas temperaturas, fixam-se no tecido).
- Algumas operações do processo de lavagem devem ser realizadas à temperatura ambiente ou intermediária.

A temperatura mais elevada é fundamental para a perfeita desinfecção da roupa, ou seja, a termodesinfecção. A ação bactericida dos alvejantes clorados aumenta bastante quando são aquecidos a temperaturas medianas de 50°C, e a ação de alvejamento dos perboratados necessita de temperatura de 50°C (alvejantes perboratados com ativador) e 85°C (sem ativador).

É, portanto, imprescindível o uso do termômetro instalado nas máquinas lavadoras, e sua manutenção periódica, para a preservação da roupa.

AÇÃO MECÂNICA

É o impacto da roupa sobre a solução de lavagem, provocando um fluxo da solução através do tecido e retirando as sujidades. As máquinas lavadoras industriais possuem pás em seu cesto interno que, enquanto giram, elevam as roupas até determinado ponto, deixando-as cair em seguida dentro da solução de lavagem, provocando, assim, o impacto. A queda da roupa gera ação mecânica. Para que isso ocorra, é necessário um espaço livre dentro do cesto, então, se colocarmos um excesso de roupa na máquina, tornando esse espaço reduzido, não haverá uma boa ação mecânica, diminuindo, assim, a eficiência da lavagem; portanto, torna-se necessário o cálculo da capacidade real para se fazer o processo de lavagem e aferir os níveis de água. Para determinar a capacidade em kg de roupa seca, de uma máquina lavadora, utilizamos a seguinte fórmula:

$$Cap = \frac{\pi R^2 H \ (dm^3)}{14}$$

onde:

π = 3,1415 (constante)

R = raio do cesto (dm)

H = comprimento do cesto (dm)

14 = relação ideal entre roupa seca e volume, isto é, 1kg de roupa seca, em média, ocupa um espaço correspondente a 14 litros de volume.

$1dm^3$ = 1 litro (1kg de água – 1 litro de água)

Outros fatores importantes que podem influenciar na ação mecânica são: o número de rotações do cesto e o dimensionamento das pás. Esses fatores são calculados de acordo com as dimensões do cesto interno, do tambor e da capacidade do sistema motriz. Eles determinam a altura que a roupa deve chegar antes de cair na solução de lavagem. Por serem regulados pelos fabricantes, não é necessária a intervenção do usuário. A falta de manutenção adequada é que pode intervir na eficiência da lavagem.

NÍVEL DE ÁGUA

O nível de água é um item de grande importância na lavagem de roupas, pois dele depende a concentração correta dos produtos e é ele que determinará a eficiência da ação mecânica e a possibilidade de os produtos poderem atuar sobre a roupa suja.

É a relação quantidade de produto/nível de água que determina a concentração do produto na solução de lavagem, portanto, se deixarmos o nível de água acima do indicado, estará reduzindo a concentração da solução de lavagem, prejudicando sensivelmente a eficiência do produto, fazendo com que a roupa sofra menor ação mecânica. Se trabalharmos com o nível de água abaixo do indicado, estaremos aumentando a concentração da solução, o que, em certos casos, pode ser extremamente prejudicial à roupa; a ação mecânica aumenta, porém haverá dificuldade para a solução de lavagem atingir e remover satisfatoriamente as sujidades das roupas que se encontram no centro da máquina.

Como observado, a água não tem só a função de levar a ação química até as sujidades, mas também a de carregar as sujidades removidas.

Toda máquina lavadora deve estar equipada com um indicador de nível, a fim de que o operador possa efetuar seu controle. Em lavadoras de porte industrial existem três níveis de água: o alto, o médio e o baixo, esses níveis são determinados pela relação entre a quantidade de água necessária para a operação e a capacidade da lavadora.

DOSAGEM DOS PRODUTOS

A quantidade do produto, ao contrário do que normalmente se pensa, não está ligada à quantidade de roupa a ser lavada, mas sim à quantidade de água que está dentro da máquina lavadora, ou seja, se a máquina contiver apenas uma peça de roupa, devemos colocar a mesma quantidade de produto indicado para utilizar a capacidade total da máquina.

O aumento da dosagem do produto elevará desnecessariamente o gasto e poderá danificar o tecido. A diminuição da dosagem alterará a qualidade da lavagem.

Todos os fatores que influenciam na eficiência de uma lavagem estão interligados diretamente, como vimos no círculo de Sinner (Fig. II-11), por isso, para se obter uma lavagem eficiente, é necessário um perfeito equilíbrio entre esses fatores. Isso porque a variação de qualquer um deles provocará alteração na quantidade de produto necessária para realizar a operação satisfatoriamente. Por exemplo, diminuir o período de tempo de uma operação significará o acréscimo de produto, pois não haverá tempo suficiente para a quantidade determinada anteriormente retirar todas as sujidades. Diminuir a temperatura exigirá um aumento do tempo e da dosagem, ou um aumento muito grande na dosagem. Todavia, deve-se ficar atento ao fato de que o uso de quantidades excessivas de produto pode causar danos às fibras do tecido, reduzindo seu tempo de vida. Portanto, montar um processo de lavagem não é simples, exige um estudo detalhado não só do que foi citado anteriormente, mas também de todas as particularidades do serviço de processamento de roupas que possam influir nele, tais como:

- Tipos de tecido mais encontrados no serviço de processamento de roupas.
- Tipos de sujidade mais comuns no serviço de processamento de roupas.
- Equipamento utilizado e suas condições.
- Características da água.
- Condições gerais do serviço de processamento de roupas etc.

Controle Microbiológico no Processo de Lavagem de Roupas Hospitalares

Jailma Bastos de Souza
Marcelo de Carvalho Pierri
Maria de Deus dos Reis

INTRODUÇÃO

O ambiente hospitalar, pela sua própria característica, concentra uma microbiota com variações significativas na sua composição qualitativa e quantitativa e na resistência a substâncias antimicrobianas empregadas para seu controle.

A maioria das roupas hospitalares tem contato com a pele íntegra dos pacientes, sendo, portanto, classificadas como artigos não críticos. Ao submetê-las aos processos de lavagem, espera-se obter um produto final que não atue como veículo de infecção, de contaminação ou mesmo de irritação para os pacientes e trabalhadores.

Em um hospital de Cleveland, em 1964, a transmissão de *Staphylococcus* para recém-nascidos foi associada através de cobertores, fraldas e roupas contaminadas.

Esse trabalho de pesquisa sequencia medidas adotadas pela Indeba, para equacionar o grave problema de infecção causado por roupas não adequadamente higienizadas.

A inexistência de uma metodologia científica e específica para avaliação dos serviços de processamento de roupas hospitalares não inibiu a realização desse trabalho, em face dos reconhecidos efeitos que os insumos químicos empregados no processamento de roupas produzem para o controle da infecção hospitalar.

O objetivo é estudar a flora bacteriana durante o processamento da roupa hospitalar evidenciando pontos críticos e fatores que interferem na qualidade da lavagem, visando validar processos que resultem na eliminação dos agentes de contaminação.

MATERIAL E MÉTODOS

Para observar a eficácia do processamento foram avaliados três processos de lavagens distintos, em máquinas com capacidade para 50kg, com solução de lavagem em temperatura ambiente.

Amostra – as coletas foram realizadas no serviço de processamento de roupas do Hospital Martagão Gesteira, em Salvador – BA, e analisadas no laboratório da Indeba. No primeiro processo, nenhum insumo químico foi adicionado à lavagem. No segundo processo, foram adicionados produtos químicos convencionalmente empregados, com exceção de desinfetante clorado. No terceiro processo, todos os insumos foram adicionados, inclusive desinfetantes clorados. As análises foram realizadas após a coleta de cada etapa de lavagem (Quadro II-5).

Metodologia – contagem de bactérias mesófilas heterotróficas, adaptado do Manual Técnico INCQS Nº 65.3210.010 e contagem em placas de contato tipo RODAC com meio de cultura Plate Count Ágar. A contagem de bactérias foi determinada depois de 48 horas de incubação a 35ºC.

Para identificação das bactérias isoladas foram realizados procedimentos de coloração de Gram, provas bioquímicas, semeadura em meios de cultura seletivos (ágar Mac Conkey, ágar XLD, ágar Cetrimide, ágar Manitol Salt, coagu-plasma, ágar Sabouraud).

Quadro II-5 – Processos de lavagem utilizados.

Operação	Tempo	P01 (água)		P02 (sem cloro)		P03 (com cloro)	
		Produto	Dosagem	Produto	Dosagem	Produto	Dosagem
Enxágue	2′	Água	–	Água	–	Água	–
Umectação	5′	Água	–	DT	2ml	DT	2ml
Enxágue	2′	Água	–	Água	–	Água	–
Pré-lavagem	10′	Água	–	DT	4ml	DT	4ml
				AT	4ml	AT	4ml
Lavagem	15′	Água	–	DT	4ml	DT	4ml
						CL	200ppm
Enxágue	2′	Água	–	Água	–	Água	–
Enxágue	2′	Água	–	Água	–	Água	–
Acidulação	5′	Água	–	AC	3ml	AC	3ml
Amaciamento				AM	2ml	AM	2ml

DT = detergente; AT = aditivo alcalino; CL = desinfetante clorado; AC = acidulante; AM = amaciante.

RESULTADOS

A roupa suja contém grande quantidade de bactérias. As amostras utilizadas neste estudo continham em média $4,8 \times 106$ufc/ml (solução de lavagem) e os principais microrganismos identificados foram bastonetes gram-negativos, principalmente enterobactérias (*Salmonella* e *E. coli*), *Pseudomonas* sp., *Staphylococcus* sp. e fungos.

CONCLUSÃO

Comparando os resultados obtidos foi evidenciado que:

- No processo de lavagem sem utilização de produtos químicos houve redução de aproximadamente 99% da população microbiana resultante da ação mecânica e água.
- Adicionando produtos químicos, com exceção do desinfetante clorado, houve redução de aproximadamente 99% da população microbiana. É sabido que os detergentes favorecem a eliminação de sujidades.

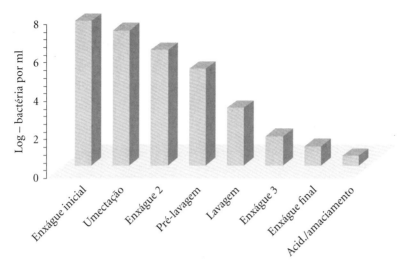

Figura II-14 – Processo sem utilização de produtos químicos. Redução microbiológica: 98%.

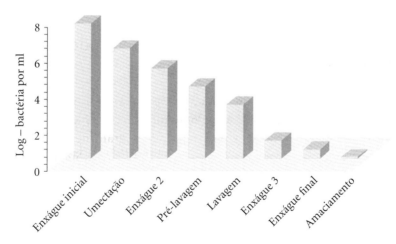

Figura II-15 – Processo de lavagem utilizando todos os insumos químicos, com exceção do alvejante. Redução microbiológica: 99%.

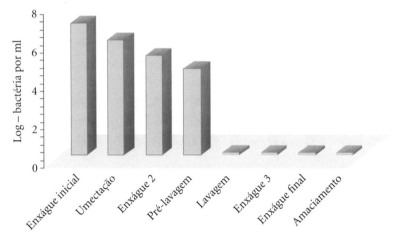

Figura II-16 – Processo utilizando todos os insumos químicos, inclusive desinfetante clorado. Desinfecção – qualidade e quantidade de microrganismos.

Custos no Serviço de Processamento de Roupa dos Serviços de Saúde

Eduardo Martinho
Daniel A. Gonsales Câmara

INTRODUÇÃO

Segundo Peter Ferdinand Drucker, não há atividade mais complexa do que a gestão hospitalar, por apresentar diversas empresas de prestação de serviços no mesmo ambiente.

No tocante aos custos hospitalares, poucos hospitais dispõem de uma contabilidade de custos estruturada com informações assistenciais, econômicas e financeiras, dificultando a apuração dos custos para a negociação de um preço justo com os compradores de serviços hospitalares.

TERMOS CONTÁBEIS UTILIZADOS NOS CUSTOS HOSPITALARES

Gastos – sacrifício financeiro com que a entidade arca para a obtenção de um produto ou serviço qualquer, o qual é representado por entrega ou promessa de entrega de ativo (normalmente dinheiro).

Não são aqui incluídos todos os sacrifícios com que a entidade acaba por arcar, já que não são incluídos os custos de oportunidades ou juros sobre o capital próprio, uma vez que esses não implicam a entrega de ativos.

Investimentos – gastos ativados em função de sua vida útil ou de benefícios atribuíveis a futuro(s) período(s). Todos os sacrifícios surgidos pela aquisição de bens ou serviços (gastos) que são "estocáveis" nos ativos da empresa para baixa ou amortização quando de sua venda, de seu consumo, de seu desaparecimento ou de sua desvalorização são especialmente chamados de investimentos.

Custos – gastos relativos a bem ou serviço utilizado na produção de outros bens ou serviços. O custo é também um gasto, só que reconhecido como tal, isto é, como custo, no momento da utilização dos fatores de produção, para a fabricação de um produto ou execução de um serviço.

Despesas – bem ou serviço consumidos direta ou indiretamente para a obtenção de receita.

Desembolso – pagamento resultante da aquisição de bem ou serviço.

Perda – bem ou serviço consumidos de forma anormal e involuntária.

ALGUMAS CLASSIFICAÇÕES E NOMENCLATURAS DE CUSTOS

CUSTOS DIRETOS

São os custos que podem ser diretamente apropriados aos produtos, bastando haver uma medida de consumo (quilometragem de materiais consumidos, embalagens utilizadas, entre outros).

CUSTOS INDIRETOS

São os custos que realmente não oferecem condições de uma medida objetiva, e qualquer tentativa de alocação tem de ser de maneira estimada e muitas vezes arbitrária. Cada vez que é necessário utilizar fator de rateio para a apropriação ou cada vez que há o uso de estimativas e não medição direta, fica o custo incluído como indireto.

CUSTOS FIXOS

Custos que se mantêm independentemente do aumento ou redução do volume de produtos produzidos ou serviços prestados.

CUSTOS VARIÁVEIS

Custos que oscilam de acordo com o volume de produção.

SISTEMAS DE CUSTEIO

CUSTEIO POR ABSORÇÃO

Sua característica principal é a apropriação integral de todos os custos (diretos e indiretos ou fixos e variáveis) aos produtos ou serviços. Os custos indiretos, nesse caso, são apropriados por critérios de rateios preestabelecidos bastante genéricos e convencionais.

A expressão "custeio por absorção" é utilizada para designar processo de apuração de custos, o qual se baseia em "dividir" ou ratear todos os elementos do custo, de modo que cada "centro" ou "núcleo" absorva e receba aquilo que lhe cabe por "cálculo" ou atribuição. Um custo é absorvido quando "imputado" ou atribuído a uma unidade de produção ou a um produto. O custeio visa estabelecer os "campos" de incidência dos custos, fazendo com que cada "departamento", "centro de produção", "produto", "obra" ou sistema produtivo receba sua parcela, até que o global aplicado seja totalmente absorvido. O sentido de "absorção" é genérico e amplo.

CUSTEIO DIRETO OU CUSTEIO VARIÁVEL

Sua principal característica é apropriar aos serviços somente os custos que variam com seu volume de produção. Nesse contexto, os custos fixos são considerados estruturais aos do período e não relacionados ao tipo ou volume de serviço.

Esse sistema tem condições de proporcionar mais rapidamente informações vitais à empresa; o resultado obtido dentro do seu critério parece ser mais informativo à administração, pois os custos fixos são separados e considerados despesas do período, indo diretamente para o resultado.

Os princípios contábeis hoje aceitos não admitem o uso de demonstrações de resultados e de balanços avaliados à base do custeio variável, pois ele fere os princípios, principalmente o regime de competência e a confrontação.

SISTEMA RKW

O RKW (*Reichskuratorium für Wirtschaftlichkeit*) trata-se de uma técnica dissemi-
nada originalmente na Alemanha, que consiste em ratear todos os custos e despesas
dos departamentos auxiliares e não produtivos aos departamentos produtivos, de
acordo com a técnica de rateio. O sistema apropria também os elementos de custos
diretos e indiretos, totalizando os custos por departamento e rateando o total de custos e despesas dos departamentos não produtivos entre os produtivos. A metodologia
desse sistema é semelhante à dos sistemas tradicionais, ou seja, tudo com base na
alocação dos custos e despesas aos diversos departamentos que, por sua vez, os rateia,
fazendo com que eles recaiam exclusivamente sobre os produtos e/ou serviços.

Alguns administradores não utilizam o sistema RKW, haja vista os critérios de
rateio adotados para as despesas administrativas não serem compatíveis com os
serviços prestados.

SISTEMA ABC (*ACTIVITY – BASED COSTING*)

Esse sistema é, de certa maneira, fruto da informática, que permite maior detalha-
mento dos custos. Nesse novo enfoque, ocorre a divisão das empresas em unidades
de negócios.

Seu princípio básico é tornar direto o maior número possível de custos fixos e
variáveis por meio de direcionadores de custos específicos.

Nesse sistema, há menos alocação e mais rastreamento.

O sistema ABC fornece clara imagem de como procedimentos geram receitas e,
ao mesmo tempo, consomem custos.

Na concepção desse sistema, são as atividades que consomem recursos e, por
sua vez, produtos e serviços consomem atividades.

A utilização de custeio por atividade não se limita ao custeio, pois é, acima de
tudo, uma poderosa ferramenta a ser utilizada na gestão de custos. Seu enfoque
está mais direcionado a uma gestão eficaz dos custos.

Esse sistema serve para aperfeiçoar a apropriação dos custos, corrigindo assim
distorções provocadas pelos sistemas tradicionais.

OUTROS CUSTEIOS ADOTADOS PELO HOSPITAL

Custo-padrão

O custo-padrão ideal é uma meta a longo prazo. Esse custo parte da hipótese de
que a média do passado é um número válido e apenas introduz algumas modifica-
ções esperadas.

O custo-padrão não é mais um sistema de custeio, e sim mais uma técnica auxiliar. Ele não deixa de ser uma espécie de orçamento, apenas tende a forçar o desempenho da produção por ser normalmente fixado com base na suposição de melhoria de aproveitamento dos fatores de produção.

Um dos conceitos da contabilidade de custos adequado à avaliação do desempenho dos procedimentos denomina-se **custo-padrão** (*standard cost*). A elaboração do custo-padrão compreende a definição da quantidade (número de diárias hospitalares, número de exames, quantidade de horas de cirurgias etc.) e o correspondente valor (custo da diária, custo do exame, custo da hora de cirurgia etc.). A análise de variação oferece a possibilidade de identificação das diferenças entre o custo real (efetivamente incorrido) e o custo-padrão, se estas forem propiciadas pela quantidade ou pelo custo, o que indica os níveis de eficiência da área de operação do serviço ou da área econômica.

CUSTOS EM HOSPITAIS

PASSOS ADOTADOS PARA A IMPLANTAÇÃO DO SISTEMA DE CUSTO NO HOSPITAL

Estruturação do departamento de custos

A organização de um departamento de custos é de fundamental importância para a apuração contínua e sistematizada dos custos de uma unidade hospitalar. O funcionamento do departamento de custos depende, essencialmente, do bom funcionamento dos demais setores da unidade, em relação à coleta e ao fornecimento das informações requeridas e necessárias. O departamento de custos deverá operar coordenadamente com os setores responsáveis pelas estatísticas hospitalares e com os setores geradores de informações.

Estruturação de centros de custos

No sistema de apuração de custos, cada centro de atividade passa a constituir um centro de custo. É recomendável que se tenha, então, para constituir esse centro de custos claramente identificáveis e atividades quantificáveis de uma unidade de mensuração.

Para se definir os centros de custos, é necessário que o hospital identifique e analise sua estrutura física e administrativa, possibilite a alocação de recursos e implante um plano estatístico de toda sua produção.

Os centros de custos podem ser assim distribuídos:

Centro de custos produtivos – são os centros geradores de serviços para o paciente, como as unidades de internação, pronto-socorro, laboratórios, entre outros.

Centro de custos auxiliares – são os serviços de apoio do hospital, ou seja, o serviço de processamento de roupas, limpeza, nutrição e dietética, manutenção, entre outros.

Centro de custos administrativos – onde são realizadas as atividades de natureza administrativa. São eles: administração, secretaria, faturamento, contabilidade, entre outros.

Implantação de um plano estatístico

O plano estatístico demonstra as informações do hospital, onde é registrada toda a produção dos centros de custos, tais como: serviço de processamento de roupas, serviço de limpeza, serviço de nutrição e dietética, laboratório de análises clínicas, radiologia, manutenção, administração, entre outros.

Para se mensurar os valores apresentados no plano estatístico, o hospital adota unidades de parâmetros de análise para cada centro de custos, com a finalidade de estabelecer parâmetros de rateio dos custos indiretos.

Informações estatísticas constantes no plano de centro de custos e suas respectivas unidades de mensuração

- Edificações – m^2.
- Administração – custo próprio/folha de pagamento/atividades.
- Transporte próprio – km rodado.
- Almoxarifado – consumo do mês (baixa de estoque).
- Limpeza – m^2.
- Manutenção e conservação de bens – número de reparos/horas trabalhadas.
- Caldeira – horas trabalhadas.
- Nutrição e dietética – refeições por tipo.
- Lactário – mamadeiras.
- Serviço de processamento de roupas/rouparia/costura – kg de roupa lavada.
- Farmácia/depósito – consumo do mês (baixa do estoque).
- Enfermagem – horas trabalhadas.
- Central de materiais esterilizados – volume esterilizado.
- Serviço social médico – casos atendidos.
- Serviço do prontuário do paciente – paciente/dia.
- Medicamentos a pacientes internados – consumo por centro de custo.
- Materiais a pacientes internados – consumo por centro de custo.
- Medicamentos a pacientes externos – consumo por centro de custo.

- Materiais a pacientes externos – consumo por centro de custo.
- Gasoterapia – paciente/dia.
- Banco de sangue – bolsas.
- Eletrocardiografia – exames.
- Hemodiálise – sessões.
- Ultrassonografia – exames.
- Tomografia – exames.
- Ressonância magnética – exames.
- Câmara hiperbárica – exames.
- Desintometria óssea – exames.
- Endoscopia – exames.
- Berçário – recém-nascido/dia.
- Anestesia – número de aplicações.
- Centro cirúrgico – número de cirurgias (divididas por porte: pequeno, médio e grande).
- Centro obstétrico – número de partos (divididos pelo tipo: normal ou cesárea).
- Unidade de terapia intensiva – paciente/dia.
- Unidade de internação – paciente/dia.
- Diálise peritoneal – sessões.
- Ambulatório geral – consultas.
- Pronto-socorro – consultas.

No sistema de custo do hospital, além de oferecer informações referentes aos serviços prestados, como custo do kg da roupa lavada, custo da refeição servida, entre outros, o sistema oferece ainda o custo/despesa dos centros de custos do hospital. Assim, é possível controlar os aumentos e reduções dos custos no hospital.

Distribuição dos centros de custos do hospital

Devem ser elencados todos os centros de responsabilidade ou de custos existentes no hospital, tais como:

- Serviços administrativos (administração, recursos humanos, materiais, serviço de prontuário do paciente, tecnologia da informação).
- Serviços médicos (clínicas médica, cirúrgica, pediátrica, obstétrica e unidade de terapia intensiva).
- Serviços de enfermagem (direção, supervisão, unidades de internação).
- Serviços auxiliares de diagnóstico e tratamento (laboratório, tomografia, radiografia, fisioterapia, radioterapia, entre outros).
- Serviços de apoio (serviço de processamento de roupas, serviço de nutrição e dietética).

Contabilidade geral pelo regime de competência

É de fundamental importância a existência de contabilidade geral pelo regime de competência (Lei nº 6.404/76).

CUSTOS EM SERVIÇO DE PROCESSAMENTO DE ROUPAS HOSPITALARES

REDUÇÃO DOS CUSTOS COM TREINAMENTO DE PESSOAL

Para reduzir o custo de um serviço de processamento de roupas é fundamental o investimento em treinamento e educação permanente para os colaboradores.

Deve-se solicitar ao fornecedor de equipamentos e materiais o treinamento dos funcionários do hospital para o uso correto dos equipamentos e processos de lavagem da roupa.

Isso resulta na melhoria do desempenho do funcionário e traz benefícios para a produção, como aumento da produtividade, diminuição da quebra de equipamentos, economia no uso de produtos, entre outros.

REDUÇÃO DE CUSTOS DA INFRAESTRUTURA

Com a aquisição de novos equipamentos, deve ser feita a adequação no espaço físico, no sistema elétrico, vapor, hidráulico, exaustão e esgoto, e, se não for realizada a mudança da infraestrutura, o novo equipamento não terá o aumento esperado da produtividade.

A compra correta do enxoval trará economia se for tomada com base nas normas técnicas da ABNT (Associação Brasileira de Normas Técnicas), para tecidos de uso hospitalar, garantindo a qualidade na aquisição da rouparia.

A evasão de roupas no hospital ocorre em hospitais privados e públicos, sendo de difícil controle, mas pode ser reduzida com controles de entrega e coleta de roupas nos setores e determinar qual é a real taxa de evasão de roupas, por controle interno na costura, almoxarifado e rouparia.

REDUÇÃO DE CUSTOS COM PROCESSOS DE LAVAGEM

Selecioná-los por tipo de tecido, controlar a temperatura e velocidade da calandra, aumentar a quantidade de roupas que necessitam de retorno mais imediato aos setores dando mais tempo para processá-las em momento mais oportuno, entre outros.

REDUÇÃO DE CUSTOS COM CONSUMO DE ÁGUA

Em processos que utilizem menos etapas de lavagem, reutilizar a água de forma adequada, eliminar vazamentos, utilizar níveis corretos nos equipamentos, reaproveitar a água das centrífugas para lavar chão e os vasos sanitários, entre outros.

REDUÇÃO DE CUSTOS COM CONSUMO DE ENERGIA ELÉTRICA

Deve ser feita reavaliação dos contratos com as fornecedoras de energia, com a adequação dos horários de trabalho com os de pico de consumo, redução dos tempos de processo, troca das máquinas antigas de alto consumo por equipamentos atuais e econômicos, estudando o custo-benefício.

COLETA SELETIVA DE ROUPA EM HOSPITAIS

O processo leve custa muito menos e é mais produtivo no lavar do que um processo pesado. A implantação da coleta seletiva de roupas deve ser feita para reduzir a quantidade de roupas com sujidade pesada.

SERVIÇO PRÓPRIO OU TERCEIRIZADO

Nos grandes centros urbanos que dispõem de serviços terceirizados estruturados e onde o custo do espaço é cada vez mais elevado, deve ser feito um estudo detalhado para verificar as viabilidades assistencial, econômica e financeira na opção pelo serviço próprio ou terceirizado.

Em geral, nos hospitais filantrópicos que dispõem de imunidade tributária, é vantajosa a opção pelo serviço próprio. Em instituições que apresentam várias unidades de saúde no mesmo município, muitas vezes, torna-se vantajosa a centralização desse serviço em um único local.

Nas localidades distantes e interiores do País, onde não existem serviços especializados de processamento de roupas, a única alternativa é o serviço próprio.

BIBLIOGRAFIA

Beulke R, Bertó DJ. Gestão de custos e resultado na saúde – hospitais, clínicas, laboratórios e congêneres. São Paulo: Saraiva; 1997.

Mariani MC. Custos hospitalares. Apostila de uso interno de curso: implantação do sistema de custos em hospitais. São Paulo: Pró-Saúde; 1997.

Martins E. Contabilidade de custos. 16ª ed. São Paulo: Atlas; 1998.

Apêndice

EQUIPAMENTOS PARA PROCESSAMENTO DE ROUPAS

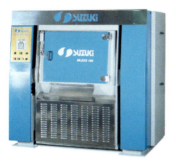

Lavadora extratora MLEX computadorizada
Capacidade: 60/140/240kg

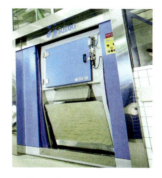

Lavadora extratora hospitalar MLEX

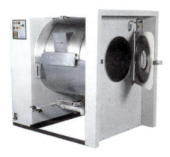

Lavadora frontal com barreira
Capacidade: 20/30/50/100/200kg

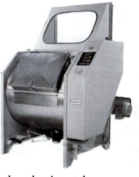

Lavadora horizontal com barreira
Capacidade: 10/20/30kg

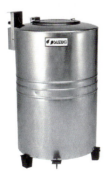

Centrífuga basculante
Capacidade: 10/15kg

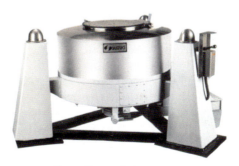

Centrífuga tripé
Capacidade: 30/50/100/200kg

EQUIPAMENTOS PARA ACABAMENTO DE ROUPAS

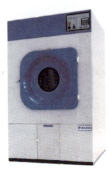

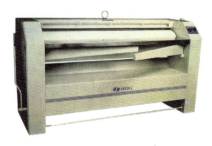

Secador rotativo
Capacidade: 10/15/20/30/50/100/200kg
Elétrico/Gás/Vapor

Calandra 1 rolo
Comprimento do cilindro: 1,20/1,60/2,00/2,50m
Diâmetro do cilindro: 310mm

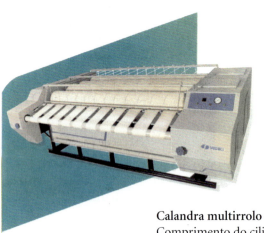

Calandra multirrolo
Comprimento do cilindro: 2.000/2.500/3.000mm
Diâmetro do cilindro: 310mm

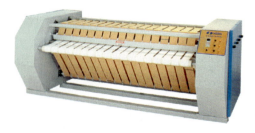

Calandra monorol de alta produção

EQUIPAMENTOS PARA ACABAMENTO DE ROUPAS

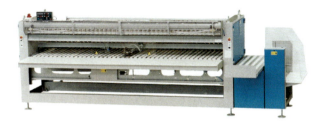

Dobradeira/empinhadeira de alta produção

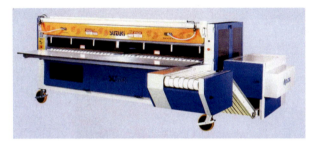

Dobradeira e empilhadeira de alta produção

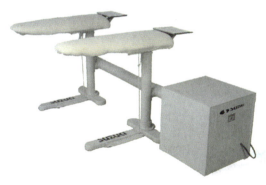

Mesa de passar a vácuo

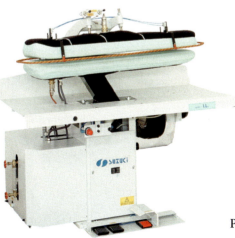

Prensa a vapor

EQUIPAMENTOS PARA LAVANDERIAS PROFISSIONAIS

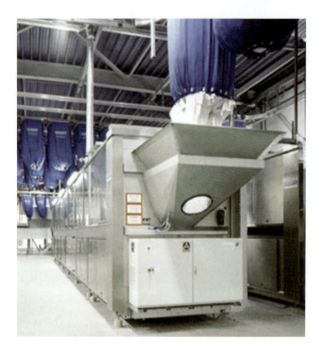

Equipamento para lavanderias profissionais, com necessidade de processar – lavar acima de 40 toneladas de roupas, diariamente.

Este equipamento é composto de 18 módulos de processamento de roupas.

A carga de roupa passa de um módulo para outro, sendo que cada módulo tem capacidade de 50kg de carga de roupa.

A transferência de carga se faz por meio de parafuso Archimedes. O parafuso Archimedes evita estresse na estrutura do túnel e entupimentos na transferência.

O túnel é controlado por *software* através de CLP (controlador lógico programável) com painel IHM, tipo Touch, de fácil operação.

Para uma boa produtividade, acompanha o túnel de lavagem contínua um elevador de carga para levar as roupas até ele.

Prensa – gabinete, com ciclo curto de processamento de 90 segundos (pressão de 51 bares).

EQUIPAMENTOS PARA TRANSPORTE DE ROUPAS

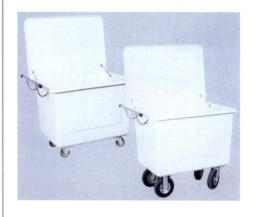

Carros para transporte de roupas em *fiberglass*

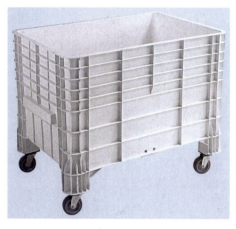

Carro para transporte de roupas em polietileno

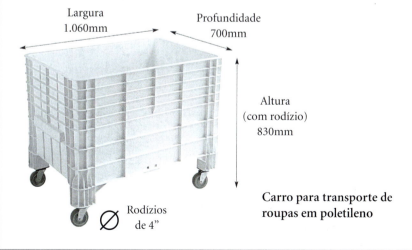

Largura 1.060mm
Profundidade 700mm
Altura (com rodízio) 830mm
Rodízios de 4"

Carro para transporte de roupas em poletileno

LAVANDERIA PARA CAPACIDADE 2.000kg/dia/12h
Processo de Lavagem em ozônio

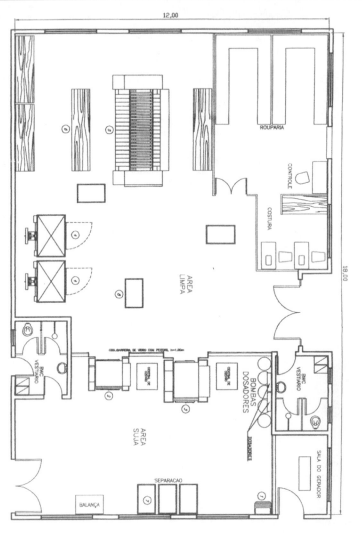

Item	Quantidade	Discriminação
1	1	Tanque de remolho
2	1	Lavadora extratora horizontal hospitalar, capacidade 50kg
3	1	Lavadora extratora horizontal hospitalar, capacidade 100kg
4	2	Secadores rotativos cap. 50kg – vapor
5	1	Calandra motrorol 0,60 × 3,00 – vapor
6	4	Mesas auxiliares
7	3	Carrinhos de fibra com tampa
8	3	Carrinhos de fibra sem tampa

Obs.: Para as lavadoras:
– Capacidade 100kg: prever 2 reservatórios; capacidade 1.000 litros acima do nível do equipamento.
– Capacidade 50kg: prever 2 reservatórios; capacidade 500 litros acima do nível do equipamento.

Na sala dos geradores:
– Prever um ponto de força de 2,5kva, mais fio-terra e neutro.
– Prever um ponto de água de 3/4".
– Prever um ponto de esgoto (ralo).

Fonte: Suzuki Ind. Com. de Máquinas Ltda.

15. Organização Administrativa

Teresinha Covas Lisboa

ESTRUTURA DOS SERVIÇOS

Ao integrar-se ao sistema de saúde, o hospital tem o papel de destaque e coordenação, em vista da crescente sofisticação e encarecimento dos recursos de medicina.

Segundo Teixeira (Gonçalves, 1989), o hospital, como um sistema que "tem como entrada pessoas doentes que, submetidas a processos de diagnóstico e tratamento, são transformadas em pessoas tratadas, que são a saída do sistema", mas também como uma organização. Para ele, "organizar é estabelecer divisão de trabalho coordenado hierarquicamente segundo certos princípios e métodos".

Para Gonçalves (1987), embora o hospital se "trate de uma organização altamente hierarquizada, a autoridade na instituição hospitalar não emana de uma única origem, nem flui através de uma só linha de comando, como ocorre na maioria das estruturas formais. Na verdade, a autoridade no hospital, repartida em parcelas de densidades diferentes, segundo as instituições, entre a direção superior, o corpo clínico, o corpo profissional, é representada essencialmente pelos profissionais de enfermagem, mais exatamente por sua chefia e, por fim, a administração".

Além dessa pluralidade de autoridade formal, existe a informal, presente em qualquer organização.

A primeira, com raízes históricas, posicionava o médico apenas como visitante, e a enfermeira, como residente. Essas duas vias de autoridade reúnem-se, hoje, no hospital moderno, acrescidos de outras, a saber: administração financeira, administração de material, serviços burocráticos, serviços de hotelaria. Estes últimos são de nosso particular interesse, em virtude de estar incluído o serviço de processamento de roupas. Por isso que Teixeira (Gonçalves, 1989) afirma que o hospital tem "características próprias, que o diferenciam de outras instituições; muitas áreas funcionais que são interdependentes e se inter-relacionam, necessitando de um funcionamento eficiente de todos os seus componentes de maneira a compor um todo e não um somatório de partes desagregadas".

A questão da unidade administrativa e a harmonia de funcionamento entre as partes componentes do hospital são aspectos vitais na qualidade dos seus serviços. Infelizmente, existe um preconceito, naturalmente não explícito na organização formal, a respeito de certas áreas de apoio no hospital que, embora sendo fundamentais para o bom funcionamento deste, não são devidamente valorizadas.

Os serviços de limpeza e o serviço de processamento de roupas encontram-se no caso citado. Talvez sejam históricas as causas desse descaso, pois somente na segunda metade do século passado descobriu-se a relação entre higiene e controle de infecções. Houve dificuldade em impor-se a novos padrões e, com o advento dos antibióticos, relaxou-se ainda mais esses cuidados. Hoje, embora a ciência comprove a importância da higiene hospitalar, encontramos instituições que não valorizam a significância desses serviços.

O hospital, apesar de ser uma organização humanitária, nem por isso deixa de ser burocrática e autoritária. Possui uma complexa divisão de trabalho, emprega indivíduos altamente especializados, pouco especializados e sem formação específica. Essas equipes tão diferenciadas precisam trabalhar de forma coordenada para que o hospital atinja seu objetivo: o bem-estar e a saúde dos pacientes internados.

O hospital moderno costuma ser administrativamente dividido em departamentos, nos quais se agrupam funções similares, como é o caso dos serviços de apoio (almoxarifado, segurança, hotelaria) ou profissionais de mesma formação, como o caso do departamento clínico.

Acresce-se a isso o regime de trabalho dos profissionais, bastante diversificado, mesmo dentro de uma mesma categoria. Por exemplo, o caso de médicos autônomos e outros que não são funcionários do hospital.

O fluxo de trabalho do hospital também foge ao padrão das outras empresas, seja pela variação de seu volume, seja porque é responsável por vidas humanas. Para Teixeira (Gonçalves, 1989), "o produto do hospital, o cuidado ao paciente, é por si só mais individualizado do que uniforme". Por causa de o trabalho não ser uniforme ou padronizado, não pode ser planejado com uma precisão automática de linha de montagem e, dessa forma, a organização depende de ajustes diários impossíveis de ser totalmente detalhados. Isso ocorre porque o funcionamento do hospital depende principalmente do elemento humano, apesar de ele possuir instalações, equipamentos e material. Por outro lado, o hospital é uma organização burocrática, com normas e padrões que regulamentam o comportamento dos que ali trabalham e até dos pacientes. Paralelamente a essa organização formal e burocrática, prevalece um autoritarismo, herdado das ordens religiosas, que outrora se incumbiam do cuidado dos doentes.

Mas, se o autoritarismo personalista tende a desaparecer no hospital moderno, dando lugar a uma organização funcional-racional-burocrática, é necessário manter-se a disciplina com pouca tolerância para erros e negligências, pois está em jogo a vida humana. O atendimento das situações de emergência tem de ser previsto, e a autoridade e a responsabilidade de cada um devem ser claramente definidas.

O hospital deve ser capaz de proporcionar aos pacientes os cuidados adequados durante o tempo de sua internação. Em consequência, precisa ser capaz de prover e controlar o comportamento daqueles que ali trabalham. Para tanto, recorre-se a controles formais e busca-se a coesão informal. Teixeira (*apud* Gonçalves, 1989) fala em "coordenação organizacional e a profissionalização". Afirma que:

> "por causa do alto grau de especialização e de sua interdependência funcional, a coordenação de habilidades, tarefas e atividades é muito importante para que se alcance o resultado final. As diferentes especialidades que interagem não podem trabalhar com objetivos em direções cruzadas ou separadas. O hospital depende de igual dose de motivação e de ajustes informais e voluntários de seus membros para obter boa coordenação. Planos organizacionais formais, regras e regulamentos asseguram um mínimo de coordenação, porém são incapazes de produzir coordenação adequada, pois são baseados apenas nas atividades previamente programadas".

As normas de comportamento e padrões éticos dos grupos profissionais que trabalham nos hospitais permitem a eles "atingir um nível de coordenação e integração incapaz de se alcançar por medidas administrativas. Por outro lado, o aumento da especialização e profissionalização põe em evidência diferenças de hierarquia, podendo levar ao autoritarismo e à existência de mais de uma linha de atividade".

A questão da multiplicidade dos centros de poder no hospital e da necessidade de coordená-los é um traço marcante e específico dessa organização. Os hospitais de grande porte costumam, atualmente, ser divididos administrativamente em departamentos.

Teixeira (Gonçalves, 1989) sugere a seguinte departamentalização:

a) **Conselho diretivo** – vai estabelecer as diretrizes do hospital, coordenar todos os elementos, tendo em vista o bem-estar do paciente, definir as normas da instituição, administrar os recursos.

b) **Direção do hospital** – recebe uma delegação por parte do conselho diretivo para executar suas deliberações e fazer com que o hospital funcione de acordo com os princípios e normas estabelecidos por aqueles.

c) **Corpo clínico** – pode ser aberto ou fechado. No corpo clínico aberto, qualquer profissional devidamente habilitado pode ingressar, geralmente, após uma análise sucinta do *curriculum vitae*. "O corpo clínico fechado é restrito a um determinado grupo de profissionais, podendo seu relacionamento com o hospital ser através de um vínculo de autônomo ou de um contrato empregatício".

Também caberá ao corpo clínico a coordenação de programas de ensino e de pesquisa, caso existam. Teixeira continua:

d) **Serviços de apoio clínico** (serviços de diagnóstico e tratamento) – englobam tanto serviços auxiliares de diagnóstico como os de tratamento.

e) **Serviços técnicos** – englobam enfermagem, serviço social, nutrição e dietética, farmácia, odontologia, psicologia, fisioterapia, arquivo e estatística, biblioteca. O objetivo dessa área é a atenção integral ao paciente. A enfermagem destaca-se como o mais imprescindível desses serviços.

f) **Serviços de apoio administrativo** (apoio gerencial) – são os que vão fornecer ao nível técnico o ingresso de material, energia e informações para que as atividades finais da instituição possam ser realizadas. Eles devem desenvolver de maneira intensa as funções de planejamento e controle. "Entre esses serviços, podemos citar: recursos humanos, materiais, finanças, contabilidade, engenharia e manutenção hospitalar, serviço de processamento de roupas, zeladoria, transporte, serviços gerais e comunicações".

ORGANOGRAMA

Ver Organograma na página seguinte.

Além desses serviços, podemos incluir o serviço de limpeza, que tem a responsabilidade de promover a higiene e a limpeza de toda a organização hospitalar, considerando as características de cada unidade.

Esses departamentos, para nós, necessitam caminhar integrados, inter-relacionados de forma correta, para atingir uma qualidade total no trabalho. Desse modo, eliminam-se os vícios e o caos administrativo.

Os pequenos hospitais não necessitam de muita departamentalização. Porém, à medida que crescem e se envolvem em especialidades mais diversificadas, "torna-se necessário dividir as principais tarefas em responsabilidades departamentais" (Hampton, 1983).

INSTRUMENTOS

As organizações hospitalares utilizam, em seus serviços, instrumentos administrativos formais denominados: regimentos, normas administrativas, normas técnicas e rotinas e roteiro.

O regimento "é um ato normativo aprovado pelo diretor do hospital, com caráter flexível e que dispõe sobre os objetivos, a estrutura orgânica, as atribuições, a

Organização Administrativa **401**

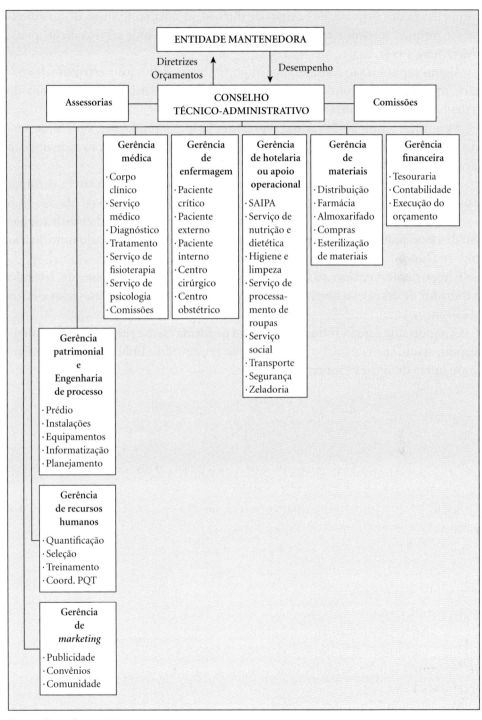

Fonte: Gonçalves, 1998.

competência dos órgãos e dos cargos de direção, as normas técnicas de funcionamento, rotinas, roteiros e relatórios de produtividade de cada serviço do hospital" (Mezzomo, 1994).

Alguns capítulos são considerados importantes na elaboração: estrutura dos órgãos, finalidades, atribuições orgânicas e funcionais, pessoal existente, jornada de trabalho, impressos utilizados etc.

As normas administrativas são representadas pelas resoluções, ordens de serviço e orientações. Por exemplo, o uso de equipamentos de proteção individual, a lavagem diária da área contaminada etc.

As normas técnicas determinam a maneira de execução de uma tarefa. A rotina é um instrumento necessário para a execução das atividades.

As tarefas executadas pelos funcionários do serviço de processamento de roupas são descritas passo a passo e geram integração e comprometimento do funcionário com sua função.

É importante, também, para obter-se o aperfeiçoamento e a renovação, levando o tomador de decisões a observar melhor o desempenho das tampas, vícios e erros possíveis.

O importante é que a rotina seja descrita de forma clara e revista periodicamente, pois, assim, chefia e colaboradores estarão renovando a unidade constantemente em busca de ajustes e soluções.

16. Recursos Humanos no Serviço de Processamento de Roupas

Teresinha Covas Lisboa

A organização hospitalar envolve um grande conjunto de complexas atividades que visam atingir objetivos direcionados para a satisfação das necessidades de seus clientes.

A característica principal dessa estrutura é visível pela forma de poder existente e "...embora se trate de uma organização altamente hierarquizada, a autoridade na instituição hospitalar não emana de uma só origem, nem flui por meio de uma só linha de comando, como ocorre na maioria das estruturas formais" (Gonçalves, 1987). Ela é repartida em divisões de densidades diferentes, de acordo com sua natureza, entre a alta direção, o corpo clínico, o corpo profissional, o técnico e operacional.

A visão de conjunto torna-se transparente diante da dor de um indivíduo, em que arregimenta, em um só momento, uma grande equipe de multiprofissionais que, a princípio, necessitaria de coesão, motivação, qualidade e equilíbrio, não fossem as inúmeras dificuldades encontradas como em qualquer tipo de empresa.

Ao se analisar o hospital como um sistema integrado, tem-se: de um lado, a entrada de pacientes que serão submetidos a processos de diagnóstico, internação e/ou tratamento; de outro, a saída de pessoas recuperadas ou não e até em óbito que, devolvidas ao meio de origem, farão a avaliação dos serviços recebidos por si ou por familiares. Diante desse quadro, o processo interno organizativo apresenta uma série de funções fundamentais que trabalham interagidas e voltadas a um sem-número de doenças. Nessa associação, veem-se as figuras de *marketing*, custos operacionais, engenharia clínica, nutrição e dietética, clínicas, serviço de processamento de roupas, higiene e limpeza etc. Nos recursos humanos, a responsabilidade dos órgãos de saúde é manter, em cada setor citado, indivíduos motivados e comprometidos com a filosofia da esfera hospitalar. Essa exigência é justificada pela variação e irregularidade dos fluxos de trabalho: plantões, emergências, partos, acidentes etc. Corroborando a isso, os cuidados com os pacientes são diferenciados onde "...o produto do hospital, o cuidado ao paciente, é por si só mais individualizado que uniforme... o hospital é fundamentalmente mais um sistema humano que mecânico, apesar de possuir muito material, instalações e equipamentos" (Teixeira, 1989).

O avanço tecnológico e o aumento da aquisição de equipamentos de última geração exigem o aprimoramento do pessoal técnico, acompanhado de uma infraestrutura apropriada para sua operacionalização. Obviamente, a equipe de trabalho necessita de programas constantes de treinamento e reciclagem.

Nos últimos 10 anos, temos acompanhado a fabricação e o desenvolvimento de máquinas, equipamentos, tecidos e produtos de lavagem para serviço de processamento de roupas hospitalares, observando os mercados nacional e internacional. Realmente, percebe-se uma preocupação em facilitar as rotinas de trabalho, buscando a minimização dos custos de produção. Porém, não é visível o empenho das empresas hospitalares, na maioria dos casos, em melhorar continuamente as condições ambientais que refletem, consequentemente, no desempenho do grupo. O investimento no pessoal, ainda, é muito precário: "aqui, insistimos na necessidade do treinamento dos elementos mais carentes de capacitação, o que nos leva à permanente atualização – pela pesquisa – dos instrumentos, meios, métodos e processos que facilitem a tarefa com o mínimo de despesas e o máximo de proveito" (Mirshawka, 1994).

A Comissão de Peritos em Assistência Médica da Organização Mundial da Saúde, em reuniões realizadas de 18 a 23 de junho de 1956, em Genebra, definiu o hospital como "um centro de treinamento de pessoal da área de saúde e com a função restaurativa preventiva, ensino e pesquisa". Posteriormente, a Organização Mundial da Saúde, no seu informe técnico número 122, de 1957, redefiniu como sendo "...parte integrante de um sistema coordenado de saúde, cuja função é dispensar à comunidade completa assistência à saúde, tanto curativa quanto preventiva, incluindo serviços extensivos à família em seu domicílio e ainda um centro de formação para os que trabalham no campo da saúde e para as pesquisas biossociais" (Cherubin e Santos, 1997).

Assim, o informe técnico "fixou as seguintes funções para o hospital: prevenir a doença, restaurar a saúde, exercer funções educativas e promover a pesquisa". Na sua concepção geral, a organização hospitalar necessitará, sempre, do elemento humano capacitado, em qualquer nível de atividade.

O serviço de processamento de roupas hospitalares, consequentemente inserido nesse contexto, busca a integração do funcionário, assumido e compreendido como um colaborador da instituição.

Pela natureza do trabalho executado, isto é, sujo, cansativo, monótono e repetitivo, o indivíduo-colaborador busca uma integração mais digna na empresa. Apesar do não atendimento direto, é elemento-chave na prestação do serviço da saúde, dispondo o leito de roupa limpa, higienizada, desinfectada e confortável. É importante sua conscientização quanto à parcela de auxílio na recuperação de um paciente e, só assim, ele se sentirá integrado à organização.

"Os funcionários do serviço de processamento de roupas têm pouca compreensão da organização hospitalar como um todo (representado pelo organograma), do papel desempenhado nele por sua unidade, de sua função como partes integrantes da instituição e de sua importância no objetivo geral: a recuperação de pacientes" (Lisboa, 1993).

Descrição de Cargos e Funções

Os elementos básicos necessários que definem a atribuição de cada um estão contidos no relatório denominado "descrição de cargos". Por ele delineamos os deveres inerentes e as condições necessárias para seu preenchimento, obtendo as informações sobre o que o ocupante do cargo faz, **como faz, quando faz e por que faz.**

A contratação de pessoal para o serviço de processamento de roupas necessita de alguns elementos básicos que definam as tarefas a serem desempenhadas.

A **tarefa** é "uma ação indivisível ou o conjunto de ações encadeadas e, portanto, indivisível, que leva a um resultado imediato, observável e avaliável do trabalho realizado" (Vieira, 1994). No caso deste trabalho, exemplificamos a figura do lavador ou do dobrador de roupas.

A **função** é o "conjunto de ações ou tarefas de natureza e níveis semelhantes, executadas sistematicamente por uma ou mais pessoas qualificadas ou com formação específica para tal" (Vieira, 1994). No caso, o administrador do hospital, que tem a função de atender às reivindicações das chefias de serviço de processamento de roupas.

O **cargo** é o "conjunto de responsabilidades e deveres agrupados em funções, ocupando uma posição definida e identificada no organograma da empresa" (Vieira, 1994). Por exemplo, o encarregado ou gerente do serviço de processamento de roupas.

Nesse conjunto de conceitos, insere-se a **atribuição,** que é o conjunto de atividades individualizadas executadas por um ocupante de cargo.

A chefia do serviço, a administração de recursos humanos ou a unidade hospitalar responsável por essa área, munida dessas informações e do perfil profissional necessário, estarão de posse dos elementos necessários para a escolha da pessoa a ser admitida. Assim, terá meios de decidir sobre o melhor recrutamento, seleção, integração, treinamento, reciclagem e avaliação de desempenho.

As classificações e as informações a serem obedecidas são: atribuições, deveres ou tarefas da função, requisitos físicos e mentais, conhecimentos técnicos especializados, qualidades específicas, condições e riscos no trabalho.

Para a área do serviço de processamento de roupas, exemplifica-se com os seguintes perfis:

ENCARREGADO DO SERVIÇO DE PROCESSAMENTO DE ROUPAS

Natureza do trabalho – administração geral do serviço voltada para planejar, organizar, coordenar e distribuir as atividades que visam prover o hospital de roupas para uso interno.

Tarefas – supervisionar as atividades do setor; orientar funcionários na execução das tarefas de coleta, separação, pesagem, lavagem, centrifugação e distribuição das roupas; elaborar escalas de férias e folgas; programar o mapa de controle de custos; avaliar extravios e reposições de peças de roupas; avaliar desempenho; elaborar relatórios e mapas de produção; programar treinamentos; avaliar a qualidade da roupa processada.

Qualificações necessárias – curso superior de administração e/ou especialização em administração hospitalar.

Forma de preenchimento – prova de seleção, entrevista, análise do currículo.

Riscos – pode enfrentar, quando do deslocamento pelas diferentes áreas. É possível evitar usando os equipamentos de proteção individual nessas áreas.

SEPARADOR DE ROUPAS

Natureza do trabalho – é a pessoa responsável pela triagem da roupa suja, seguindo os critérios de separação e lavagem.

Tarefas – receber a roupa coletada, pesar, anotar o custo, selecionar a roupa em volumes de peso uniforme, fazer a limpeza e desinfecção diária do ambiente de trabalho.

Qualificações necessárias – ser alfabetizado, capacidade de entender as tarefas e os riscos da função, força e resistência física elevadas, estatura média, disposição para jornadas.

Forma de preenchimento – prova de seleção e entrevista.

Riscos – o local de trabalho apresenta alto risco de contaminação, tendo a obrigatoriedade do uso de equipamentos de proteção individual, uniforme correto e emprego de técnicas corretas de trabalho. Necessita de cuidados com perfurocortantes que possam estar presentes nos sacos de roupas sujas.

LAVADOR DE ROUPAS

Natureza do trabalho – colocar na máquina os volumes de roupa suja já identificados e pesados conforme o tipo de sujidade ou cor; controlar o fluxo de água e dosar os sabões de acordo com os processos estabelecidos; controlar a temperatura, alcalinidade e acidez da água; executar as tarefas em tempo certo; realizar limpeza e desinfecção das máquinas.

Tarefas – colocar os volumes de roupa suja nas máquinas, já identificados e pesados, de acordo com as técnicas e processos; executar as tarefas em tempo padrão.

Qualificações necessárias – alfabetizado; capacidade de entender técnicas; força e resistência física; estatura alta; boa saúde física.

Forma de preenchimento – prova de seleção e entrevista.

Riscos – possibilidade de contaminação, mas evitável com o uso de equipamentos de proteção individual, uniforme correto e emprego de técnicas corretas de trabalho.

COSTUREIRAS

Natureza do trabalho – trabalho de execução operacional que consiste em cortar, confeccionar, consertar e reformar as roupas.

Tarefas – corte, confecção, conserto e reparo de toda a roupa do serviço de saúde, incluindo a dos funcionários; elaborar registros e mapas de produção; limpeza do setor.

Qualificações necessárias – certificado do ensino fundamental; experiência em corte e costura.

Forma de preenchimento – prova específica de seleção e entrevista.

Riscos – acidentes com agulhas de costura, processos alérgicos provocados pelo "pó de tecido" etc.

ROUPEIRO

Natureza do trabalho – trabalho de caráter operacional direcionado para a coleta, guarda, preparo e distribuição da roupa limpa para as unidades do hospital.

Tarefas – receber, controlar e guardar a roupa em locais determinados; cumprir horários de recebimento e distribuição; zelar pela higiene do carro e dos pacotes; elaborar relatórios e comunicar as possíveis falhas do serviço à chefia.

Qualificações necessárias – certificado de conclusão do ensino fundamental.

Forma de preenchimento – prova de seleção e entrevista.

Riscos – acidentes e/ou doenças referentes à manipulação de peso.

DIMENSIONAMENTO DE PESSOAL

O serviço de processamento de roupa é uma das unidades de apoio logístico destinada ao atendimento dos clientes internos e/ou externos dos estabelecimentos assistenciais de saúde, cujas finalidades são: coleta, separação, processamento, confecção, marcação, reparo, reforma, fornecimento e distribuição da roupa em condições de uso, higiene, quantidade, qualidade e conservação.

Insere-se, atualmente, na estrutura organizacional do serviço de hotelaria hospitalar existente em algumas instituições.

A importância desse serviço está voltada para o resultado final, visando a um atendimento modelo, com conforto e higiene. Esses requisitos correspondem às expectativas de todo o sistema hospitalar e contribuem para a eficiência do próprio sistema. Também exerce um papel significativo no controle das infecções, representando um medidor de qualidade da assistência prestada e interferindo na conceituação do hospital diante da comunidade usuária dos serviços.

Conforme artigo publicado no New York Today, existe uma estatística internacional de saúde e suprimentos medicinais demonstrando que, em alguns hospitais, as infecções são oriundas da falta de higiene e os óbitos já chegaram a 10.000 a cada ano na França, 30.000 na Alemanha e 50.000 nos Estados Unidos. Uma das possibilidades, segundo o artigo, é de que esse quadro esteja ligado ao processo de lavagem de roupas nos serviços de processamento de roupas hospitalares. "Estudos indicam que roupas contaminadas podem ser responsáveis por até 17% das infecções relatadas e são dadas recomendações urgentes e seguras de manipulação para minimizar os riscos" (Laundry e Cleaning, 1997).

As recomendações incluem procedimentos corretos durante ensacamento, separação, armazenagem, embalagem e transporte da roupa, além da higiene na área de separação, manuseio mínimo da roupa e cuidadosa desinfecção dos carrinhos de transporte.

A estrutura física é representada pelo organograma e o serviço de processamento de roupas figura "subordinado à administração do hospital, fazendo parte dos serviços de apoio, também chamados serviços gerais. Em um hospital pequeno, o chefe do serviço de processamento de roupas está diretamente subordinado ao diretor administrativo; nos hospitais maiores, há um nível hierárquico intermediário na direção dos serviços de apoio" (Anvisa, 2009). Portanto, o organograma é o reflexo da unidade e demonstra sua organização, hierarquia e distribuição das atividades desempenhadas, definindo as relações de chefias e funcionários.

Os procedimentos praticados no serviço de processamento de roupas são uniformes e representados sob a forma de regimento no qual estão contidos todos os aspectos normativos que envolvem o serviço, apresentados em forma de capítulos no tocante a estrutura, finalidades, atribuições orgânicas e funcionais, lotação quantitativa e qualitativa do pessoal, jornada de trabalho, impressos utilizados, normas técnicas e administrativas. O procedimento é considerado um instrumento administrativo de grande valia, contendo os objetivos e as obrigações do serviço, que devem ser divulgados a todos os funcionários do serviço de processamento de roupas.

À admissão, o funcionário é cientificado do regimento, juntamente com o manual da organização hospitalar. É importante que deva ser atualizado, submetido a análise, crítica e avaliação de todos os usuários.

O Ministério da Saúde preconiza que o pessoal necessário ao trabalho "representa aproximadamente 60% dos custos do serviço de processamento de roupas". A instituição hospitalar faz a previsão do quadro necessário e elabora o cálculo pelo tipo de equipamento utilizado, das instalações e, também, dos métodos empregados pela chefia na direção e controle do serviço. "Há poucos serviços em que o número de funcionários depende tanto do equipamento, das instalações e dos métodos de controle, como do serviço de processamento de roupas" (Richter, 1976).

A literatura disponível sobre o assunto é muito escassa e, assim, observa-se que "é necessário considerar a produção horária por funcionário e por tarefa específica, o que denominamos de tempo padrão ou padrão hora. A distribuição das atividades específicas, considerando o padrão hora por funcionário, permite determinar o número aproximado de servidores necessários" (Manual de Lavanderia Hospitalar, 1986). Uma outra forma de se calcular o número de funcionários necessários é a seguinte: "... quilos de roupa a lavar, tipos de tecido, grau e tipo de sujidade, tipos de equipamentos e de instalações, estado de conservação, qualidade dos produtos de lavagem, organização do serviço, técnicas de processamento, fluxo de serviço, grau de instrução dos empregados e meios de transporte" (Mezzomo, 1992).

No caso de o serviço de processamento de roupas operar com máquinas lavadoras-extratoras ou máquinas computadorizadas, o número de funcionários diminui.

Portanto, critérios comumente encontrados para o dimensionamento de pessoal são:

- Tipo de hospital.
- Número de leitos, incluindo-se retaguarda, ambulatório, emergências.
- Quilos de roupa lavada.
- Tipo de equipamento.
- Média de produção diária.
- Tipo e quantidade de roupa.
- Número de trocas por leito.
- Absenteísmo.
- Rotatividade.
- Jornada de trabalho.
- Horário de funcionamento.
- Montagem dos pacotes cirúrgicos.
- Férias, folgas e licenças de funcionários.
- Desenvolvimento de tarefas da costura.

Recrutamento e Seleção

RECRUTAMENTO

O recrutamento é a atividade que visa, a partir das necessidades existentes na empresa, fornecer mão de obra suficiente para atingir os objetivos propostos.

Para sua maior eficiência, deve-se divulgá-lo o máximo possível, obtendo assim a capacidade de maior seleção. A divulgação pode ser feita por meio de anúncios em jornais, indicações de outros funcionários, divulgação interna para promoções, agências de empregos, placas etc.

O recrutamento de novos funcionários inicia-se com a solicitação da chefia ao órgão competente. O perfil do candidato é desenhado e condizente com o constante na descrição de cargos e funções e varia de hospital para hospital.

A missão principal desse seguimento é verificar o perfil ideal de mão de obra para atuar no serviço de processamento de roupas.

Quando da elaboração da descrição dos cargos e funções, obtém-se o recolhimento de certos dados relativos a eles e aos seus ocupantes, o que pode ser feito tanto pela simples observação do funcionário que executa as tarefas, quanto pela aplicação de um questionário que pode ser por ele preenchido ou por meio de uma entrevista com o trabalhador.

É importante, também, conhecerem-se as atribuições, os deveres e as tarefas das funções, bem como os riscos e as responsabilidades. Além disso, consideram-se os requisitos físicos, os intelectuais e as habilidades pessoais que atuam diretamente na execução das tarefas.

SELEÇÃO

Para Gonçalves (1987), a seleção "consiste no conjunto de procedimentos pelos quais se procura avaliar até que ponto o candidato corresponde ao perfil definido para o cargo a ser ocupado; trata-se, em outras palavras, de desenvolver um conjunto de esquemas de apreciação, melhor do que de avaliação. A essência da afirmativa reside em que a seleção não visa necessariamente à escolha dos que revelam aptidões ou capacidades em índices mais elevados, mas à identificação daqueles que mais convém a determinado plano de ação; em consequência, muitas vezes, os escolhidos não são os de nível mais elevado, mas aqueles mais adequados a uma situação predeterminada".

A seleção implica, obrigatoriamente, que haja maior número de candidatos do que de vagas. Deve seguir normas claras, preferivelmente de conhecimento dos candidatos. Vários critérios serão levados em conta, como *curriculum*, experiência anterior, referências, recomendações e entrevista. Esta deve ser pautada em um roteiro que, segundo Miglioni e Toledo (1986/76), é um "guia orientador do desenvolvimento de uma entrevista, onde estão ordenados os itens de interesse para o processo, tais como: informações a serem obtidas e perguntas que as motivarão, impressões sobre o comportamento do entrevistado etc.".

Para que a seleção atinja seu objetivo de colocar a pessoa certa no cargo a ser preenchido, são fundamentais a descrição e a especificação do cargo sobre o que se estabelecerão os demais passos.

Embora à entrevista ainda seja dado um grande peso para a seleção de pessoal, outros métodos vêm-se desenvolvendo e conquistando sua importância. Entre eles, podemos destacar as provas de conhecimento e os testes psicológicos.

As provas orais, por serem mais difíceis de avaliar de forma objetiva, não são indicadas de modo geral, exceto em candidatos de nível muito alto. Já as provas escritas podem ser em forma de questionário ou dissertativas, sendo o primeiro mais indicado para evitar que o candidato se desnorteie. Nos questionários, que podem ser com perguntas de resposta simples, de múltipla escolha, de escolha simples ou de complementação, as questões referentes aos aspectos mais indispensáveis ao exercício do cargo devem ser mais valorizadas do que as outras.

Os testes de aptidão, que podem ser gerais ou específicos, têm por objetivo avaliar o potencial dos candidatos no exercício da função e em condições de emergência.

Já os testes psicológicos, que devem ser preparados e aplicados por profissional específico da área, referem-se às características de personalidade e comportamento. Mais uma vez, é importante que a descrição da função esteja bem definida, para que se possa conhecer as qualidades exigidas e desejadas, uma vez que, de uma para outra função, ocorrem diferenciações muito expressivas quanto às aptidões e às habilidades exigidas do candidato.

Podem-se ainda considerar as informações solicitadas ao superior hierárquico do candidato em empregos anteriores.

A avaliação final e a escolha devem resultar do somatório de todos os elementos acima citados, de acordo com os critérios da organização.

Os resultados obtidos são os seguintes: adequação do homem ao cargo, melhor integração do novo funcionário, melhor desenvolvimento do potencial humano, estabilidade do pessoal, melhoria na produção e no desenvolvimento, elevação da moral e consequente melhoria da qualidade de vida.

Treinamento e Desenvolvimento

O ambiente hospitalar é muito dinâmico e as tarefas executadas pelos funcionários dos vários setores requerem equilíbrio, desenvoltura, qualidade e agilidade. Os plantões de emergência demonstram o quanto os funcionários carecem de treinamento e manutenção deste.

O sistema de recursos humanos na área de saúde abrange planejamento e/ou programas de treinamento contínuo e cursos de capacitação técnica.

No serviço de processamento de roupas, particularmente, esse processo se volta para conteúdos técnicos, específicos, funcionais e operacionais do setor. É uma proposta que visa conscientizar o trabalhador desde seu primeiro dia de trabalho, continuando nas avaliações de necessidades, nas reciclagens periódicas, utilizando uma linguagem clara e acessível ao seu nível da escolaridade. Há necessidade de que haja integração, principalmente em um momento em que as condições ambientais deixam a desejar, como: estresse, monotonia (diminui a capacidade de percepção), desconforto (horas em pé), excesso de ruídos, tráfego constante dos carros de transporte e de pessoas, iluminação precária, umidade, calor excessivo etc.

O treinamento busca melhorar uma atuação ou a competência do trabalhador e "... é o processo educacional de curto prazo aplicado de maneira sistemática e organizado, por meio do qual as pessoas aprendem conhecimentos, atitudes e habilidades em função de objetivos definidos" (Chiavenato, 1996). Envolve a **transmissão de conhecimentos específicos** relativos ao trabalho, **atitudes diante dos aspectos** da empresa, da tarefa e do ambiente e **desenvolvimento de habilidades**. As tarefas do serviço de processamento de roupas envolvem esses três princípios e, assim, "o treinamento significa anteriormente educação especializada. Na indústria moderna, compreende todas as atividades que vão desde a aquisição da habilidade motora até o desenvolvimento do conhecimento técnico completo, oferecimento de aptidões administrativas e de atitudes referentes a problemas sociais" (Chiavenato *apud* McGehee, 1996).

No serviço de processamento de roupas ocorrem duas situações: necessidade de treinamento e necessidade de correção. Ao corrigir-se determinada forma de executar tarefas, enfatiza-se um padrão específico de desempenho ou ensina-se uma técnica básica. No treinamento, ocorre a melhoria da atuação ou da competência do trabalhador. Portanto, a correção está voltada para um comportamento anterior, e o treinamento, para uma atuação futura. Quando o trabalho é direcionado para o manuseio de máquinas e equipamentos, que acompanham o avanço tecnológico, a metodologia usada é exatamente a de atuação futura, para que os funcionários se adaptem e/ou se integrem ao ambiente e à função. O indivíduo, conhecendo a máquina em toda a sua natureza de construção, possibilita um grande rendimento nas tarefas executadas e, também, na produção.

O treinamento precisa, também, conter noções fundamentais sobre a exposição aos **agentes químicos** (alvejantes, desinfetantes, inseticidas, lâmpadas especiais); **biológicos** (vírus, bactérias, parasitas, fungos, bacilos etc.); **físicos** (ruídos, vibrações, temperaturas anormais e oscilantes). A conscientização sobre os riscos aos agentes é realizada, normalmente, pela apresentação de *slides*, filmes, cartazes ou dramatização.

Um enfoque a ser discorrido é a relação entre a roupa, os micróbios e a doença, sendo que a descrição ao funcionário demonstrará o grau de responsabilidade que ele, na qualidade de indivíduo e funcionário, tem perante a comunidade e o hospital. Com isso, irá se conscientizando, também, da participação na recuperação do paciente e do *seu papel* como membro da organização hospitalar.

"O uso de equipamentos de proteção individual, obrigatório por lei, é considerado pela maioria incômodo e incapaz de evitar acidentes. É claro que os acidentes são inevitáveis e, se os funcionários não estiverem devidamente protegidos, o risco será maior" (Lisboa, 1993). Às vezes, os funcionários se acidentam pela falta de concentração no trabalho e, "quando pensamos em prevenção de acidentes, consideramos, também, as condições básicas de vida do trabalhador, tais como moradia, alimentação e transporte, que são determinantes fundamentais para suas condições no trabalho" (Bisso, 1990).

O quadro de trabalhadores de um serviço de processamento de roupas é composto por um conjunto de indivíduos de baixa escolaridade e baixa renda. Alguns são analfabetos, dependentes de drogas e do álcool. A responsabilidade social da empresa hospitalar é a de reintegrá-lo em seu ambiente de trabalho, promovendo atendimento médico e de assistência social, extensivo aos familiares. É assim que ocorre a integração do indivíduo no ambiente de trabalho e na função, vendo-o somente como valor (recursos, patrimônio, garantia) e não como custo.

No que se refere ao conteúdo do treinamento em serviço de processamento de roupas, esse deve ser direcionado para a conscientização das necessidades de separação das áreas suja e limpa; o porquê da existência de sanitários-barreira; a elaboração de fórmulas de lavagem eficientes; e a definição de diretrizes e métodos corretos no processamento da roupa. O sistema de rodízio de tarefas é eficiente para o programa, pois facilita tanto a avaliação de resultados quanto o levantamento de necessidades de reciclagem. A implantação do rodízio de tarefas beneficia a chefia quando da ocorrência de faltas, férias, licenças e demissões e, também, o ritmo de trabalho, pois as tarefas são cansativas, monótonas e repetitivas. O estabelecimento desse critério exige avaliações contínuas de produção e adaptação ao trabalho, a fim de que o treinamento implantado obtenha sucesso.

A avaliação do treinamento ministrado é realizada periodicamente, a critério da organização. É o *feedback* do programa implantado.

Os pontos a considerar são os seguintes:

- Obter informações desejadas no comportamento dos funcionários.
- Apresentar os resultados do treinamento e relacioná-los com a missão, os valores e as metas da organização.
- Observar se as técnicas e as metodologias foram assimiladas.

O treinamento visa, também, avaliar a eficácia organizacional hospitalar, o nível dos recursos humanos, o nível das tarefas e as operações.

A RDC 6/2012 determina que o serviço de saúde com unidade própria de processamento de roupas e a unidade terceirizada devem promover a capacitação de seus profissionais antes do início das atividades e de forma permanente em conformidade com as atividades desenvolvidas.

O conteúdo mínimo das capacitações deve conter:

a) As etapas do processamento de roupas de serviços de saúde.
b) Segurança e saúde ocupacional.

c) Prevenção e controle de infecção.

d) Uso de produtos saneantes.

As capacitações, pela resolução, devem ser comprovadas por meio de documentos que informem a data, a carga horária e o conteúdo ministrado.

Integração

A finalidade da integração, segundo Mezzomo (1981), "é introduzir e familiarizar o novo funcionário com os objetivos políticos e práticos do hospital, de maneira a fazê-lo sentir-se bem em seu novo ambiente". Para isso, ele deve conhecer:

- O histórico do hospital.
- A responsabilidade do hospital na comunidade.
- A composição do pessoal que trabalha no hospital.
- O regulamento do hospital.
- Os deveres que acaba de assumir.
- Os direitos, também.
- O sistema de benefícios.
- O sistema de punições legais.
- A hierarquia e as relações com os colegas.
- A forma de relacionamento com a chefia.
- Os locais da empresa onde são proibidas a entrada e a passagem.

Esses temas serão apresentados ao novo funcionário pelo setor de recursos humanos.

Deve-se informar o funcionário, de maneira sistemática, sobre rotinas de trabalho, salário, licenças e outros procedimentos similares, treinamentos, exigências relativas à apresentação e aos padrões de comportamento, planta física do hospital, departamento de pessoal. Há necessidade, também, de um conhecimento dos diversos níveis de pessoas do hospital, como médicos, enfermeiros, técnicos, funcionários etc.

Por ocasião da integração, é necessário fornecer ao novo funcionário um manual com todos os aspectos anteriormente mencionados. Também é necessário lhe mostrar seu setor, em termos de planta física, objetivos e expectativas, equipe e colegas, sistemática de segurança e quaisquer informações indispensáveis ao desempenho da função.

Gestão dos Serviços de Limpeza e Desinfecção de Superfícies e Processamento de Roupas em Serviços de Saúde

A integração não é um processo de treinamento. É, antes de tudo, uma acolhida amistosa, visando evitar os altos índices de rotatividade nas primeiras semanas de trabalho e a tentativa de iniciar, de maneira positiva, a relação hospital-funcionário, o que gerará, com êxito, reflexos em todo o período que perdurar esse relacionamento.

Liderança nos Serviços de Processamento de Roupas

Para o gestor de saúde, o processo de liderar é um ato natural e envolve a capacidade de influenciar pessoas por meio de cinco princípios: poder, conhecimento, interação, situação e expectativa. É por meio desses princípios que o administrador antevê, ou seja, planeja estrategicamente seus passos na empresa.

Dubrin define liderança como "... a habilidade de inspirar confiança e apoio entre as pessoas de cuja competência e compromisso dependem o desempenho" (2003, p. 264). Para a organização, a liderança estratégica é aquela que se refere, tanto da análise do ambiente externo quanto do ambiente interno da empresa, buscando atingir objetivos preestabelecidos.

A liderança estratégica é caracterizada pela capacidade do líder, por meio dos outros, de administrar uma organização inteira e não uma subunidade funcional.

Atualmente, a liderança estratégica é a competência básica para o desenvolvimento de qualquer organização. Nas organizações de saúde, por exemplo, temos que acompanhar o avanço científico e tecnológico, exames, medicamentos, legislações etc. A pesquisa científica é muito incentivada, o que faz com que o ambiente de trabalho seja suscetível a constantes mudanças em função desses avanços. As pessoas que atuam no universo da saúde devem estar preparadas, estrategicamente, para as mudanças contínuas.

O planejamento estratégico da empresa de saúde depende do desempenho da liderança, porque é determinado pela direção, pelas competências desenvolvidas, pelas pessoas (funcionários), pela cultura, pelas práticas éticas e controles. E como isso é operacionalizado? Pela direção e pela forma de liderança.

A direção é a materialização da visão empresarial e habitualmente projetada em uma visão de longo prazo. Por meio dessa direção, o administrador exerce comunicação, motivação, liderança e comprometimento junto a seus colaboradores. São as funções básicas, oriundas de estudos científicos apresentados no desenrolar da ciência administrativa.

O desenvolvimento das competências essenciais é a forma de implementar as estratégias, a partir das pressões dos riscos externos. Por exemplo: pressões econômicas, mudanças de hábitos sociais, implantação de nova legislação. Isso afeta negócios, pessoas, pois envolve negociações e decisões.

O desenvolvimento oriundo das pessoas é a visão macro da organização, uma vez que representa a força de trabalho e a principal vantagem competitiva. Pela força do capital humano conhecemos os antigos e novos talentos e, também, aqueles que nos momentos de mudanças ou crises constituem os verdadeiros parceiros da organização. Ele é o agente de criação da cultura organizacional.

A cultura organizacional é o reflexo do capital humano, pois o conjunto de valores, símbolos e ideologias é que compõem o grupo que irá atuar nas diversas unidades da empresa. Caberá à liderança a tarefa de exercer a gestão estratégica para que essa cultura não seja ortodoxa e inflexível. O mundo externo é mutável e as pessoas acompanham esse ritmo. E o que precisa?

- Comprometer as pessoas ao código de conduta.
- Praticar a auditoria interna.
- Criar sistemas de desempenho entre as pessoas.
- Criar um ambiente de trabalho saudável.

Assim, vê-se que a busca para o desenvolvimento da liderança estratégica está embasada nas questões do que representamos, do que temos e do que queremos com nossa organização. A isso se soma recurso físico, material, financeiro e humano. A ordem é irrelevante, pois a sobrevivência dela dependerá da postura do empreendedor.

As oportunidades de negócios devem resultar da visão empreendedora da liderança. Listamos três categorias de oportunidade referentes à liderança estratégica e que devem estar presentes em qualquer negócio, de acordo com Carreiro (2003):

- Oportunidades adicionais, que exploram os recursos existentes (físicos, humanos, materiais, financeiros, tecnológicos etc.).
- Oportunidades complementares, que podem ser identificadas como novas e conviver com as já existentes.
- Oportunidades inovadoras, que modificam o ambiente empresarial e são suscetíveis a riscos.

A visão moderna exige que os indivíduos que compõem a organização de saúde estejam, constantemente, aptos a participar de treinamentos contínuos, a fim de poderem acompanhar a visão moderna da liderança estratégica. Podemos exemplificar pela relação chefia-colaborador que está sempre trabalhando para a recuperação do paciente. Na visão do passado, as informações sobre o estado de saúde do indivíduo ficavam sob o domínio do profissional médico, em uma condição subordinada, sem que os funcionários, o paciente e sua família tivessem controle sobre seu estado de saúde. Atualmente, o paciente compartilha com o médico e acompanha todo o desenvolvimento de seu estado de saúde. Podemos dizer que o lado "cliente" do indivíduo faz parte de toda a equipe da organização. Obviamente, os serviços de apoio estão inseridos nesse contexto de colaboração.

Segurança e Higiene do Trabalho

A higiene e a segurança do trabalho "constituem atividades intimamente relacionadas, para garantir condições pessoais e materiais de trabalho capazes de manter certo nível de saúde dos empregados" (Chivenato, 1994). A integridade física e mental do trabalhador é amparada pela Portaria nº 3.214/78, fundamentada na Lei nº 6.514/77, e contém Normas Regulamentadoras que versam sobre os diversos aspectos da questão.

A higiene do trabalho relaciona-se com o diagnóstico e a prevenção de doenças ocupacionais, partindo do estudo e do controle do homem e seu ambiente de trabalho. Seu caráter é eminentemente preventivo, uma vez que a meta é assegurar saúde e conforto ao trabalhador, para que ele não adoeça e se afaste temporária ou definitivamente do trabalho. Envolve, também, o estudo e o controle das condições de trabalho: natureza física – iluminação, ruído, temperatura etc.; tempo – horas de trabalho, períodos de descanso etc.; social – organização, *status* etc.

Desses itens enfatizaremos o das condições físicas de trabalho, que mais caracterizam o ambiente do serviço de processamento de roupas.

Atualmente, os trabalhadores dos serviços de saúde encontram-se amparados pela NR 32, publicada em 11/11/2005, e a Portaria nº 1.748/2011, que aprova o Anexo III (Plano de Prevenção de Riscos de Acidentes com Materiais Perfurocortantes) e altera a Norma Regulamentadora nº 32. A alteração é no subitem 32.2.4, que exige que o empregador elabore um Plano de Prevenção de Riscos de Acidentes com Materiais Perfurocortantes.

Iluminação – a falta ou a pouca iluminação causa fadiga, tensão nervosa, levando à má qualidade do trabalho, podendo até causar acidentes. A Consolidação das Leis do Trabalho (1987/122) esclarece no parágrafo 2º do artigo 175 que o Ministério do Trabalho estabelecerá os níveis mínimos de iluminação a serem observados.

"Artigo 175: em todos os locais de trabalho deverá haver iluminação adequada, natural ou artificial, apropriada à natureza da atividade.

Parágrafo 2º: a iluminação deverá ser uniformemente distribuída, geral, difusa, a fim de evitar ofuscamento, reflexos incômodos, sombras e contrastes excessivos".

A iluminação favorável reflete na produção e no esforço físico dos trabalhadores.

Na seção de costura, a iluminação artificial deve ter a intensidade de 300lux; nas demais áreas de trabalho, 250lux; e nos vestiários e nos sanitários, 100lux.

Ruídos – o ruído é um som indesejável, sobretudo quando prolongado. Possui duas características principais: a frequência e a intensidade. Embora não provoque diminuição no desempenho do trabalho, causa enorme dano ao trabalhador: perda parcial ou total da audição.

No serviço de processamento de roupas é muito comum o ruído contínuo das máquinas, proveniente do seu mau desempenho, engrenagens, polias ou correias desajustadas. A medida saneadora é sua manutenção preventiva ou corretiva.

Condições atmosféricas – nesse caso, incluímos a ventilação, ou seja, o conforto térmico. A Consolidação das Leis do Trabalho (1987/122) estabelece:

"Artigo 176: os locais de trabalho deverão ter ventilação natural, compatível com o serviço realizado.

Parágrafo único: a ventilação artificial será obrigatória sempre que a natural não preencha as condições de conforto térmico".

A literatura sobre o tema comprova que um sistema eficiente de ventilação eleva em 12% a produção e reduz a fadiga.

No serviço de processamento de roupas, a ventilação tem duas funções: propiciar um ambiente adequado de trabalho e impedir a disseminação da contaminação.

"Na área contaminada deve haver exaustão forrada para produzir um ambiente de pressão negativa; os exaustores devem estar equipados com filtro térmico ou químico" (Mezzomo, 1992).

A ventilação das áreas contaminada e limpa necessita ser bem controlada, ou seja, para eliminar a disseminação de micróbios, toda a área contaminada deve ser provida de pressão negativa a 10kg/m'.

A calandra é um equipamento que irradia calor excessivo. Mezzomo (1992) aconselha que "é só fechar a parte inferior da calandra com uma chapa de madeira e lã de vidro. Pode-se também colocar uma tela de alambrado sobre os cilindros e, assim, além de diminuir o calor do ambiente, consegue-se um secador grátis".

Em relação ao trabalhador e à empresa, há uma legislação que ampara ambas as partes. É a Portaria nº 3.214/78 do Ministério do Trabalho, que aprovou as Normas Regulamentadoras (NR), do Capítulo V, Título II da Consolidação das Leis do Trabalho. Destacamos, para ilustração, duas normas importantes para o objeto de nosso estudo.

NORMA REGULAMENTADORA Nº 5 (NR 5)

"As empresas privadas e públicas (...) ficam obrigadas a organizar e manter em funcionamento (...) uma CIPA".

A CIPA (Comissão Interna de Prevenção de Acidentes) foi criada como órgão obrigatório às empresas privadas e públicas e os órgãos governamentais que possuam empregados regidos pela Consolidação das Leis do Trabalho (CLT). Seu objetivo é o de observar e relatar os riscos nos ambientes de trabalho e solicitar medidas para a redução ou eliminação dos riscos existentes e/ou neutralizá-los; visa, também, abrir discussão sobre os acidentes já ocorridos, encaminhando aos Serviços Especializados em Engenharia de Segurança e em Medicina do Trabalho e aos empregados o resultado da discussão. Em seguida, deve solicitar medidas que previnam acidentes semelhantes, procurando orientar os demais trabalhadores quanto à prevenção.

A CIPA é composta de representantes dos empregados e do empregador, de acordo com as proporções mínimas estabelecidas na Norma Regulamentadora nº 5.

Todos os funcionários devem participar das atividades promovidas pela CIFA, sendo que a chefia, em caso de acidentes, solicitará a presença de um de seus integrantes no serviço de processamento de roupas. Atualmente, conforme constatamos, estão ocorrendo inúmeros acidentes de funcionários com instrumentos perfurocortantes, que chegam ao serviço de processamento de roupas embrulhados nas roupas oriundas dos ambulatórios e centros cirúrgicos. Tanto a CIPA quanto o serviço de enfermagem devem investigar e acompanhar a execução das medidas corretivas.

Os funcionários do serviço de processamento de roupas precisam ser motivados a participar como membros da comissão e das campanhas promovidas.

NORMA REGULAMENTADORA Nº 6 (NR 6)

Refere-se aos equipamentos de proteção individual (EPI). Nela estão contidos os preceitos que obrigam a empresa a fornecer aos empregados, gratuitamente, equipamentos adequados ao risco e em perfeito estado de conservação e funcionamento nas seguintes situações (Segurança e Medicina do Trabalho, 1986):

a) Sempre que as medidas de proteção coletiva não oferecerem proteção completa contra os riscos de acidentes do trabalho e/ou de doenças profissionais e do trabalho.

b) Enquanto as medidas de proteção coletiva estiverem sendo implantadas.

c) Para atender às situações de emergência.

Nos serviços de processamento de roupas, os equipamentos oferecidos pelo empregador são: botas, gorro, avental, macacão de mangas compridas para a área de separação e lavagem, luvas, propés, máscaras.

Em alguns hospitais, encontramos trabalhadores usando óculos de segurança, confeccionados de acrílico e, também, protetores auditivos.

O uso desses equipamentos está vinculado a um trabalho de educação permanente, conscientização e controle das chefias. Um estudo deve ser realizado na hipótese da resistência ao uso dos EPI. Os funcionários serão treinados para a conservação, guarda e higienização dos equipamentos, sempre lembrando-os de que são *individuais*.

A fiscalização para o controle de qualidade dos equipamentos é de competência do Ministério do Trabalho. O tipo adequado, o fornecimento, o treinamento, a obrigatoriedade do uso, a substituição e a manutenção são de competência do empregador. Ao empregado cabe comunicar à chefia qualquer alteração que o torne impróprio para o uso.

Acidentes de Trabalho

É aquele que ocorre pelo exercício do trabalho, provocando lesão corporal, perturbação funcional, ou doença, causando morte, perda ou redução permanente ou temporária da capacidade para o trabalho. Para caracterizar o acidente do trabalho, é importante que o trabalhador esteja a serviço da empresa. Nesse conceito, a inclusão de *doença* refere-se ao profissional, aquela que o trabalhador adquire em decorrência do exercício da sua profissão.

As causas dos acidentes podem ser provenientes, segundo a legislação, dos *atos inseguros*, ou seja, quando o trabalhador teve uma atitude que contrariou uma das normas de segurança. Exemplo para nosso estudo: não usar EPI quando necessários; usar tênis, chinelos ou outro calçado em lugar de botas de borracha ou propé; fumar nos locais do serviço de processamento de roupas; sair da área contaminada sem obedecer às normas de higiene e segurança.

As *condições inseguras* são outra causa de acidentes, referentes ao meio ambiente, a todos os fatores que envolvem o trabalhador no ambiente físico e que podem gerar um acidente de trabalho. Exemplos: paredes, teto e piso que não oferecem segurança; iluminação e temperatura inadequadas; máquinas desprotegidas; acúmulo de pessoas e máquinas no ambiente de trabalho; instalações elétricas em mau estado; pisos escorregadios etc.

A eliminação dessas causas faz-se por meio de uma ação conjunta entre o empregado e o hospital; de um lado, pela *conscientização dos riscos* e, de outro, pela *educação permanente* que deverá ser implantada. Não basta apenas oferecer os EPI, obrigando os funcionários a usá-los somente para obedecer a um preceito legal, em um ambiente sem ventilação, ruidoso e mau iluminado.

"De seu lado, o trabalhador percebe a prevenção como mais uma imposição, mais um dever a cumprir, obviamente não se sente motivado a observá-la" (Bisso, 1990).

Os acidentes com instrumentos perfurocortantes têm sido uma constante nos últimos tempos nos serviços de processamento de roupas, como já dissemos. Constatamos, pessoalmente, durante curso realizado por uma das empresas de produtos de lavagem que uma funcionária de um grande hospital tinha as mãos bastante picadas de agulhas ou outro tipo de material, sendo que foi dito por ela "que não ligava mais para isso, pois já acostumara e não adiantava levar ao conhecimento de seu superior", pois o hospital não faz acompanhamento com exames como anti-HIV, antígeno austrália (hepatite B) e VDRL (sífilis). Esse acompanhamento deve ser integrado com o serviço de enfermagem. Observamos que o uso de luvas não protege nesse tipo de acidente de trabalho. Portanto, mesmo se a funcionária obedecer às normas de higiene, pode ser "vítima" de acidente de trabalho. A falha da empresa, na prevenção, desanima o trabalhador, perdendo-se todo o esforço de conscientização e educação permanente (quando realizado).

Fadiga

Fadiga "é a diminuição reversível da capacidade funcional de um órgão ou de um organismo, em consequência de uma atividade" (Heméritas, 1990).

A classificação do fenômeno da fadiga é a seguinte:

- Fadiga muscular dinâmica ou estática – sendo o trabalho dinâmico, ocorre o esgotamento muscular; sendo estático, ocorre a contração muscular.
- Fadiga mental ou cerebral – decorrente de um esforço ininterrupto de reflexão e de atenção para dirigir o trabalho.
- Fadiga neurossensorial – pelo esforço intensivo de um dos órgãos do sentido ou grande tensão nervosa.

A fadiga em graus progressivos pode provocar: lassidão, cansaço, estafa e esgotamento.

O combate faz-se pela análise do trabalho, pela economia dos movimentos, pela melhoria do meio e pelo controle do repouso, que reduzirá os riscos de enfermidade e de acidentes do trabalho.

O serviço de processamento de roupas é um local propício a esse tipo de fenômeno, tendo em vista as atividades ali desenvolvidas. Por exemplo: o transporte da roupa suja, molhada ou seca; o trabalho desenvolvido por diversas horas em pé etc.

Em consonância com esse aspecto, é interessante dar atenção ao denominado *layout*, ou seja, a forma de distribuição física dos elementos em determinados espaços. É a maneira pela qual homens, máquinas e equipamentos estão distribuídos em um ambiente. Seu objetivo é o de encontrar uma produtividade maior com a utilização mais racional do espaço; reduzir os movimentos de materiais, produtos e pessoal; buscar um fluxo mais racional em um tempo maior de produção.

Como a roupa hospitalar passa por inúmeras fases, o trabalhador executa, também, vários movimentos, como levantar, andar, carregar, transportar, abaixar, empurrar etc. Esse esforço físico, em excesso, provoca fadiga e redução da produção, levando o funcionário a afastar-se do trabalho. Portanto, o arranjo físico precisa ser estudado, quando da instalação do serviço de processamento de roupas, dispondo, por exemplo: centrífugas próximas das lavadoras, secadoras próximas das centrífugas; as mesas para a roupa que vai à calandra não devem ficar atrás do operador, mas ao lado dele, a fim de que sejam evitados movimentos desnecessários, cansativos, por inúmeras vezes.

Condições Ambientais

As condições ambientais de trabalho referem-se ao espaço físico que envolve o trabalhador no desempenho de seu cargo. "Ambiente é entendido como espaço fisicamente determinado e especializado para o desenvolvimento de determinada(s) atividade(s), caracterizado por dimensões e instalações diferenciadas" (Ministério da Saúde, 1994).

O ser humano desenvolve a capacidade de adaptar-se às mais diversas condições ambientais. Porém, "gasta muito mais energia na realização de tarefas quando fatores como níveis de conforto térmico, conforto acústico, iluminação, cores, aspectos ergonômicos etc. lhe são desfavoráveis" (Miquelin, 1992).

As tarefas monótonas, cansativas e repetitivas levam à diminuição da capacidade de percepção e a concentração deteriora-se. Com a diminuição da atenção ocorrem situações críticas e estressantes, como queimaduras, torções, quedas, prensagem de dedos e mãos em máquinas etc.

As condições ambientais oferecidas ao trabalhador estão intimamente ligadas à política global da empresa, representadas por sua implementação e gerenciamento. Essas políticas comprometem-se com a manutenção constante do trabalhador e são capazes de oferecer-lhe um bem-estar compatível com a expectativa de qualidade de vida no trabalho, extensivas ao seu meio social:

> "...O homem vive mergulhado em um contexto, inicialmente físico, representado por clima, topografia, relevo do solo, hidrografia; latitudes; e por elementos do microambiente profissional e domiciliar, traduzidos por poluição sólida ou líquida, ruído, temperatura, iluminação e aeração insuficientes, assim como promiscuidade, falta de higiene, ausência de recursos de saneamento básico e de coleta de resíduos, presença de vetores de doenças conhecidas" (Gonçalves, 1994).

Os fatores ambientais citados pelo autor relacionam-se e são pertinentes ao estudo, pois são os elementos que influenciam a exposição do trabalhador em serviço de processamento de roupas a diversos agentes: ruído de máquinas, calor das calandras, umidade na área suja etc.

As atividades desenvolvidas no setor em questão caracterizam-se pelo tipo de cargas de trabalho: biológicas, físicas, químicas, mecânicas, fisiológicas e psíquicas. A falta de interação do indivíduo com o ambiente de trabalho e/ou a presença de uma dessas cargas levam o indivíduo a sofrer diversas insalubridades, uma vez que ele trabalha em local psiquicamente insalubre, como estresse, fadiga crônica, incapacidade de manifestar emoções, falta de autoestima.

A ausência de conhecimento ou de comprometimento com as condições ideais de preservação do ambiente de trabalho deterioram as relas à adaptação às novas tarefas e ao crescimento profissional. O reflexo é percebido pela manifestação consciente ou inconsciente demonstrada pelo trabalhador: baixa produtividade, acidente de trabalho, absenteísmo, rotatividade, variáveis que ferem a integridade profissional.

O hospital é uma empresa complexa que agrupa atividades diferenciadas. O atendimento dispensado a um paciente reúne vários profissionais em um só momento, todos expostos a riscos de diversas origens.

Os **riscos biológicos** expõem os funcionários a doenças transmissíveis agudas e crônicas, parasitoses, reações tóxicas e alérgicas. Em alguns hospitais visitados e observados pela pesquisadora, constatou-se um tipo de alergia em costureiras, provocado pelo "pó do tecido". Os microrganismos podem ser encontrados no ar e afetar os olhos, as mucosas da boca e nasais. Os respingos de sangue e outros fluidos corporais, como vômitos, tosses e escarros, também podem atingi-los. Os funcionários que coletam e separam roupas estão expostos ao risco, caso não utilizem equipamentos de proteção individual. Há também riscos de contato e manipulação de lixo contaminado.

Nos hospitais, como em qualquer outro local, dependendo das condições de higiene e precaução, proliferam baratas, ratos, formigas, pernilongos, moscas, pombas e até gatos.

Os acidentes com perfurocortantes, encontrados nos sacos de roupa, são inevitáveis.

"Os procedimentos pós-acidente com objetos perfurocortantes, onde há perigo de contágio, consistem em examinar o acidentado, no período de no máximo 24 horas. Se o resultado for negativo, significa que ele não está contaminado. O mesmo exame é realizado nos prazos de três e seis meses. Neste último, se não houver soroconversão, o funcionário estará liberado" (Proteção, 1996).

Os **riscos físicos**, no serviço de processamento de roupas hospitalares, correspondem às variações atmosféricas como calor, frio e pressão, ruído e vibrações, iluminação, umidade, vapores, choques etc.

Entre eles, destaca-se a exposição excessiva ao ruído que pode causar problemas à saúde, inclusive a perda da audição, entre outros danos. Os altos níveis de ruído interferem na comunicação, podendo causar acidentes. Contudo, a perda de audição pode ser evitada aplicando-se medidas preventivas eficientes e programas de controle, protegendo a saúde do trabalhador. O ruído contínuo em lavadoras ou centrífugas pode ser proveniente do seu mau desempenho, engrenagens, polias ou correias desajustadas. A medida saneadora é sua manutenção preventiva ou corretiva.

A Organização Mundial da Saúde (OMS), por meio de seu departamento de saúde ocupacional, em Genebra, redigiu um documento juntamente com o NIOSH (Instituto Nacional de Segurança e Saúde Ocupacional dos EUA), intitulado Exposição Ocupacional ao Ruído: avaliação, prevenção e controle, abrangendo as áreas de fundamentos de acústica, sistema auditivo e efeitos auditivos; avaliação dos efeitos; prevenção e controle; e fontes de informação. Tal documento teve, em sua elaboração, a participação de 19 especialistas de 16 países, inclusive do Brasil, e está à disposição de órgãos, administradores, engenheiros e todos os profissionais envolvidos com avaliação, prevenção e controle de problemas de ruído no ambiente de trabalho.

Os **riscos químicos** contêm, em sua listagem, compostos que causam prejuízo à saúde do trabalhador, como alvejantes, desinfetantes, inseticidas, limpadores especiais, medicamentos, solventes, detergentes, sabões desencrostantes, gases, poeiras e vapores. O contato direto causa irritação forte nas membranas mucosas do nariz, da boca e dos olhos, causando mal-estar: "Há registros de dermatite, edema ou espasmo da laringe, bronquite obstrutiva e, ocasionalmente, edema de pulmão" (Proteção, 1996). Outro efeito dos produtos químicos apresenta-se por meio das dermatoses. Nos serviços médicos, as dermatoses representam mais da metade das doenças profissionais diagnosticadas.

Os **riscos mecânicos** referem-se aos perfurocortantes deixados em fardos de roupa (agulhas, bisturis, giletes etc.) que podem provocar acidentes nos profissionais de serviço de processamento de roupas.

Os pisos escorregadios e úmidos podem provocar quedas e torções. "O revestimento do piso em todos os setores do serviço de processamento de roupas deve ser de material impermeável e resistente à água e às soluções germecidas e contar com superfície lisa e antiescorregadia" (Pinto, 1996).

A prensagem dos dedos e das mãos em máquinas e equipamentos pode ser oriunda da carga de trabalho a que o trabalhador é submetido ou pela falta de manutenção.

Os **riscos fisiológicos** referem-se à manipulação de peso excessivo como saco *hamper*, movimentação de carros de coleta e entrega de roupas. O Ministério do Trabalho determina que é de 60kg o peso máximo que um empregado pode remover individualmente.

Trabalhar excessivamente em pé ou posturas inadequadas e incômodas provocam cansaço e fadiga.

Quando o trabalho é executado em pé, os funcionários devem ter à sua disposição assentos para serem utilizados nas pausas que as tarefas permitirem. Os funcionários que trabalham nas máquinas necessitam de interrupções para descanso.

O Ministério do Trabalho preconiza a colocação de assentos que assegurem postura correta ao trabalhador, capazes de evitar posições incômodas ou forçadas, sempre que a execução da tarefa exija que se trabalhe sentado. É o caso dos funcionários que trabalham na dobragem de roupa ou na costura.

Os **riscos psíquicos** enquadram-se no estudo, em razão de as tarefas manuais serem cansativas, repetitivas e monótonas.

O ritmo acelerado de trabalho leva o indivíduo ao estresse, que é "o ponto em que o indivíduo não consegue controlar seus conflitos internos, gerando um excesso de energia, originando, consequentemente, fadiga, cansaço, tristeza, euforia etc. Seu complexo orgânico sofre alterações diante das transformações químicas ocorridas diante deste estado emocional" (Carvalho e Serafim, 1995).

As principais causas do estresse nos trabalhos monótonos, repetitivos e cansativos são: aumento do volume de trabalho, conflitos diários, falta de controle em determinadas situações, pressões, incompreensão da chefia, ambiente desfavorável ao indivíduo e função não adequada.

A prevenção é a melhor solução e, assim, dois programas são inseridos: PPRA (Programa de Prevenção de Riscos Ambientais) e PCMSO (Programa de Controle Médico de Saúde Ocupacional). O primeiro cuida do reconhecimento dos riscos, de sua avaliação e controle. O segundo avalia periodicamente os funcionários para a detecção antecipada de problemas de saúde, além de implantar programas de saúde ocupacional voltados para a biossegurança, vacinação, palestras elucidativas. Na hipótese da existência de trabalhadores terceirizados, esses deverão ser incluídos no programa. O importante é criar uma cultura prevencionista.

É de competência do Médico do Trabalho, indicado pelo empregador, coordenador responsável pela execução de:

I – Realizar exames médicos previstos na Portaria nº 24 (NR 7).
II – Encarregar-se dos seguintes exames: admissionais, periódicos, demissionais, para mudança de função, para retorno ao trabalho.
III – Identificar, diagnosticar e acompanhar os casos e as causas de doenças ocupacionais e doenças do trabalho.

Atualmente, as organizações de saúde precisam adaptar-se às legislações referentes à Gestão de Risco e Segurança do Paciente (Portaria nº 529/2013 do Ministério da Saúde e a RDC 36/2013 da Anvisa).

Infecções Hospitalares: Aspectos Legais

O Ministério da Saúde, por meio da Portaria nº 2.616, de 12 de maio de 1998, expediu, em forma de anexos, normas para o controle de infecções hospitalares. Essa Portaria revogou a anterior, de número 930 (de 27 de agosto de 1992), tendo em vista o avanço técnico-científico e a experiência acumulada desde sua promulgação.

O anexo I da Portaria refere-se "à organização da estrutura técnico-operacional e estabelece a implantação de programas de controle de infecções hospitalares".

Com a finalidade de atingir planejamento, execução e avaliação adequada dos programas, os hospitais constituirão uma Comissão de Controle de Infecções Hospitalares (CCIH), cuja finalidade é a de assessorar a direção e executar as ações de controle de infecção hospitalar.

A comissão é composta de técnicos e profissionais do hospital e representantes de nível superior do serviço médico, de enfermagem, de farmácia, de laboratório de microbiologia e da administração. Este último caracterizará a postura do administrador hospitalar diante da responsabilidade que lhe é delegada no tocante a prevenção e controle.

O anexo II da Portaria enfatiza os conceitos e os critérios de diagnósticos das infecções hospitalares.

No anexo III, observam-se determinações pertinentes à vigilância epidemiológica e aos indicadores epidemiológicos das infecções hospitalares.

O anexo IV concentra sua atenção no título "Lavagem das Mãos" e guia as chefias no tocante ao processo de higienização das mãos dos funcionários. No serviço de processamento de roupas, esse conceito deve ser muito bem trabalhado, em função da resistência encontrada em algumas equipes.

Prevenção no Serviço de Processamento de Roupas

As precauções padrão (CDC – Atlanta/EUA), no combate às infecções hospitalares, foram criadas para proteger o trabalhador da área de saúde da exposição a agentes potencialmente infecciosos.

Preconiza-se o uso de barreiras, tais como luvas, aventais, máscaras e óculos protetores. Com isso, estabeleceu-se uma mudança substancial nos tradicionais sistemas de isolamento com base no diagnóstico de infecção.

O serviço de processamento de roupas, principalmente nas atividades de coleta, separação e lavagem, é um dos serviços do hospital onde existem germes, seja pelo contato pessoal, seja pelas mãos, ar, ambiente ou mau processamento da roupa.

Os funcionários da área contaminada devem trabalhar paramentados e treinados para cuidar da roupa como sendo, sempre, de alta contaminação, mesmo que ela não se origine de setores de infecção.

Quando não for possível instalar a máquina de barreira, a administração "deverá providenciar uma separação com barreira física entre as lavadoras e o restante do serviço de processamento de roupas, para evitar que todo o ambiente seja contaminado, pois, no caso da roupa que foi desinfectada na lavadora, acabaria reinfectando-se na centrífuga e nas demais etapas" (Mezzomo, 1992).

Os funcionários da separação e lavagem, antes de deixarem a área de trabalho, devem tomar banho e trocar de roupa.

A confecção dos uniformes de serviço também representa uma medida preventiva: costurados sem bolsos ou enfeites sobressalentes, que podem transformar-se em depósitos de germes.

Os exames médicos dos funcionários devem ser realizados no tempo previsto na legislação. Os funcionários portadores de infecção precisam ser afastados do serviço de processamento de roupas.

Assim, trabalhadores expostos, pelas condições de trabalho, a doenças infecto-contagiosas e contaminação acidental, com fluidos e secreções infectantes, necessitam de observação rigorosa. As vacinas aplicadas são as seguintes: difteria, tétano, sarampo, caxumba, rubéola e hepatite B.

Os processos de lavagem, a desinfecção das áreas de processamento e dos carros, a rouparia do setor e das unidades de enfermagem precisam ser submetidos a exames bacteriológicos periódicos. Em junho/1998, foi publicado o *Guideline for Infection Control in Health Care Personnel* – CDC/Atlanta – USA, ou seja, Orientações para o Controle de Infecções em Pessoal da Área da Saúde, para minimizar a transmissão de infecções de pacientes ao pessoal e do pessoal aos pacientes. É um documento de forte suporte aos membros da CCIH.

Avaliação de Desempenho

A avaliação de desempenho é a apreciação qualitativa e sistemática do desenvolvimento profissional do indivíduo, para aferir seu potencial. É um processo estimulativo voltado para a qualidade da produção e, principalmente, do trabalhador.

A vantagem desse sistema, quando bem planejado, é a de beneficiar a desenvoltura do trabalho das chefias, dos funcionários e da própria instituição hospitalar.

Os fatores de avaliação estudados pelas organizações englobam desempenhos objetivos, conhecimentos e desempenho, tendo em vista oferecer informações e auxiliar nos critérios para recrutamento, seleção, treinamento, promoção, transferência e demissão dos funcionários. É uma forma também de verificar as necessidades de reciclagens internas.

Os resultados obtidos contêm a avaliação do absteísmo e da produtividade do serviço de processamento de roupas. Além disso, demonstram quais os problemas disciplinares existentes, atitudes de cooperação e integração da equipe, bom senso e iniciativa diante das dificuldades, além da criatividade, da compreensão, do conhecimento geral das tarefas e da apresentação pessoal.

A avaliação pode ser feita pela chefia direta ou por uma comissão nomeada. Há critérios para a avaliação do próprio trabalhador.

Os métodos utilizados são: escalas gráficas, escolha forçada, pesquisa de campo, comparação pareada, frases descritivas e entrevista de seleção.

No caso de áreas operacionais, opta-se pelo método mais prático: o da pesquisa de campo. É importante que o funcionário realize uma autoavaliação do seu desempenho. Além de trabalhar com as falhas encontradas, é a forma ideal de melhor integrar-se com a equipe.

Os resultados obtidos, em qualquer metodologia aplicada, deverão ser comunicados aos funcionários.

O êxito da avaliação reflete na mudança de comportamento na qualidade de vida no trabalho e estimula a motivação.

Infecções, Roupa e Cuidados Preventivos

O *Center for Disease Control and Prevention* (CDC), de Atlanta, USA, recomenda que toda roupa suja seja ensacada no local onde foi utilizada.

"A roupa de cama e do vestuário usada pelos pacientes de hospitais oferece riscos de infecção ao pessoal que a manipula nas enfermarias, durante o transporte ou processamento no serviço de processamento de roupas. Inadequadamente desinfetada ou se roupa limpa recontaminada pode também ser um risco para os usuários subsequentes" (Ayliff et al., 1992).

O trabalhador que coleta, separa e opera a máquina na área contaminada necessita de conhecimentos de precauções para evitar riscos de acidentes e de doenças ocupacionais.

É necessário que se apresente paramentado, portando EPI: gorro, máscara, luvas, botas, macacão. A não utilização desses recursos preventivos possibilita a manipulação direta com roupa suja e contaminada. Alguns sacos de roupa, oriundos de centros cirúrgicos ou enfermarias, podem conter instrumentos perfurocortantes que incorrerão em acidentes graves. A utilização do uso desses equipamentos envolve um compromisso do empregador, baseado em preceito legal, onde "a empresa é obrigada a fornecer gratuitamente EPI, adequado ao risco e em perfeito estado de conservação e funcionamento, nas seguintes circunstâncias: a) sempre que as medidas de proteção coletiva forem tecnicamente inviáveis ou não oferecerem proteção completa contra os riscos de acidentes de trabalho e/ou doenças profissionais e do trabalho; b) enquanto as medidas de proteção coletiva estiverem sendo implantadas; c) para atender às situações de emergência" (Ministério do Trabalho, 1996).

Como se trata de um compromisso mútuo, o empregado obriga-se a: usar o EPI apenas para a finalidade a que se destina; responsabilizar-se por sua guarda e conservação; comunicar ao empregador qualquer alteração que o torne impróprio para uso. É importante frisar sobre a necessidade de transparência no envolvimento e no compromisso entre o empregador e o empregado.

Atualmente, o empregado encontra-se amparado pela NR 32 – Programa de Controle de Saúde Ocupacional – que estabelece a obrigatoriedade dos empregadores em promover e preservar a saúde de seus empregados. Nesse programa, inclui-se a realização obrigatória de exame médico: admissional, periódico, de retorno ao trabalho, de mudança de função e demissional. O programa, conforme reza a legislação, tem caráter preventivo, rastreador e diagnosticador precoce dos agravos à saúde. O funcionário que apresenta foco de infecção não deve trabalhar no ambiente do serviço de processamento de roupas.

A prevenção é pertinente também porque a roupa que esteve em contato com os pacientes infectados com patogênicos específicos (*Salmonella* sp., *Shigella* sp. e *Mycobacterium tuberculosis)* apresenta alto risco de infecções, no caso da presença de excreções e secreções. "Roupas de pacientes infectados ou portadores de HVB ou HIV são pouco prováveis que sejam perigosas, a não ser que estejam manchadas de sangue" (Ayliff et al., 1992). As roupas de pacientes com outras doenças conhecidas, como sarampo, catapora, não são consideradas perigosas e podem ser tratadas como roupas usadas. Assim, a roupa suja deve ser manuseada e sacudida o menos possível e transportada ao serviço de processamento de roupas em sacos resistentes e vedados.

As precauções materializam-se pelos programas preventivos implantados, direcionando-os para conscientizar sobre o fornecimento de roupas sanitizadas. A higiene pessoal é parte do processo e os critérios abrangem, principalmente, a lavagem das mãos após o manuseio de roupas sujas.

PARTE III

Resíduos dos Serviços de Saúde

ÁLVARO FERREIRA JÚNIOR

17. Resíduos dos Serviços de Saúde

Álvaro Ferreira Lisboa Júnior

Este tema deve-se à necessidade emergencial e à obrigatoriedade dos estabelecimentos de saúde aplicar de forma adequada o gerenciamento dos resíduos de serviços de saúde (RSS) para a redução dos riscos sanitários e ambientais, melhoria da qualidade de vida e da saúde das populações e desenvolvimento sustentável.

EVOLUÇÃO DO QUADRO LEGAL

No final da década de 1970, por meio do Ministério do Interior, foi publicada a Portaria Minter nº 53, de 01/03/1979, que visou orientar o controle de resíduos sólidos no País, de natureza industrial, domiciliares, de serviço de saúde e demais resíduos gerados pelas diversas atividades humanas.

Entre as políticas nacionais e legislações ambientais existentes que contemplam a questão de resíduos sólidos, destacam-se aquelas que dispõem sobre: a Política Nacional de Meio Ambiente (Lei nº 6.938 de 31/08/1981), a Política Nacional de Saúde (Lei Orgânica da Saúde nº 3.080 de 19/09/1990), a Política Nacional de Educação Ambiental (Lei nº 9.795 de 27/04/1994), a Política Nacional de Recursos Hídricos (Lei nº 9.433 de 08/01/1997), a Lei de Crimes Ambientais (Lei nº 9.605 de 12/02/1998), o Estatuto das Cidades (Lei nº 10.257 de 10/07/2001); a Política Nacional de Saneamento Básico e a Política Nacional de Resíduos Sólidos (Lei Federal nº 12.305 de 02/08/201).

RESÍDUOS DE SAÚDE/LEGISLAÇÃO

Os resíduos dos serviços de saúde ganharam destaque legal no início da década de 1990, quando foi aprovada a Resolução Conama nº 006 de 19/09/1991 que desobrigou a incineração ou qualquer outro tratamento de queima dos resíduos sólidos provenientes dos estabelecimentos de saúde e de terminais de transporte e deu competência aos órgãos estaduais de meio ambiente para estabelecerem normas e procedimentos ao licenciamento ambiental do sistema de coleta, transporte, acondicionamento e disposição final dos resíduos, nos estados e municípios que optaram pela não incineração. Posteriormente, a Resolução Conama nº 005 de 05/08/1993, fundamentada nas diretrizes da resolução citada anteriormente, estipula que os estabelecimentos prestadores de serviço de saúde e terminais de transporte devem elaborar o gerenciamento de seus resíduos, contemplando os aspectos referentes a geração, segregação, acondicionamento, coleta, armazenamento, transporte, tratamento e disposição final dos resíduos. Esta resolução sofreu um processo de aprimoramento e atualização, o qual originou a Resolução (Conama) nº 358, de 29/04/2005, e a RDC (Anvisa) 306, de 07/12/2004, ambas uniformes e em vigor, conceituam que: "esta resolução aplica-se a todos os serviços relacionados com o atendimento à saúde humana ou animal, inclusive os serviços de assistência domiciliar e de trabalhos de campo; laboratórios analíticos de produtos para saúde; necrotérios, funerárias e serviços onde se realizem atividades de embalsamento (tanatopraxia e somatoconservação); serviços de medicina legal; drogarias e farmácias, inclusive as de manipulação; estabelecimentos de ensino e pesquisa na área de saúde; centro de controle de zoonoses; distribuidores de produtos farmacêuticos; importadores, distribuidores e produtores de materiais e controle para diagnóstico *in vitro*; unidades móveis de atendimento à saúde; serviços de acupuntura; serviços de tatuagem, entre outros similares".

Portanto, em função da imposição legal, o operador do sistema de saúde deve ater-se a cumprir a proposta das normas, evitando o improviso. Isso nos encaminha por adotar, sem questionamento, o PGRSS (Plano de Gerenciamento dos Resíduos dos Serviços de Saúde), que é, em síntese, o que nos propõe as normas legais. A não concordância com as normas pode e deve ser discutida, porém em fórum próprio, como nos conselhos dos profissionais de saúde, todavia, nunca deixando de aplicá-la.

A importância e o objetivo desta legislação ficam expressos no preâmbulo da Resolução nº 358/2005 – Conama:

"a necessidade de minimizar riscos ocupacionais nos ambientes de trabalho e proteger a saúde do trabalhador e da população em geral", "estimular a minimização da geração de resíduos, promovendo a substituição de materiais e de processos por alternativas de menor risco, a redução na fonte e a reciclagem, entre outras alternativas"; "considerar que a segregação dos resíduos, no momento e local de sua geração, permite reduzir o volume de resíduos que necessitam de manejo diferenciado"; "propor que soluções consorciadas, para fins de tratamento e disposição final de resíduos, sejam especialmente indicadas para pequenos geradores e municípios de pequeno porte"; "entendendo que as ações preventivas são menos onerosas do que as ações corretivas e minimizam com mais eficácia os danos causados à saúde pública e ao meio ambiente"; e propõe a ação integrada entre os órgãos federais, estaduais e municipais de meio ambiente, de saúde e de limpeza urbana para regulamentar o gerenciamento dos resíduos de saúde.

SEGREGAÇÃO

"É obrigatória a segregação dos resíduos na fonte e no momento da geração, de acordo com suas características, para fins de redução de volume dos resíduos a serem tratados e dispostos, garantindo a proteção da saúde e do meio ambiente".

O PGRSS dá ênfase à separação dos resíduos imediatamente à sua geração, de acordo com sua classificação, separando, dessa forma, os diversos resíduos gerados em grupos e os acondicionando em recipientes próprios ao seu descarte.

CLASSIFICAÇÃO

Grupo A – engloba os componentes com possível presença de agentes biológicos que, por suas características de maior virulência ou concentração, podem apresentar risco de infecção. Exemplos: placas e lâminas de laboratório, carcaças, peças anatômicas (membros), tecidos, bolsas transfusionais contendo sangue, entre outros.

Grupo B – contém substâncias químicas que podem apresentar risco à saúde pública ou ao meio ambiente, dependendo de suas características de inflamabilidade, corrosividade, reatividade e toxicidade. Exemplos: medicamentos apreendidos, reagentes de laboratório, resíduos contendo metais pesados, entre outros.

Grupo C – quaisquer materiais resultantes de atividades humanas que contenham radionuclídeos em quantidades superiores aos limites de eliminação especificados nas normas da Comissão Nacional de Energia Nuclear (CNEN), como, por exemplo, serviços de medicina nuclear e radioterapia etc.

Grupo D – não apresentam risco biológico, químico ou radiológico à saúde ou ao meio ambiente, podendo ser equiparados aos resíduos domiciliares. Exemplos: sobras de alimentos e do preparo de alimentos, resíduos das áreas administrativas etc.

Grupo E – materiais perfurocortantes ou escarificantes, tais como lâminas de barbear, agulhas, ampolas de vidro, pontas diamantadas, lâminas de bisturi, lancetas, espátulas e outros similares.

SERVIÇOS DE LIMPEZA E HIGIENE

Os serviços de limpeza na instituição de saúde são executados por equipes de funcionários treinados para essa operação e trabalham com substâncias químicas que por definição são consideradas resíduos do grupo B (químicos). Por esse motivo devem ser descartados como tal, isto é, suas sobras devem ser segregadas em recipiente próprio e encaminhadas a tratamento e disposição final.

SERVIÇOS DE PROCESSAMENTO DE ROUPAS

Ao contrário dos outros setores, o serviço de processamento de roupas não é um departamento gerador de resíduos, no entanto recebe, para o processamento, toda a roupa suja gerada em várias atividades. A operação no serviço de processamento de roupas, em relação ao lixo, é o mesmo da segregação na fonte, isto é, separado de acordo com sua classificação e encaminhado para tratamento e destinação final. Cuidados redobrados devem ser tomados na presença de perfurocortantes misturados às roupas sujas, principalmente as advindas de centro cirúrgico.

Porém, de acordo com a RDC 06/2012, que dispõe sobre as boas práticas de funcionamento de unidades de processamento de roupas de serviços de saúde, "quaisquer objetos, incluindo os perfurocortantes ou peças anatômicas eventualmente encontradas junto com as roupas encaminhadas para a unidade de processamento de roupas, devem ser segregados, acondicionados e devolvidos para o serviço de saúde gerador" (artigo 22).

O parágrafo primeiro reza que "o acondicionamento deve ser feito em recipiente rígido, resistente à punctura e à perfuração, com capacidade de contenção de líquidos e tampa vedante". Esse recipiente deve possuir rótulo contendo identificação do material e do serviço de saúde gerador.

Os sacos descartáveis utilizados para transporte de roupa suja não podem ser reaproveitados, devendo ser descartados conforme regulamentação vigente (artigo 24).

O parágrafo único dessa resolução determina que, na unidade de processamento de roupas extrasserviço, os sacos devem ser acondicionados de forma segura e devolvidos ao serviço de saúde gerador para descarte.

BIBLIOGRAFIA

Conama. Conselho Nacional do Meio Ambiente. Resolução nº 358, de 29 de abril de 2005. Dispõe sobre o regulamento técnico para o gerenciamento de resíduos de serviços de saúde.

Brasil. Agência Nacional de Vigilância Sanitária. RDC 306, de 7 de dezembro de 2004. Dispõe sobre o tratamento e a disposição final dos resíduos dos serviços de saúde e dá outras providências.

Brasil. Agência Nacional de Vigilância Sanitária. Processamento de roupas em serviços de saúde: prevenção e controle de riscos. Brasília: Anvisa, 2009.

Brasil. Agência Nacional de Vigilância Sanitária. RDC 06, de 30 de janeiro de 2012. Dispõe sobre as boas práticas de funcionamento para as unidades de Processamento de Roupas de Serviços de Saúde e dá outras providências.

Bibliografia Complementar

Ambrósio V, Siqueira R. Plano de marketing passo a passo: serviços. Rio de Janeiro: Reichmann & Affonso Ed.; 2002.

Anel. Guia de Recomendações e Procedimentos para Lavanderias Hospitalares: Externa e Interna. São Paulo; 1998.

Ayliff A et al. Laundry National Center for Infections Diseases. Atlanta; 1992.

Aquino CP. Política de recursos humanos. São Paulo: Revista Paulista de Hospitais; nº 28, 1980.

Bablon G et al. Fundamental aspects – ozone generation by corona discharge. In: Ozone in Water Treatment. Aplication and Engineering. 1991, p. 11-23, 103109.

Barrie D, Hoffman PN, Wilson JA, Kramer JM. Contamination of hospital linen by *Bacillus cereus*. Epidemiol Infect 1994;113:297-306.

Bisso EM. O que é segurança do trabalho. São Paulo: Brasiliense; 1990.

Block SS. Desinfection of drinking water, swimmingpool water, and treated sewage effluents. In: Disinfection, sterilization, and preservation. 4th ed. Lea & Febiger; 1991. p. 713-29.

Borba VR. Administração hospitalar: princípios básicos. 2ª ed. São Paulo: CEDAS; 1988.

Brasil. Agência Nacional de Vigilância Sanitária. RDC 50/2002. Dispõe sobre o Regulamento Técnico para planejamento, programação, elaboração e avaliação de projetos físicos de estabelecimentos assistenciais de saúde.

Brasil. Agência Nacional de Vigilância Sanitária. RDC 189/2003. Dispõe sobre a regulamentação dos procedimentos de análise, avaliação e aprovação dos projetos físicos de estabelecimentos de saúde no Sistema Nacional de Vigilância Sanitária, altera o Regulamento Técnico aprovado pela RDC 50/2002 e dá outras providências.

Brasil. Agência Nacional de Vigilância Sanitária. Processamento de roupas em serviços de saúde: prevenção e controle de riscos. Brasília: Anvisa; 2009.

Brasil. Consolidação das Leis do Trabalho. 23ª ed. São Paulo: Saraiva; 1998.

Brasil. Normas para a Prevenção e o Controle das Infecções Hospitalares. Portaria 2.616, de 12/5/98.

Brasil. Ministério da Saúde. Secretaria de Assistência à Saúde. Departamento de Normas Técnicas. Segurança ao Ambiente Hospitalar. Brasília; 1995. p. 196.

Carvalho AV, Serafim OCG. Administração de recursos humanos. Vol. 2. São Paulo: Pioneira; 1995.

Castelli G. Administração hoteleira. 7ª ed., Caxias do Sul: Educs; 2000.

Cherubin NA, Santos MA. Administração hospitalar: fundamentos. São Paulo: Cedas; 1997.

Cherubin NA, Santos MA. Normas e padrões de construções e instalações de serviços de saúde. 2ª ed. Brasília; 1983.

Chiavenato I. Gerenciando pessoas: o passo decisivo para a administração participativa. 3ª ed. São Paulo; Makron Books: 1997.

Chiavenato I. Os novos paradigmas: as mudanças estão mexendo com as empresas. São Paulo: Atlas; 1996.

Chiavenato I. Recursos humanos. Edição compacta. 3ª ed. São Paulo: Atlas; 1994.

Cobra M. Estratégias de marketing de serviços. São Paulo: Cobra; 2002.

Corrêa S. Manutenção hospitalar. Hospital. São Paulo: nº 3, maio/junho, p. 106-8.

Equipe Atlas. Segurança e medicina do trabalho. 33ª ed. São Paulo: Atlas; 1996.

Fitzsimmons JA, Fitzsimmons MJ. Administração de serviços: operações, estratégia e tecnologia da informação. 2ª ed. Porto Alegre: Bookman; 2000.

Gianesi IGN, Corrêa HL. Administração estratégica de serviços. São Paulo: Atlas; 2000.

Gonçalves EL. O serviço médico da empresa: desafios de sua administração. São Paulo: Edusp; 1994.

Gonçalves EL. A empresa e a saúde do trabalhador. São Paulo: Pioneira; 1988.

Gonçalves EL. Estrutura organizacional do hospital moderno. nº 1, 1º trim. São Paulo; 1998. p. 80-90.

Gonçalves EL. Administração de recursos humanos nas instituições de saúde. São Paulo: Pioneira; 1987.

Guimarães AIN. Lavanderia hospitalar. HAES: Hospitais, Administração, Equipamentos, Produtos e Serviços Hospitalares, ano 8: p. 5, 68-70, 1986.

Hampton DR. Administração contemporânea. 2ª ed. São Paulo: McGraw-Hill; 1983.

Heméritas AB. Organização e normas. 5ª ed. São Paulo: Atlas; 1989.

Karmann J. Iniciação à arquitetura hospitalar. São Paulo: CEDAS; s.d.

Karmann J. Arquitetura hospitalar. São Paulo: Instituto Brasileiro de Desenvolvimento de Pesquisas Hospitalares; 1973.

Karmann J. Manutenção hospitalar preditiva. São Paulo: Pini; 1994.

Kawamura K, Kakeko M, Tsuyoshi H, Tagushi K. Microbial indicators for the efficiency of disinfection processes. Water Sci Teck 1986;18(10):175-84.

Laundry ECT. Mortes em hospitais ligadas à lavanderia. Usa; set/97.

Leiria JS. Terceirização passo a passo: o caminho para a administração pública e privada. 2ª ed. Porto Alegre: Sagra – DC Luzzatto; 1993.

Lewis BX, Pearson WW. Manual de manutenção preventiva. Rio de Janeiro: Denisa; 1965.

Lisboa TC. Lavanderia hospitalar: integração homem-ambiente-função. São Paulo: Faculdades "São Camilo" de Administração Hospitalar, 1993 (Dissertação de Mestrado).

Lisboa TC. Lavanderia hospitalar: reflexões sobre fatores motivacionais. São Paulo: Universidade Mackenzie, 1998 (Dissertação de Mestrado).

Medauar O. Direito administrativo moderno. 8ª ed. São Paulo: Editora Revista dos Tribunais; 1994.

Mezomo IFB. A administração de serviços de alimentação. 4ª ed. São Paulo: IF de B Mezomo; 1994.

Mezzomo JC. Administração de recursos humanos no hospital. 4ª ed. São Paulo: Cedas; 1990.

Mezzomo JC. Qualidade hospitalar: reinventando a administração do hospital. São Paulo: Cedas; 1992.

Mezzomo AA. Roupa: custos e o processamento. Hospital. nº 1, 1º bim. São Paulo; 1992. p. 18.

Mezzomo AA. A lavanderia hospitalar, a roupa e a infecção hospitalar. Hospital. nº 39, 3º trim. São Paulo; 1986. p. 151-4.

Mezzomo AA. Lavanderia hospitalar: organização e técnica. 5ª ed. São Paulo: Cedas; 1992.

Mezzomo AA. A importância da qualidade dos serviços de higiene e lavanderia. Hospital – Administração e Saúde 1993;17: 5-7.

Miquelin LC. Anatomia dos edifícios hospitalares. São Paulo: Cedas; 1992.

Mirshawka V. Hospital: fui bem atendido, a vez do Brasil. São Paulo: Makron Books; 1994.

Nakazawa LA. A planta física e os equipamentos no controle das infecções hospitalares. Rev Paul Hosp 1983;31(9/10):216-21.

Oliveira JF de. Profissão líder: desafios e perspectivas. São Paulo: Saraiva; 2006.

Oliveira JF de; Marinho RM. Liderança: uma questão de competência. São Paulo: Saraiva; 2006.

Pasternak J, Richtmann R, Ganme A, Rodrigues E, Silva I, Hirata N, Ciosak S. Scabies epidemic: price and prejudice. J Control Hosp Epidemiol 1994;8(15):540-2.

Petrocci AN, Clark P. Proposed test method for anticronial laundry additivies. J AOAC 1969;52(4):836-43.

Pinto SCE. Hospitais: planejamento físico de unidades de nível secundário. Brasília: Thesaurus; 1996.

Proahsa. Manual de organização e procedimentos hospitalares. São Paulo: FGV/EAESP/FMUSP; 1987.

Proteção. Check-up na Saúde. São Paulo, Vol. 50, 1996. p. 24-33.

Queiroz CARS. Manual de terceirização. 3ª ed. São Paulo: STS; 1992.

Rebelo M. Florence Nightingale: A Dama da Lanterna. São Paulo: Donato; 1984.

Richter HB. Moderna lavanderia hospitalar. 2ª ed. São Paulo: Sociedade Beneficiente São Camilo; 1976.

Rodrigues EAC et al. Infecções hospitalares: prevenção e controle. São Paulo: Sarvier; 1997.

Sampaio CAC. Gestão organizacional estratégica para o desenvolvimento sustentável. Itajaí: Editora da Univali; 2000.

Sarquis LM, Kroll LB. Avaliação do processamento da roupa hospitalar e sua adequação às necessidades diárias. O Mundo da Saúde 1996;20:413-5.

Senac. Segurança aplicada às instalações hospitalares. São Paulo: SENAC; 1997.

Soares MR. Fibras têxteis. São Paulo: Anel; 1998.

Stort Jr W. Lavanderia e Cia. São Paulo, nº 101, 1º trim. São Paulo; 1993. p. 14.

Technical Staff of Henkel S/A Inds. Quimicas. Desinfecção de roupas e têxteis. Hospital – Administração e Saúde, nº 10, 11º trim. 1986.

Teixeira JMC. O hospital e a visão administrativa contemporânea. 2ª ed. São Paulo: Pioneira; 1989.

Torres S, Lisboa TC. Gestão dos serviços: limpeza, higiene e lavanderia em estabelecimentos de saúde. 3ª ed. São Paulo: Sarvier; 2008.

Torres S, Lisboa TC. Recursos humanos: crise e mudanças. 2ª ed. São Paulo: Atlas; 1986.

Vartulli M. Fibras têxteis. São Paulo: Anel; 1989.

Vieira E. Recursos humanos: uma abordagem interativa. São Paulo: Cedas; 1994.

ANEXOS

Fonte: Diário Oficial da União, nº 22, Seção I, p. 55, 31.01.201
Resolução – RDC nº 6, de 30 de janeiro de 2012. Dispõe sobre as Boas Práticas de Funcionamento para as Unidades de Processamento de Roupas de Serviços de Saúde e dá outras providências.

A Diretoria Colegiada da Agência Nacional de Vigilância Sanitária, no uso da atribuição que lhe confere o inciso IV do art. 11 do Regulamento aprovado pelo Decreto nº 3.029, de 16 de abril de 1999, e tendo em vista o disposto no inciso II e nos §§ 1º e 3º do art. 54 do Regimento Interno aprovado nos termos do Anexo I da Portaria nº 354 da Anvisa, de 11 de agosto de 2006, republicada no DOU de 21 de agosto de 2006, em reunião realizada em 04 de janeiro de 2012, adota a seguinte Resolução da Diretoria Colegiada e eu, Diretora-Presidente Substituta, determino a sua publicação: Art. 1º Fica aprovada a Resolução que estabelece as Boas Práticas de Funcionamento para as Unidades de Processamento de Roupas de Serviços de Saúde.

CAPÍTULO I

DAS DISPOSIÇÕES INICIAIS

Seção I
Abrangência

Art. 2º Esta Resolução se aplica a todas as unidades de processamento de roupas de serviços de saúde do país, sejam elas públicas, privadas, civis e militares, localizadas ou não na mesma área física dos serviços de saúde, podendo ser próprias ou terceirizadas.

Seção II
Definições

Art. 3º Para efeito desta Resolução são adotadas as seguintes definições:

I – lavadora com barreira: equipamento que possui função básica de higienizar a roupa suja, caracterizada por ser encaixada na barreira física (parede ou outro elemento de separação que garanta perfeita separação entre os ambientes sujo e limpo) e por possuir duas portas: uma de entrada, para inserir a roupa suja, localizada na sala de recebimento da roupa suja, e outra de saída, para a retirada da roupa lavada, localizada na sala de processamento da roupa limpa;

II – licença atualizada: documento emitido pelo órgão sanitário competente dos estados, do Distrito Federal ou dos municípios, contendo permissão para o funcionamento dos estabelecimentos que exerçam atividades sob regime de vigilância sanitária;

III – processamento de roupas de serviços de saúde: compreende um conjunto de etapas que tem como objetivo final garantir as condições de higiene e qualidade das roupas utilizadas na atenção à saúde. As etapas do processamento de roupas de serviços de saúde compreendem: a retirada e o acondicionamento da roupa suja da unidade geradora; a coleta e o transporte da roupa suja até a unidade de processamento; o recebimento, a pesagem, a separação e a classificação da roupa suja; o processo de lavagem; a centrifugação, a secagem, a calandragem ou a prensagem ou a passadoria a ferro da roupa limpa; a dobra, a embalagem e o armazenamento da roupa limpa; o transporte e a distribuição da roupa limpa;

IV – resíduos de serviços de saúde: são todos aqueles resultantes de atividades exercidas nos serviços de saúde que, por suas características, necessitam de processos diferenciados em seu manejo, exigindo ou não tratamento prévio à sua disposição final;

V – sala de recebimento da roupa suja: é o ambiente onde a roupa suja é recebida, separada, classificada, pesada e introduzida na lavadora;

VI – sala de processamento da roupa limpa: é o ambiente onde são realizadas atividades como centrifugação, secagem, calandragem, prensagem, passadoria a ferro, separação da roupa limpa, dobragem, armazenagem e distribuição;

VII – unidade de processamento de roupas de serviços de saúde: considerada um setor de apoio à atividade assistencial, que tem como objetivo realizar o processamento de roupas de serviços de saúde, exercendo uma atividade especializada, que pode ser própria ou terceirizada, intra ou extra-serviço de saúde, devendo garantir o atendimento à demanda e a continuidade da assistência;

VIII – unidade geradora: unidade ou setor do serviço de saúde que gera roupas sujas a serem encaminhadas à unidade de processamento de roupas de serviços de saúde.

CAPÍTULO II

DAS BOAS PRÁTICAS DE FUNCIONAMENTO

Seção I

Dos Aspectos Gerais

Art. 4º As unidades terceirizadas devem possuir licença atualizada de acordo com a legislação sanitária local, afixada em local visível ao público.

Art. 5º As unidades intra-serviço só podem processar roupas provenientes de serviços de saúde.

Art. 6º É permitido o processamento de roupas provenientes de outras atividades exclusivamente nas unidades terceirizadas, desde que realizado em ciclos separados daquelas provenientes de serviços de saúde.

Parágrafo único. O processamento de roupas provenientes de outras atividades deve estar especificado na licença sanitária.

Art. 7º A terceirização do processamento de roupas de serviços de saúde deve ser comprovada por instrumento contratual específico, com vigência atualizada. Parágrafo único. A terceirização do processamento de roupas não isenta o serviço de saúde contratante da responsabilidade pelo atendimento dos padrões sanitários mínimos estabelecidos por esta Resolução e demais instrumentos normativos aplicáveis.

Art. 8º É proibido o processamento de roupas descartáveis.

Art. 9º Os equipamentos, quando couber, e os produtos saneantes utilizados no processamento de roupas de serviços de saúde devem estar regularizados junto à Anvisa.

Art. 10 Deve haver o registro de manutenção e monitoramento de todos os equipamentos da unidade.

Art. 11 A lavagem das vestimentas dos trabalhadores da coleta e da sala de recebimento de roupa suja deve ser realizada na própria unidade de processamento de roupas.

Seção II

Dos Recursos Humanos

Art. 12 O serviço de saúde com unidade própria de processamento de roupas e a unidade terceirizada devem promover a capacitação de seus profissionais antes do início das atividades e de forma permanente em conformidade com as atividades desenvolvidas.

§1º O conteúdo mínimo das capacitações deve contemplar:

I – as etapas do processamento de roupas de serviços de saúde;

II – segurança e saúde ocupacional;

III – prevenção e controle de infecção; e

IV – uso de produtos saneantes.

§2º As capacitações devem ser comprovadas por meio de documentos que informem a data, a carga horária e o conteúdo ministrado.

Art. 13 A unidade de processamento de roupas de serviços de saúde deve possuir um profissional responsável pela coordenação das atividades.

Parágrafo único. Este profissional deve ser capacitado conforme especificado no Art. 12.

Seção III
Da Infraestrutura

Art. 14 A unidade de processamento de roupas de serviços de saúde deve disponibilizar os insumos, produtos e equipamentos necessários para as práticas de higienização de mãos dos trabalhadores nos seguintes ambientes:

I – área de descarga de roupa suja;

II – sala de recebimento da roupa suja; e

III – sala de processamento da roupa limpa.

Parágrafo único. Na sala de processamento de roupa limpa deve ser disponibilizado dispensador com preparação alcoólica para as mãos.

Art. 15 As lavadoras utilizadas na unidade de processamento de roupas de serviços de saúde devem ser do tipo com barreira.

Art. 16 O serviço de saúde com unidade de processamento de roupas e a unidade terceirizada devem garantir a qualidade da água utilizada no processamento das roupas.

Seção IV
Dos Processos Operacionais

Art. 17 O processamento de roupas de serviços de saúde deve seguir um fluxo direcionado da sala de recebimento da roupa suja para a sala de processamento da roupa limpa.

Art. 18 A unidade de processamento de roupas de serviços de saúde deve possuir normas e rotinas padronizadas e atualizadas de todas as atividades desenvolvidas, que devem estar registradas e acessíveis aos profissionais envolvidos e às autoridades sanitárias.

Parágrafo único. As atividades de que trata o *caput* incluem as etapas do processamento das roupas desde a coleta da roupa suja até a distribuição da roupa limpa após o processamento; o uso dos produtos saneantes; a limpeza e desinfecção dos ambientes, dos equipamentos, dos carrinhos e dos veículos de transporte e do reservatório de água; o uso dos equipamentos de proteção individual; o manejo de resíduos e os procedimentos a serem adotados diante de acidentes de trabalho.

Art. 19 É proibida a quantificação por contagem da roupa suja.

Art. 20 A roupa limpa deve ser transportada separadamente da roupa suja.

Art. 21 O transporte interno e externo de roupas de serviços de saúde deve ser realizado, respectivamente, em carrinho e veículo exclusivos para esta atividade.

§ 1º O veículo utilizado no transporte externo deve possuir sua área de carga isolada da área do motorista e de outros ocupantes.

§2º O transporte externo concomitante de roupa limpa e suja pode ocorrer se a área de carga do veículo for fisicamente dividida em ambientes distintos com acessos independentes e devidamente identificados.

Art. 22 Quaisquer objetos, incluindo os perfurocortantes, ou peças anatômicas eventualmente encontradas junto com as roupas encaminhadas para a unidade de processamento de roupas devem ser segregados, acondicionados e devolvidos para o serviço de saúde gerador.

§1º O acondicionamento deve ser feito em recipiente rígido, resistente à punctura e à perfuração, com capacidade de contenção de líquidos e tampa vedante.

§2º O recipiente deve possuir rótulo contendo identificação do material e do serviço de saúde gerador.

Art. 23 Os sacos de tecido utilizados para transporte da roupa suja devem ser submetidos ao mesmo processo de lavagem da roupa antes de serem reutilizados.

Art. 24 Os sacos descartáveis utilizados para transporte da roupa suja não podem ser reaproveitados, devendo ser descartados conforme regulamentação vigente.

Parágrafo único. Na unidade de processamento de roupas extra-serviço, os sacos devem ser acondicionados de forma segura e devolvidos ao serviço de saúde gerador para descarte.

CAPÍTULO III

DAS DISPOSIÇÕES FINAIS E TRANSITÓRIAS

Art. 25 Os estabelecimentos abrangidos por esta Resolução terão o prazo de 180 dias contados a partir da data de sua publicação para promover as adequações necessárias.

Parágrafo único. A partir da publicação desta Resolução, os novos estabelecimentos e aqueles que pretendam reiniciar suas atividades devem atender na íntegra às exigências nela contidas.

Art. 26 O descumprimento das disposições contidas nesta Resolução constitui infração sanitária, nos termos da Lei nº. 6.437, de 20 de agosto de 1977, sem prejuízo das responsabilidades civil, administrativa e penal cabíveis.

Art. 27 Esta Resolução entra em vigor na data de sua publicação.

MINISTÉRIO DO TRABALHO E EMPREGO GABINETE DO MINISTRO

PORTARIA Nº 1.748, DE 30 DE AGOSTO DE 2011
(D.O.U. de 31/08/2011 - Seção 1 - Pág. 143)

O MINISTRO DE ESTADO DO TRABALHO E EMPREGO, no uso das atribuições que lhe confere o art. 87, parágrafo único, inciso II, da Constituição Federal, e os arts. 155, I e 200 da Consolidação das leis do Trabalho - CLT, aprovada pelo Decreto-Lei nº 5.452, de 1º de maio de 1943, resolve:

Art. 1º O subitem 32.2.4.16 da Norma Regulamentadora nº 32 passa a vigorar com a seguinte redação:

"32.2.4.16 O empregador deve elaborar e implementar Plano de Prevenção de Riscos de Acidentes com Materiais Perfurocortantes, conforme as diretrizes estabelecidas no Anexo III desta Norma Regulamentadora.

32.2.4.16.1 As empresas que produzem ou comercializam materiais perfurocortantes devem disponibilizar, para os trabalhadores dos serviços de saúde, capacitação sobre a correta utilização do dispositivo de segurança.

32.2.4.16.2 O empregador deve assegurar, aos trabalhadores dos serviços de saúde, a capacitação prevista no subitem 32.2.4.16.1."

Art. 2º Aprovar o Anexo III da Norma Regulamentadora 32 - Plano de Prevenção de Riscos de Acidentes com Materiais Perfurocortantes, com redação dada pelo Anexo desta Portaria.

Art. 3º O empregador deve elaborar e implantar o Plano de Prevenção de Riscos de Acidentes com Materiais Perfurocortantes no prazo de cento e vinte dias, a partir da data de publicação desta Portaria.

Art. 4º Esta Portaria entra em vigor na data de sua publicação.

Art. 5º Revoga-se a Portaria MTE nº 939, de 18 de novembro de 2008.

CARLOS ROBERTO LUPI

ANEXO
(Anexo III da Norma Regulamentadora nº 32)

ANEXO III
PLANO DE PREVENÇÃO DE RISCOS DE ACIDENTES COM MATERIAIS PERFUROCORTANTES

1. Objetivo e Campo de Aplicação:

1.1 Estabelecer diretrizes para a elaboração e implementação de um plano de prevenção de riscos de acidentes com materiais perfurocortantes com probabilidade de exposição a agentes biológicos, visando a proteção, segurança e saúde dos trabalhadores dos serviços de saúde, bem como daqueles que exercem atividades de promoção e assistência à saúde em geral.

1.2 Entende-se por serviço de saúde qualquer edificação destinada à prestação de assistência à saúde da população, e todas as ações de promoção, recuperação, assistência, pesquisa e ensino em saúde em qualquer nível de complexidade.

1.3 Materiais perfurocortantes são aqueles utilizados na assistência à saúde que têm ponta ou gume, ou que possam perfurar ou cortar.

1.4 O dispositivo de segurança é um item integrado a um conjunto do qual faça parte o elemento perfurocortante ou uma tecnologia capaz de reduzir o risco de acidente, seja qual for o mecanismo de ativação do mesmo.

2. Comissão gestora multidisciplinar:

2.1 O empregador deve constituir uma comissão gestora multidisciplinar, que tem como objetivo reduzir os riscos de acidentes com materiais perfurocortantes, com probabilidade de exposição a agentes biológicos, por meio da elaboração, implementação e atualização de plano de prevenção de riscos de acidentes com materiais perfurocortantes.

2.2 A comissão deve ser constituída, sempre que aplicável, pelos seguintes membros:

a) o empregador, seu representante legal ou representante da direção do serviço de saúde;

b) representante do Serviço Especializado em Engenharia de Segurança e em Medicina do Trabalho - SESMT, conforme a Norma Regulamentadora nº 4;

c) vice-presidente da Comissão Interna de Prevenção de Acidentes - CIPA ou o designado responsável pelo cumprimento dos objetivos da Norma Regulamentadora nº 5, nos casos em que não é obrigatória a constituição de CIPA;

c) representante da Comissão de Controle de Infecção Hospitalar;

d) direção de enfermagem;

e) direção clínica;

f) responsável pela elaboração e implementação do PGRSS - Plano de Gerenciamento de Resíduos de Serviço de Saúde;

g) representante da Central de Material e Esterilização;

h) representante do setor de compras; e

i) representante do setor de padronização de material.

3. Análise dos acidentes de trabalho ocorridos e das situações de risco com materiais perfurocortantes:

3.1 A Comissão Gestora deve analisar as informações existentes no PPRA e no PCMSO, além das referentes aos acidentes do trabalho ocorridos com materiais perfurocortantes.

3.2 A Comissão Gestora não deve se restringir às informações previamente existentes no serviço de saúde, devendo proceder às suas próprias análises dos acidentes do trabalho ocorridos e situações de risco com materiais perfurocortantes.

3.3 A Comissão Gestora deve elaborar e implantar procedimentos de registro e investigação de acidentes e situações de risco envolvendo materiais perfurocortantes.

4. Estabelecimento de prioridades:

4.1 A partir da análise das situações de risco e dos acidentes de trabalho ocorridos com materiais perfurocortantes, a Comissão Gestora deve estabelecer as prioridades, considerando obrigatoriamente os seguintes aspectos:

a) situações de risco e acidentes com materiais perfurocortantes que possuem maior probabilidade de transmissão de agentes biológicos veiculados pelo sangue;

b) frequência de ocorrência de acidentes em procedimentos com utilização de um material perfurocortante específico;

c) procedimentos de limpeza, descontaminação ou descarte que contribuem para uma elevada ocorrência de acidentes; e

d) número de trabalhadores expostos às situações de risco de acidentes com materiais perfurocortantes.

5. Medidas de controle para a prevenção de acidentes com materiais perfurocortantes:

5.1 A adoção das medidas de controle deve obedecer à seguinte hierarquia:

a) substituir o uso de agulhas e outros perfurocortantes quando for tecnicamente possível;

b) adotar controles de engenharia no ambiente (por exemplo, coletores de descarte);

c) adotar o uso de material perfurocortante com dispositivo de segurança, quando existente, disponível e tecnicamente possível; e

d) mudanças na organização e nas práticas de trabalho.

6. Seleção dos materiais perfurocortantes com dispositivo de segurança:

6.1 Esta seleção deve ser conduzida pela Comissão Gestora Multidisciplinar, atendendo as seguintes etapas:

a) definição dos materiais perfurocortantes prioritários para substituição a partir da análise das situações de risco e dos acidentes de trabalho ocorridos;

b) definição de critérios para a seleção dos materiais perfurocortantes com dispositivo de segurança e obtenção de produtos para a avaliação;

c) planejamento dos testes para substituição em áreas selecionadas no serviço de saúde, decorrente da análise das situações de risco e dos acidentes de trabalho ocorridos; e

d) análise do desempenho da substituição do produto a partir das perspectivas da saúde do trabalhador, dos cuidados ao paciente e da efetividade, para posterior decisão de qual material adotar.

7. Capacitação dos trabalhadores:

7.1 Na implementação do plano, os trabalhadores devem ser capacitados antes da adoção de qualquer medida de controle e de forma continuada para a prevenção de acidentes com materiais perfurocortantes.

7.2 A capacitação deve ser comprovada por meio de documentos que informem a data, o horário, a carga horária, o conteúdo ministrado, o nome e a formação ou capacitação profissional do instrutor e dos trabalhadores envolvidos.

8. Cronograma de implementação:

8.1 O plano deve conter um cronograma para a sua implementação.

8.2 O cronograma deve contemplar as etapas dos itens 3 a 7 acima descritos e respectivos prazos para a sua implantação.

8.3 Este cronograma e a comprovação da implantação devem estar disponíveis para a Fiscalização do Ministério do Trabalho e Emprego e para os trabalhadores ou seus representantes.

9.Monitoramento do plano:

9.1 O plano deve contemplar monitoração sistemática da exposição dos trabalhadores a agentes biológicos na utilização de materiais perfurocortantes, utilizando a análise das situações de risco e acidentes do trabalho ocorridos antes e após a sua implementação, como indicadores de acompanhamento.

10. Avaliação da eficácia do plano:

10.1 O plano deve ser avaliado a cada ano, no mínimo, e sempre que se produza uma mudança nas condições de trabalho e quando a análise das situações de risco e dos acidentes assim o determinar.

Portaria nº 2.616/GM, de 12 de maio de 1998

O Ministro de Estado da Saúde, Interino, no uso das atribuições que lhe confere o art. 87, inciso II da Constituição, e

Considerando as determinações da Lei nº 9.431 de 6 de janeiro de 1997, que dispõe sobre a obrigatoriedade da manutenção pelos hospitais do país, de programas de controle de infecções hospitalares.

Considerando que as infecções hospitalares constituem risco significativo à saúde dos usuários dos hospitais, e sua prevenção e controle envolvem medidas de qualificação da assistência hospitalar, de vigilância sanitária e outras, tomadas no âmbito do Estado, do Município e de cada hospital, atinentes ao seu funcionamento.

Considerando que o Capítulo I art. 5º e inciso III da Lei nº 8.080 de 19 de setembro de 1990, estabelece como objetivo e atribuição do Sistema Único de Saúde (SUS) "a assistência às pessoas por intermédio de ações de promoção, proteção e recuperação da Saúde com a realização integrada das ações assistenciais e das atividades preventivas".

Considerando que no exercício da atividade fiscalizadora os órgãos estaduais de saúde deverão observar, entre outros requisitos e condições, a adoção, pela instituição prestadora de serviços, de meios de proteção capazes de evitar efeitos nocivos à saúde dos agentes, clientes, pacientes e dos circundantes (Decreto nº 77.052, de 19 de janeiro de 1976, art. 2º inciso IV).

Considerando os avanços técnico-científicos, os resultados do Estudo Brasileiro da Magnitude das Infecções Hospitalares, Avaliação da Qualidade das Ações de Controle de Infecção Hospitalar, o reconhecimento mundial destas ações como as que implementam a melhoria da qualidade da assistência à Saúde, reduzem esforços, problemas, complicações e recursos.

Considerando a necessidade de informações e instrução oficialmente constituída para respaldar a formação técnico-profissional, resolve:

Art. 1º Expedir, na forma dos anexos I, II, III, IV e V, diretrizes e normas para a prevenção e o controle das infecções hospitalares.

Art. 2º As ações mínimas necessárias, a serem desenvolvidas, deliberada e sistematicamente, com vistas à redução máxima possível da incidência e da gravidade das infecções dos hospitais, compõem o Programa de Controle de Infecções Hospitalares.

Art. 3º A Secretaria de Políticas de Saúde do Ministério da Saúde, prestara cooperação técnica às Secretarias Estaduais e Municipais de Saúde, a fim de evitá-las sobre o exato cumprimento e interpretação das normas aprovadas por esta Portaria.

Art. 4º As Secretarias Estaduais e Municipais de Saúde poderão adequar as normas conforme prevê a Constituição da República Federativa do Brasil de 1988.

Art. 5º A inobservância ou o descumprimento das normas aprovadas por esta Portaria sujeitará o infrator ao processo e às penalidades previstas na Lei nº 6.437, de 20 de agosto de 1977, ou outra que a substitua, com encaminhamento dos casos ou ocorrências ao Ministério Público e órgãos de defesa do consumidor para aplicação da legislação pertinente (Lei nº 8.078/90 ou outra que a substitua).

Art. 6º Este regulamento deve ser adotado em todo território nacional, pelas pessoas jurídicas e físicas, de direito público e privado envolvidas nas atividades hospitalares de assistência à saúde.

Art. 7º Esta Portaria entrará em vigor na data de sua publicação.

Art. 8º Fica revogada a Portaria nº 930, de 27 de agosto de 1992.

Barjas Negri

Anexos **457**

ANEXO I – ORGANIZAÇÃO

1. O Programa de Controle de Infecções Hospitalares (PCIH) é um conjunto de ações desenvolvidas deliberada e sistematicamente, com vistas à redução máxima possível da incidência e da gravidade das infecções hospitalares.

2. Para a adequada execução do PCIH, os hospitais deverão constituir Comissão de Controle de Infecção Hospitalar (CCIH), órgão de assessoria a autoridade máxima da instituição e de execução das ações de controle de infecção hospitalar.

2.1 A CCIH deverá ser composta por profissionais da área de saúde, de nível superior formalmente designados.

2.2 Os membros da CCIH serão de dois tipos: consultores e executores.

2.2.1 O Presidente ou coordenador da CCIH será qualquer um dos membros da mesma, indicado pela direção do hospital.

2.3 Os membros consultores serão representantes, dos seguintes serviços:

2.3.1 serviço médico;

2.3.2 serviço de enfermagem;

2.3.3 serviço de farmácia;

2.3.4 laboratório de microbiologia;

2.3.5 administração.

2.4 Os hospitais com número de leitos igual ou inferior a 70 (setenta) atendem os números 2.3.1 e 2.3.2.

2.5 Os membros executores da CCIH representam o Serviço de Controle de Infecção Hospitalar e, portanto, são encarregados da execução das ações programadas de controle de infecção hospitalar.

2.5.1 Os membros executores serão, no mínimo, 2 (dois) técnicos de nível superior da área de saúde para cada 200 (duzentos) leitos ou fração deste número com carga horária diária, mínima, de 6 (seis) horas para o enfermeiro e 4 (quatro) horas para os demais profissionais.

2.5.1.1 Um dos membros executores deve ser, preferencialmente, um enfermeiro.

2.5.1.2 A carga horária diária, dos membros executores, deverá ser calculada na base da proporcionalidade de leitos indicados no número 2.5.1.

2.5.1.3 Nos hospitais com leitos destinados a pacientes críticos, a CCIH deverá ser acrescida de outros profissionais de nível superior da área de saúde. Os membros executores terão acrescidas 2 (duas) horas semanais de trabalho para cada 10 (dez) leitos ou fração.

2.5.1.3.1 Para fins desta Portaria, consideram-se pacientes críticos:

2.5.1.3.1.1 pacientes de terapia intensiva (adulto, pediátrico e neonatal);

458 Gestão dos Serviços de Limpeza e Desinfecção de Superfícies e Processamento de Roupas em Serviços de Saúde

2.5.1.3.1.2 pacientes de berçário de alto risco;

2.5.1.3.1.3 pacientes queimados;

2.5.1.3.1.4 pacientes submetidos a transplantes de órgãos;

2.5.1.3.1.5 pacientes hemato-oncológicos;

2.5.1.3.1.6 pacientes com Síndrome da Imunodeficiência Adquirida.

2.5.1.4 Admite-se, no caso do número 2.5.1.3, o aumento do número de profissionais executores na CCIH, ou a relativa adequação de carga horária de trabalho da equipe original expressa no número 2.5.1.

2.5.1.5 Em hospitais com regime exclusivo de internação tipo paciente-dia, deve-se atender aos números 2.1, 2.2 e 2.3, e com relação ao número 2.5.1, a carga de trabalho dos profissionais será de 2 (duas) horas diárias para o enfermeiro e 1 (uma) hora para os demais profissionais, independente do número de leitos da instituição.

2.5.1.6 Os hospitais poderão consorciar-se no sentido da utilização recíproca de recursos técnicos, materiais e humanos, com vistas à implantação e manutenção do Programa de Controle da Infecção Hospitalar.

2.5.1.7 Os hospitais consorciados deverão constituir CCIH própria, conforme os números 2 e 2.1, com relação aos membros consultores, e prover todos os recursos necessários à sua atuação.

2.5.1.8 O consórcio deve ser formalizado entre os hospitais componentes. Os membros executores, no consórcio, devem atender aos números 2.5.1, 2.5.1.1, 2.5.1.2, 2.5.1.3 e 2.5.1.4.

COMPETÊNCIAS

3. A CCIH do hospital deverá:

3.1 elaborar, implementar, manter e avaliar programa de controle de infecção hospitalar, adequado às características e necessidades da instituição, contemplando, no mínimo, ações relativas a:

3.1.1 implantação de um sistema de Vigilância Epidemiológica das Infecções Hospitalares, de acordo com o Anexo III;

3.1.2 adequação, implementação e supervisão das normas e rotinas técnico--operacionais, visando à prevenção e ao controle das infecções hospitalares;

3.1.3 capacitação do quadro de funcionários e profissionais da instituição, no que diz respeito à prevenção e controle das infecções hospitalares;

3.1.4 uso racional de antimicrobianos, germicidas e materiais médico-hospitalares;

3.2 avaliar, periódica e sistematicamente, as informações providas pelo Sistema de Vigilância Epidemiológica das infecções hospitalares e aprovar as medidas de controle propostas pelos membros executores da CCIH;

3.3 realizar investigação epidemiológica de casos e surtos, sempre que indicado, e implantar medidas imediatas de controle;

3.4 elaborar e divulgar, regularmente, relatórios e comunicar, periodicamente, à autoridade máxima de instituição e às chefias de todos os setores do hospital, a situação do controle das infecções hospitalares, promovendo seu amplo debate na comunidade hospitalar;

3.5 elaborar, implementar e supervisionar a aplicação de normas e rotinas técnico-operacionais, visando limitar a disseminação de agentes presentes nas infecções em curso no hospital, por meio de medidas de precaução e de isolamento;

3.6 adequar, implementar e supervisionar a aplicação de normas e rotinas técnico-operacionais, visando à prevenção e ao tratamento das infecções hospitalares;

3.7 definir, em cooperação com a Comissão de Farmácia e Terapêutica, política de utilização de antimicrobianos, germicidas e materiais médico-hospitalares para a instituição;

3.8 cooperar com o setor de treinamento ou responsabilizar-se pelo treinamento, com vistas a obter capacitação adequada do quadro de funcionários e profissionais, no que diz respeito ao controle das infecções hospitalares;

3.9 elaborar regimento interno para a Comissão de Controle de Infecção Hospitalar;

3.10 cooperar com a ação do órgão de gestão do SUS, bem como fornecer, prontamente, as informações epidemiológicas solicitadas pelas autoridades competentes;

3.11 notificar, na ausência de um núcleo de epidemiologia, ao organismo de gestão do SUS, os casos diagnosticados ou suspeitos de outras doenças sob vigilância epidemiológica (notificação compulsória), atendidos em qualquer dos serviços ou unidades do hospital, e atuar cooperativamente com os serviços de saúde coletiva;

3.12 notificar ao Serviço de Vigilância Epidemiológica e Sanitária do organismo de gestão do SUS, os casos e surtos diagnosticados ou suspeitos de infecções associadas à utilização de insumos e/ou produtos industrializados.

4. Caberá à autoridade máxima da instituição:

4.1 constituir formalmente a CCIH;

4.2 nomear os componentes da CCIH por meio de ato próprio;

4.3 propiciar à infraestrutura necessária a correta operacionalização da CCIH;

4.4 aprovar e fazer respeitar o regimento interno da CCIH;

4.5 garantir a participação do Presidente da CCIH nos órgãos colegiados deliberativos e formuladores de política da instituição, como, por exemplo, os conselhos técnicos, independente da natureza da entidade mantenedora da instituição de saúde;

4.6 garantir o cumprimento das recomendações formuladas pela Coordenação Municipal, Estadual/Distrital de Controle de Infecção Hospitalar;

4.7 informar o órgão oficial municipal ou estadual quanto à composição da CCIH, e às alterações que venham a ocorrer;

4.8 fomentar a educação e o treinamento de todo o pessoal hospitalar.

5. À Coordenação de Controle de Infecção Hospitalar, do Ministério da Saúde, compete:

5.1 definir diretrizes de ações de controle de infecção hospitalar;

5.2 apoiar a descentralização das ações de prevenção e controle de infecção hospitalar;

5.3 coordenar as ações nacionais de prevenção e controle de infecção hospitalar;

5.4 estabelecer normas gerais para a prevenção e controle das infecções hospitalares;

5.5 estabelecer critérios, parâmetros e métodos para o controle de infecção hospitalar;

5.6 promover a articulação com órgãos formadores, com vistas à difusão do conteúdo de conhecimentos do controle de infecção hospitalar;

5.7 cooperar com a capacitação dos profissionais de saúde para o controle de infecção hospitalar;

5.8 identificar serviços municipais, estaduais e hospitalares para o estabelecimento de padrões técnicos de referência nacional;

5.9 prestar cooperação técnica, política e financeira aos Estados e aos Municípios, para aperfeiçoamento da sua atuação em prevenção e controle de infecção hospitalar;

5.10 acompanhar e avaliar as ações implementadas, respeitadas as competências estaduais/distrital e municipais de atuação, na prevenção e controle das infecções hospitalares;

5.11 estabelecer sistema nacional de informações sobre infecção hospitalar na área de vigilância epidemiológica;

5.12 estabelecer sistema de avaliação e divulgação nacional dos indicadores da magnitude e gravidade das infecções hospitalares e da qualidade das ações de seu controle;

5.13 planejar ações estratégicas em cooperação técnica com os Estados, Distrito Federal e os Municípios;

5.14 acompanhar, avaliar e divulgar os indicadores epidemiológicos de infecção hospitalar.

6. Às Coordenações Estaduais e Distrital de Controle de Infecção Hospitalar, compete:

6.1 definir diretrizes de ação estadual/distrital, baseadas na política nacional de controle de infecção hospitalar;

6.2 estabelecer normas, em caráter suplementar, para a prevenção e controle de infecção hospitalar;

6.3 descentralizar as ações de prevenção e controle de infecção hospitalar dos Municípios;

6.4 prestar apoio técnico, financeiro e político aos municípios, executando, supletivamente, ações e serviços de saúde, caso necessário;

6.5 coordenar, acompanhar, controlar e avaliar as ações de prevenção e controle de infecção hospitalar do Estado e Distrito Federal;

6.6 acompanhar, avaliar e divulgar os indicadores epidemiológicos de infecção hospitalar;

6.7 informar, sistematicamente, à Coordenação de Controle de Infecção Hospitalar, do Ministério da Saúde, a partir da rede distrital, municipal e hospitalar, os indicadores de infecção hospitalar estabelecidos.

7. Às Coordenações Municipais de Controle de Infecção Hospitalar, compete:

7.1 coordenar as ações de prevenção e controle de infecção hospitalar na rede hospitalar do Município;

7.2 participar do planejamento, da programação e da organização da rede regionalizada e hierarquizada do SUS, em articulação com a Coordenação Estadual de controle de infecção hospitalar;

7.3 colaborar e acompanhar os hospitais na execução das ações de controle de infecção hospitalar;

7.4 prestar apoio técnico às CCIH dos hospitais;

7.5 informar, sistematicamente, à Coordenação Estadual de controle de infecção hospitalar do seu Estado, a partir da rede hospitalar, os indicadores de infecção hospitalar estabelecidos.

ANEXO II – CONCEITOS E CRITÉRIOS DIAGNÓSTICOS DAS INFECÇÕES HOSPITALARES

1. Conceitos básicos.

1.1 Infecção comunitária (IC).

1.1.1 é aquela constatada ou em incubação no ato de admissão do paciente, desde que não relacionada com internação anterior no mesmo hospital.

1.1.2 São também comunitárias:

1.1.2.1 a infecção que está associada com complicação ou extensão da infecção já presente na admissão, a menos que haja troca de microrganismos com sinais ou sintomas fortemente sugestivos da aquisição de nova infecção;

1.1.2.2 a infecção em recém-nascido, cuja aquisição por via transplacentária é conhecida ou foi comprovada e que se tornou evidente logo após o nascimento (exemplo: herpes simples, toxoplasmose, rubéola, citomegalovirose, sífilis e AIDS);

1.1.2.3 as infecções de recém-nascidos associadas com bolsa rota superior a 24 (vinte e quatro) horas.

1.2 Infecção hospitalar (IH):

1.2.1 é aquela adquirida após a admissão do paciente e que se manifeste durante a internação ou após a alta, quando puder ser relacionada com a internação ou procedimentos hospitalares.

2. Critérios para diagnóstico de infecção hospitalar, previamente estabelecidos e descritos.

2.1 Princípios:

2.1.1 o diagnóstico das infecções hospitalares deverá valorizar informações oriundas de:

2.1.1.1 evidência clínica, derivada da observação direta do paciente ou da análise de seu prontuário;

2.1.1.2 resultados de exames de laboratório, ressaltando-se os exames microbiológicos, a pesquisa de antígenos, anticorpos e métodos de visualização realizados;

2.1.1.3 evidências de estudos com métodos de imagem;

2.1.1.4 endoscopia;

2.1.1.5 biopsia e outros.

2.2 Critérios gerais:

2.2.1 quando, na mesma topografia em que foi diagnosticada infecção comunitária, for isolado um germe diferente, seguido do agravamento das condições clínicas do paciente, o caso deverá ser considerado infecção hospitalar;

2.2.2 quando se desconhecer o período de incubação do microrganismo e não houver evidência clínica e/ou dado laboratorial de infecção no momento da internação, convenciona-se infecção hospitalar toda manifestação clínica de infecção que se apresentar a partir de 72 (setenta e duas) horas após a admissão;

2.2.3 são também convencionadas infecções hospitalares aquelas manifestadas antes de 72 (setenta e duas) horas de internação, quando associadas a procedimentos diagnósticos e/ou terapêuticos, realizados durante este período;

2.2.4 as infecções no recém-nascido são hospitalares, com exceção das transmitidas de forma transplacentária e aquelas associadas à bolsa rota superior a 24 (vinte e quatro) horas;

2.2.5 os pacientes provenientes de outro hospital que se internam com infecção são considerados portadores de infecção hospitalar do hospital de origem da infecção hospitalar. Nestes casos, a Coordenação Estadual/Distrital/Municipal e/ou o hospital de origem deverão ser informados para computar o episódio como infecção hospitalar naquele hospital.

3. Classificação das cirurgias por potencial de contaminação da incisão cirúrgica:

3.1 as infecções pós-cirúrgicas devem ser analisadas conforme o potencial de contaminação da ferida cirúrgica, entendido como o número de microrganismos presentes no tecido a ser operado;

3.2 a classificação das cirurgias deverá ser feita no final do ato cirúrgico, pelo cirurgião, de acordo com as seguintes indicações:

3.2.1 Cirurgias Limpas – são aquelas realizadas em tecidos estéreis ou passíveis de descontaminação, na ausência de processo infeccioso e inflamatório local ou falhas técnicas grosseiras, cirurgias eletivas com cicatrização de primeira intenção e sem drenagem aberta. Cirurgias em que não ocorrem penetrações nos tratos digestivo, respiratório ou urinário.

3.2.2 Cirurgias Potencialmente Contaminadas – são aquelas realizadas em tecidos colonizados por flora microbiana pouco numerosa ou em tecidos de difícil descontaminação, na ausência de processo infeccioso e inflamatório e com falhas técnicas discretas no transoperatório. Cirurgias com drenagem aberta enquadram-se nesta categoria. Ocorre penetração nos tratos digestivo, respiratório ou urinário sem contaminação significativa.

3.2.3 Cirurgias Contaminadas – são aquelas realizadas em tecidos recentemente traumatizados e abertos, colonizados por flora bacteriana abundante, cuja descontaminação seja difícil ou impossível, bem como todas aquelas em que tenham ocorrido falhas técnicas grosseiras, na ausência de supuração local. Na presença de inflamação aguda na incisão e cicatrização de segunda intenção, ou grande contaminação a partir do tubo digestivo. Obstrução biliar ou urinária também se inclui nesta categoria.

3.2.4 Cirurgias Infectadas – são todas as intervenções cirúrgicas realizadas em qualquer tecido ou órgão, em presença de processo infeccioso (supuração local) e/ou tecido necrótico.

ANEXO III – VIGILÂNCIA EPIDEMIOLÓGICA E INDICADORES EPIDEMIOLÓGICOS DAS INFECÇÕES HOSPITALARES

1. Vigilância Epidemiológica das infecções hospitalares é a observação ativa, sistemática e contínua de sua ocorrência e de sua distribuição entre pacientes, hospitalizados ou não, e dos eventos e condições que afetam o risco de sua ocorrência, com vistas à execução oportuna das ações de prevenção e controle.

2. A CCIH deverá escolher o método de Vigilância Epidemiológica mais adequado às características do hospital, à estrutura de pessoal e à natureza do risco da assistência, com base em critérios de magnitude, gravidade, redutibilidade das taxas ou custo:

2.1 São indicados os métodos prospectivos, retrospectivos e transversais, visando determinar taxas de incidência ou prevalência.

3. São recomendados os métodos de busca ativos de coleta de dados para Vigilância Epidemiológica das infecções hospitalares.

4. Todas as alterações de comportamento epidemiológico deverão ser objeto de investigação epidemiológica específica.

5. Os indicadores mais importantes a serem obtidos e analisados periodicamente no hospital e, especialmente, nos serviços de Berçário de Alto Risco, UTI (adulto/pediátrica/neonatal) e Queimados, são:

5.1 taxa de Infecção Hospitalar, calculada tomando como numerador o número de episódios de infecção hospitalar no período considerado e como denominador o total de saídas (altas, óbitos e transferências) ou entradas no mesmo período;

5.2 taxa de Pacientes com Infecção Hospitalar, calculada tomando como numerador o número de doentes que apresentaram infecção hospitalar no período considerado, e como denominador o total de saídas (altas, óbitos e transferências) ou entradas no período;

5.3 distribuição Percentual das Infecções Hospitalares por localização topográfica no paciente, calculada tendo como numerador o número de episódios de infecção hospitalar em cada topografia, no período considerado e como denominador o número total de episódios de infecção hospitalar ocorridos no período;

5.4 taxa de Infecções Hospitalares por Procedimento, calculada tendo como numerador o número de pacientes submetidos a um procedimento de risco que desenvolveram infecção hospitalar e como denominador o total de pacientes submetidos a este tipo de procedimento.

Exemplos:

Taxa de infecção do sítio cirúrgico, de acordo com o potencial de contaminação.

Taxa de infecção urinária após cateterismo vesical.

Taxa de pneumonia após uso de respirador.

5.5 Recomenda-se que os indicadores epidemiológicos dos números 5.1 e 5.2 sejam calculados utilizando-se no denominador o total de pacientes dia, no período.

5.5.1 O número de pacientes dia é obtido somando-se os dias totais de permanência de todos os pacientes no período considerado.

5.6 Recomenda-se que o indicador do número 5.4 pode ser calculado utilizando-se como denominador o número total de procedimentos/dia.

5.6.1 O número de pacientes dia é obtido somando-se o total de dias de permanência do procedimento realizado no período considerado.

5.7 Outros procedimentos de risco poderão ser avaliados, sempre que a ocorrência respectiva o indicar, da mesma forma que é de utilidade o levantamento das taxas de infecção do sítio cirúrgico, por cirurgião e por especialidade.

5.8 Frequência das Infecções Hospitalares por Microrganismos ou por etiologias, calculada tendo como numerador o número de episódios de infecção hospitalar por microrganismo e como denominador o número de episódios de infecções hospitalares que ocorreram no período considerado.

5.9 Coeficiente de Sensibilidade aos Antimicrobianos, calculado tendo como numerador o número de cepas bacterianas de um determinado microrganismo sensível a determinado antimicrobiano e como denominador o número total de cepas testadas do mesmo agente com antibiograma realizado a partir das espécimes encontradas.

5.10 Indicadores de uso de antimicrobianos.

5.10.1 Percentual de pacientes que usaram antimicrobianos (uso profilático ou terapêutico) no período considerado. Pode ser especificado por clínica de internação. É calculado tendo como numerador o total de pacientes em uso de antimicrobiano e como denominador o número total de pacientes no período.

5.10.2 Frequência com que cada antimicrobiano é empregado em relação aos demais. É calculada tendo como numerador o total de tratamentos iniciados com determinado antimicrobiano no período, e como denominador o total de tratamentos com antimicrobianos iniciados no mesmo período.

5.11 Taxa de letalidade associada a infecção hospitalar, é calculada tendo como numerador o número de óbitos ocorridos de pacientes com infecção hospitalar no período considerado, e como denominador o número de pacientes que desenvolveram infecção hospitalar no período.

5.12 Consideram-se obrigatórias as informações relativas aos indicadores epidemiológicos 5.1, 5.2, 5.3 e 5.11, no mínimo com relação aos serviços de Berçário de alto risco, UTI (adulto/pediátrica/neonatal) e queimados.

6. Relatórios e Notificações.

6.1 A CCIH deverá elaborar periodicamente um relatório com os indicadores epidemiológicos interpretados e analisados. Esse relatório deverá ser divulgado a todos os serviços e à direção, promovendo-se seu debate na comunidade hospitalar.

6.2 O relatório deverá conter informações sobre o nível endêmico das infecções hospitalares sob vigilância e as alterações de comportamento epidemiológico detectadas, bem como as medidas de controle adotadas e os resultados obtidos.

6.3 É desejável que cada cirurgião receba, anualmente, relatório com as taxas de infecção em cirurgias limpas referentes às suas atividades, e a taxa média de infecção de cirurgias limpas entre pacientes de outros cirurgiões de mesma especialidade ou equivalente.

6.4 O relatório da vigilância epidemiológica e os relatórios de investigações epidemiológicas deverão ser enviados às Coordenações Estaduais/Distrital/Municipais e à Coordenação de Controle de Infecção Hospitalar do Ministério da Saúde, conforme as normas específicas das referidas Coordenações.

ANEXO IV – LAVAGEM DAS MÃOS

1. Lavagem das mãos é a fricção manual vigorosa de toda a superfície das mãos e punhos, utilizando-se sabão/detergente, seguida de enxágue abundante em água corrente.

2. A lavagem das mãos é, isoladamente, a ação mais importante para a prevenção e controle das infecções hospitalares.

3. O uso de luvas não dispensa a lavagem das mãos antes e após contatos que envolvam mucosas, sangue ou outros fluidos corpóreos, secreções ou excreções.

4. A lavagem das mãos deve ser realizada tantas vezes quanto necessária, durante a assistência a um único paciente, sempre que envolver contato com diversos sítios corporais, entre cada uma das atividades.

4.1 A lavagem e a anti-sepsia cirúrgica das mãos são realizadas sempre antes dos procedimentos cirúrgicos.

5. A decisão para a lavagem das mãos com uso de anti-séptico deve considerar o tipo de contato, o grau de contaminação, as condições do paciente e o procedimento a ser realizado.

5.1 A lavagem das mãos com anti-séptico é recomendada em:

realização de procedimentos invasivos;

prestação de cuidados a pacientes críticos;

contato direto com feridas e/ou dispositivos invasivos, tais como cateteres e drenos.

6. Devem ser empregadas medidas e recursos com o objetivo de incorporar a prática de lavagem das mãos em todos os níveis da assistência hospitalar.

6.1 A distribuição e a localização de unidades ou pias para lavagem das mãos, de forma a atender à necessidade nas diversas áreas hospitalares, além da presença dos produtos, é fundamental para a obrigatoriedade da prática.

ANEXO V – RECOMENDAÇÕES GERAIS

1. A utilização dos anti-sépticos, desinfetantes e esterilizantes seguirá as determinações da Portaria nº 15, de 23 de agosto de 1988, da Secretaria de Vigilância Sanitária (SVS)/do Ministério da Saúde e o Processamento de Artigos e Superfícies em Estabelecimentos de Saúde/MS, 2ª edição, 1994, ou outras que as complementem ou substituam.

1.1 Não são recomendadas, para finalidade de anti-sepsia, as formulações contendo mercuriais orgânicos, acetona, quaternário de amônio, líquido de Dakin, éter e clorofórmio.

2. As normas de limpeza, desinfecção e esterilização são aquelas definidas pela publicação do Ministério da Saúde, Processamento de Artigos e Superfícies em Estabelecimentos de Saúde, 2ª edição, 1994 – princípios ativos liberados conforme os definidos pela Portaria nº 15, SVS, de 23 de agosto de 1988, ou outras que a complementem ou substituam.

3. As normas de procedimentos na área de Microbiologia são aquelas definidas pela publicação do Ministério da Saúde – Manual de Procedimentos Básicos em Microbiologia Clínica para o Controle de Infecção Hospitalar, 1ª edição, 1991, ou outras que as complementem ou substituam.

4. As normas para lavanderia são aquelas definidas pela publicação do Ministério da Saúde – Manual de Lavanderia Hospitalar, 1ª edição, 1986, ou outras que as complementem ou substituam.

5. A Farmácia Hospitalar seguirá as orientações contidas na publicação do Ministério da Saúde – Guia Básico para a Farmácia Hospitalar, 1ª edição, 1994, ou outras que as complementem ou substituam.

Resolução – RDC nº 48, de 2 de junho de 2000

ROTEIRO DE INSPEÇÃO DO PROGRAMA DE CONTROLE DE INFECÇÃO HOSPITALAR

O Roteiro de Inspeção do Controle de Infecção Hospitalar foi regulamentado pela Resolução – RDC nº 48, de 2 de junho de 2000. Abaixo, você encontra as principais informações do Roteiro, como definições e formulário de inspeção.

Objetivo: este roteiro estabelece a sistemática para a avaliação do cumprimento das ações do Programa de Controle de Infecção Hospitalar.

Comissão de Controle de Infecção Hospitalar CCIH: grupo de profissionais da área de saúde, de nível superior, formalmente designado para planejar, elaborar, implementar, manter e avaliar o Programa de Controle de Infecção Hospitalar, adequado às características e às necessidades da Unidade Hospitalar, constituída de membros consultores e executores.

Controle de Infecção Hospitalar CIH: ações desenvolvidas visando à prevenção e à redução da incidência de infecções hopitalares.

Correlato: produto, aparelho ou acessório não enquadrado nos conceitos de medicamentos, drogas, saneantes domisanitários e insumos farmacêuticos.

Infecção Hospitalar IH: é a infecção adquirida após a admissão do paciente na Unidade Hospitalar e que se manifesta durante a internação ou após a alta, quando puder ser relacionada com a internação ou procedimentos hospitalares.

Membros Consultores: são os responsáveis pelo estabelecimento das diretrizes para o Programa de Controle de Infecção Hospitalar, representando os seguintes serviços: médicos, de enfermagem, de farmácia, de microbiologia e administração.

Membros Executores: representam o Serviço de Controle de Infecção Hospitalar e, portanto, são encarregados da execução das ações programadas de controle de infecção hospitalar.

Programa de Controle de Infecção Hospitalar PCIH: conjunto de ações desenvolvidas, deliberada e sistematicamente, para a máxima redução possível da incidência e da gravidade das infecções hospitalares.

Sistema de Vigilância Epidemiológica das Infecções Hospitalares SVEIH: metodologia para identificação e avaliação sistemática das causas de infecção hospitalar, em um grupo de pacientes submetidos a tratamento e/ou procedimentos hospitalares, visando à prevenção e à redução da incidência de infecção hospitalar.

Unidade Hospitalar UH: estabelecimento de saúde destinado a prestar assistência à população na promoção da saúde e na recuperação e reabilitação de doentes.

INSPEÇÕES

1. As Unidades Hospitalares estão sujeitas às inspeções sanitárias para a avaliação da qualidade das ações de Controle de Infecção Hospitalar e atuação da CCIH.

2. Auditorias internas devem ser realizadas, periodicamente, pelas Unidades Hospitalares, através de protocolos específicos para verificar o cumprimento da legislação específica que trata do Controle de Infecção Hospitalar.

3. As conclusões das auditorias internas devem ser devidamente documentadas e arquivadas.

4. Com base nas conclusões das inspeções sanitárias e auditorias internas, devem ser estabelecidas as ações corretivas necessárias para o aprimoramento da qualidade das ações de Controle de Infecção Hospitalar.

5. As inspeções sanitárias devem ser realizadas com base no Roteiro de Inspeção do Programa de Controle de Infecção Hospitalar.

6. Os critérios para a avaliação do cumprimento dos itens do Roteiro de Inspeção, visando à qualidade e à segurança das ações de Controle de Infecção Hospitalar baseiam-se no risco potencial inerente a cada item.

6.1. Considera-se IMPRESCINDÍVEL (I) aquele item que pode influir em grau crítico na qualidade e segurança do atendimento hospitalar.

6.2. Considera-se NECESSÁRIO (N) aquele item que pode influir em grau menos crítico na qualidade e segurança do atendimento hospitalar.

6.3. Considera-se RECOMENDÁVEL (R) aquele item que pode influir em grau não crítico na qualidade e segurança do atendimento hospitalar.

6.4. Considera-se item INFORMATIVO (INF) aquele que oferece subsídios para melhor interpretação dos demais itens, sem afetar a qualidade e a segurança do atendimento hospitalar.

6.5. Os itens I, N e R devem ser respondidos com SIM ou NÃO.

6.6. Verificado o não cumprimento de um item I do Roteiro de Inspeção deve ser estabelecido um prazo para adequação imediata.

6.7. Verificado o não cumprimento de itens I do Roteiro de Inspeção deve ser estabelecido um prazo para adequação imediata, de acordo com a complexidade das ações corretivas que se fizerem necessárias.

6.8. Verificado o não cumprimento de itens R do Roteiro de Inspeção, a Unidade Hospitalar deve ser orientada com vistas à sua adequação.

6.9. São passíveis de sanções, aplicadas pelo órgão de Vigilância Sanitária competente, as infrações que derivam do não cumprimento dos itens qualificados como I e N no Roteiro de Inspeção, sem prejuízo das ações legais que possam corresponder em cada caso.

ROTEIRO DE INSPEÇÃO

A – IDENTIFICAÇÃO DA UNIDADE HOSPITALAR.

a) Razão Social

b) CGC

c) Nome fantasia

d) Endereço_____ CEP_____ Bairro_____

Município _____ UF _____ Fone ( ) _____

Fax ( ) _____ E-MAIL: _____

e) Tipo da Unidade Hospitalar _____

f) Nível Número de leitos: _____ 1. Primário ( ) 2. Secundário ( ) 3. Terciário ( )

Representante Legal: _____

Responsável Técnico _____ CRM _____

Data de Preenchimento da Identificação da Unidade Hospitalar: ____/____/____

Técnico Responsável pelo preenchimento: _____

B – INSPEÇÃO DO PROGRAMA E DA COMISSÃO DE CONTROLE DE INFECÇÃO HOSPITALAR (PCIH/CCIH).

SIM NÃO

1. I Existe CCIH neste hospital?

2. I A CCIH está formalmente nomeada?

3. N Existe Regimento Interno desta CCIH? (anexar cópia)

4. INF Quais as áreas de formação dos membros da CCIH? Indique o número de cada categoria: MÉDICOS: _____ ENFERMEIROS: _____

FARMACÊUTICOS: _____ ADMINISTRADOR: _____

OUTROS: _____ ESPECIFICAR: _____

SIM NÃO

5. I Existe PCIH neste hospital?

6. N Existem manuais ou rotinas técnico-operacionais visando à prevenção e ao controle da Infecção Hospitalar?

6.1. INF Qual (is)?

SIM NÃO

7. N Existe treinamento específico, sistemático e periódico do pessoal do hospital para o controle de Infecção Hospitalar?

7.1. INF Qual a periodicidade deste treinamento? 1. 1 A CADA 6 MESES ( )

2. 1 A CADA ANO ( ) 3. OUTROS ( ) ESPECIFICAR: _____

SIM NÃO

8. N As reuniões da CCIH ocorrem regularmente e são registradas em atas?

8.1. N Os registros das atas indicam com clareza a existência de um programa de ação para o CIH no hospital?

9. R A CCIH participa de comissão técnica para especificação de produtos e correlatos a serem adquiridos?

10. N A CCIH realiza o controle sistemático da prescrição de antimicrobianos?

10.1. N Existe formulário para a prescrição de antimicrobianos?

11. N Existem procedimentos escritos relativos ao uso racional de Germicidas que garanta a qualidade da diluição final?

12. INF O Hospital tem serviço de limpeza? PRÓPRIO ( ) TERCEIRIZADO ( )

12.1. INF No caso de ser terceirizado, indicar o serviço (nome, endereço completo).

SIM NÃO

13. N A CCIH estabelece as diretrizes básicas para a elaboração dos procedimentos escritos do serviço de limpeza?

13.1. N Existem procedimentos escritos e padronizados do serviço de limpeza?

13.2. N A CCIH supervisiona a aplicação destes procedimentos?

14. N A CCIH estabelece programa de treinamento para o serviço de limpeza?

15. I A CCIH elabora regularmente relatórios contendo dados informativos e indicadores do Controle de Infecção Hospitalar? (anexar o mais recente).

15.1. INF Com que periodicidade?

16. N A CCIH divulga os relatórios entre o Corpo Clínico do Hospital?

17. N A CCIH comunica periodicamente à Direção e à Comissão Estadual/Distrital a situação do CIH?

17.1. INF Com que periodicidade?

18. R A CCIH promove debates com a comunidade hospitalar sobre o CIH?

18.1. INF Qual a periodicidade dos debates? 1. TRIMESTRAL ( ) 2. SEMESTRAL ( )
3. ANUAL ( ) 4. OUTROS ( ) ESPECIFICAR: _____

SIM NÃO

19. R Existe consórcio com outros hospitais para utilização recíproca de recursos técnicos, materiais e humanos na implantação do PCIH?

20. N O hospital dispõe de mecanismo para detecção de casos de Infecção hospitalar pós-alta: Ambulatório de egressos ( ) Aerograma ( ) Busca fonada ( ) Outros:

21. R O hospital dispõe de mecanismo de comunicação ou integração com outros serviços de saúde para detecção de casos de Infecção Hospitalar?

22. I Existem normas e rotinas, visando limitar disseminação de microorganismos de doenças infecto-contagiosas em curso no hospital, por meio de medidas de precaução e isolamento?

23. N Existe política de utilização de antimicrobianos definida em cooperação com a Comissão de Farmácia e Terapêutica?

24. N Existe interação entre a CCIH e as coordenações de CIH municipais e estaduais/distrital?

25 I Todos os setores do hospital dispõem de lavatórios com água corrente, sabão e/ou anti-séptico e papel-toalha, para a lavagem das mãos dos profissionais?

26. I Na ausência de núcleo epidemiológico, a CCIH notifica aos órgãos de gestão do SUS casos diagnosticados ou suspeitos de doenças de notificação compulsória?

C – INSPEÇÃO DA CCIH MEMBROS EXECUTORES – SERVIÇO DE CONTROLE DE INFECÇÃO HOSPITALAR (SCIH).

SIM NÃO

1. I A CCIH conta com membros executores?

2. I Estão formalmente nomeados?

3. INF Quais as áreas de formação dos membros executores da CCIH?
Indique o número de cada categoria: ENFERMEIRO ( ) MÉDICOS ( )
FARMACÊUTICOS ( )
OUTROS ( ) ESPECIFICAR: _____

4. INF Qual a carga horária destes profissionais? ENFERMEIROS: _____
MÉDICOS: _____ OUTROS: _____ ESPECIFICAR: _____

SIM NÃO

5. Existem procedimentos escritos orientando:

5.1 N Lavagem das mãos?

5.2 N Biossegurança (exposição a material biológico e acidentes com perfurocortantes)?

5.3 N Cuidados com cateteres intravasculares e urinários?

5.4 N Curativos?

5.5 N Limpeza e desinfecção de artigos?

5.6 N Esterilização?

5.7 N Limpeza de ambientes?

6. N Existe treinamento dos funcionários para a aplicação dos procedimentos citados no item 6 acima, realizados em parceria com outras equipes?

6.1. N Existem registros?

7. N Existe rotina de controle bacteriológico da água que abastece o hospital?

7.1. N Existe rotina de limpeza de cada caixa d'água que abastece o hospital?

7.2. N Indicar a frequência com que é realizado o procedimento.

8. 8.1. INF Qual a periodicidade de visitas dos membros executores da CCIH nas áreas destinadas a pacientes críticos: Na UTI adulto? 1. DIARIAMENTE ( ) 2. SEMANALMENTE ( ) 3. OUTROS ( ) ESPECIFICAR:

8.2. INF UTI neonatal 1. DIARIAMENTE ( ) 2. SEMANALMENTE ( )
3. OUTROS ( ) ESPECIFICAR: _____

8.3. INF UTI pediátrica 1. DIARIAMENTE ( ) 2. SEMANALMENTE ( )
3. OUTROS ( ) ESPECIFICAR: _____

8.4. INF Berçário de alto risco 1. DIARIAMENTE ( ) 2. SEMANALMENTE ( )
3. OUTROS ( ) ESPECIFICAR: _____

8.5. INF Queimados 1. DIARIAMENTE ( ) 2. SEMANALMENTE ( )
3. OUTROS ( ) ESPECIFICAR: _____

8.6. INF Hemato-oncológicos 1. DIARIAMENTE ( ) 2. SEMANALMENTE ( )
3. OUTROS ( ) ESPECIFICAR:

8.7. INF SIDA/AIDS 1. DIARIAMENTE ( ) 2. SEMANALMENTE ( )
3. OUTROS ( ) ESPECIFICAR: _____

9 INF Qual a periodicidade de visitas dos membros executores da CCIH a outros setores 1. DIARIAMENTE ( ) 2. SEMANALMENTE ( ) 3. OUTROS ( )
ESPECIFICAR: _____

SIM NÃO

10. N Existem programas de imunização ativa em profissionais de saúde em atividade de risco?

10.1. INF Quais?

SIM NÃO

11. I Existe Sistema de Vigilância Epidemiológica das Infecções Hospitalares?

11.1. INF A Vigilância Epidemiológica das Infecções Hopitalares é:

GERAL (todo hospital) ( ) POR OBJETIVO ( ) DIRIGIDA ( )

EM QUAIS SERVIÇOS: _____

SIM NÃO

12. N Existe coleta de dados sobre Infecção Hospitalar?

13. INF Qual o processo utilizado? BUSCA ATIVA? ( ) BUSCA PASSIVA (ficha de notificação/prontuário)? ( ) BUSCA MISTA (busca ativa + busca passiva)? ( )

SIM NÃO

14. N São levantados os indicadores de Infecção Hospitalar?

15. Quais os indicadores utilizados no Controle de Infecção Hospitalar:

15.1. N Taxa de Infecção Hospitalar?

15.2. N Taxa de paciente com Infecção Hospitalar?

15.3. N Taxas de Infecção Hospitalar por topografia?

URINÁRIA: _____

CIRÚRGICA: _____

RESPIRATÓRIA: _____

CUTÂNEA: _____

CORRENTE SANGUÍNEA: _____

OUTROS: _____

ESPECIFICAR: _____

15.4. N Taxa de Infecção Hospitalar por procedimento?

15.5. N Taxa de Infecção Hospitalar em cirurgia limpa?

15.6. R Coeficiente de sensibilidade/resistência dos microorganismos aos antimicrobianos?

15.7. INF Percentual de antimicrobianos em cirurgia nos últimos doze meses:

PROFILÁTICO _____ %

TERAPÊUTICO _____ % NÃO USOU _____ %

15.8. N Taxa de letalidade por infecção hospitalar

16. INF Qual a taxa de Infecção Hospitalar nos últimos 12 meses? _____

SIM NÃO

17. N Existe avaliação e priorização dos problemas com base nestes indicadores?

18. N Os membros executores da CCIH realizam análise do Sistema de Vigilância Epidemiológica, que permite a identificação de surto em tempo hábil para medidas de controle?

19. R Existem registros de acidentes por pérfuro-cortantes em funcionários?

19.1. INF Qual o número de ocorrências nos últimos seis meses?

SIM NÃO

19.2. N A CCIH tem atuação/apoio ao funcionário acidentado por pérfuro-cortantes?

20. I É utilizado coletor de urina fechado com válvula anti-refluxo?

21. I Existe EPI (Equipamento de Proteção Individual) para realização de procedimentos críticos?

21.1. N O uso do EPI é supervisionado pela CCIH?

22. N Existem recipientes diferenciados para desprezar os diversos tipos de resíduos hospitalares?

23. INF O Serviço de lavanderia é: PRÓPRIO? ( ) TERCEIRIZADO? ( )

SIM NÃO

23.1. N A lavanderia hospitalar possui sistema de barreiras?

24. 24.1 I INF O hospital conta com laboratório de microbiologia? O laboratório de microbiologia é: PRÓPRIO ( ) TERCEIRIZADO ( )

SIM NÃO

25. N São emitidos relatórios de sensibilidade/resistência bacteriana para o corpo clínico e CCIH?

26. R Existe orientação médica ou consulta aos infectologistas da CCIH na prescrição de antimicrobianos?

27. R A CCIH estabelece medidas de educação continuada da equipe médica em relação à prescrição de antimicrobianos?

28. R São realizadas auditorias internas para avaliar o cumprimento do PCIH?

29 R Existem registros?

D – CONCLUSÃO

SIM NÃO

1. O PCIH está implementado?

1.1. Em caso afirmativo, informar: TOTALMENTE ( ) PARCIALMENTE ( )

SIM NÃO

2. A documentação apresentada demonstra que a CCIH é atuante?

3. Os indicadores de Infecção Hospitalar são compatíveis com a realidade hospitalar observada?

4. Há preocupação da CCIH na divulgação de seus dados?

5. Há preocupação da CCIH com a capacitação técnica dos profissionais que atuam no hospital?

6. A partir dos resultados das auditorias internas foram implementadas ações corretivas objetivando a melhoria da qualidade dos serviços?

7. Foram evidenciadas alterações nos indicadores de Controle de Infecção Hospitalar mediante a realização de capacitação e treinamento contínuo?

8. Está evidenciado o comprometimento e apoio da Direção para a implementação do PCIH?

9. Pessoas Contatadas:

10. Nome, Nº de Credencial e Assinatura dos Inspetores:

11. Data:

Roteiro de Inspeção de Lavanderia Hospitalar

I – ESTRUTURA	SIM	NÃO	NA
Área Física de acordo com a RDC nº 50/02			
• Fácil acesso e localização em área de circulação restrita			
• Barreira física entre áreas suja e limpa			
ÁREA SUJA			
Sala/área suja para:			
• Recepção			
• Pesagem			
• Separação (Classificação)			
• Lavagem			
• Piso íntegro/impermeável/de fácil limpeza e desinfecção			
• DML em conformidade com a RDC nº 50/02			
Equipamentos			
• Lavadora			
– com barreira			
– sem barreira			
• Carrinho para transporte			
• Hamper			
• Balança plataforma			
Equipamentos de proteção individual (EPI) em quantidade suficiente para a demanda do serviço			
• Óculos			
• Máscara ou protetor facial			
• Luvas de borracha			
• Avental impermeável			
• Botas de borracha			
• Protetor auricular			

ÁREA LIMPA			
Equipamentos			
• Relógio de parede			
• Carro transporte para roupa molhada			
• Carro transporte para roupa seca			
• Extrator centrífugo de roupa			
• Secadora de roupa			
Condições para passagem da roupa			
• Calandra			
• Tábua para passar roupa			
• Prensa para roupa			
• Ferro elétrico industrial			
• Mesa para dobradura de roupas			
ÁREA PARA ARMAZENAGEM/DISTRIBUIÇÃO			
Condições para guarda de roupas (rouparia)			
• Sala de armazenagem geral de roupa limpa (rouparia geral)			
• Estante/prateleiras			
• Mesa de apoio			
• Carrinho de roupa limpa			
• Escada			
• Hamper			
Condições para dobradura e preparo de pacotes para envio a CME			
• Mesa de apoio			
• Prateleiras			
Condições para embalagem e preparação de kits de roupa para as unidades			
• Seladora			
• Mesa			
• Prateleira			
Condições de reparo e confecção			
• Máquina de costura			
• Máquina de overloque			

• Mesa de apoio			
• Estante			
• Hamper			
• Ferro elétrico			
TRANSPORTE DE ROUPAS			
Condições para o transporte de roupa limpa e suja			
• Carros fechados identificados para:			
– roupa suja			
– limpa			
Condições para o transporte de roupa limpa e suja em transporte urbano			
• Veículos fechados exclusivos para roupa suja			
• Veículos exclusivos para roupa limpa			
Sala de estar e vestiário para funcionários			
• Sanitário exclusivo para pessoal da área limpa			
• Copa			
Condições de lavagem das mãos			
• Lavatório			
• Dispensador com sabão líquido			
• Suporte com papel-toalha			
• Lixeira com saco plástico e tampa de acionamento por pedal			
DEPÓSITO DE MATERIAL DE LIMPEZA (DML)			
• Tanque			
• Bancada de material de fácil limpeza e desinfecção			
• Local para guarda de materiais, de fácil limpeza e desinfecção			
Condições de lavagem das mãos			
• Dispensador com sabão líquido			
• Suporte com papel-toalha			
• Lixeira com saco plástico e tampa de acionamento por pedal			
CONDIÇÕES DE CONSERVAÇÃO DO AMBIENTE E SEGURANÇA			
• Teto íntegro/de fácil limpeza e desinfecção			
• Paredes íntegras/de fácil limpeza e desinfecção			

• Piso íntegro/impermeável/de fácil limpeza e desinfecção			
• Porta de acesso com no mínimo 110cm			
• Ralo: sifonado/com tampa escamoteável, conforme a RDC nº 50/02			
• Climatização e/ou ventilação artificial (ar condicionado) ou natural (janelas com aberturas teladas)			
• Condições de segurança contra incêndio, conforme RDC nº 50/02			
• Sinalização de orientação e segurança			
• Identificação das saídas de emergência			
• Tomadas 110v e 220v aterradas e identificadas			
II – RECURSOS HUMANOS			
• Responsável com capacitação técnica			
• Auxiliar de serviço de processamento de roupas			
• Costureiras			
• Escala de revezamento de pessoal por turno			
• Funcionários capacitados para a função			
• Registro de treinamentos em conjunto com a CCI			
III – CONDIÇÕES ORGANIZACIONAIS			
• Manual de normas e rotinas escritas em conjunto com a CCI 13			
• Livro de controle de pesagem de roupa suja			
• Saneantes utilizados em conformidade com a portaria nº 15/88			
• Fluxo de lavagem de roupa em conformidade com o manual de processamento de roupas para serviços de saúde			
• Utilização de sacos impermeáveis para transporte de roupas identificados – Suja ou Limpa			
• Utilização de carro fechado para transporte de roupas identificado – Suja ou Limpa			
• Utilização de Hamper para transporte de roupas identificado – Suja ou Limpa			
• Fluxo de entrega/distribuição evitando o cruzamento da roupa suja com a limpa			
• Sistema de controle da roupa			
• Processo de separação das roupas por grau de sujidade e contaminação			

Equipamentos de proteção individual (EPI) em quantidade suficiente para a demanda do serviço			
• Óculos			
• Máscara ou protetor facial			
• Luvas de borracha			
• Avental impermeável			
• Botas de borracha			
• Protetor auricular			
Condições de higiene e conservação dos equipamentos e mobiliário			
• Limpeza e desinfecção diária dos equipamentos e ambiente			
• Máquinas em bom estado de conservação			